臨床のための
脳と神経の解剖学
Basic Clinical Neuroscience, Third Edition

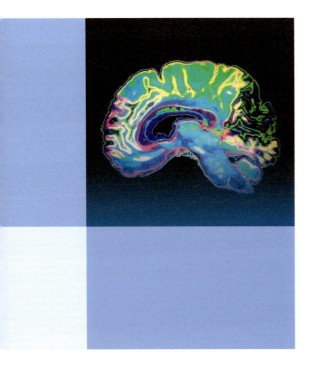

著 **Paul A. Young, PhD, DSc (hon)**
Professor and Chairman Emeritus
Department of Anatomy and Neurobiology
Saint Louis University School of Medicine
St. Louis, Missouri

Paul H. Young, MD
Clinical Professor of Neurosurgery
Department of Surgery
Clinical Professor of Anatomy
Center for Anatomical Science and Education
Department of Surgery
Saint Louis University School of Medicine
St. Louis, Missouri

Daniel L. Tolbert, PhD
Emeritus Professor of Anatomy and Surgery
Emeritus Director, Center for Anatomical Science and Education
Department of Surgery
Saint Louis University School of Medicine
St. Louis, Missouri

監訳 **村上 徹**
群馬大学大学院 医学系研究科 機能形態学 准教授

櫻井 武
京都大学大学院 医学研究科 創薬医学講座 特定教授

訳 **櫻井 武**
京都大学大学院 医学研究科 創薬医学講座 特定教授

村上 徹
群馬大学大学院 医学系研究科 機能形態学 准教授

松﨑利行
群馬大学大学院 医学系研究科 生体構造学 教授

メディカル・サイエンス・インターナショナル

Authorized translation of the original English edition,
Basic Clinical Neuroscience, Third Edition
by Paul A. Young, Paul H. Young, and Daniel L. Tolbert

Copyright © 2015 Wolters Kluwer
All rights reserved.

Published by arrangement with Wolters Kluwer Health Inc., USA

Wolters Kluwer Health did not participate in the translation of this title and therefore
it does not take any responsibility for the inaccuracy or errors of this translation.

© First Japanese Edition 2019 by Medical Sciences International, Ltd., Tokyo

Printed and Bound in Japan

日本語版監訳者・訳者の序

あなたが医学生なら，神経解剖学になにか苦手意識を持っていないだろうか？　あるいはすでに臨床にたずさわっているなら，自分の診断力の素地に心もとなさを感じてはいないだろうか？　もしそうなら，あなたにこの本を紹介できるのはわれわれ監訳者・訳者のよろこびだ。

神経科学は巨大で今も進化を続けている。脳の回路全体が詳しく地図化されるようになったし，それを生体のまま画像化する技術もある。脳脊髄の再生医療も臨床応用がはじまっている。神経科学の詳細で遠大なことは限りがない。だから困る。神経解剖学に限っても初学者には見晴らしが悪い。青息吐息それをやりすごせても，臨床を学ぶころになれば自分の土台の揺らいでいるのが気がかりだ。本書は，そういう医学生に神経解剖学を学ぶ動機を示してくれる。臨床家なら，診療の基盤を補強するのに役立つ。

各章のサブタイトルをみてほしい。例えば「第6章　錐体路系」なら「痙性麻痺」。加えてそのすぐ下に，代表的な症例が呈示される。こうしてまず，読者のタックルするべき学習目標が定まる。

読み進めば，症状から原因や部位を診断するまでの根拠がわかってくる。本書の中心には神経疾患や外傷の病態があり，それを理論づける神経系の仕組みや働きが簡潔明瞭に解説されている。学術的な詳しい話は，診療の役に立たなければ省かれる。付図も複雑すぎず，絡み合った回路を指で追うこともない。ところどころのコラムが，読者の学びを臨床に結びとどめてくれる。読み終われば，章の冒頭の症例を自分で説明できるようになるだろう。章末問題でポイントを再確認すれば自信になる。

本書の原著は2008年に初版が出版され，現在は第3版。原著者は3名で，ベテランの解剖学者と脳神経外科医からなる。ポール・A・ヤング氏はセントルイス大学医学部の解剖学研究教育センター名誉教授・名誉センター長。ポール・H・ヤング氏は脳神経外科臨床教授として同センターに貢献した。ダニエル・L・トルバート氏は同センター名誉教授。

翻訳にあたって，原著のわかりやすい英語の記述を日本語でも再現できるよう苦心した。記載内容に今の知見と合わないところがあれば修正または注記した。統計など日本国内の状況と差違のある場合には，日本のものを適宜付け加えた。専門用語については『神経学用語集 改訂第3版』（日本神経学会用語委員会編，文光堂，2008）と『図解解剖学事典 第3版』（山田英智監訳，医学書院，2013）を参照し，適宜「ICD10対応標準病名マスター」（医療情報システム開発センター）や実際の臨床での用例を参考にした。外国人名については，専門用語として定着しているものを除き，原音を尊重したカタカナ書きとした。本文を櫻井と松﨑，図・章末問題・用語などを村上，全体の校閲を村上と櫻井が分担した。なお，及ばなかった点は多々あると思う。お知らせいただければ幸甚だ。

最後に，本書の読者がもし神経解剖学，神経科学，神経学をもっと学びたくなったとしたら，われわれの望外のしあわせである。読者の探求を待つリソースはたくさんある。

2019年吉日
村上　徹
監訳者・訳者を代表して

第3版への序

Basic Clinical Neuroscience の第3版は，初版の「神経学的症状の解剖学的な基礎知識を提供し」「どこに病変があるのか？」という疑問に答えられるようにするという，われわれがこの本の根本に置いた目的を継承している。第2版では「神経解剖学的な構造を臨床に有用な機能と結びつける」ことを強調するのに加えて，神経系の正常な機能と異常な活動の病態を理解するのに重要な，基礎的な生理学的知識を加えた。第3版では，こういった内容を簡潔にわかりやすく記載することによって，医学部や医療系の学生に広く理解してもらうことを目指している。

この版では，学生の臨床神経科学の学習を助けるために大幅な改訂を行った。まず第1に，図をカラーにすることによって，神経系の構造とつながりを見やすくした。第2に，脳の構造と機能についての最新の内容を盛りこむようにテキストを書き直した。さらに，「臨床との関連」コラムを追加し，臨床における脳構造と機能の関連の重要性を学生に理解してもらえるようにした。最後に，USMLE（米国医師国家試験）形式の問題を各章の最後に加えた。

この本を執筆するにあたって，著者たちはパトリシア・アンダーソン女史と特にクリス・シャーマン女史に感謝したい。ラリー・クリフォード氏には初版からイラストを提供していただいているが，この版ではさらに色を加え，重要な構造物やつながりをわかりやすくしていただいた。著者たちはウォルターズ・クルワー社のスタッフ，特にクリスタル・テイラーとローレン・ピーカリッチ，ジェニファー・クレメントの，この本に対する熱意とサポートに感謝したい。ウォルターズ・クルワー社のすべてのスタッフが温かく，そして忍耐強くサポートしてくれたおかげで，われわれはここに第3版を送り届けることができた。

初版への序

この本の主要な目的は，神経学的な異常について解剖学的な基礎知識を与えることである。臨床神経解剖の基礎知識は，医学部の学生が，外傷や神経系の疾患をもつ患者の診察における最初の質問である「病変はどこか？」に答えることができるようにする。また，臨床神経解剖の基礎知識は，看護師や理学療法士，作業療法士といった医療従事者をめざす学生が，そういった患者の神経学的異常の解剖学的な基礎を理解できるようにする。これがこの本の目的なので，臨床的に重要な構造の解剖学的関係や機能に重点を置いている。脳や脊髄の解剖学的な知識はできるだけ単純化するようにしてある。

この本は詳細な参考書でも神経解剖学の教科書でもない。たいていの神経解剖学の教科書は，ある特定のシステムやメカニズムを理解させることを目的として解剖学的構造についてたくさんの情報が書かれているが，こういった構造が障害されて徴候や症状が出るわけではない。この本ではそういった知識は最低限にしてある。

この臨床神経解剖の基礎知識の本は，(1)基本構造，(2)機能システム，(3)付属した構造の3つのパートからなる。基本構造のパートは，神経系の構築，組織学的特徴，支持構造，脳と脊髄の解剖学的区分，臨床的に重要な脳と脊髄の機能レベルの紹介からなる。ここでは臨床的に必要な最小限の構造の区分とレベルについてのみ扱っている。

第2のパートは機能システムとその臨床的に重要な事項をまとめてある。この部分はまず，運動系と感覚系を最初に扱っているが，その理由はこれらが非常に重要で，脳と脊髄のすべての領域がかかわってくるためである。このパートの残りの部分は特殊感覚，高次精神機能，そして行動と内臓系にかかわる経路が扱われている。

第3のパートでは血管系と脳室と脳脊髄液系がまとめられている。

3次元的な解剖学的関係を視覚的にイメージできるということは，障害部位を同定し，神経系の疾患の解剖学的理解に非常に重要である。臨床的に重要な構造物についての3次元的なイメージをつけられるように，なるべくイラストを入れるようにした。また，それに加えて，機能系のダイアグラムや脳や脊髄の特定の部分の髄鞘染色の模式図も掲載している。これは，神経系の疾患や症状の解剖学的基礎の理解に役立つような解剖学的位置関係を示すためである。臨床との関連についてはこの本の全体を通して強調してあり，神経学的な異常についてもいくつかイラストが入れてある。

練習問題が各章末に入れてあるが，すべての章で臨床像と障害部位の同定に絞っている。練習問題の答えは巻末の付録にある。その他付録には，脳神経の成分とその臨床像との関連，用語解説，参考図書，ミエリン染色した切片のアトラスが含まれている。

著者たちはラリー・クリフォード氏がこの本のかけがえのない要素であるイラストを作ってくれたことに感謝する。また，スーザン・クイン女史にはこの本の執筆に多大な力を貸していただき，また，スーザン・マクレイン女史にはコンピュータで章立てや表を作っていただいた。最後に，出版社のウィリアムズ・アンド・ウィルキンス社とその編集部および販売部のスタッフが，この本の出版について興味を持ち，忍耐強いサポートをしてくれたことに感謝する。

目次

Part I

中枢神経系の構成・細胞・局所解剖

第1章　神経系の基本構築と細胞 —— 2

第2章　脊髄：局所解剖と横断解剖 —— 17

第3章　脳幹：局所解剖と横断解剖 —— 27

第4章　前脳：局所解剖と横断解剖 —— 38

Part II

運動系

第5章　下位運動ニューロン：弛緩性麻痺 —— 48

第6章　錐体路系：痙性麻痺 —— 65

第7章　脊髄運動系の構成と脳幹の上脊髄性経路：内包障害後の機能回復と除脳姿勢 —— 79

第8章　大脳基底核：ジスキネジア —— 86

第9章　小脳：運動失調 —— 102

第10章　眼球運動系：眼球運動異常 —— 120

Part III

感覚系

第11章　体性感覚系：感覚消失と鎮痛 —— 130

第12章　聴覚系：聴覚障害 —— 157

第13章　前庭系：めまいと眼振 —— 166

第14章　視覚系：視覚障害 —— 175

第15章　味覚系と嗅覚系：味覚消失と嗅覚消失 —— 193

Part IV

大脳皮質と辺縁系

第16章　大脳皮質：失語症，失認症，失行症 —— 202

第17章　辺縁系：前向性健忘と社会行動の異常 —— 220

Part V

臓性系

第18章　視床下部：自律神経系と内分泌系の調節障害 —— 232

第19章　自律神経系：臓性調節の異常 —— 238

Part VI

網様体と脳神経

第20章　網様体：調節と賦活化 —— 254

第21章　脳神経のまとめ —— 265

Part VII

血管系と脳室系

第22章 中枢神経系の血管支配：脳血管障害 —— 278

第23章 脳脊髄液系：水頭症 —— 298

Part VIII

発生，老化，および損傷へのニューロンの反応

第24章 神経系の発生：先天異常 —— 310

第25章 神経系の老化：認知症 —— 320

第26章 神経系の機能回復：可塑性と神経再生 —— 324

Part IX

病変部位はどこか？

第27章 臨床像から考える局在診断 —— 334

付録

付録A 章末問題の解答 —— 355

付録B 用語解説 —— 388

付録C 参考図書 —— 414

付録D ミエリン染色切片アトラス —— 415

索引 —— 429

◎注意

　本書に記載した情報に関しては，正確を期し，一般臨床で広く受け入れられている方法を記載するよう注意を払った。しかしながら，著者（監訳者，訳者）ならびに出版社は，本書の情報を用いた結果生じたいかなる不都合に対しても責任を負うものではない。本書の内容の特定な状況への適用に関しての責任は，医師各自のうちにある。

　著者（監訳者，訳者）ならびに出版社は，本書に記載した薬物の選択，用量については，出版時の最新の推奨，および臨床状況に基づいていることを確認するよう努力を払っている。しかし，医学は日進月歩で進んでおり，政府の規制は変わり，薬物療法や薬物反応に関する情報は常に変化している。読者は，薬物の使用にあたっては個々の薬物の添付文書を参照し，適応，用量，付加された注意・警告に関する変化を常に確認することを怠ってはならない。これは，推奨された薬物が新しいものであったり，汎用されるものではない場合に，特に重要である。

Part I

中枢神経系の構成・
細胞・局所解剖

第1章 神経系の基本構築と細胞

動物がもつ2つの基本的な性質である反応性と伝導性は，ヒトの神経系で著しい発達を遂げた。反応性とは刺激に対して反応する性質で，伝導性とは信号を伝える性質である。どちらも神経系の基本的な機能単位であるニューロンがもつ特殊な性質である。ニューロンは刺激に反応し，信号を伝え，情報処理を行って，われわれが自己と外界とを認識することを可能にし，記憶，学習，言語といった精神機能を支え，筋の収縮や腺からの分泌などを調節する。

神経系の基本構築

神経系の基本的な機能単位は**ニューロン**（**神経細胞**）neuronである。ニューロンは神経信号を受ける細胞体と，細胞体から神経信号を送りだす**軸索**axonからなる。神経系はニューロンが縦方向につながってできている。つながったニューロンは2種類の回路，反射回路と中継回路を構成する。反射回路は筋収縮や腺分泌といった不随意運動にかかわる信号を伝える（図1.1A）。それに対して中継回路は神経系のある部位から別の部位へ信号を伝える。例えば，皮膚や眼，耳などの感覚受容器からの信号を脳に伝え，そこで信号は感覚として認知される（図1.1B）。中継回路はその機能によって分類され，例えば痛覚路，視覚路，運動路のように名づけられている。こうした伝導路はたった2つないし3つのニューロンからなることもあるし，数百のニューロンが含まれることもある。反射回路がその一部を中継回路と共有している場合もある（図1.1C）。

伝導路は数千ないし数百万ものニューロンの細胞体と軸索から構成されることもある。多数のニューロンの細胞体が集合して一塊をなしていることがあり，それらは神経核（中枢神経系）または神経節（末梢神経系）と呼ばれる。また，ニューロンの細胞体は層構造を形成していることもある。伝導路の軸索は通常集まって束を形成し，これは神経束，神経索，あるいは単に神経と呼ばれる。このように神経系は全体として，ニューロンの細胞体が形成する神経核や神経節あるいは層構造と，その軸索が形成する神経束とからなる伝導路によって構成されている。

ヒトの神経系は中枢神経系と末梢神経系に分けられる。中枢神経系は脳と脊髄からなり，末梢神経系は脳神経，脊髄神経，自律神経からなる。中枢神経系は神経系全体を統合して調節する。この過程は，内的・外的環境の変化についての情報を受け取り（入力），解釈し，情報を統合して，例えば筋収縮や分泌といった行動を実行するための信号を送りだす（出力）までの一連の段階からなる。

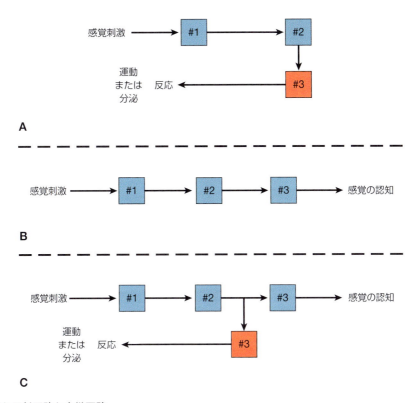

図1.1 単純な反射回路と中継回路
A. 3つのニューロンからなる反射回路。**B.** 3つのニューロンからなる感覚中継回路。**C.** それぞれが3つのニューロンからなる反射回路と中継回路が複合した回路。

一方，末梢神経系は中枢神経系を組織や器官につなげ，中枢神経系の入力と出力を担っている。中枢神経系に伝えられる信号を**求心性**afferentと呼び，中枢神経系から出てくる信号を**遠心性**efferentと呼ぶ。

神経系の支持と保護

ニューロンは非常に弱い細胞で，支持細胞によって保護されていなければ生き残れない。脳と脊髄もきわめて脆弱で，頭蓋腔や脊柱管といった骨で囲まれた空間の中で，髄膜と呼ばれる3枚の膜に覆われた状態で存在する。

髄膜

中枢神経系には**髄膜**meninxと呼ばれる結合組織からなる3枚の膜が，脳と頭蓋骨の間，ならびに脊髄と脊柱管の間に存在する。髄膜は外側から**硬膜**dura mater，**くも膜**arachnoid，**軟膜**pia materからなる。脳の髄膜（脳硬膜）と脊髄の髄膜（脊髄硬膜）は，頭蓋底にある大後頭孔と呼ばれる大きな穴を通してつながっている。くも膜と軟膜を合わせて**柔膜**leptomeninxという。

硬膜

硬膜は非常に強い線維性の膜で，2つの層からなる。脳硬膜の2つの層は癒着しており，頭蓋骨の内面に張りついている。一部，2つの層が離れている部分は静脈洞を形成し（図1.2），脳からの静脈血を頭の静脈に返す。内層は4つのひだを形成し，内側に突出して脳の各部分を分けている（図1.3）。4つのひだのうち，鎌状をした**大脳鎌**falx cerebriは脳の上部で左右の大脳半球の間を縦に走る溝に挟まっている。**小脳鎌**falx cerebelliは同様に縦に走り，小脳半球の上部を左右に分けている。**小脳テント**tentorium cerebelliは水平なひだで，大脳半球の後部とその下の小脳を分けている。**鞍隔膜**diaphragma sellaeは円形をした

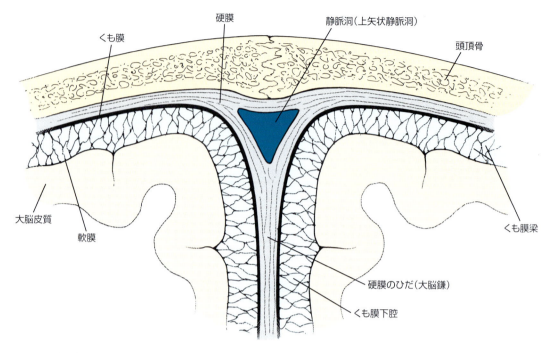

図1.2　頭蓋髄膜の冠状断面
静脈洞と硬膜のひだを示す。

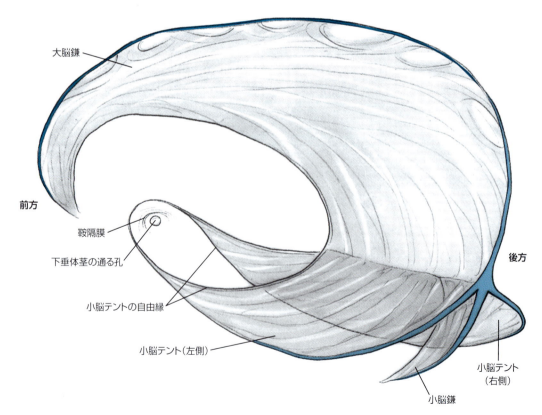

図1.3　左側からみた硬膜のひだ

第1章 神経系の基本構築と細胞 | 5

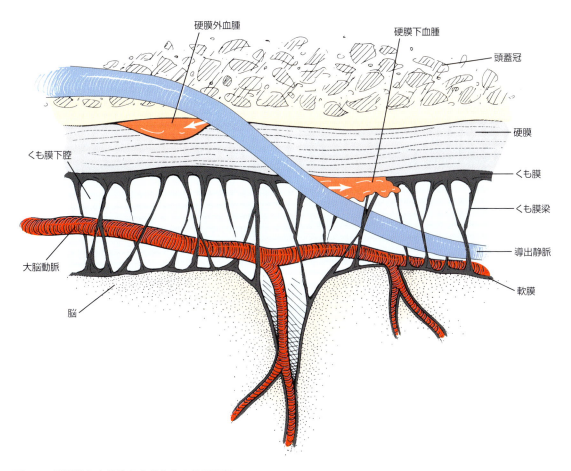

図1.4 髄膜腔と血管や出血部位との位置関係

水平のひだで，脳の下にあり下垂体を入れるトルコ鞍の上を覆っている。下垂体茎は鞍隔膜を貫いて脳の下面に付着している。

脊髄硬膜も2つの層からなる。外層は脊柱管を形成する椎孔の骨膜である。内層は脊髄をゆるく包んでおり，脊柱管から出る脊髄神経の周囲に鞘を形成している。

くも膜

くも膜は薄く繊細な膜で，脳と脊髄をゆるく包んでいる。その表層部は硬膜に癒着している（図1.4）。クモの巣のようにみえる細い突起（くも膜梁）が表層から深層に向かって無数にとびだし，軟膜に結合している。

軟膜

軟膜は薄い膜で，脳と脊髄の表面に癒着している。脳や脊髄を栄養している細い血管を含め，非常に血管に富んでいる。

髄膜腔

髄膜には臨床的に重要な空間がいくつか存在する（図1.4）。**硬膜外腔**（硬膜上腔）epidural spaceは骨と硬膜の間の空間で，**硬膜下腔** subdural spaceは硬膜とくも膜の間の空間である。正常な状態では硬膜外にも硬膜下にも真の空間はないが，外傷などで血管が損傷すれば血液がたまる空間ができる（硬膜外血腫，硬膜下血腫）。脊髄では硬膜下腔には真の空間はないが，硬膜外腔には正常な状態でも空間があり脂肪組織や壁の薄い血管が存在する。

くも膜下腔 subarachnoid spaceはくも膜と軟膜の間の空間で，**脳脊髄液** cerebrospinal fluidで満たされている。脳脊髄液が産生される場所であ

る脳室は，くも膜下腔とつながっている。くも膜下腔には脳神経や脊髄神経，脳や脊髄の表面を走る無数の血管も存在する。この空間で血管が損傷すると，くも膜下出血をきたす。

臨床との関連

脳や脊髄を包む髄膜の炎症は命にかかわる髄膜炎に至ることがある。これはウイルスや細菌の髄膜への感染で起こることが多いが，真菌や寄生虫，あるいは薬物によって誘発される場合もある。項部硬直，発熱を伴う頭痛，意識混濁，嘔吐，光を眩しがったり大きな音を嫌がったりするのが，成人の典型的な髄膜炎の症状である。小児では症状は成人ほどはっきりせず，少しの刺激で泣く，もうろうとしているといった症状を呈するだけということもある。血行性感染以外に，病原体は鼻腔から入って直接髄膜まで到達しうる。患者に頭蓋内圧亢進を示す徴候がないかぎり，診断は一般的には腰椎穿刺でなされる。細菌性髄膜炎は抗菌薬で治療できる。

支持細胞

脳にはグリア細胞と呼ばれる支持細胞が3種類（上衣細胞，ミクログリア，マクログリア）ある。上衣細胞は脳脊髄液で満たされた空間や脳室，そして脊髄の中心管を覆う細胞である。ミクログリアは中胚葉由来の細胞で，骨髄で作られて脳や脊髄のあらゆる領域に広く存在し，免疫系で重要な役割を果たしている。ミクログリアはマクロファージにもなり，損傷や感染，中枢神経系の疾患で生じた廃物を貪食する。マクログリアは神経外胚葉由来で，4種類の細胞が含まれる。中枢神経系の**アストロサイト** astrocyteと**オリゴデンドロサイト** oligodendrocyte，そして末梢神経系の**シュワン細胞** Schwann cellと**外套細胞** capsular cell（衛星細胞とも呼ばれる）である。

アストロサイト

アストロサイト（星状膠細胞）は中枢神経系の中で最も数の多い細胞である（図1.5）。その細胞体は星のような形をしており，不規則な形の突起を多数もっている。突起は非常に長いこともある。一部のアストロサイトの突起には終足があり，脳や脊髄の表面に接触して外境界膜あるいはグリア膜と呼ばれる保護機能のある被覆を形成する。突起の多くは毛細血管周囲にものびて，その終足が血管を取り囲む。中枢神経系の血管内皮細胞はタイトジャンクションで互いにつながりあい，**血液脳関門** blood-brain barrierを形成している。血液脳関門は中枢神経系を灌流する血液中の物質の選択的な透過に関与しており，例えば多くの薬物の透過を制限している。

アストロサイトの別の機能として，中枢神経系の電解質平衡の維持，ニューロンの生存に必要な神経栄養因子の産生，ある種の神経伝達物質のシナプス間隙からの排出などがある。虚血，外傷，放射線照射のような危害が中枢神経系に及んだ際，最初に応答する細胞がアストロサイトである。中枢神経系が障害されるとアストロサイトはグリア瘢痕を形成する。アストロサイトには腫瘍が発生しやすい。

オリゴデンドロサイト

オリゴデンドロサイト（乏突起膠細胞）はアストロサイトより小さく，また突起も少ないグリア細胞で，中枢神経系の髄鞘の形成と維持が主要な機能である（図1.5）。髄鞘は軸索の周りに密に巻き付いた構造物で，オリゴデンドロサイトの突起から形成される。1つのオリゴデンドロサイトが何本の軸索を巻くかは髄鞘の厚さによって変わる。髄鞘が薄い場合には1つのオリゴデンドロサイトが40〜50本の軸索を巻くことができる。オリゴデンドロサイトはニューロンの細胞体を取り囲むこともあるが，その場合，髄鞘は形成されない。最近の研究で，オリゴデンドロサイトは神経栄養因子を産生することが示されている。神経栄養因子の中でも最も重要なのは神経成長因子であり，損傷した中枢神経系の軸索の再生を促進している可能性がある。中枢神経系のミエリンタンパク質に対する自己免疫反応は，多発性硬化症（後述）に関与していると考えられている。

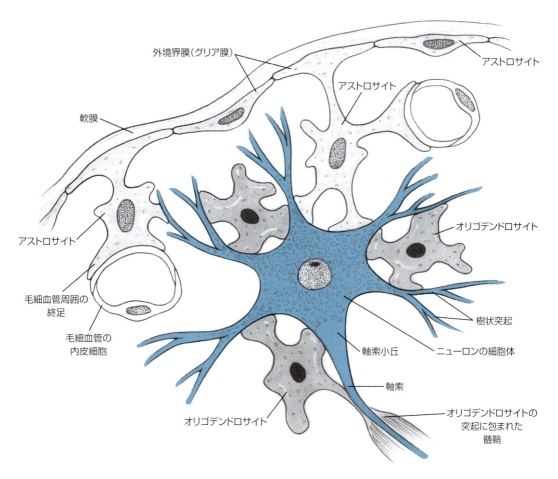

図1.5 ニューロン，グリア細胞，毛細血管の位置関係

シュワン細胞

末梢神経系で中枢神経系のオリゴデンドロサイトにあたる細胞がシュワン細胞である。オリゴデンドロサイトは1つの細胞が数多くの軸索を巻くことができるが，シュワン細胞は1本の軸索の一部しか巻けない。髄鞘化の過程で，シュワン細胞は軸索の周りをまず取り囲み，その後，何重にも巻いて多くの層板を形成する（図1.6）。シュワン細胞の層板のいちばん外側の層を**神経線維鞘** neurolemma あるいは**シュワン鞘** sheath of Schwann と呼ぶ。1つのシュワン細胞は軸索のほんの一部しか髄鞘化しないので，軸索を全長にわたって髄鞘化するためには軸索に沿って多くのシュワン細胞が配列する必要がある。シュワン細胞とシュワン細胞の間では髄鞘は途切れ，その部分は**ランヴィエ絞輪** node of Ranvier と呼ばれる

（図1.6，1.7）。似たような構造は中枢神経系の髄鞘にもある。髄鞘化されていない神経線維では，1つのシュワン細胞が何本もの軸索を取り囲んでいる。末梢神経系のミエリンタンパク質に対する自己免疫反応は，ギラン・バレー症候群（後述）に関与していると考えられている。

シュワン細胞は髄鞘の形成と維持だけでなく，損傷した軸索の再生にも非常に重要な役割を果たしている。軸索が切断されると細胞体から切り離された部分は変性する。しかし，切断部位より遠位側の一連のシュワン細胞が増殖し，チューブを形成する。すると，近位側の切断端から軸索がのびてきてこのチューブの中に入り，変性した軸索が損傷前に入っていた構造物の中をのびていく。こうした機能的な軸索の再生は，末梢神経系では普通に起こる。それに対して，ヒトの中枢神経系では軸索の再生は起こらない。その理由の1つは，

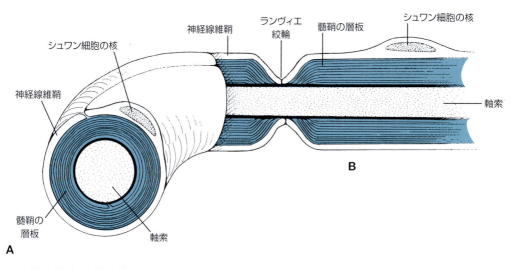

図1.6　末梢神経系の有髄線維
A. 横断面。**B.** 縦断面。

中枢神経系にシュワン細胞が存在しないからではないかと考えられている。

外套細胞

外套細胞（衛星細胞とも呼ばれる）もグリア細胞の一種で，感覚神経節や自律神経節でニューロンの細胞体を包んでいる細胞である。脊髄神経の感覚神経節やいくつかの脳神経には大型の丸いニューロンがあり，その細胞体は平たくなった外套細胞からなる層でほぼ完全に包まれており，非神経性の結合組織や血管構造から隔てられている。外套細胞は自律神経節にも存在するが，この神経節のニューロンの細胞体は不規則な形をしているので，完全に包むことはできない。

ニューロン

形態学的特徴

ニューロン（神経細胞）neuronは細胞体と，**樹状突起**dendriteと呼ばれる原形質突起，そして**軸索**axonからなる（図1.7）。細胞体は核と細胞質を含み，ニューロンの代謝機能の中心である。核は核質，クロマチン，明瞭な核小体を含み，また女性にのみバー小体Barr body〔訳注：不活性化されたX染色体〕がみられる。細胞質は通常の細胞と同じような細胞小器官，例えばミトコンドリア，ゴルジ装置，リソソームなどを含む。それらに加えて，ニューロンにはさまざまなサイズの粗面小胞体の集合体がみられ，**ニッスル小体**Nissl bodyと呼ばれる。ニッスル小体はニューロンの細胞質に非常に顕著に認められるが，軸索が出てくる場所である軸索小丘と呼ばれる部位には存在しない。ニューロンの細胞質にみられるもう1つの特徴的な構造物は神経細線維で，細胞体，軸索，樹状突起の中を縦に走っている。

ニューロンはその突起の数によって，単極ニューロン，双極ニューロン，多極ニューロンに形態的に分類される（図1.8）。単極ニューロンがもつただ1本の突起は軸索である。単極ニューロンはほぼ脊髄神経や脳神経の神経節にしかみられない。双極ニューロンは軸索と樹状突起を1本ずつもち，視覚路，聴覚路，前庭路に限ってみられる。それ以外のニューロンはすべて多極ニューロンで，1本の軸索と2～12本ほどの樹状突起をもつ。

樹状突起と軸索

樹状突起は細胞学的には細胞体に類似した短い突起であり，信号を細胞体に伝える（表1.1）。軸索はニッスル小体を含まず，長さは数μmから数mまでさまざまで，細胞体からの信号を伝える。

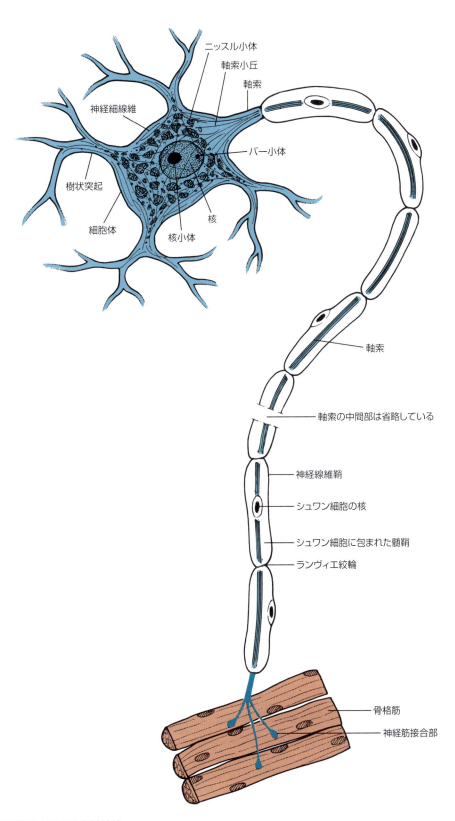

図1.7 骨格筋を支配する有髄線維

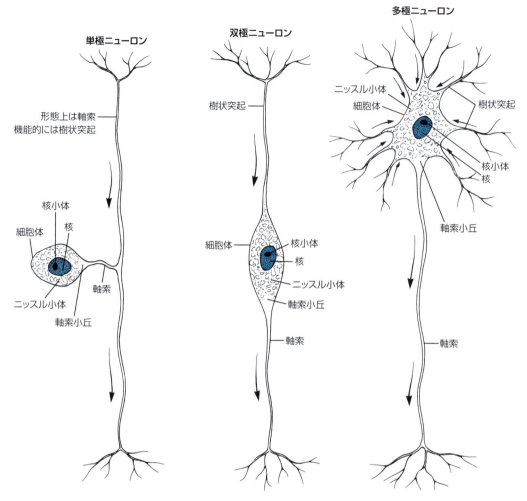

図1.8 形態によるニューロンの分類
矢印は信号の伝わる方向を示す。

　軸索はその長さにかかわらず，2種類の軸索輸送を使って細胞体により維持されている。**順行性軸索輸送**anterograde axonal transportでは，細胞体の栄養物が細胞体から軸索終末に向かって運ばれる。順行性軸索輸送は発生段階の軸索の成長，軸索の構造の維持，次の細胞に神経信号を伝える化学物質である**神経伝達物質**neurotransmitterの合成と放出に非常に重要な役割を果たす。

　順行性軸索輸送以外に，**逆行性軸索輸送**retro-

表1.1 軸索と樹状突起の比較

	軸索	樹状突起
機能	細胞体からの信号を伝える	信号を受け取り細胞体に伝える
長さ	数μmから数mまでさまざま	数μm；1mmを超えるものはまれ
分枝パターン	側枝，前終端，終端のみ	単純な分枝から複雑なものまでさまざま
表面	平滑	平滑または有棘
被覆	支持細胞としばしば髄鞘	常に裸

grade axonal transportも起こる。この場合，軸索の遠位側から細胞体に向かって物質が輸送される。逆行性軸索輸送の機能は，利用済みの物質を再生するために細胞体に戻すことである。

軸索には髄鞘化されているもの(有髄線維)も，されていないもの(無髄線維)もある。有髄線維は細胞体の近くから軸索終末のすぐ近くまでを覆う髄鞘により絶縁されている(図1.7)。髄鞘は軸索を伝わる神経信号の伝導速度を速くする。一般に髄鞘が厚いほど伝導速度は速い。

 臨床との関連

逆行性軸索輸送は臨床的にも重要である。なぜなら，破傷風毒素のような毒素や，単純ヘルペスウイルス，狂犬病ウイルス，ポリオウイルスといったウイルスが，末梢から中枢神経系に入る経路になるからである。

シナプス

軸索終末は次のニューロン，あるいは筋や腺の細胞とつながる場所である。軸索終末がそれらの標的細胞とつながる部分を**シナプス**synapseと呼ぶ。シナプスの重要な解剖学的特徴は，通常，軸索終末は標的細胞の表面に接触しておらず，その間にシナプス間隙と呼ばれる空間が存在することである。シナプスの重要な生理学的特徴は極性をもっていることである。つまり，信号は常に軸索から回路内の次のニューロン，あるいは筋や腺の細胞に向かって伝わる。

神経信号がシナプスに到達すると，神経伝達物質と呼ばれる化学物質がシナプス間隙に放出される。ニューロンによって合成され分泌された神経伝達物質は，シナプス間隙を横切って次のニューロン(シナプス後細胞)，あるいは筋や腺の細胞に作用する。ニューロンと筋や腺の細胞の間のシナプスでは，神経伝達物質は興奮性で筋収縮や腺分泌を引き起こす。一方，ニューロン間のシナプスでは神経伝達物質は興奮性のことも抑制性のこともあり，前者は次のニューロンの興奮を促して信号を発生させ，後者は逆に興奮を抑制して信号の発生を抑制する。感覚の認識，運動や腺分泌の調節，高次精神機能といった中枢神経系のすべての機能は，さまざまな回路での興奮性と抑制性のシナプスの活動に担われている。

生理学的性質

静止膜電位

定常状態のニューロンでは，細胞外の陽イオンの電荷と細胞内の陰イオンの電荷が細胞膜で隔離されていることにより，細胞が電気的に分極して膜電位はおよそ−60 mVになっている。この**静止膜電位**resting membrane potentialは，4つの主要なイオンに対する膜の選択的透過性による。ナトリウムイオン(Na^+)と塩素イオン(Cl^-)の濃度は細胞外のほうが高く，カリウムイオン(K^+)と有機陰イオン(タンパク質とアミノ酸)の濃度は細胞内のほうが高い。細胞膜のイオン選択的チャネルは，膜内外のイオン濃度勾配と電気的勾配によりNa^+，K^+，Cl^-を受動的に通過させる。タンパク質やアミノ酸は膜を通ることができない。静止膜電位を大まかに決定しているのは，Na^+の内向き流，K^+の外向き流，そしてそれらを相殺するようなATP依存性Na^+–K^+ポンプを使った膜内外の能動輸送によるイオン流であり，その結果，膜電位はおよそ−60 mVに維持されている。

細胞体や樹状突起の膜での興奮伝達

静止膜電位の一過性の電気的変化は，細胞内をより深い負の電位にしたり(過分極)，あるいは少し正の電位側に振ったりする(脱分極)。そのような膜電位の変化は時間的・空間的に加重されながら，細胞体や樹状突起から軸索小丘を経て軸索起始部に伝えられる(図1.9)。

活動電位の発生と伝導

軸索小丘や軸索起始部の膜電位がおよそ−45 mVになると**活動電位**action potentialが発生する。膜電位が漸次変化する細胞体や樹状突起とは異なり，この部位の膜コンダクタンスはいったん活動電位が発生すると自発的に維持される。

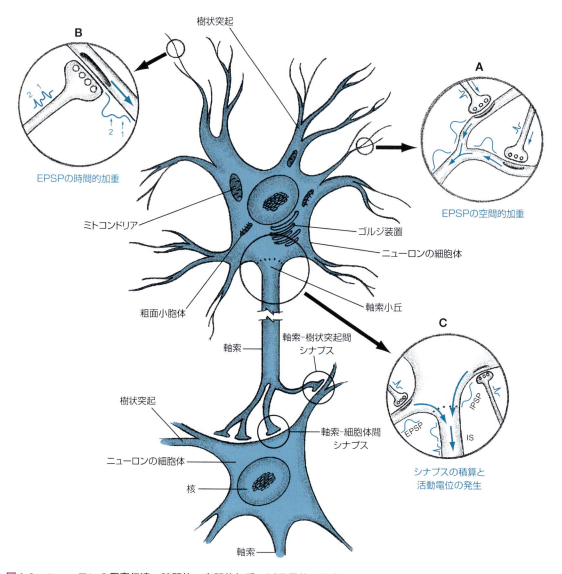

図1.9 ニューロンの興奮伝達，時間的・空間的加重，活動電位の発生
シナプスの相互作用。**A.** 興奮性シナプス後電位（EPSP）が樹状突起から細胞体へ収束していくと，空間的に加重される。**B.** 複数のシナプス前活動電位が短時間のうちに同じシナプスに入力すると，EPSPは時間的に加重される。**C.** 興奮性と抑制性の入力が軸索起始部（IS）で統合され，十分な脱分極が得られると活動電位が発生する。IPSP，抑制性シナプス後電位。

活動電位の上昇期は，電位依存性チャネルからNa$^+$がすばやく流入することによる。それに続く下降期の電位変化はもう少しゆっくりとしていて，K$^+$の流出による。このような変化が軸索の起始部から終末まで順次起こることで，減衰することなく活動電位が伝播していく。伝播の速度は軸索の直径と髄鞘化の程度によって決まる。

跳躍伝導

無髄の通常細い（直径0.2～1.5μm）神経線維（IV運動線維あるいはC感覚線維）の軸索では，Na$^+$とK$^+$のコンダクタンスの変化および活動電位の伝播は軸索の隣り合った膜領域で連続的に起こるため，伝導速度は遅い（0.5～2 m/s）。一方，有髄の太い（直径13～20μm）神経線維（I線維あるいはAα線維）の軸索では，Na$^+$とK$^+$のコンダクタンスの変化が，髄鞘と髄鞘の間の1μmのギャップであるランヴィエ絞輪のところで非連続的に起こるので，伝導速度がはるかに速い（80～120 m/s）。このランヴィエ絞輪ではNa$^+$チャネ

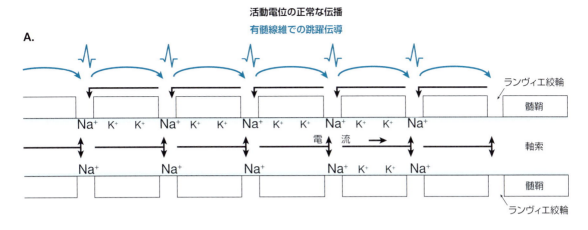

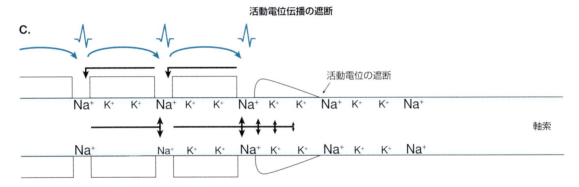

図1.10　活動電位の正常な伝播と異常な伝播
A. 有髄線維では，Na$^+$チャネルの密度が高いランヴィエ絞輪を通る跳躍伝導のため活動電位の伝播が速い。**B.** 無髄線維では，Na$^+$チャネルが軸索膜上に均等に分布しているため活動電位の伝播が遅い。**C.** 脱髄を起こした軸索では，電流が髄鞘の失われた膜で消散し，次のNa$^+$チャネルの集団まで達しないため活動電位の伝播が遮断される。

ルの密度が絞輪の間の部分の軸索より数倍も高いが，K$^+$チャネルは絞輪間の軸索に分布している。絞輪間の静電容量の低さとNa$^+$チャネル密度の低さが，活動電位が絞輪の間をジャンプする要因である。これは**跳躍伝導** saltatory conductionと呼ばれ，そのため有髄線維の伝導速度は速くなる（図1.10）。

活動電位の頻度が情報を伝える

　情報は活動電位の伝播によりニューロンからニューロンへ，あるいはニューロンから筋や腺へ伝えられる。多くのニューロンでは，活動電位の頻度が刺激の強さと比例し，したがって細胞体や樹状突起で起こる膜電位の変化とも比例する。脱分極がより長く持続すれば，活動電位の頻度もそれだけ増える。また，ある種のニューロンでは，重ね合わされたカルシウムイオン（Ca^{2+}）電流によって活動電位の一斉発火が起こり，Na$^+$の流入とそれに続くK$^+$の流出の連続したサイクルで作られる脱分極よりも脱分極が長く持続する。神経調節や自律神経機能に関与しているニューロンには，比較的遅いペース（1〜10 Hz）で自律的に発火しているものがある。

シナプス伝達

シナプスはニューロンどうしが機能的につながっている場所で，神経筋接合部はニューロンと骨格筋が機能的につながっている場所である。たいていのシナプスは化学シナプスで，神経伝達物質によって機能的につながっている。

シナプス前膜とシナプス後膜の間で生じる伝達の遅延が短い（およそ0.5 ms）シナプスでは，アセチルコリンやアミノ酸といった伝達物質がシナプス小胞に詰まっていて，それらが常にシナプス前膜にドッキングした状態になっている。それに対して，伝達の遅延が秒単位のシナプスでは，ペプチドや生理活性アミンが詰まっている芯のあるシナプス小胞がシナプス前膜から離れたところにあり，放出はゆっくりと持続して起こる。

どちらの場合も，神経終末に達した活動電位により神経伝達物質の放出が連続的に誘導される。まず電位依存性チャネルからCa^{2+}が流入し，それが引き金となってシナプス小胞がシナプス前膜の活性帯に結合し，それに引き続いてエキソサイトーシスにより神経伝達物質がシナプス間隙に放出される。1つのシナプス小胞が単位量の神経伝達物質を含んでおり，神経伝達物質を放出するシナプス小胞の数は神経終末に流入するCa^{2+}の量に比例する。狭いシナプス間隙（約100 nm）に放出された神経伝達物質は，その伝達物質に特異的なシナプス後膜の受容体の構造を変化させ，イオンチャネルの開閉を起こす。

イオンチャネル型受容体の膜での変化がシナプス後膜をすばやく脱分極させると，**興奮性シナプス後電位**excitatory postsynaptic potential（EPSP）が発生する。受容体の変化がシナプス後膜を過分極させた場合には，**抑制性シナプス後電位**inhibitory postsynaptic potential（IPSP）が生じる。中枢神経系では軸索途中の膨大部に，アンパッサンen passant〔訳注：フランス語で「通過しながら」の意味。チェスでポーン同士に適用されるルールで，敵ポーンが2マス通過して自ポーンに隣接したとき，自ポーンを敵ポーンの通過したマスに動かせば敵ポーンを取れる〕シナプスと呼ばれるシナプスが形成されることもある。

神経伝達や活動電位伝播の異常による疾患の病態生理

比較的よくみられる先天性および後天性の神経疾患では，シナプス前膜からのアセチルコリンの放出が減少するか，シナプス後膜でのアセチルコリンの作用が減弱することにより，神経筋接合部での化学シナプスによる信号伝達に異常が生じる。

例えば，後天性自己免疫疾患で神経筋接合部に影響を与えるものがある。**重症筋無力症**myasthenia gravisという自己免疫疾患では，ニコチン性アセチルコリン受容体に異常が生じ，その結果，眼筋，口腔咽頭筋，四肢の筋の筋力低下や易疲労性を示す。筋力低下や易疲労性の程度はまちまちだが，日中の活動中に時間がたつにつれてだんだんひどくなっていく。

この疾患では神経線維は正常で，神経終末からのアセチルコリンの放出も正常だが，自己抗体が後接合部ひだの中にあるアセチルコリン受容体を攻撃し，誘発される終板電位の大きさが小さくなっていき，神経の頻回刺激による筋活動電位が小さくなっていく。後接合部ひだの構造的な変化も起こり，間隙に存在するアセチルコリン受容体の数も減っていく。アセチルコリンエステラーゼ阻害薬によって神経筋接合部でのアセチルコリンの作用効率を上げると症状は改善する。

ランバート・イートン症候群 Lambert-Eaton syndromeでは，シナプス前膜からのアセチルコリンの放出が減少することにより，筋力低下と易疲労性が特に四肢の近位や体幹の筋にみられる。筋の興奮性は正常のままである。

脱髄疾患は末梢神経系のシュワン細胞や中枢神経系のオリゴデンドロサイトに障害を与える。**ギラン・バレー症候群**Guillain-Barré syndromeは，後天性で急性に発症する典型的な炎症性の末梢脱髄性ニューロパチーである。この場合，軸索は保たれている。脊髄神経根や近位神経線維の多発性の脱髄により伝導速度が遅くなり，障害されている神経からの電気生理学的記録では複合活動電位の振幅が小さくなる。左右対称かつ進行性

に，最初は下肢，ついで上肢の筋の動きが弱くなり，上行性麻痺の症状のような印象を与える。通常は歩行や椅子から立ちあがるのが困難となる。呼吸筋の麻痺は呼吸不全のリスクを高くする。治療により軸索の再髄鞘化が起これば，機能的な回復は可能である。

シャルコー・マリー・トゥース病 Charcot-Marie-Tooth disease 1A型は最も頻度が高い遺伝性の多発ニューロパチーで，感覚神経線維と運動神経線維の両方の脱髄を引き起こす。

多発性硬化症multiple sclerosisは最も頻繁にみられる中枢神経系の後天性自己免疫性脱髄疾患である。症状は軸索経路が障害されるかどうかで変わる。大脳，小脳，脳幹，脊髄の白質線維経路で，髄鞘の隣接する分節が脱落する（脱髄斑）。活動電位の伝播は脱髄斑の前後では正常だが，脱髄斑のところで遮断されるか遅くなる（図1.10C）。脱髄を起こした軸索は生物物理的性質が変わり，その部位で活動電位の伝播が影響される。

正常な髄鞘をもつ軸索では，ランヴィエ絞輪にNa^+チャネルが集中していることにより，活動電位はランヴィエ絞輪の間を跳躍伝導で伝わる。一方，脱髄を起こした軸索では，脱分極電流はランヴィエ絞輪に集中的に発生するのではなく，絞輪に挟まれた部位だったところにもNa^+チャネルが散らばって，その領域のコンダクタンスが上がり，結果として脱髄部位の軸索の至るところで脱分極電流が生じる。

多発性硬化症の特徴は再発と寛解が慢性的に長い周期で繰り返すことで，症状の改善を伴う治癒の時期には損傷部位の軸索の部分的な再髄鞘化がみられる。持続的な障害は，再髄鞘化が起こらないか，あるいはより可能性が高いのは，脱髄斑の部位の軸索の損傷と変性を意味している。

軸索が直接障害される病態としてその他によくみられるのは，神経の慢性的な圧迫／絞扼，あるいは変性疾患である。絞扼性ニューロパチーとして最も多いのは，手根管症候群による正中神経の障害である。正中神経は感覚神経と運動神経の両方の性格をもっており，親指とその隣の2本半の指（小指は除く）の手掌側表面からの感覚信号と，

手の内在筋への運動信号を伝える。正中神経は手首で手根管の下を通るので，そこでさまざまな要因により圧迫されうる。頻回の繰り返される手の運動は，正中神経の周りの腱の炎症と腫脹をきたすことがある。また，遺伝的要因で生まれつき手根管が狭い人もいる。もしかすると，それが女性のほうが男性より3倍，手根管症候群の頻度が高いことに関係しているかもしれない。

圧迫された正中神経は異常な活動電位を発生し，最初はぴりぴり感や灼熱感，または軽いしびれを親指，人差し指，中指，そして薬指の中指側半分の手掌側表面に感じたりする。治療しなければ，この異常感覚は痛みに変わることがある。長期の圧迫は正中神経の軸索の変性につながる（第26章参照）。手首の正中神経を軽く叩いたときに手掌や指にしびれや痛みを感じる場合，手根管症候群が強く疑われる。これはティネル徴候Tinel signと呼ばれる。手根管症候群の神経絞扼で最初にみられる軽い異常感覚は，手を休める補助具（スプリント）の使用や手根管へのステロイド注射で改善される。中等度あるいは重度の場合は，手根の靱帯を外科的に切離して神経を解放してやる必要がある。

ニューロパチーの形態は疾患によりさまざまで，最もよくみられるのは両側性の遠位の上肢および下肢の感覚運動神経障害である。灼熱感，ぴりぴり感，しびれや脱力がしだいにひどくなり，ついには感覚消失，筋の萎縮，異常反射，線維束性収縮が起こるようになる。これらは通常，多発ニューロパチーと呼ばれる。原因として最も多いのは糖尿病であるが，その他にもさまざまな病態（かなりのものは病因不明）で多発ニューロパチーがみられる。

変性と再生

ヒトの体のほぼすべての細胞に再生能力があるが，ニューロンにはない。したがって，ニューロンの脱落は修復できず，いったん破壊されたニューロンが再生することはない。一方，軸索は再生するので，完全に切れた場合でも細胞体が残っているかぎり機能は回復する。しかしなが

ら，この再生能力は末梢神経系の軸索に限られており，機能的な軸索の再生はヒトの中枢神経系では起こらない。このように，神経系のどこであってもニューロンの変性と，中枢神経系の軸索の変性は修復することができない。

章末問題

1-1. 中枢神経系を構成する主要な2種類の細胞は何か？

1-2. シナプスとは何か？ また中枢神経系のシナプスのおもな特徴は何か？

1-3. 軸索輸送の意義は何か？

1-4. アストロサイトとオリゴデンドロサイトのおもな違いは何か？

1-5. 以下のものはそれぞれ頭蓋内のどの空間にあるか？ （1）硬膜下血腫，（2）脳脊髄液，（3）硬膜外血腫。

1-6. 中枢神経系の腫瘍には髄鞘を形成する細胞から発生するものがある。それに関係する細胞はどれか？
a. ニューロン
b. オリゴデンドロサイト
c. アストロサイト
d. ミクログリア
e. 内皮細胞

1-7. ポリオウイルスや狂犬病ウイルスは中枢神経系に共通の経路で到達する。それはどれか？
a. 血液脳関門の輸送
b. 順行性軸索輸送
c. 脳脊髄液輸送
d. 逆行性軸索輸送
e. 経シナプス輸送

1-8. 中枢神経系の腫瘍に最も関連の深い細胞はどれか？
a. アストロサイト
b. 内皮細胞
c. ミクログリア
d. ニューロン
e. オリゴデンドロサイト

1-9. 脳の表面の動脈が破綻したとき出血が広がるのはどこか？
a. 硬膜外腔
b. 脳室系
c. 硬膜下腔
d. 大脳の細胞間隙
e. くも膜下腔

1-10. 脱力と疲労感がその日のうちに悪化したと訴えている患者がいる。神経伝導速度検査は正常。筋を反復刺激すると，筋活動電位の低下により筋収縮力がしだいに減少した。最も可能性が高い診断はどれか？
a. ランバート・イートン症候群
b. 多発性硬化症
c. シャルコー・マリー・トゥース病
d. 重症筋無力症
e. ギラン・バレー症候群

1-11. 問題1-10の疾患の病因は何か？
a. 軸索終末への活動電位伝播の低下
b. 神経筋接合部でのシナプス前膜からのアセチルコリン放出異常
c. シナプス後膜でのアセチルコリンに対する反応異常
d. 筋での活動電位伝播速度の低下
e. 筋細胞の収縮性の低下

第2章 脊髄：局所解剖と横断解剖

米国保健福祉省の発表によると，米国では毎年約1万例の脊髄損傷が発生し，そのうちの少なくとも半数は終生続く身体障害を引き起こしている。20万人に及ぶ米国人が脊髄損傷によって車椅子生活を強いられている。脊髄損傷のほとんどは交通事故やスポーツでの事故による外傷が原因である。症例のおよそ3分の2は30歳以下で，男性が多い。

脊髄 spinal cord は脊髄神経を出し，頭より下の身体のすべての領域と脳とをつなぐ構造物である。四肢，頸部，体幹からの触覚や痛覚といった体性感覚の信号は，必ず脊髄を通って脳に入ることで認知される。また，四肢，頸部，体幹の随意運動の指令は，脳から必ず脊髄を通じてそれぞれの脊髄神経が支配する筋に伝えられる。したがって，脊髄が損傷されると，脊髄神経によって支配される身体の領域において体性感覚の消失ならびに随意運動機能の麻痺が生じる。

脊髄の外観

7個の頸椎，12個の胸椎，5個の腰椎，5個の仙椎から形成される脊柱管の中に，脊髄は存在する。頭蓋底にある大後頭孔と呼ばれる大きな穴から第1腰椎のあたりまでの部分に，脊髄は位置している（図2.1）。脊髄の上方は脳に続き，下方は突然細くなって脊髄円錐を形成する（図2.1）。

臨床との関連

脊髄は硬い椎骨で囲まれており，外部からの衝撃から守られている。しかしながら，物体（弾丸など）が高速度で当たったり，静止した物体（樹木，舗装道路，自動車のダッシュボードなど）に激突したりした場合は，椎骨骨折や椎間関節の脱臼を引き起こし，脊髄の圧迫や断裂を生じることがある。頸椎は脊椎の中で最も小さくまた弱いため，ここがいちばん骨折を起こしやすい。脱臼はいちばん動きやすい部位で起こりやすく，頻度の高い順に，第5頸椎と第6頸椎の間，第12胸椎と第1腰椎の間，第1頸椎と第2頸椎の間となっている（図2.1）。

脊髄は頸髄(C)8，胸髄(T)12，腰髄(L)5，仙髄(S)5，尾髄(Co)1からなり，31の分節に分かれている（図2.1）。分節はそれぞれがつながる脊髄神経に従って名前と番号がつけられている。脊髄神経はそれぞれが出る脊柱管のレベル（高位）に従って名前と番号がつけられている。第1頸神経

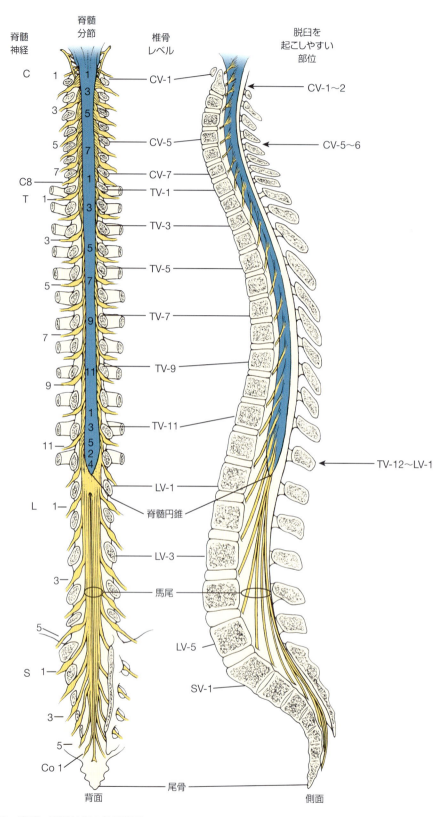

図 2.1 脊柱，脊髄，脊髄神経の位置関係
C．頸神経；CV．頸椎；T．胸神経；TV．胸椎；L．腰神経；LV．腰椎；S．仙骨神経；SV．仙椎；Co．尾骨神経。

(C1)～C7は，それぞれ番号が対応する頸椎の上から出る〔訳注：C1は頭蓋骨と第1頸椎の間から出る〕。頸椎は7個しかないので，C8は第7頸椎と第1胸椎の間から出ることになる。T1以下の脊髄神経は，それぞれ名前と番号が対応する椎骨の下から出る（図2.1）。

胎児期の3か月までは，脊髄のそれぞれの分節の位置と発達過程にある脊柱の椎骨のレベルは一致している。しかし，この時期をすぎると脊柱が脊髄より速く伸長するため，出生時には脊髄は脊柱の第2腰椎と第3腰椎の間あたりまでしかのびていない。脊柱はその後もさらに伸長するので，成人では脊髄の尾側端は第1腰椎の中央3分の1あたりに位置していることが多い。ただし，第11胸椎の中央3分の1あたりから第3腰椎の中央3分の1あたりまでの範囲で個人差がある。脊髄のレベルと脊柱のレベルのおおよその位置関係を図2.1に示す。

臨床との関連

脊髄のレベルと脊柱のレベルの関係は臨床的に重要である。脊髄損傷のレベルは損傷された脊髄分節で規定されるが，脊髄のレベルと脊柱のレベルは必ずしも一致しないことに注意しなければならない。したがって，脳神経外科学的処置を施す場合には，損傷されている脊髄のレベルが脊柱のどのレベルにあたるかを理解しておくことが重要である。

脊髄膜

脊髄は脊髄膜と呼ばれる結合組織からなる3枚の膜で覆われている。内側から外側に向かって，軟膜，くも膜，硬膜である（図2.2）。

軟膜とくも膜

軟膜は脊髄に張りついて全体を覆っている。その外側にあるくも膜は，さらに外側にある硬膜の内面に密着し，脊髄との間に空間を作りながらゆるく脊髄を包んでいる。脊髄は**歯状靱帯**

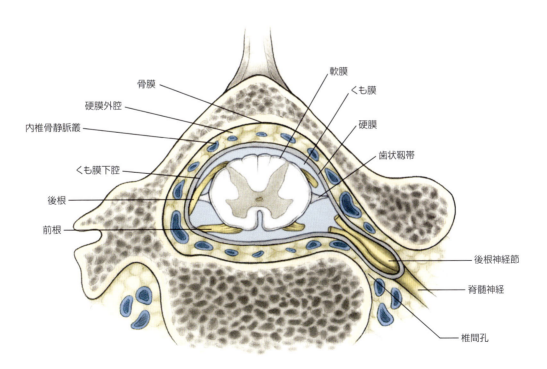

図2.2 脊髄膜の位置関係

denticulate ligament と脊髄神経根で硬膜に固定されている。歯状靱帯は脊髄の側方に位置する21対の線維状の膜で，その内側部は脊髄の軟膜に縦方向に連続して結合している。一方，その外側部は三角形をしていて頂点で硬膜に結合し，それが上下に連なっているため歯のようにみえる。歯状靱帯が軟膜に結合する位置で脊髄は前方と後方に区分できるため，歯状靱帯が手術の際の位置の確認にも使える。脊髄は脊髄神経根でも硬膜に固定されている。脊髄神経根は硬膜の延長物で囲まれ，椎間孔のところで硬膜をつき抜けて脊柱管の外に出る。

硬膜

脊髄硬膜は脊髄をゆるく包んでいる。脊髄硬膜と脊柱管の骨膜との間の空間は硬膜外腔と呼ばれ，そこには粗な結合組織，脂肪組織，そして内椎骨静脈叢が存在する。

臨床との関連

内椎骨静脈叢には弁がなく，脳からの静脈の還流先である頭蓋内の**硬膜静脈洞** dural sinus と，胸腔，腹腔，骨盤腔の静脈とが自由に交通する経路である。そのため，感染や塞栓，あるいはがんが内臓から脳へ広がる経路となることがある。

脊髄の尾側端の下で硬膜は**硬膜嚢** dural sac を

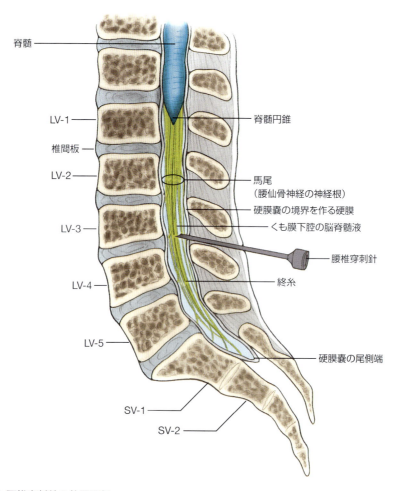

図 2.3　硬膜嚢と腰椎穿刺針の位置関係
LV, 腰椎；SV, 仙椎。

形成し（図2.3），その下方は第2仙椎の中央3分の1あたりまでのびている。それより下では脊髄の下方の続きである終糸を取り囲み，ひも状の構造物を形成し，尾骨の後ろまで尾骨靱帯としてのび，そのまま骨膜に移行していく。硬膜嚢は，脊髄が終わり脊髄円錐となる第1腰椎の中央あたりから，硬膜が終わる第2仙椎の下端のあたりまでの部分に位置している。くも膜は硬膜の内面に密着しているので，硬膜嚢の内部はくも膜下腔となる。したがって，硬膜嚢の内部には**馬尾 cauda equina**（脊髄から腰椎，仙椎の椎間孔へのびる腰仙骨神経根と脊髄の終糸からなる構造）と脳脊髄液が存在する。

　脊髄は第2腰椎の少し上で終わるのに対し，くも膜下腔は第2仙椎まで広がっている。したがって，穿刺針を硬膜嚢に挿入すれば，誤って脊髄を損傷することなく，くも膜下腔への腰椎穿刺を行うことができる（図2.3）。脊髄や脳の神経は再生しないので，脊髄への損傷は避けなければならない。

臨床との関連

腰椎穿刺 lumbar puncture と呼ばれる手技は，脳脊髄液の採取，脳脊髄液圧の測定，治療薬物あるいは麻酔薬や造影剤の投与に使われる。成人では第3腰椎より上の椎間，幼児や小さな子どもでは第5腰椎より上の椎間で穿刺するのは避けるべきである。外傷や脳血管障害などで頭蓋内圧が亢進している患者では，脳脊髄液の採取により小脳扁桃ヘルニアを引き起こす可能性があるため，腰椎穿刺は禁忌である。

脊髄神経

　最初のものと最後のものを除き，それぞれの脊髄神経は脊髄の各分節に前根（腹側）と後根（背側）で結合している（図2.4）。したがって，各分節には合計4本の神経根（前方に1対，後方に1対）がある。それぞれの神経根はさらに何本かの神経細根からなる。前根と後根は外側下方にのびてくも膜下腔を走行し（図2.1），椎間孔に近づくにつれ硬膜に取り囲まれる（図2.2）。後根に存在するニューロンの集団で形成される後根神経節は，胸椎，腰椎，仙椎では椎間孔の中に存在するが，頸

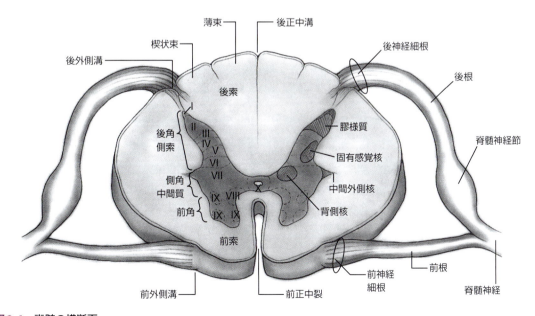

図2.4　脊髄の横断面
さまざまな脊髄分節に存在する構造と脊髄神経の成り立ちを1つの図にまとめて示す。

椎では椎間孔よりやや外側に位置している。前根と後根は後根神経節のすぐ遠位側で合流し，脊髄神経を形成する。脊髄神経は椎間孔を抜けるとすぐ前枝と後枝に分岐する。

脊髄の局所解剖

　脊髄の表面には縦溝が何本かある（図2.4）。いちばんはっきりみえるのが前正中裂で，その中には前脊髄動脈とその分枝である溝枝の近位部が走っている。前正中裂の反対側には後正中溝があるが，あまりはっきりした溝としてはみえない。前神経細根と後神経細根は，これら正中の溝より少し外側にある前外側溝と後外側溝からそれぞれ出てくる。後外側溝の中には細い後脊髄動脈が走っている。

脊髄の内部構造

　脊髄の内部はどのレベルも浅い部分と深い部分に分けられる。外側は白質と呼ばれ，上行性や下行性に神経信号を伝える無数の軸索からなる。これらの軸索の多くは髄鞘化されているため，染色していない状態では白くみえる。

　それに対して，内側は灰白質と呼ばれ，ニューロンの細胞体と神経突起（樹状突起やさまざまなタイプの軸索），そしてグリア細胞からなる。この部分には髄鞘化された神経線維も通ってはいるが，数が非常に少ないので染色していない状態では灰色がかってみえる。

白質

　白質white matterは後索，側索，前索と呼ばれる3つの領域に分けられる（図2.4）。それぞれの索はさらに，それが含む線維群ごとに，神経束あるいは神経路と呼ばれる部位に区分される。例えば，頸部の後索は内側の薄束と外側の楔状束に分けられる。この区別がはっきりしない場所もある。これは脊髄の神経路の多くについていえることで，白質を通るさまざまな神経路の位置は神経疾患患者の死後に脊髄を詳細に解析することで

同定されてきた。

灰白質

　灰白質gray matterは4つのおもな領域に分けられる。

1. 後角（背側角）
2. 前角（腹側角）
3. 中間質
4. 側角

　後索の前縁で仮想的な線を横に引くと後角の前縁を通る（図2.4）。後角のニューロンは後根から脊髄に入ってくる神経信号によっておもに活動が左右される。したがって，後角は脊髄灰白質の「感覚」領域と考えられ，その線維の多くは白質に入り，脳へ上行する。

　前角は前索と側索の間に位置し，ほとんどのニューロンは随意運動に関与している。その軸索のほとんどは前根を形成する。したがって，前角は脊髄灰白質の「運動」領域と考えられる。

　中間質は前角と後角の間に位置し，その内側では中心管の周りに存在する灰白質に移行する。ここに存在するニューロンのほとんどは脊髄の分節内，あるいは分節間を機能的につなぐ連合ニューロンあるいは介在ニューロンである。したがって，中間質は脊髄灰白質の「連合」領域と考えられ，その軸索の多くは脊髄の中にとどまるが，なかには脳まで投射するものもある。

　側角は中間質から側索に張りだした小さな三角形の領域で，胸髄と第1，第2腰髄にのみ存在する。ここには**交感神経系**sympathetic nervous systemの節前ニューロンが存在している。

カラム構造

　脊髄灰白質のニューロンは機能的に類似したものが縦方向に整然と並んでおり，これを**カラム構造**（核構造）と呼ぶ（図2.4）。脊髄全体にわたって存在するカラム構造もあるし，一部の分節にしか存在しないものもある。例えば，すべての脊髄神経からの痛みの信号に関与するニューロンが存在する領域である膠様質や固有感覚核は脊髄全体にわたって存在するが，小脳にかかわる背側核や自

律神経系にかかわる中間外側核は脊髄の特定の分節にしか存在しない。

層構造〔訳注：レクセドの層 Rexed laminae〕

脊髄灰白質は細胞の形態からいくつかの層，ラミナに分けられる（図2.4）。ラミナは脊髄灰白質の，より正確な部位区分であり，機能的なつながりにからめて脊髄灰白質のニューロンの位置を記載するのに非常に有用である。脊髄灰白質は10層に分けられ，おおむね後方から前方に向かって番号がつけられている。後角は第I～VI層からなり，中間質はおもに第VII層，前角は第VII層の一部と第VIII，IX層を含み，第X層は中心管を囲む領域である。

脊髄の領域による違い

脊髄の横断面を髄鞘染色すると，灰白質の大きさと形によって4つのおもな領域を区別することができる（図2.5～2.8）。下肢は大きいため，それにかかわるニューロンが存在する腰髄，仙髄は非常に大きな前角，後角をもつ。腰髄では前角が内側に顕著にのびているが，仙髄では前角が外側にのびている。また，灰白質を取り囲む白質は，仙髄では腰髄に比べて非常に薄い。

頸髄と胸髄の後角はどちらも腰髄や仙髄に比べて小さい。胸髄はおもに肋間筋や肋下筋といった比較的小さな筋を支配するので，前角は小さい。それに対し，上肢は筋の量が多いため，それらの筋を支配する頸髄の前角は胸髄のそれよりもはるかに大きい。胸髄の分節は脊髄の中で灰白質の前部も後部もいちばん小さい。

脊髄全長を通して，白質の量は大きくは違わない。もちろん，白質は脊髄と脳の間をつなぐ軸索からなるので，上から下にいくほど，おのおのの脊髄内の白質の量は少なくなる。

脊髄損傷

脊髄損傷には急性と慢性の2つの根本的に異なるタイプがある。急性の脊髄損傷は外傷や血管障害の結果として起こるのに対し，慢性の脊髄損傷は感染，炎症，腫瘍，遺伝性疾患，圧迫などによって引き起こされる。一時的もしくは長時間にわた

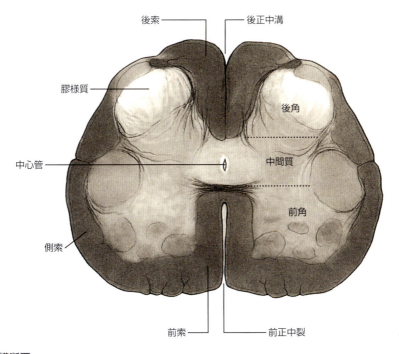

図2.5 仙髄の横断面
巨大な前角・後角と，それを囲む薄い白質に注意。

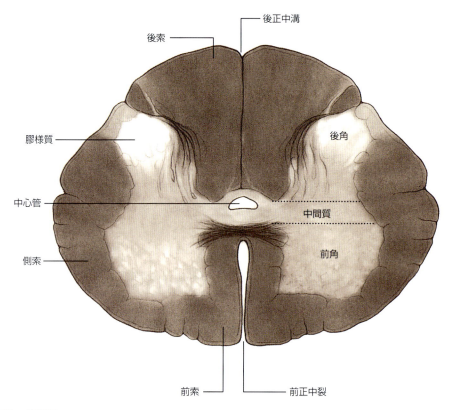

図 2.6　腰髄の横断面
大きな前角・後角と，大きな後索に注意。

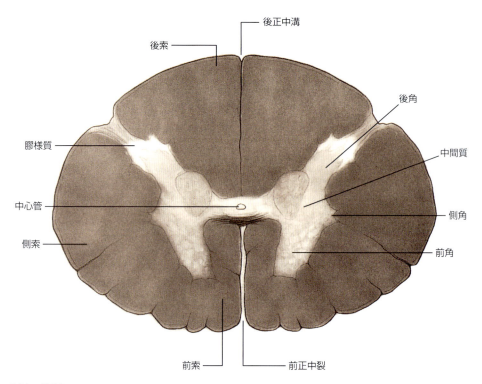

図 2.7　胸髄の横断面
細い前角・後角と，側索に凹みを作る側角に注意。

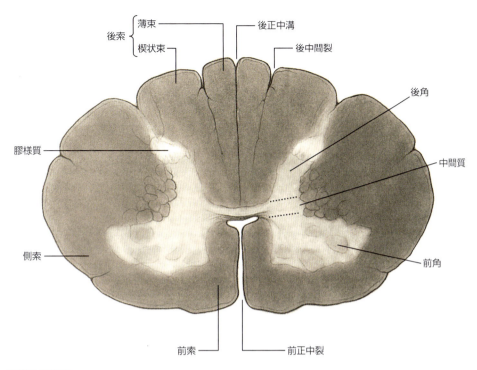

図2.8　頚髄の横断面
細い後角，大きな前角と，巨大な後索の分割に注意。

る脊髄の圧迫による損傷は急性に発症するが，その臨床像は障害される経路やニューロン，神経核によって多彩である（第27章）。急性の前脊髄動脈あるいは後脊髄動脈の血管障害は特徴的な症候群を呈する（第22章）。脊髄挫傷は外傷と血管障害の両者を引き起こす。この場合，脊髄の実際の断裂は起こらないかもしれないが，脊髄への挫滅的衝撃は血行障害や組織の壊死を伴う障害を引き起こしうる（生理的断裂）。灰白質は白質よりも低酸素による障害を受けやすいので，脊髄挫傷に引き続いて脊髄の中心部の損壊が起こり，嚢胞の形成による凹んだ空間が形成される。また，その周りの正常組織には炎症やグリア瘢痕が生じる。その周囲の白質は，破壊された部位を取り巻く領域であっても周辺部では軸索が生き残り，上行性や下行性の神経伝達は起こる。これが仙部回避がみられる解剖学的な根拠である（図11.9参照）。

章末問題

2-1.　脊髄の硬膜外腔にあるものは何か？

2-2.　硬膜嚢の中にあるものは何か？

2-3.　椎間関節のうち椎骨脱臼の起こりやすい部位を3か所あげよ。それぞれに関係している脊髄分節は？

2-4.　成人では第3腰椎と第4腰椎の間または第4腰椎と第5腰椎の間で腰椎穿刺を行う理由は何か？

2-5.　仙髄，腰髄，胸髄，頚髄のそれぞれのレベルの横断面上で，それらを区別できる特徴は何か？

2-6.　第8頚神経はどの脊椎の間を出るか？
　　a. 第6頚椎と第7頚椎の間
　　b. 第7頚椎と第8頚椎の間
　　c. 第8頚椎と第1胸椎の間
　　d. 第7頚椎と第1胸椎の間
　　e. 第1胸椎と第2胸椎の間

2-7. 馬尾に関する以下の説明のうち，誤っているのはどれか？

a. 馬尾は硬膜嚢の中にある
b. 馬尾には腰仙骨神経の後根が含まれる
c. 馬尾には腰仙骨神経の前根が含まれる
d. 馬尾はくも膜下腔にある
e. 終糸には神経線維が含まれる

2-8. 成人で脊髄のレベルと脊椎のレベルの間にずれが生じている原因はどれか？

a. 脊髄と脊柱とで発生過程での伸長速度に差があるため
b. 脊髄の尾側が吻側に比べて細いため
c. 馬尾が脊髄の長さを補っているため
d. 身長の低い人は高い人に比べて，脊髄の尾側端と脊柱の下端とのずれが小さいため
e. このずれは大きなものではなく，機能的な意義はない

2-9. 脊髄の歯状靱帯は形態的な目印になる。以下のどれに役立つか？

a. 後根の侵入部
b. 前根の出口部
c. 側角ニューロンの細根の出口部
d. 難治性疼痛の治療のための外科的切断の位置
e. 機能的な意義はない

2-10. 脊髄損傷後の仙部回避が起こる理由はどれか？

a. 脊髄の片側だけが損傷されたため
b. 血管障害が脊髄の前部または後部だけを損傷したため
c. 脊髄損傷によって脊髄の内部は変性したが，外周の白質の機能が残存したため
d. 仙髄が損傷されていないため
e. 仙髄の軸索の経路は損傷に比較的強いため

第3章 脳幹：局所解剖と横断解剖

脳幹には12対の脳神経のうち第I脳神経を除くすべての機能中枢が存在する。また、体の各部からの体性感覚の信号を大脳に伝える経路、大脳からの随意運動の指令を伝える経路も存在する。したがって、脳幹の障害は体性感覚の異常や運動障害を引き起こすと同時に、脳神経の機能障害を呈する。脳幹のどのレベルが障害されるかによって、どの脳神経の症状が出るかが決まる。脳幹の特に下部のレベルには生命に必須な機能中枢が存在するため、脳幹の障害はしばしば死につながる。

脳幹 brainstem は脳の中で茎のような形をした部位で、後頭蓋窩に存在する。脳幹は延髄、橋、中脳からなる（図3.1）。下は延髄が大後頭孔で脊髄につながり、上は中脳がテント切痕（小脳テントの自由縁で形成される穴）のところで前脳につながる。

脳幹は後ろを小脳で覆われていて、小脳との間は神経線維の太い束からなる3対の小脳脚 cerebellar peduncle によってつながれている。脳幹の前は頭蓋骨の斜台に面している。斜台は後頭蓋窩の底面にあり、鞍背と大孔（大後頭孔）との間の斜面をいう（図3.2）。

脳幹の解剖

延髄

延髄 medulla oblongata は脊髄と橋の間に位置している（図3.1，3.2）。その吻側の後面は解剖学的に小脳と関係が深く、下小脳脚により小脳とつながっている。

尾側半分には脊髄の中心管の続きが存在し、延髄の閉鎖部と呼ばれる。小脳と橋、延髄で囲まれた空間は第四脳室と呼ばれ、その中は脳脊髄液で満たされているが、延髄の吻側半分の後部の表面が第四脳室の尾側（延髄部とも呼ばれる）の底を形成する（図3.2）。一方、吻側半分は延髄の開放部

臨床との関連

頭蓋内圧が亢進している患者に腰椎穿刺を行うと、脳幹を損傷して命にかかわる重大事となりうるので注意を要する。腰椎穿刺によって脳脊髄液が吸引されると圧が低下して脳幹が下に引っ張られ、大後頭孔に小脳がヘルニアを起こして延髄を圧迫する。延髄には心血管中枢や呼吸中枢が存在するので、その圧迫は急死につながる。

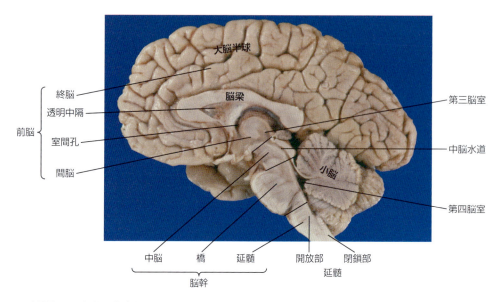

図3.1 正中面からみた脳の右半分
脳の区域と脳室各部を示す。

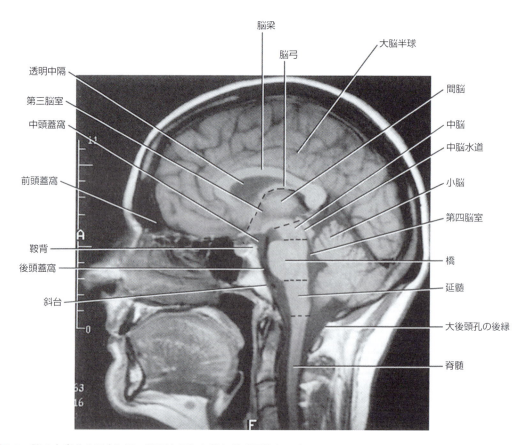

図3.2 脳の右半分の正中に近い断面を示した磁気共鳴画像（MRI）

と呼ばれる。延髄には内耳神経（第VIII脳神経），舌咽神経（第IX脳神経），迷走神経（第X脳神経），副神経（第XI脳神経）の延髄根，舌下神経（第XII脳神経）の神経核が存在し，その他にも平衡覚，聴覚，嚥下，嘔吐，咳，唾液分泌，舌の運動，呼吸，循環にかかわる中枢が存在する。

橋

橋ponsは延髄と中脳の間に位置している。後ろは第四脳室の吻側半分の底を形成し，小脳に覆われており，小脳とは中小脳脚（橋腕とも呼ばれる）でつながっている。橋には三叉神経（第V脳神経），外転神経（第VI脳神経），顔面神経（第VII脳神経）の神経核が存在し，その他にも咀嚼，眼球運動，表情，まばたき，唾液分泌，平衡覚，聴覚にかかわる中枢が存在する。

中脳

中脳midbrainは橋と前脳の間で，テント切痕のあたりに位置している。脳幹で最も短い部位であり，動眼神経（第III脳神経），滑車神経（第IV脳神経）の神経核が存在し，その他にもに聴覚，視覚，瞳孔反射にかかわる中枢が存在する。また，中脳には**中脳水道**cerebral aqueductと呼ばれる細い管が存在し（図3.1，3.2），そこは脳脊髄液が前脳の脳室から第四脳室へ流れる唯一の経路である。中脳水道を境に，それより後方の部分を被蓋，前方の部分を（広義の）大脳脚という。

脳幹の局所解剖

序文で述べたように，臨床的に重要な伝導路を理解するには，脳のおもな部位やレベルについてあらかじめ知っておく必要がある。そういった脳の各部やレベルを識別するのには，特によく目立つ目印を知っていればよい。ここではそのような目印を説明していく。その他の臨床的に重要な構造物については伝導路のところで述べる。

前面

延髄

延髄の前面（図3.3）は，前正中裂の両側に錐体と呼ばれる1対の細長い隆起が存在する。その尾側部には錐体交叉があり，そのために前正中裂が部分的に不明瞭になっている。錐体の吻側の外側には顕著な隆起がありオリーブと呼ばれる。オリーブと錐体の間にある浅い溝をオリーブ前溝といい，そこから舌下神経（第XII脳神経）の神経根が出てくる。オリーブの後ろの溝がオリーブ後溝で，そこから上から順に舌咽神経（第IX脳神経）と迷走神経（第X脳神経）の神経根が出ている。副神経（第XI脳神経）の延髄根は迷走神経と同じ線上から出てくるが，オリーブ後溝よりは下方である。副神経の延髄根は迷走神経に合流して一緒に迷走神経の支配域に分布するので，副神経の延髄根という呼び方は誤りで，迷走神経と呼ぶべきとする意見が多い。

橋

橋の前部は基底部とも呼ばれ，その表面は外側で中小脳脚につながる横に走る線維の束のため帯状にみえる。正中の浅い溝を脳底動脈が走る。

外転神経（第VI脳神経）は延髄橋移行部の錐体の外側縁から出てくる。それよりさらに外側の延髄橋移行部に顔面神経（第VII脳神経）と内耳神経（第VIII脳神経）がある。橋の前面外側の中央部から出てくるのが三叉神経（第V脳神経）である。三叉神経は下外側の感覚根（大部）と上内側の運動根（小部）に分けられる。

中脳

中脳の前面には1対の（狭義の）大脳脚がある。左右の大脳脚が合流して中脳の前面が形成されるが，真ん中には**脚間窩**interpeduncular fossaと呼ばれる凹みがある。動眼神経（第III脳神経）は脚間窩の壁面から出てくる。

後面

延髄

延髄の閉鎖部（尾側半分）の後面の正中溝の両わ

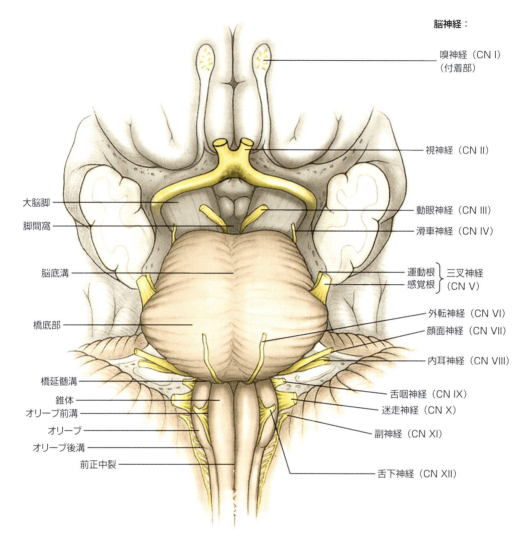

図 3.3　脳幹の前面
CN, 脳神経。

きには薄束結節が存在する（図3.4）。そのさらに外側で薄束結節より少し吻側にのびる形で存在するのが楔状束結節である。延髄の開放部（吻側半分）と橋の後面は第四脳室底を形成する。

第四脳室

　第四脳室底は，第四脳室の幅の最も広い部分の外側端にある外側陥凹をつなぐ仮想的な線で延髄部と橋部に分けられる。第四脳室の尾側端は薄束結節の間に位置し，そこを閂と呼ぶ。第四脳室の吻側には横に走る白い線が何本かみえる。それは髄条と呼ばれ，正中溝から外側陥凹に向かって走っている。

　正中溝は第四脳室底を左右対称に分割する。それはさらに橋部の凹みの上窩と延髄部の凹みの下窩によって外側と内側に分けられる。上窩と下窩は境界溝の名残で，内側に存在する運動をつかさどる部分と外側に存在する感覚をつかさどる部分の境界でもある。したがって，これらの窩を結ぶ線と外側の外側陥凹の間に前庭神経野があり，また外側陥凹のあたりに聴結節と呼ばれる小さな隆起がある。前庭神経野と聴結節は，いずれも感覚に関与する部位である。下窩と正中溝の間には2つの小さな三角形をした領域があり，内側のものは舌下神経三角，外側のものは迷走神経三角と呼ばれ，いずれも運動に関与する部位である。一方，

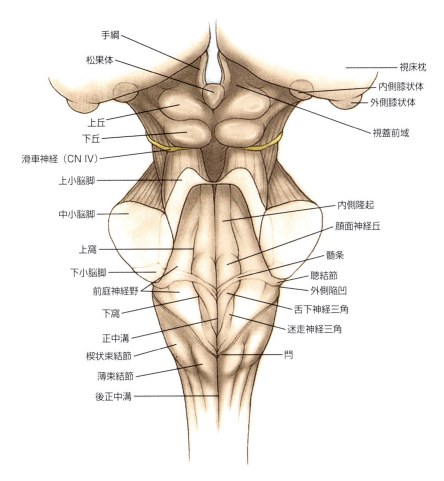

図3.4 脳幹の後面
CN, 脳神経。

上窩と正中溝の間は内側隆起と呼ばれる。この尾側は少しとびだしていて顔面神経丘と呼ばれ，この部分は外転神経核を覆っている。

小脳脚

橋の外側と第四脳室の天井のところに小脳脚の断面がみえる。太い神経束である**中小脳脚**middle cerebellar peduncle（橋腕）は前面のところで述べた橋底部へのつながりである。中小脳脚の下内側に**下小脳脚**inferior cerebellar peduncle（索状体）があり，これが延髄と小脳をつないでいる。**上小脳脚**superior cerebellar peduncleあるいは腕結合部は，第四脳室の天井から橋の吻側の被蓋に向かう。

中脳

中脳の後面は視蓋を形成する。視蓋は2対の隆起からなり，四丘体，あるいは上丘ならびに下丘と呼ばれる。滑車神経（第Ⅳ脳神経）は下丘の尾側から出てくる。上丘の吻側の小さな部分は視蓋前野と呼ばれる。

脳幹網様体

延髄，橋，中脳の中心部には散在するニューロン集団と線維が入り混じった構造物が存在し，**脳幹網様体**brainstem reticular formationと呼ばれる（図3.5）。中心部に存在することから（図3.6〜3.13），これらは上行性，下行性の経路や脳神経核に関係していると推測される。したがって，脳幹網様体は神経系のさまざまな部位から入力を受

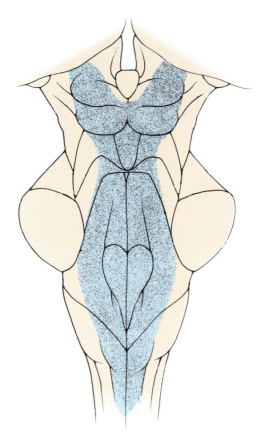

図 3.5　脳幹網様体の局在
青い網掛けの部分。

け，さまざまな神経機能に出力を送り影響を与える（第20章）。

脳幹の横断解剖

　脳幹表面の構造物が理解できたら，今度はそれを各レベルでの横断面で追っていく。これらの横断面は病変や障害部位を同定するのに用いられる。横断切片にみえる脳表面の目印を脳幹標本上で同定していけば，その切片が脳幹のどこから採られたかを正確に推定できる。例えば図3.3，3.4に示した脳幹の絵を図3.6〜3.13の断面図と詳細に比較してみよう。機能系のところで脳幹の断面図は繰り返し出てくるので，これらの断面図が脳幹のどの部位のものかを正確に知っていれば，伝導路の三次元的な理解がより進む。臨床家にはこれは重要なことで，神経系のどんな所見でも，脳全体，最終的には患者の脳に当てはめて考えることが必要になるからである。

延髄閉鎖部の吻側部

　前側には前正中裂を挟んで錐体が両側にある（図3.6）。後ろ側には後中間溝を挟んで薄束結節

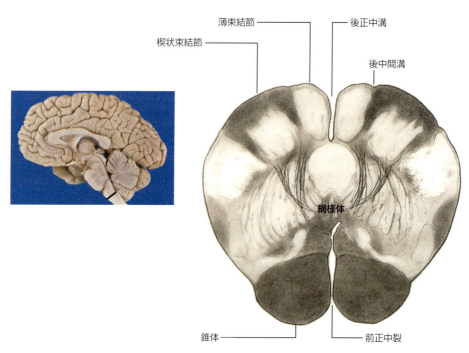

図 3.6　延髄閉鎖部の吻側部の横断面

第3章 脳幹：局所解剖と横断解剖　33

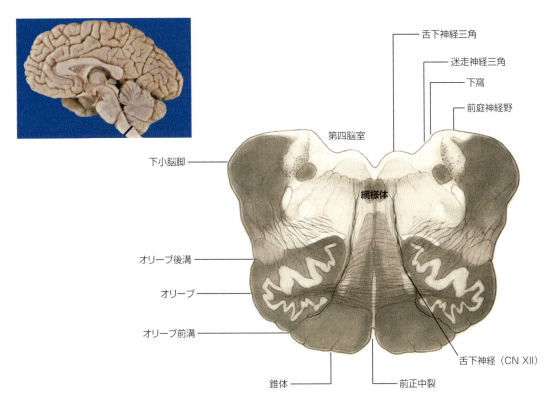

図3.7 延髄開放部の尾側部の横断面
CN，脳神経。

と楔状束結節がある。薄束結節の間には後正中溝が位置している。

延髄開放部の尾側部

前側には錐体とオリーブが舌下神経の神経根を挟んで存在する（図3.7）。オリーブ前溝，オリーブ後溝がオリーブの前と後ろに位置している。後ろ側は第四脳室底となり，内側から外側に向かって舌下神経三角，迷走神経三角，下窩，前庭神経野が並んでいる。

延髄開放部の吻側部

前側には延髄の表層があり，内側から外側に向かって前正中裂，錐体，オリーブ前溝，オリーブ，オリーブ後溝が並んでいる（図3.8）。後ろ側は第四脳室底のいちばん広い部分で比較的滑らかだが，外側の外側陥凹の部分には聴結節の隆起がある。この隆起の外側には，くも膜下腔につながる開口部である外側口（ルシュカ孔）がある。第四脳室底の大部分は前庭神経野である。有髄線維の束

が第四脳室の髄条を形成している。

橋尾側部

橋の前部（基底部）は，橋核と呼ばれる灰白質と，大きな丸い下行性の線維の束と小さな横に走る線維の束（外側で中小脳脚に入る）からなる白質とからなる（図3.9）。最も明瞭な構造物は，灰白質の中を走る外転神経（第Ⅵ脳神経）および顔面神経（第Ⅶ脳神経）と，外転神経核である。外転神経核は顔面神経丘の深部に位置している。

橋中部

この断面は三叉神経（第Ⅴ脳神経）の付着部である橋中部での断面である（図3.10）。大きさと形は断面のレベルによって差があるが，橋底部はどの断面でもほぼ同じようにみえる。最も明瞭な構造物は，橋の被蓋部外側の大きな丸い三叉神経運動核と，その外側にあってそれより小さい三叉神経主知覚核である。上小脳脚が第四脳室の天井に位置している。上小脳脚の間には**上髄帆**

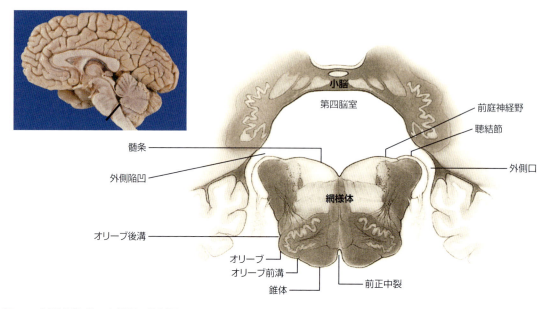

図 3.8 延髄開放部の吻側部の横断面

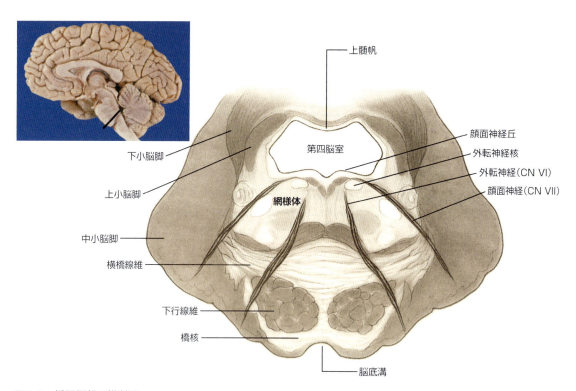

図 3.9 橋尾側部の横断面
CN，脳神経。

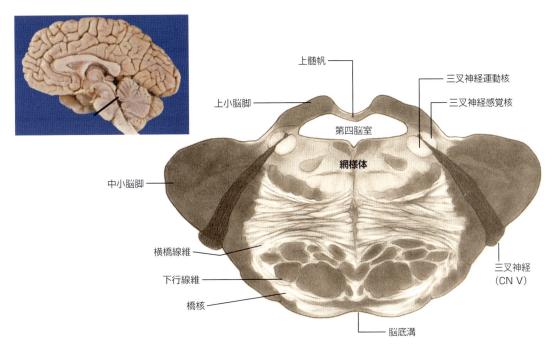

図3.10 橋中部の横断面
CN，脳神経。

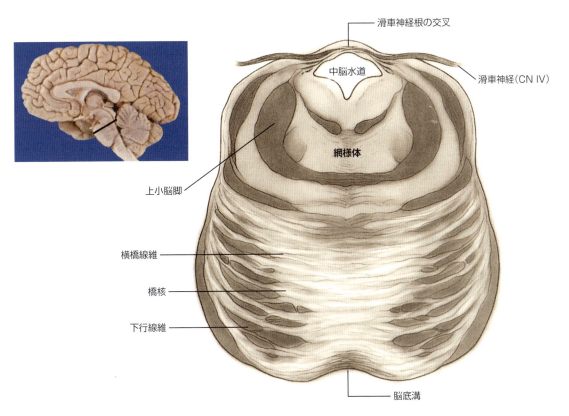

図3.11 橋吻側部の横断面
CN，脳神経。

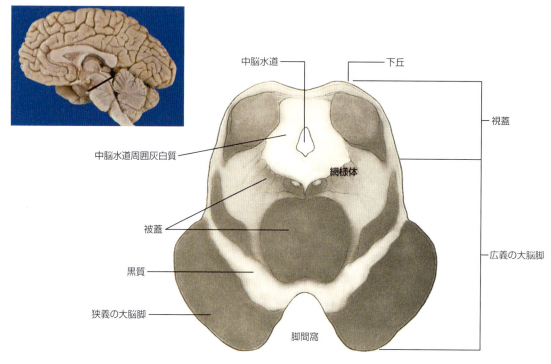

図3.12 中脳尾部の横断面

superior medullary velumがある。

橋吻側部

橋吻側部の背側面で滑車神経(第Ⅳ脳神経)が交差しながら出てくる(図3.11)。脳神経の中で脳幹の背側から出てくるのは滑車神経だけである。第四脳室は狭くなり,中脳水道となる。また,太い上小脳脚が被蓋に入って交差しはじめるのがみえる。橋底部には橋核の間に比較的太い神経線維の束がある。

中脳尾側部

後部には下丘があり,その前に中脳水道を取り囲む中脳水道周囲灰白質がある(図3.12)。前部には(広義の)大脳脚が位置し,後ろから前に向かって被蓋,黒質,狭義の大脳脚が並んでいる。(狭義の)**大脳脚** cerebral crusの間にある大きな凹みが脚間窩である。

中脳吻側部

後部には上丘があり,その前方に中脳水道を取り囲む中脳水道周囲灰白質がある(図3.13)。動眼神経核はV字形をした中脳水道周囲灰白質の前側に位置している。前部には(広義の)大脳脚があり,被蓋,黒質,(狭義の)大脳脚からなる。動眼神経(第Ⅲ脳神経)は脚間窩の前の壁から出てくる。

章末問題

3-1. 以下のそれぞれを区別する目印になる特徴的な腹側面の構造は何か? (1)延髄,(2)橋,(3)中脳。

3-2. 以下のそれぞれを区別する目印になる特徴的な背側面の構造は何か? (1)延髄の閉鎖部,(2)延髄の開放部,(3)橋,(4)中脳。

3-3. 脳幹網様体とは何か? それはどこにあるか?

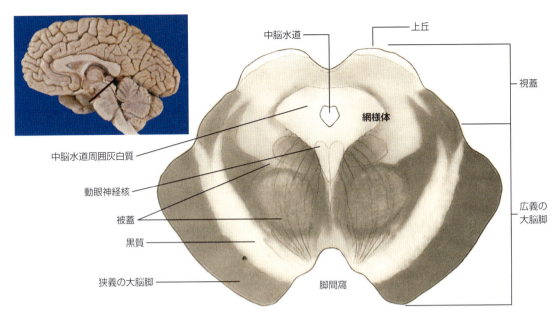

図3.13 中脳吻側部の横断面

3-4. 以下の構造はそれぞれ脳幹のどのレベルにあるか？（1）舌下神経三角，（2）三叉神経運動核，（3）上丘，（4）滑車神経交叉，（5）聴結節，（6）薄束結節，（7）顔面神経丘，（8）下丘。

3-5. 脳幹は以下のうちどこにあるか？
a. 前頭蓋窩
b. 中頭蓋窩
c. 後頭蓋窩
d. 頭蓋腔のテント上の部分
e. 上のどれでもない

3-6. 第四脳室底の運動性と感覚性の構造を分けているのはどれか？
a. 前正中裂
b. 上窩と下窩
c. 正中溝
d. オリーブ前溝
e. 脳底溝

3-7. 狭義の大脳脚，黒質，被蓋はどこにあるか？
a. 視蓋
b. 延髄
c. 小脳脚
d. 橋
e. 広義の大脳脚

3-8. 支配する骨格筋が反対側にある唯一の脳神経はどれか？
a. 動眼神経（第III脳神経）
b. 滑車神経（第IV脳神経）
c. 外転神経（第VI脳神経）
d. 舌咽神経（第IX脳神経）
e. 迷走神経（第X脳神経）

3-9. 下小脳脚は後方にアーチを描いて小脳に入る。その部位のすぐ後方にあるものは何か？
a. 前庭神経
b. 三叉神経
c. 外側口
d. 髄条
e. 正中口

第4章 前脳：局所解剖と横断解剖

前脳の障害はホルモンのアンバランス，温度調節の障害，情動の障害，行動異常を引き起こすおそれがある。前脳の病変は感覚認知や随意運動だけでなく，記憶，判断，言語にも影響を与える可能性がある。神経系の血管障害の中で最も頻度が高いのは被殻に起こるもので，これは前脳の深部で起こる。

前脳は間脳と，2つの大脳半球からなる終脳とからなる。間脳は脳幹や脊髄から大脳半球へのすべての情報の統合や，運動系と内臓系の統合を行う機能中枢である。大脳半球は感覚や情動の認識，学習記憶，知性，創造力，言語といった高次精神機能の統合を行う。

間脳は視神経(第II脳神経)を受ける。間脳は視床，視床下部，視床腹部，視床上部の4つに分けられる。大脳半球には嗅神経(第I脳神経)が入る。間脳には第三脳室があり，大脳半球には側脳室がある。両半球の側脳室は透明中隔で部分的に隔てられている(図3.1，3.2，4.2)。

脳の方向用語

前脳は前頭蓋窩と中頭蓋窩に位置し，小脳テントより上にあり，「テント上」と呼ばれる。前脳は脳幹や脊髄に対してほぼ直角に向いている(図3.1，3.2，4.1)。向きが変わるのは中脳と前脳の境界部で，ここで解剖学的な方向を表す用語も変わる。脊髄や脳幹では「前」あるいは「腹側」という用語は体の前側にあるものを指し，「後」あるいは

「背側」という用語は体の後ろ，つまり背中側にあるものを指す。また，「上」あるいは「吻側」という用語は位置的に高い，つまり頭頂に近いほうを指し，「下」あるいは「尾側」という用語は位置的に低い，つまり足先に近いほうを指す。

前脳と中脳の境界で脳の向きが変わるため，前脳では方向を表す用語も変わる。

「前」：頭蓋骨の前側に近い方
「後」：頭蓋骨の後ろ側に近い方
「腹側」あるいは「下」：頭蓋底に近い方
「背側」あるいは「上」：頭蓋底から遠い方

間脳

間脳diencephalonの真ん中には脳脊髄液で満たされた第三脳室という空間がある(図3.1，3.2)。第三脳室の後ろは中脳水道につながっている。前では**室間孔**interventricular foramen(**モンロー孔**foramen of Monro)を介して両側の側脳室につながっている。視床下溝は第三脳室の外側壁を室間孔から中脳水道まで横に走り，それより上が視床，下が視床下部となる。

第4章 前脳：局所解剖と横断解剖　39

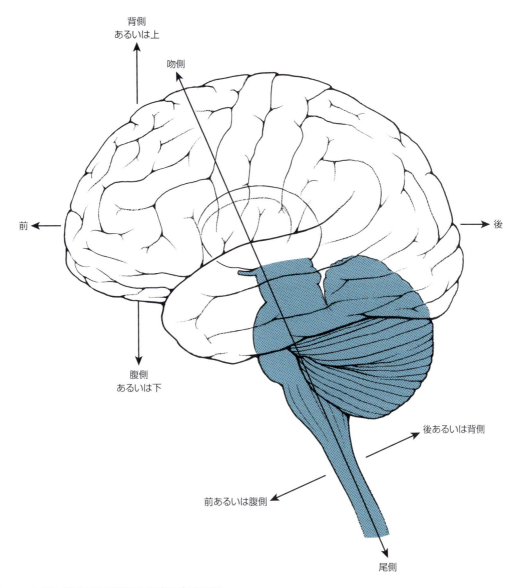

図4.1　中枢神経系の解剖学的な方向を表す用語
中脳，後脳，脊髄はおよそ垂直に向いているが，前脳は水平に向いている。中脳-前脳間でのこの方向の変化のため，それよりも吻側か尾側かによって「背側」，「腹側」という用語の意味は変わってくる。

　視床は神経核の大きな集まりで，第三脳室の背側の壁を形成している。それに対して視床下部は腹側の壁を形成し，視床の内側部から腹側にのびて脳の底部に達する。視床腹部は視床の外側部の下に位置し，視床下部の外側となるが，脳の底部には達しない。視床上部は第三脳室の最後部の背側の小さな部位である。

視床下部

　間脳で腹側表面からみえる部位は**視床下部**hypothalamusだけである（図4.2）。中頭蓋窩の正中で鞍隔膜の上に位置している（図4.2）。視床下部はさらに前後方向で3つの部位に分かれる。後ろにあるのが乳頭体部で，脚間窩の吻側にある1対のエンドウ豆大の丸い出っ張りである乳頭体と関連している部位である。それに対して前にあるのが視交叉部で，視交叉の背側に位置する部位である。乳頭体部と視交叉部の間にあるのが隆起部（灰白隆起とも呼ばれる）である。隆起部の前部には**漏斗**infundibulum（下垂体茎）があり，この

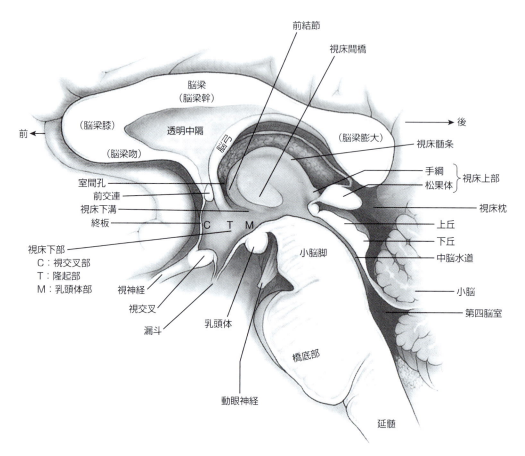

図4.2 正中面からみた右間脳とその周囲の脳幹・大脳半球の構造

部位を漏斗部と呼ぶこともある。

視床

視床 thalamus は2つの卵形をした塊で、第三脳室の側壁を形成し、視床下溝の背側に位置している（図4.2）。たいていの脳で左右の視床の間は一部癒合していて、視床間橋（あるいは中間質）と呼ばれるつながりが第三脳室を横切っているのがみられる。左右の室間孔のところは盛りあがっていて前結節と呼ばれ、視床の背内側部の表面には視床髄条と呼ばれる神経線維の束が走っている。視床の後ろには視床枕と呼ばれる構造が中脳の上に枕のように張りだしている。

視床の神経核

視床は多くの神経核からなるが、その位置により8つの神経核群に分けられる（図4.3）。視床はまず、有髄線維からなる薄い層である髄板により前部、内側部、外側部の3つの部位に分けられる。前部は前結節のある部位にあたり、前核群（A）からなる。内側部はおもに巨大な背内側核（MD）と、第三脳室の壁に沿って存在する薄い正中核群（M）からなる。視床間橋は左右の正中核をつなぐ。

外側部は神経核の2つの大きな集まりからなる。より腹側にある神経核の集まりは前腹側核（VA）、外側腹側核（VL）、後腹側核（VP）に分けられ、後腹側核はさらに後外側腹側核（VPL）と後内側腹側核（VPM）に分けられる。より背側にある神経核の集まりは外側核群からなり、前側に背外側核（LD）と後外側核（LP）、後ろ側に視床枕核（P）が含まれる。視床枕の下面には視床後部核である外側膝状体（LG）、内側膝状体（MG）がある。

残り2つの神経核は解剖学的には髄板に関連している。内側髄板の中にいくつかの髄板内核があ

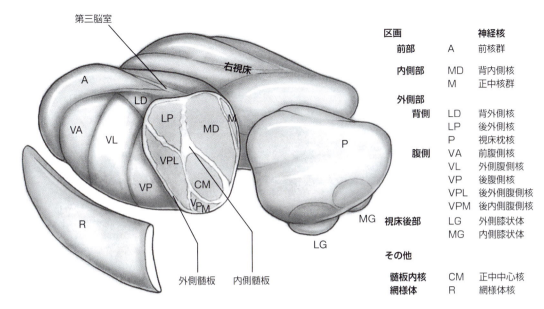

図4.3 左外側からみた視床の神経核
視床後部は冠状断面も示す。

り，その中で最もめだつのが正中中心核(CM)である。外側髄板のさらに外側にあるのが網様体核(R)と呼ばれ，視床のいちばん外側の層を形成している。

視床腹部

視床腹部subthalamusは視床の腹側で視床下部の外側にある楔形をした領域で，いくつかの神経核を含む。その中で最もめだつのが視床下核である。

視床上部

間脳の背側の表層の後ろ側が**視床上部**epithalamusとなる。そこには松果体と**手綱**habenulaがある(図3.4, 4.2)。

大脳半球

左右の**大脳半球**cerebral hemisphereは皮質と髄質と神経核からなる。両半球の皮質は半球の表層にあり，灰白質からなる。皮質は複雑に折れ曲がって，脳回を形成している。脳回の境が脳溝である。皮質の下には髄質(半卵円中心とも呼ばれる)，すなわち神経線維の束で形成された白質が

ある。その白質のさらに奥深くに位置するのが大脳核と呼ばれるもので，最もめだつのは尾状核とレンズ核である。

外表面

大脳半球の外表面は頭蓋骨の形に沿った丸い形をしている(図4.4)。大脳半球の外側面にはどの脳にも共通に見られる深い溝があり，外側溝(**シルヴィウス裂**fissure of Sylvius)と呼ばれる。この溝は脳の底部から大脳半球の外側面にのび，後ろやや上方に向かい，前頭葉と頭頂葉からなる上部と側頭葉からなる下部を分けている。どの脳にも共通していて，その次に顕著な溝が中心溝(ローランド裂fissure of Rolando)である。この溝は前頭葉と頭頂葉の間にあり，背側腹側方向に走る。中心溝の前の回が中心前回で，外側溝から頭頂まで途切れずに連続している脳回のうち，もっとも前方のものである。中心溝の後ろの回が中心後回である。

中心溝から前頭極と呼ばれる半球の前端までを前頭葉と呼ぶ。頭頂葉は外側溝の上で中心溝の後ろまでの部分である。側頭葉は外側溝の下の部分で，ボクシンググローブの親指のような形をしており，その先端を側頭極と呼ぶ。大脳半球の後ろ

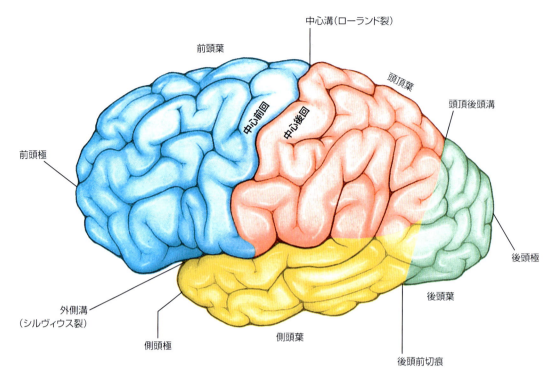

図4.4　外側からみた左大脳半球

では頭頂葉と側頭葉が後頭葉に連続している。頭頂後頭溝と後頭前切痕をつなぐ仮想的な線で，後頭葉は頭頂葉と側頭葉から分けられる。後頭極は大脳半球のいちばん後ろの部分である。

内表面

　大脳半球の内表面は垂直方向に平らで2つの大脳半球に挟まれた大脳縦裂の壁を形成している（図4.5）。内表面で最もめだつ溝は，2本の水平に走る脳梁溝と帯状溝，そして垂直に走る頭頂後頭溝である。脳梁溝は左右の大脳半球をつなぐ大量の神経線維からなる脳梁の背側にある溝である。帯状溝は帯状回を取り囲むようにある溝で，脳梁溝の背側に位置している。頭頂後頭溝は脳梁のすぐ後ろにある溝で，頭頂葉と後頭葉を分けている。中心溝は中心傍小葉の後ろの部分で大脳半球の内側にものびている。中心傍小葉と頭頂後頭溝の間が楔前部と呼ばれる。

前脳の横断解剖

視床後部レベル

　この断面には視床後部と大脳脚の吻側が含まれる（図4.6）。脳梁，側脳室，尾状核，レンズ核といった大脳半球の部位もみえる。

　また，中脳の断面にみられるのと同じく，前から順に狭義の大脳脚，黒質，被蓋が並んでいる。中脳の背側にあるのが視床で，視床の神経核で最もめだつのが，内側髄板にある視床の真ん中に位置する丸い正中中心核と，その腹外側にある後内側腹側核である。後外側腹側核は後内側腹側核のさらに外側のやや背側に位置している。このレベルでみられる視床のその他の神経核は，背内側核，後外側核，そして外側髄板のさらに外側に位置している網様体核である。視床の内側から背側に位置している第三脳室の壁には，視床上部の手綱と髄条が存在する。

乳頭体レベル

　この断面には間脳の乳頭体とその周囲の大脳半

第4章 前脳：局所解剖と横断解剖　43

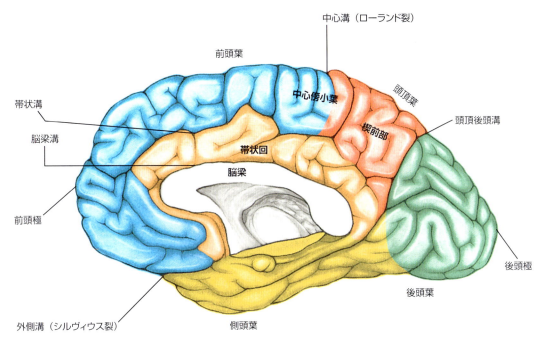

図4.5 内側からみた左大脳半球

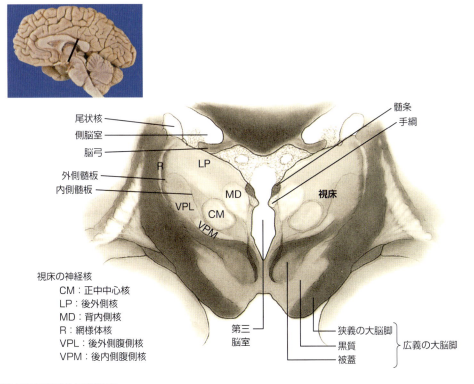

図4.6 視床後部を通る冠状断面
大脳脚の吻側もここに現れることに注意。

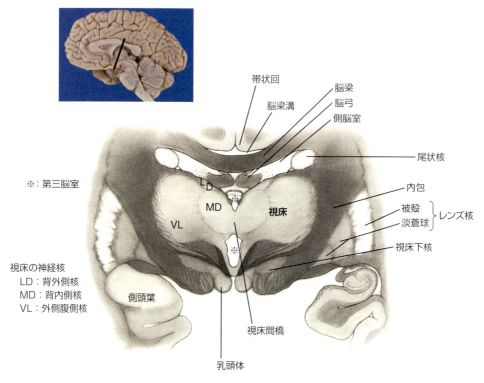

図4.7 乳頭体を通る冠状断面

球が含まれる（図4.7）。正中部には腹側から背側に向かって乳頭体の間の視床下部，第三脳室，視床間橋，脳梁が並んでいる。第三脳室の壁の腹側は視床下部，背側は視床で形成されている。視床は外側に**内包** internal capsule まで広がる。内包は大脳半球の白質，すなわち神経線維の大きな集合体である。内包の線維の大部分は大脳脚に続く。視床下部の外側，視床の腹側，内包の内側，大脳脚の背側に位置する部位が視床腹部である。大脳脚の背側に位置する凸レンズ状をした部位が視床下核と呼ばれる。

　脳梁外側部の下にあるのが側脳室で，尾状核はその外側壁をつくる。そのもう少し腹側で内包の外側にあるのがレンズ核である。レンズ核は内側の淡蒼球と外側の被殻から形成される。淡蒼球はさらに外節・内節の2つに分かれる。

灰白隆起レベル

　この断面には視床前部とその周囲の大脳半球が含まれる（図4.8）。正中には，腹側から背側に向かって視床下部の灰白隆起，第三脳室，脳梁がみえる。脳梁の下にあるアーチ状に走る神経線維の束からなる脳弓は，透明中隔で脳梁からぶら下がっている。第三脳室の壁の腹側は視床下部，背側は視床で形成されている。視床の外側には内包がみえる。内包と脳梁で形成される空間に位置するのが尾状核と側脳室である。内包の外側には被殻，淡蒼球が存在する。被殻と淡蒼球を合わせてレンズ核と呼ぶ。

章末問題

4-1. 脳神経が脊髄神経と異なる点は何か？

4-2. 前脳，中脳，後脳から出る脳神経はそれぞれ何か？

4-3. 脳室の各部それぞれが存在する脳の部位は何か？

4-4. 中枢神経系において「前」と「腹側」，「後」と「背側」という用語が同義になるのはどのような場合か？

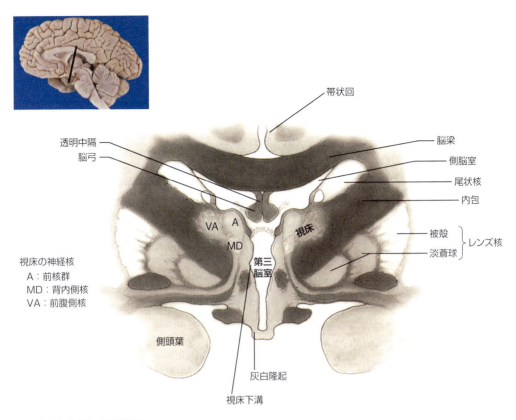

図4.8 灰白隆起を通る冠状断面

4-5. 内側髄板は視床の神経核のどれを分けているか？
a. 前核群，内側核群，網様体核
b. 前核群，外側核群，内側核群
c. 前核群，内側核群，腹側核群
d. 前核群，外側核群，正中中心核
e. 前核群，内側核群，視床後部核

4-6. 視床下部の部位に関して正しい位置関係はどれか？
a. 視交叉部は乳頭体部の後方にある
b. 隆起部は視交叉部の前方にある
c. 漏斗部は乳頭体部の後方にある
d. 乳頭体部は隆起部の前方にある
e. 上のどれも正しくない

4-7. 大脳半球の外側面の目印のうち，最も一定していてめだつのはどれか？
a. 中心溝（ローランド裂）
b. 中心後回
c. 頭頂後頭溝
d. 中心前回
e. 外側溝（シルヴィウス裂）

4-8. 中心傍小葉に一部が含まれるのはどれか？
a. 側頭葉と後頭葉
b. 前頭葉と頭頂葉
c. 後頭葉と頭頂葉
d. 頭頂葉と側頭葉
e. 側頭葉と前頭葉

4-9. 視床下溝が境界を作るのはどれか？
a. 左右の視床
b. 視床下部と視床腹部の間
c. 第三脳室の腹側縁
d. 視床下部と視床の境界
e. 視床下部と視床上部の間

4-10. 間脳の4つの区画のうち，2つだけが脳の表面からみえる。その区画はどれか？
a. 視床下部と視床腹部
b. 視床と視床上部
c. 視床腹部と視床
d. 視床下部と視床
e. 視床上部と視床下部

Part II

運動系

第5章 下位運動ニューロン：弛緩性麻痺

22歳の医学生。朝起きたときに顔の左半分が麻痺しているのに気がついた。左の鼻口唇裂がはっきりしなくなり，口唇が右側に偏位していた。また，左の口角を引きあげることができず，口笛を吹こうとしても口をとがらすことができなかった。左眉をひそめたり引きあげたりすることもできず，左眼を強く閉じることもできなかった。その他の運動障害や感覚障害はみられなかった。

運動系は正常な運動にかかわる神経活動を担うニューロン（神経細胞）とその経路からなる。運動系は便宜上，下位運動ニューロン，錐体路系，大脳基底核，小脳，脳幹運動中枢の5つのニューロンのグループに分けられてきた（図5.1）。随意運動を行う際にはこれらのすべてが関与する一連の出来事が起こる。まず，運動を起こそうという考えが大脳皮質連合野で生まれる。そこからの信号が大脳基底核や小脳に伝えられ，大脳基底核では意図した運動の開始とそれに必要な姿勢の維持が指示され，小脳では運動の協調のプログラミングが行われる。大脳基底核と小脳からの信号は運動前野と運動野に伝えられ，そこからさらに錐体路系を介して脳幹や脊髄にある下位運動ニューロンに指令が送られる。下位運動ニューロンの信号は随意筋の運動単位に伝えられ，最終的な運動（筋の収縮）が起こる。運動収縮に伴って，筋内の伸張受容器が筋の伸張を感知して信号を下位運動ニューロンや小脳に送り，運動中の協調運動の微調整を行う。この微調整は，小脳から大脳皮質の運動野や脳幹運動中枢を経て下位運動ニューロン

を調節することによって行われる。したがって，このように5つのニューロンのグループに分けられてはいるものの，運動の指令にはすべての領域が協同してはたらいていることに留意すべきである。

運動単位

下位運動ニューロンは**α運動ニューロン**alpha motor neuronとも呼ばれる。脊髄でも脳幹でも，α運動ニューロンの軸索が中枢神経系と骨格筋の収縮単位である**錘外筋線維**extrafusal muscle fiberとをつなぐ唯一の構造物である。α運動ニューロンの細胞体は巨大で数多くの神経突起をもち，そこにはさまざまな部位からの入力が入る。随意筋を収縮させる中枢神経系のすべての信号はこの神経を通らなければならないので，これが運動の「**最終共通路**final common pathway」であるといえる。α運動ニューロンの太い有髄線維は，身長の高い人では長さが1m以上にもなり，筋線維に**運動終板**motor endplate（神経筋接合

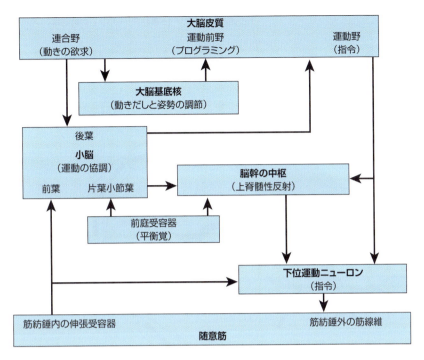

図5.1 運動系の相互接続

部）と呼ばれるシナプスを形成する。運動終板では神経伝達物質としてアセチルコリンが使われる。

α運動ニューロンとその軸索，そしてそれにつながる錘外筋線維を**運動単位**motor unitと呼ぶ（図5.2）。1つの運動単位に含まれる筋線維の数は，その筋の動きが粗いか繊細かによって異なる。例えば外眼筋や虫様筋，骨間筋など繊細な動きにかかわる筋では運動単位に含まれる筋線維の数は少ないのに対し，上腕二頭筋や大殿筋やヒラメ筋など大まかな動きに関与する筋では1,000本ほどの筋線維が1つの運動単位に含まれる。

α運動ニューロンに加えて，骨格筋は**γ運動ニューロン**gamma motor neuronにも支配されている。γ運動ニューロンの軸索は**筋紡錘**muscle spindleの錘内筋線維を支配する。筋紡錘は筋の伸張によって刺激される感覚受容器である。錘内筋線維は筋紡錘の両極を縦につないでいる。錘内筋線維はγ運動ニューロンに刺激されると筋紡錘の緊張を高め，筋紡錘内の伸張受容器の閾値を下げる。γ運動ニューロンは筋緊張の調節に重要な役割を果たしている。

脳幹の下位運動ニューロン

嗅神経，視神経，内耳神経以外のすべての脳神経には下位運動ニューロンの軸索が含まれている。これらの下位運動ニューロンは中脳の上丘から延髄の下部までの脳幹の領域に対をなして分布している（図5.3）。

動眼神経核と動眼神経（第Ⅲ脳神経）

動眼神経核は中脳の上丘のレベルの中脳水道周囲灰白質の腹側部のＶ字形の領域に存在する（図5.4）。動眼神経根はそこから腹側に投射し，大脳脚の内側の脚間窩の表面から外へ出る。動眼神経は5つの筋を支配する。そのうちの4つは外眼筋（上直筋，内側直筋，下直筋，下斜筋）で，もう1つは上眼瞼挙筋である。

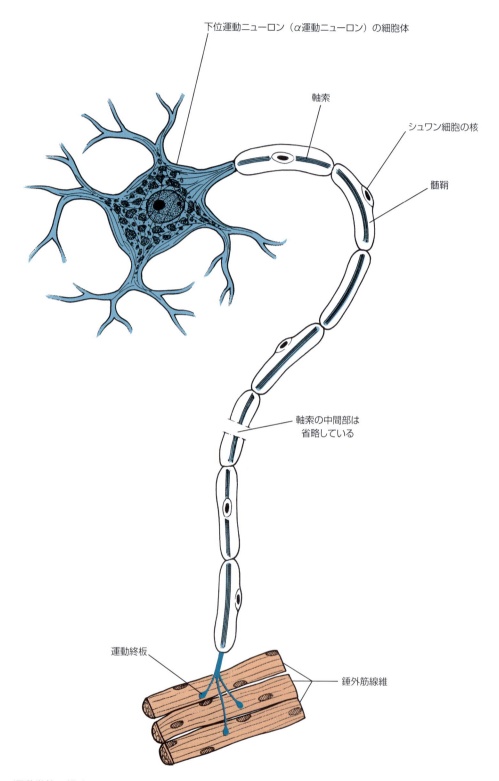

図5.2 運動単位の模式図
下位運動ニューロン（α運動ニューロン）とそれが支配する錘外筋線維。細胞体は脊髄または脳幹にある。その有髄線維は脊髄神経または脳神経に乗って錘外筋線維にシナプスを作る。筋線維の数はさまざまである。

第5章 下位運動ニューロン：弛緩性麻痺　51

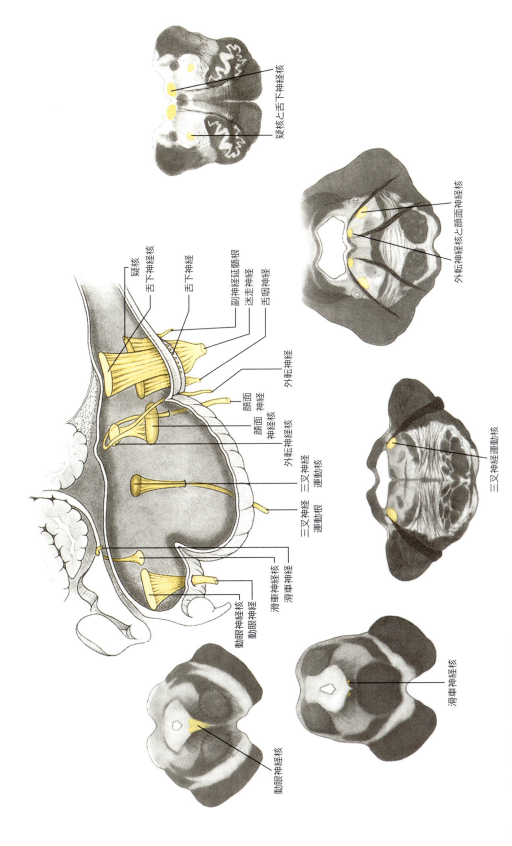

図 5.3　脳幹の運動覚の支配域と位置関係

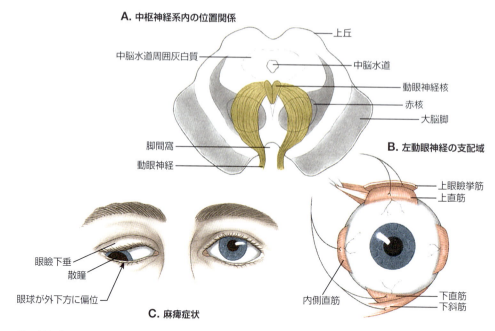

図 5.4　動眼神経核と動眼神経（第 III 脳神経）
A. 中枢神経系内の位置関係。B. 支配域。C. 麻痺症状。

 臨床との関連

動眼神経核や動眼神経の障害は同側の眼筋麻痺を引き起こす。眼球は外下方に偏位し，**眼瞼下垂ptosis**が起こる。また，内臓運動神経も含まれるため，同側の**散瞳mydriasis**も起こる。実際，散瞳は動眼神経麻痺の最初の徴候としてよくみられる。また，近くをみるために焦点を合わせることができなくなる。障害された側の眼球が外下方に偏位するのは，動眼神経で支配されない筋である外側直筋と上斜筋の動きが拮抗されないためである。また，眼瞼下垂は上眼瞼挙筋の麻痺による。

滑車神経核と滑車神経（第 IV 脳神経）

滑車神経核は中脳の下丘のレベルの中脳水道周囲灰白質の腹側の縁に位置している（図5.5）。滑車神経根は背側やや尾側に投射し，中脳水道周囲灰白質の外側で橋の最吻側に到達して上髄帆内で交差し，脳幹の背側の下丘のすぐ下から脳幹の外に出る。滑車神経は外眼筋のうち上斜筋を支配する。滑車神経はそれ以外の脳神経と 2 つの点で異なっている。1 つは脳幹の背側から出現することと，もう 1 つはすべての神経線維が反対側の神経核からくることである。

 臨床との関連

滑車神経核の障害はまれだが，起こったときには対側の眼に 2 つの特徴的な異常がみられる。まず，眼球が外側に向かってわずかに回旋するが，これは頭を少し下に向けさらに対側の肩のほうに傾けることにより改善される。また，眼を内転させたときに眼を下に向けにくくなる。滑車神経麻痺による複視は，患者が階段を下りるときに気づきやすい。滑車神経の障害では同側の眼に障害が出る。

三叉神経運動核と三叉神経（第 V 脳神経）運動根

三叉神経運動核は橋中部の被蓋の背外側に存在する（図5.6）。その軸索は三叉神経運動根として脳幹から出現し，下顎神経の一部を形成して咀嚼筋群（咬筋，側頭筋，外側翼突筋，内側翼突筋）を支配する。

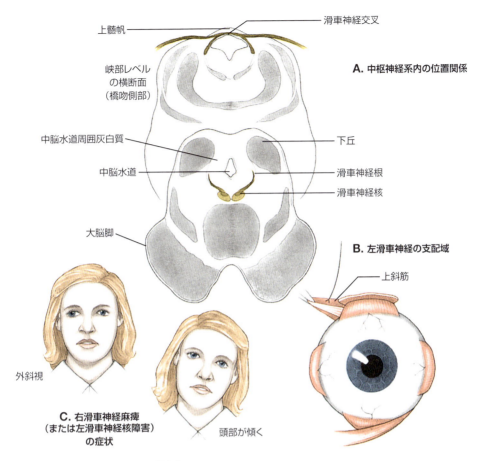

図5.5 滑車神経核と滑車神経（第Ⅳ脳神経）
A. 中枢神経系内の位置関係。**B.** 支配域。**C.** 麻痺症状。

 臨床との関連

三叉神経運動核，三叉神経運動根，あるいは下顎神経の障害は同側の咀嚼筋群の麻痺と萎縮を起こす。口を開けると対側の外側翼突筋の動きが打ち消されないため，下顎が同側に偏位する。

外転神経核と外転神経（第Ⅵ脳神経）

外転神経核は橋の下部の第四脳室底にある顔面神経丘の直下にある（図5.7）。外転神経根は腹側に投射し，内側毛帯の外側部と錐体路を貫通またはその近くを通り，橋–延髄境界の錐体の近くから出現する。外転神経は外側直筋を支配する。

 臨床との関連

外転神経核や外転神経の障害では同側の眼球が内方に偏位する（内斜視 esotropia）。

顔面神経核と顔面神経（第Ⅶ脳神経）運動根

顔面神経運動核は橋尾側部の被蓋外側部に存在し（図5.8），2つに分けられる。1つは小さく上部の顔面筋を支配し，もう1つはそれより大きく下部の顔面筋を支配する。

顔面神経根は神経核からの軸索がばらばらに，あるいは少しずつ束を形成して背内側方向に，第四脳室底に向かって投射する。そこで緻密な束を形成して2 mmほど上行する。この上行する束は外転神経核の内側に位置し，その吻側で大きく

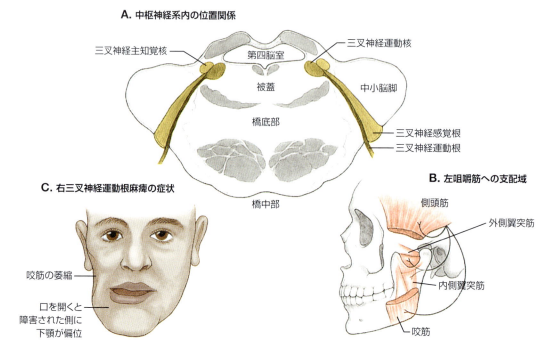

図 5.6　三叉神経運動核と三叉神経(第Ⅴ脳神経)運動根
A. 中枢神経系内の位置関係。**B.** 支配域。**C.** 麻痺症状。

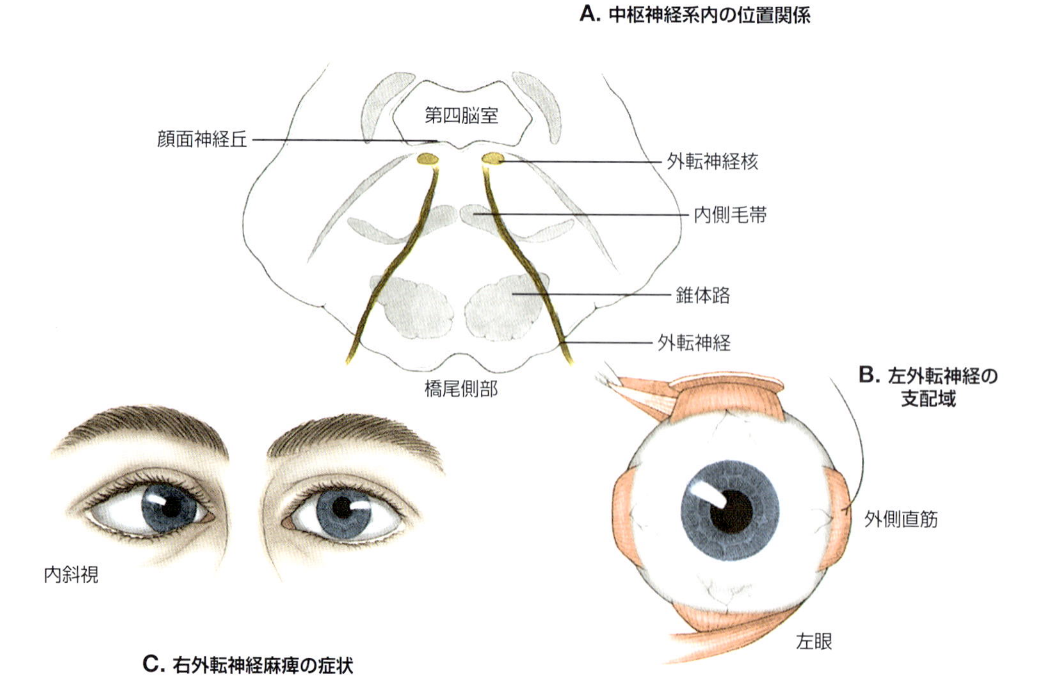

図 5.7　外転神経核と外転神経(第Ⅵ脳神経)
A. 中枢神経系内の位置関係。**B.** 支配域。**C.** 麻痺症状。

第5章 下位運動ニューロン：弛緩性麻痺　55

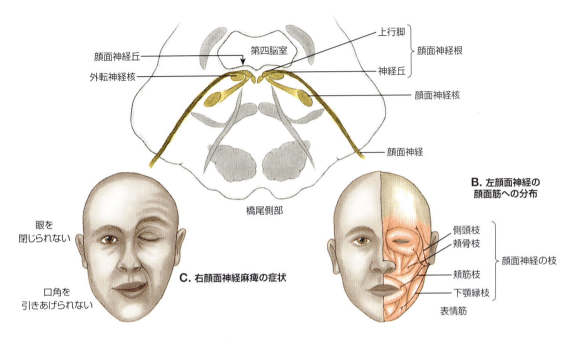

図5.8　顔面神経核と顔面神経（第VII脳神経）
A. 中枢神経系内の位置関係。**B.** 支配域。**C.** 麻痺症状。

カーブする。これが顔面神経丘にあたる。その後，神経根は腹外側に投射し，顔面神経核の外側を通過して**小脳橋角** cerebellopontine angle の橋－延髄境界の外側部から出現する。顔面神経核は顔面の表情筋を支配し，またアブミ骨筋なども支配する。

臨床との関連

この章の最初に提示した症例のように，顔面神経核や顔面神経の障害では同側の上部と下部両方の顔面筋の麻痺が起こる。最もよくみられるのが**ベル麻痺** Bell palsy で，上部と下部の顔面筋が動かしにくくなり，眼を強く閉じられなくなる。また，涙や唾液の分泌過多，味覚障害も起こる（分泌線維や味覚線維の障害による）。アブミ骨筋の麻痺により**聴覚過敏** hyperacusis も起こる。顔面神経管を通る顔面神経の炎症がベル麻痺の原因と考えられている。ほとんどの患者は1〜2か月で回復する。

疑核と舌咽神経（第IX脳神経），迷走神経（第X脳神経），副神経（第XI脳神経）の運動根

疑核はα運動ニューロンからなる長い柱状の神経核で，延髄網様体の腹外側部にある。その軸索は舌咽神経，迷走神経，そして副神経の延髄根〔訳注：この存在に関しては議論がある〕として出現する（図5.9）。副神経の延髄根は頸静脈孔で迷走神経に合流する。疑核は口蓋，咽頭，喉頭，上部食道の骨格筋を支配しており，したがって嚥下と発声に関与する。

臨床との関連

疑核の吻側部の障害では舌咽神経が障害され，茎突咽頭筋の麻痺により**嚥下障害** dysphagia が起こる。疑核のその他の部位の障害では迷走神経が障害され，喉頭の筋の麻痺により嗄声が生じたり大きな声が出にくくなったりする。口蓋の筋の麻痺では同側の口蓋弓が下がり（カーテン

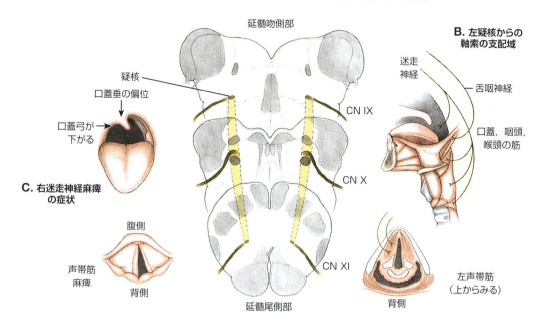

図5.9 疑核と舌咽神経(第IX脳神経)，迷走神経(第X脳神経)，副神経(第XI脳神経)延髄根
A. 中枢神経系内の位置関係。**B.** 支配域。**C.** 麻痺症状。CN，脳神経。

徴候)，また口蓋垂が対側に偏位する。両側性の迷走神経障害や疑核の障害では気道の完全閉塞が起こり，気管切開が必要となることもある。

舌下神経核と舌下神経(第XII脳神経)

舌下神経核は縦に長い神経核で，延髄の第四脳室底の正中に近いところに存在する(図5.10)。その神経根は延髄の腹側を抜けてオリーブ前溝から外へ出る。その途中で内側毛帯や錐体路の外側部の付近を通る。舌下神経は舌の同側の筋を支配する。

臨床との関連

舌下神経核や舌下神経の障害は舌の同側の筋の麻痺と萎縮をきたす。舌を前に出すと，障害の生じていない側の筋のはたらきにより，舌は障害の生じている側に偏位する。

脊髄の下位運動ニューロン

脊髄では下位運動ニューロンは2つの主要なカラムを形成し，これは脊髄前角の第IX層にあたる。内側カラムはサイズが均一で，脊髄のほぼ全長にわたって存在し，傍脊椎筋を支配する。一方，外側カラムは脊髄分節ごとにサイズが異なる。胸髄では支配する筋が肋間筋や腹筋のため比較的小さい。それに対して頸髄や腰髄ではとても大きく，さらにいくつかの神経核に分けられる。外側カラムの外側よりの神経核は四肢の遠位筋を支配するのに対し，内側よりの神経核は四肢の近位筋を支配する(図5.11)。

臨床との関連

副神経の脊髄核，頸部の横隔神経の神経核，仙髄のオヌフ核Onuf nucleusという3つの運動ニューロンは臨床的に興味深い。副神経の脊髄核は第1頸髄から第5～6頸髄までの間に存在する。そこから副神経の脊髄根が出て胸鎖乳突筋と僧帽筋を支配する。副神経が障害されると，

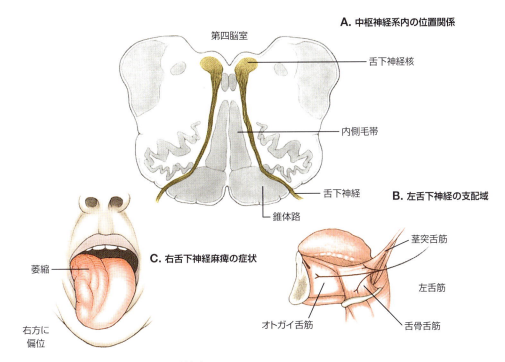

図5.10　舌下神経核と舌下神経（第XII脳神経）
A. 中枢神経系内の位置関係。**B.** 支配域。**C.** 麻痺症状。

障害された側の逆側に頭を向けたり，障害された側の肩をすくめたりすることができなくなる。横隔膜を支配する横隔神経の神経核は第3〜5頸髄に存在する。これらの神経核や横隔神経の障害は，障害された側の横隔膜の麻痺をきたし，両側性の障害の場合は呼吸ができなくなる。オヌフ核は第2〜4仙髄に存在するα運動ニューロンで，明らかなグループを形成している。これらの神経核は外尿道括約筋と肛門括約筋を支配するので，排泄の調節機構として重要である。

　肋間筋を除けば，1つの筋は複数の脊髄分節のα運動ニューロン群に支配される。したがって，筋には内側と外側の配置の違いだけでなく，脊髄の中でそれを支配している分節の違いもある。脊髄の1つの分節から支配される筋群は，その分節に支配される**筋節**（ミオトーム）myotomeと呼ばれる。重要な筋群を支配する脊髄分節を表5.1にまとめた。

下位運動ニューロン症候群

　下位運動ニューロンの障害は神経信号伝達の最終共通路を遮断する。その結果，麻痺に筋緊張の低下を伴う**弛緩性麻痺** flaccid paralysisを引き起こす（下位運動ニューロンは正常な筋緊張を保つため）。そのうえ，表在反射と深部反射のいずれも減弱または消失する（下位運動ニューロンはすべての骨格筋反射の出力を形成するため）。筋の自発的な攣縮や線維束性収縮も起こる。さらに，数週間から数か月後には支配神経が脱落した筋の萎縮もきたす（図5.11）。

　下位運動ニューロン症候群 lower motor neuron syndromeは中枢性の障害によっても末梢性の障害によっても起こりうる。前者ではニューロンの細胞体や髄内神経細根の障害が考えられ，後者では末梢神経の軸索の障害が考えられる。下位運動ニューロン症候群のもう1つの特徴は，麻痺や萎縮が分節状に起こることである。つまり，筋の障害がみられるのは病変で神経支配が消失した筋だけで，他の筋にはみられない。

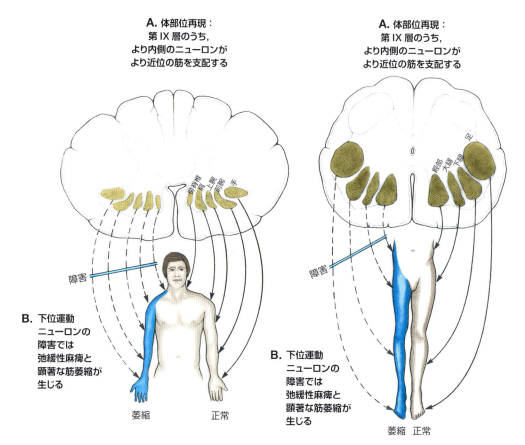

図5.11 頸膨大（左）および腰膨大（右）の下位運動ニューロン
A. 体部位再現。**B.** 麻痺症状。

表5.1 おもな筋の分節性神経支配

筋	神経
僧帽筋	C3, C4；CN XIの脊髄根
三角筋	**C5**[a], C6
上腕二頭筋	C5, **C6**[a]
上腕三頭筋	C6, **C7**[a], C8
深指屈筋	C7, **C8**[a], T1
母指球筋，小指球筋，骨間筋	C8, **T1**[a]
腹筋	T6〜L1
大腿四頭筋	L2, L3, **L4**[a]
長・短母趾伸筋	L4, **L5**[a], S1
腓腹筋	L5, **S1**[a], S2
肛門括約筋	S3, S4

a：おもな支配。
C，頸髄；T，胸髄；L，腰髄；S，仙髄；CN，脳神経。

骨格筋

骨格筋 skeletal muscleの筋線維は，その(1)組織化学的性質(I型，II型)，(2)筋収縮の速度などの生理学的性質(遅筋，速筋)，(3)収縮に必要なエネルギーを供給する代謝経路が好気性であるか嫌気性であるかによって決定される疲労性によって分類される。I型筋線維(遅筋)は神経刺激にゆっくりと反応し，長い時間にわたって比較的小さな力を生じる。おもに酸化的(好気性)代謝経路を利用して持続的な筋収縮を行う。比較的小さな筋細胞からなり，含まれる収縮単位の量も少ないので収縮力は小さい。II型筋線維(速筋)は，筋収縮を持続させる際に利用する代謝経路の違いによって疲労抵抗性(IIa型)のものと易疲労性(IIb型)のものに分けられる。II型筋線維はおもに解糖系や嫌気性代謝経路を利用している。含まれる

収縮単位の量が多く，すばやく大きな力を生み出すことができ，筋が比較的大きい．筋には通常，このようなさまざまなタイプの筋線維が混ざって存在しているが，おもに特定のタイプの筋線維からなることもある．生検した筋の組織化学的解析は筋疾患の診断に使用されている．

臨床との関連

骨格筋の収縮の結果として，3つの概念的に異なる動きが起こる．(1)**反射 reflex**（末梢の感覚刺激に応じた自律的な運動反応），(2)姿勢維持や定型的な動き（例えば歩行や咀嚼など），(3)目標をめざした非常に熟練した動き，である．これらはそれぞれ使用する筋が異なり，運動系の異なる要素によって指令・制御される．

運動単位の生理学

前述したように，下位運動ニューロン（α運動ニューロン）およびその軸索と，それによって支配される錘外筋線維は，1つの運動単位を形成する．

錘外筋線維は最終共通路であるα運動ニューロンのみに支配されている．1つの運動単位は1つのタイプの筋線維を支配し，タイプの異なる3つの筋はそれぞれサイズの異なる下位運動ニューロンに支配される．小さめのI型筋線維はいちばん小さな下位運動ニューロンで支配され，IIb型筋線維は中くらいのサイズの下位運動ニューロンで支配され，IIa型筋線維はいちばん大きな運動ニューロンで支配される．運動ニューロンのバックグラウンドレベルでの発火が正常な筋緊張を規定しており，それ以上の収縮は末梢からの入力，介在ニューロンや下行性経路などによる運動ニューロンの活性化により引き起こされる．

動員される下位運動ニューロンの順番は，運動の指令を受けた筋線維の収縮力や収縮速度によって決まっており，下位運動ニューロンの電気生理学的性質と相関している．興奮性シナプス入力に応じた神経活動は，そのシナプスのサイズないし表面積に逆相関する電気抵抗によって規定される．径の細い下位運動ニューロンの細胞体は径の太い下位運動ニューロンよりも内部電気抵抗が大きいので，小さな下位運動ニューロンはより小さなシナプス入力で活性化される．したがって，より小さな下位運動ニューロンの活性化が最初に起こり，より大きなものは順に活性化されていくので，運動中を通じて疲労抵抗性のI型筋線維の持続的な収縮が可能となる．II型筋線維は，すばやいがあまり持続できない収縮をI型筋線維の収縮に加えるために準備されている．

運動ニューロンの最初の動員は5～10 Hzの発火頻度が特徴的である．筋収縮の必要性が増えると運動ニューロンの発火頻度が上昇し，持続的に大きな細胞体のニューロンが活性化されていく．逆に，筋収縮の必要性が減れば発火頻度は上記の逆の順に低下していき，大きなニューロンほど先に活動を終止する．

神経による運動の調節がどれだけ複雑であるかは，その動きにどれくらいの数の筋が必要か，どれくらいの数の関節がその動きに関与するか，そしてどのような動きであるかによって決まる．筋は収縮することによってただ引っ張るだけなので，蝶番関節（例えば肘，手指，膝の関節）での単純な2方向性の動きには，主動筋とそれとは反対の動きをする拮抗筋の協調が必要である．例えば，肘の部分で前腕を曲げたりのばしたりする場合には，上腕二頭筋と上腕三頭筋がそれぞれ作用する．これとは対照的に球関節（肩関節や股関節）では可動範囲が大きいので，多くの筋の協調が必要である．

さらに複雑な運動，例えばいくつかの関節が同時にあるいは連続して動く必要がある場合には，神経系による調節が最も必要とされる．また，速い随意運動はただ主動筋のはたらきだけで起こるわけではなく，むしろ速い運動ほど最初にまず主動筋を支配する神経の過活動が起こり，その後ただちに先の運動の結果として起こる動きの行き過ぎを防ぐために拮抗筋の活動が起こる必要がある．小脳に異常がある場合，こうした主動筋と拮

抗筋の神経活動の協調が起こらない状況がみられる（第9章）。

運動単位の病態生理

運動単位の異常は，骨格筋の疾患（筋性）あるいは運動ニューロンや軸索の疾患（神経性）によって起こりうる。筋性の疾患も神経性の疾患も，いずれも筋力低下を引き起こす。通常，近位筋の筋力低下は筋性の疾患の可能性が高く，遠位筋の筋力低下は神経性の疾患の可能性が高い。筋力低下や筋萎縮，同じ運動単位に含まれる筋線維の周期性の不随意な収縮（線維束性収縮）は，運動ニューロン疾患の徴候である。活動電位の伝播の異常を起こす脱髄性ニューロパチーや，神経筋接合部における神経伝達の異常については第1章で述べた。異常感覚を伴わない筋力低下や筋萎縮では，運動ニューロンに選択的な軸索の異常によるニューロパチーが考えられる。

臨床との関連

最もよく知られている運動ニューロン疾患は，筋萎縮性側索硬化症（ルー ゲーリッグ病 Lou Gehrig disease）と急性灰白髄炎である。筋萎縮性側索硬化症では何もしない状態でも不随意に筋の攣縮や線維束性収縮がみられ，これは下位運動ニューロンの軸索終末の神経筋接合部で発生する複雑な活動電位による。また，軸索の変性脱落の結果，神経からの栄養因子が欠如して筋の萎縮が起こる。ミオパチーは遺伝性疾患の症状である場合が多いが，後天性の皮膚筋炎や多発性筋炎でも起こる。

脊髄運動ニューロンの反射

脊髄の下位運動ニューロンはさまざまな反射の機構に関与している。臨床的に重要な3つの反射，すなわち**筋伸張反射** myotatic reflex，**逆転伸張反射** inverse myotatic reflex，**γループ反射** gamma loop reflex について以下に述べる。

筋伸張反射

筋伸張反射は筋がのばされたときに収縮する反射である。筋伸張反射は腱反射とも呼ばれ，1つのシナプスのみが関与する反射である（図5.12）。筋あるいは腱を腱反射用のハンマーで叩くことによって筋が伸張してこの反射が起こる。反射の求心路は筋紡錘内の**らせん形終末伸張受容器** annulospiral stretch receptor とそれに接続する**Ia求心性線維** Ia afferent fiber からなる。Ia線維

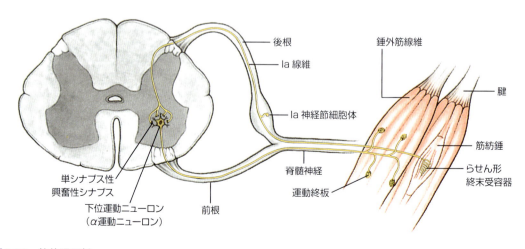

図5.12　筋伸張反射
筋が引きのばされる→らせん形終末受容器が活性化される→Ia線維の活動電位が直接下位運動ニューロンを興奮させる→引きのばされた筋が収縮する。

は後根神経節の単極ニューロンの軸索の末梢枝である。このニューロンの軸索の中枢枝は，脊髄前角の第IX層の下位運動ニューロン（α運動ニューロン）に興奮性シナプスを作る。下位運動ニューロンの軸索は脊髄の前根から出て脊髄神経となり，伸張した筋にシナプスを作っていて，その結果，筋収縮が起こる。伸張した筋からのIa線維はまた，抑制性介在ニューロンを活性化し，それが拮抗筋を支配する下位運動ニューロンを抑制する。この筋伸張反射に伴う運動ニューロンの興奮と抑制の仕組みが相互神経支配の基盤となっている。相互神経支配は随意運動において重要なはたらきをし，意図した運動で収縮している筋に対して拮抗筋を弛緩させ，すばやく効率のよい滑らかな運動を支えている。臨床でよく利用される筋伸張反射と，それに関係する中枢および末梢の神経を表5.2にまとめた。

逆転伸張反射

随意筋が収縮すると腱の緊張が高まり，それによって筋の収縮が影響される。それにかかわる受容器が**ゴルジ腱器官**Golgi tendon organであり，そこには**Ib求心性線維**Ib afferent fiberが接続している。Ib求心性線維はα運動ニューロンを不活性化あるいは抑制することにより，その筋の収縮を弱める。このα運動ニューロンの不活性化は，Ib線維がシナプスを形成する抑制性の介在ニューロンによって起こる（図5.13）。逆転伸張反射は自原性抑制反射とも呼ばれ，過伸展による腱の損傷を防いでいる。また，逆転伸張反射は筋の疲労や関節の過伸展，過屈曲の防止にも関与している。

γループ

脊髄前角には巨大な下位ニューロンであるα運動ニューロンだけでなく，無数の小さなγ運動ニューロンも存在する。このニューロンの軸索は脊髄前根に含まれる軸索の約3分の1を占め，筋紡錘の極に存在する**錘内筋線維**intrafusal muscle

表5.2　おもな筋伸張反射

筋または腱	神経	関連する脊髄分節
上腕二頭筋	筋皮神経	C6
上腕三頭筋	橈骨神経	C7
膝蓋腱	大腿神経	L4
アキレス腱	脛骨神経，坐骨神経	S1

C，頸髄；L，腰髄；S，仙髄。

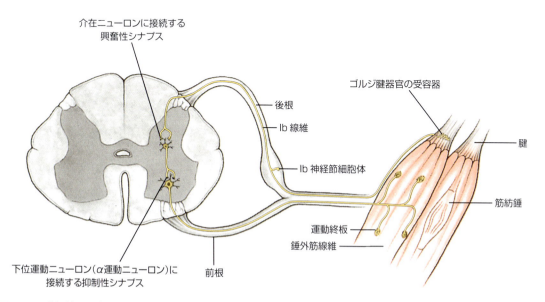

図5.13　逆転伸張反射
腱に張力がはたらく→ゴルジ腱器官が活性化される→Ib線維の活動電位が介在ニューロンを興奮させ，続いてそれが下位運動ニューロンを抑制する→張力の増した腱の筋が弛緩し，腱の断裂が防がれる。

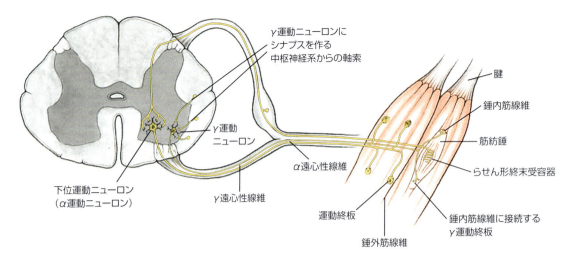

図 5.14　γループ
γ運動ニューロンが興奮する→筋紡錘の両端にある錘内筋線維が収縮する→らせん形終末受容器が引きのばされ，筋紡錘の興奮性が調整される。

fiberに接続している。筋が収縮すると錘内筋線維は，らせん形終末神経線維が接続している筋紡錘の中心部を伸張させる。γ運動ニューロンはその錘内筋線維の伸張度を調節することにより，筋が随意運動時や反射時に収縮して短くなったときにも筋紡錘の感受性が落ちないようにしている。

γ運動ニューロンは運動の開始時や調節時に筋紡錘を適度に収縮させることにより，らせん形終末神経線維の刺激を保ち，筋伸張反射の発生に関与している。この機構はγループと呼ばれ（図5.14），脳のさまざまなコントロールの影響下にある。

防御反応や姿勢制御にかかわる反射

求心性の感覚ニューロンと遠心性の運動ニューロンの間にどれくらいのニューロンが介在するかによって，反射が単純であるか複雑であるか，あるいはどれくらい調節できるのかが決まる。筋伸張反射のような単純な反射では，感覚入力と運動出力のみで反射は成立するので，通常の状態では調節がかからない。その間に介在ニューロンが入ると反射は複雑になり，調節がかかるようになる。

反射は防御的にはたらきうる。例えば痛みを感じたときに足をさっと引っ込める際には，痛みを感じた側の屈筋を反射的に活動させて足を引っ込め（屈曲引っ込め反射），同時に対側の伸筋を反射的に収縮させて足をのばして（交叉性伸展反射）姿勢を保つ。これらの反射の速度，大きさ，持続時間は痛み刺激の強さに依存する。

呼吸時の圧受容器反射は複雑な反射の例である。呼吸は言葉を話したり歌を歌ったりする際に随意的に調節される必要がある。われわれは意識的に呼吸をほんの短い間だけ止めることができるが，すぐに末梢の動脈血中の二酸化炭素レベルを検知する感覚受容器からの信号によって吸気呼気運動反射が開始されてしまう。下行性の運動路はさまざまな脊髄反射を統合し，下位運動ニューロンの活動を調節することによって，より複雑な運動を制御している。

下位運動ニューロンの興奮性は，抑制性のレンショウ細胞 Renshaw cell によって影響を受ける。レンショウ細胞は下位運動ニューロンの軸索の側枝で刺激されるが，周囲の運動ニューロンやIa抑制性介在ニューロンにシナプスを形成し，それらの活動を抑制する。この負のフィードバックによって下位運動ニューロンの発火を調節し，拮抗筋の相互収縮を助けている。

章末問題

5-1. 「運動単位」という用語を定義せよ。また，細かな動作をつかさどる運動単位と粗い動作をつかさどる運動単位には，どのような違いがあるか説明せよ。

5-2. 脊髄の下位運動ニューロンが障害されたとき，どのような症状が生じるか？おもなものを説明せよ。

5-3. 持続的な収縮に適しているのは，どのタイプの筋線維か（I型かII型か）？

5-4. 比較的大きな力ですばやく動く動作は，どのタイプの筋線維が担っているか（I型かII型か）？

5-5. 筋線維にはI型，IIa型，IIb型の3つのタイプがある。個々の運動単位にはこれらが何種類含まれるか？

5-6. 下位運動ニューロンの大きさと興奮性の間にはどのような関係があるか？

5-7. 筋力低下，筋萎縮，線維束性収縮が同時にみられる場合，ある下位運動ニューロン疾患の可能性がある。それは何か？

5-8. 下位運動ニューロンの側枝は，介在ニューロンを介して周囲の下位運動ニューロンを抑制する。その介在ニューロンを何というか？

5-9. 主動筋を支配する運動ニューロンが興奮すると，拮抗筋を支配する運動ニューロンは抑制される。これが起こる仕組みを説明せよ。

5-10. 一方の側に眼瞼下垂と外下方への眼球の偏位がある患者がいる。この臨床像が特徴的にみられるのはどれか？
a. 動眼神経麻痺
b. 滑車神経麻痺
c. 外転神経麻痺
d. 三叉神経麻痺
e. 顔面神経麻痺

5-11. 「最終共通路」の障害とは，次のどのニューロンの障害のことか？
a. 錐体ニューロン
b. 淡蒼球ニューロン
c. 黒質緻密部ニューロン
d. α運動ニューロン
e. γ運動ニューロン

5-12. 第7頸髄の前根が障害された。筋力低下ないし麻痺が最も顕著にみられる筋はどれか？
a. 三角筋
b. 上腕三頭筋
c. 深指屈筋
d. 骨間筋
e. 前腕と手の筋

5-13. 下方をみたときに複視が生じ，それを代償するために頭部が傾いている患者がいる。この臨床像が特徴的にみられるのはどれか？
a. 動眼神経麻痺
b. 滑車神経麻痺
c. 外転神経麻痺
d. 三叉神経麻痺
e. 顔面神経麻痺

5-14. 嚥下困難を訴えている患者がいる。これは次のどの障害によると考えられるか？
a. 三叉神経根
b. 顔面神経根
c. 脊髄副神経根
d. 舌咽神経根
e. 舌下神経根

5-15. A〜Dは脳の横断図である。赤色で示した部分が障害されたとき，それぞれどのような異常が現れるか？

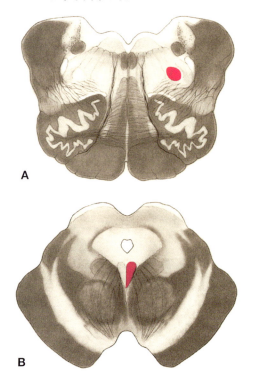
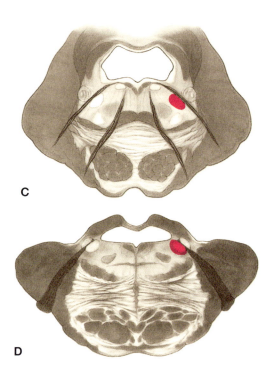

第6章　錐体路系：痙性麻痺

高血圧の60歳の男性。突然頭痛に襲われ，体の右側の痙性片麻痺をきたした。右足に伸展性足底反応がみられ，右上下肢に腱反射亢進と受動的に動かしたときの抵抗増加が認められる。さらに右顔面下部の筋の動きが悪い。

錐体路系は大脳皮質の上位運動ニューロンからなる。このニューロンの軸索は下位運動ニューロンに直接，あるいは随意運動（特に巧緻な運動）の開始と調節に必要な介在ニューロンにシナプスを形成する。錐体路系のニューロンのほとんどは中心前回と中心傍小葉前部に存在する。

脊髄の運動ニューロンにつながる錐体路系の軸索は錐体路（皮質脊髄路とも呼ばれる）を形成する。一方，脳幹の運動ニューロンにつながるものは皮質延髄路（皮質核路，皮質球路とも呼ばれる）を形成する。

錐体路（皮質脊髄路）

錐体路pyramidal tractはおもに中心前回と中心傍小葉前部の一次運動野の上位運動ニューロンから起こる（図6.1，6.2）。一次運動野のすぐ前方にある運動前野や，中心後回や中心傍小葉後部の一次体性感覚野の多数のニューロンも，この経路の形成に寄与している。ただし一次体性感覚野のニューロンの機能は脊髄の二次感覚ニューロンを調節することなので，一次体性感覚野のニューロンを「上位運動ニューロン」と考えるべきではな

いだろう。

錐体路を形成するニューロンのうち，上肢を支配するものは，その上肢とは対側の中心前回のより背側に存在する。それに対して下肢を支配するニューロンは，その下肢とは対側の中心傍小葉前部に存在する。

錐体路の軸索は皮質の下で**放線冠**corona radiataの中を抜けて内包後脚に達する（図6.1，6.2）。内包を抜けたのち，錐体路は大脳脚の中央3分の1の部分を通る（**図6.3**）。大脳脚は2億本の線維を含むとされているが，そのうちの100万〜200万本が錐体路の線維で，残りの大多数は小脳に関係している。

中脳の尾側端で錐体路はいくつかの線維束に分かれ，橋底部に入っていく。この線維束はそのあたりに散在する橋核と横に走る横橋線維によって分けられている。錐体路の線維束は橋を抜けるにつれしだいにまた集まり，延髄に入るとふたたび1本の経路となって延髄の錐体を形成する（延髄の錐体から錐体路という名前がつけられた）。

錐体は延髄の吻側3分の2にわたって存在する。延髄の尾側3分の1では錐体路の線維は錐体交叉で交差する。この部分で，交差する線維（通常，

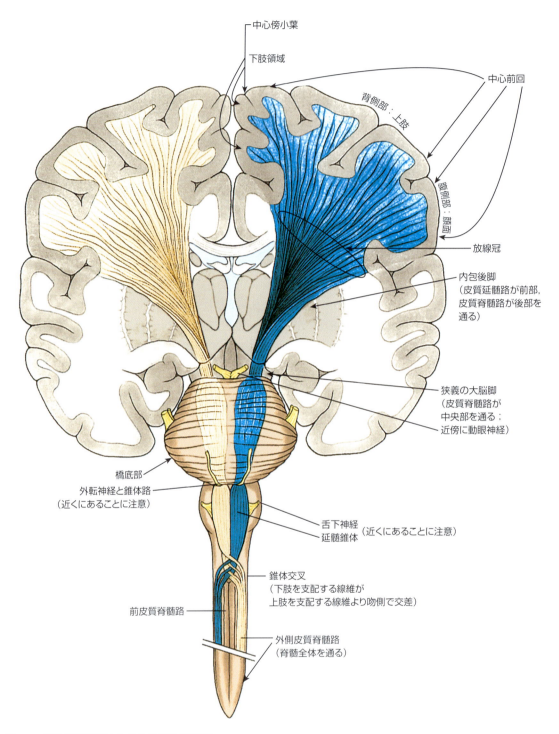

図6.1 錐体路系を前方からみた立体模式図
起始，経路，位置関係を示す．

錐体路の線維の90%)は背外側に向かい，そこで外側皮質脊髄路を形成する．この経路は脊髄のすべてのレベルで脊髄の側索背側部を通る．それに対して非交差の線維はそのまま直接脊髄の前索に向かい，前皮質脊髄路を形成する（通常，頸髄に限られる）．前皮質脊髄路の線維のほとんどは，その線維が到達すべき脊髄のレベルの前白交連で交差して対側にいく．この線維は両側性にいちば

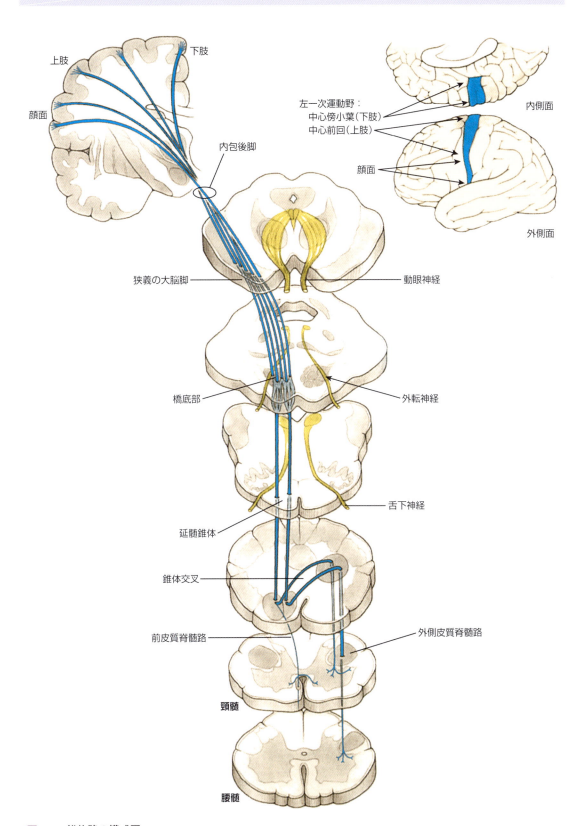

図6.2 錐体路の模式図
起始,経路,位置関係を示す。

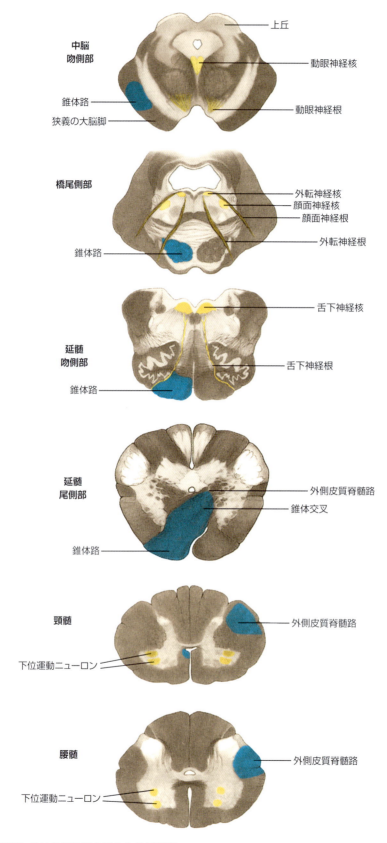

図6.3 脳幹と脊髄における錐体路の局在と位置関係

ん内側にある運動核を支配する。この運動核は左右協調してはたらく傍脊椎筋を支配している。四肢を支配する皮質脊髄路はほぼ完全に交差していると考えられている。

臨床との関連

錐体交叉でどれくらいの割合の線維が交差するのかについては，完全交差から完全非交差までいろいろな可能性があるが，そのような両極端のケースというのはあまりなさそうである。錐体交叉，外側皮質脊髄路，前皮質脊髄路の交差・非交差のバリエーションは，脳や脊髄における錐体路障害でときにみられる非典型的な症状に関係しているのかもしれない。

皮質延髄路（皮質核路，皮質球路）

皮質延髄路 corticobulbar tract はおもに中心前回の腹側部（運動野の顔を支配する部分）に存在する上位運動ニューロンから起こる。皮質延髄路は錐体路に伴行し，放線冠を通過して内包に至る（図6.1，6.2）。

臨床との関連

長年にわたって，内包では皮質延髄路が**膝** genuの部分を，それに対して皮質脊髄路がその隣の後脚を通るとされていた。しかし，ヒトを使った電気刺激による実験や剖検例から得られた最近の知見によると，両経路とも内包後脚の後ろ半分を通っているとされている。実際のところは，内包のどのレベルのことを話しているのかを考えると，両方とも正しいともいえる。注意深い解剖によると，これらの経路は放線冠から内包を抜けて大脳脚に向かっていくにつれ，だんだん前から後ろにずれていく。したがって，後脚の後ろ半分が障害された場合，内包の上部では皮質延髄路の障害は起こらないのに対し，内包の下部では皮質延髄路の障害も起こる。

内包より下では皮質延髄路は同定しにくい。あるものはそこから皮質脊髄路とともに下行し，あるものは橋や延髄の被蓋の中を通過する。脳幹の尾側に近づくにつれ，皮質延髄路はさまざまな脳神経の運動神経核に向かって投射していく。

四肢の動きは対側の大脳皮質によって制御されている。それに対して体幹の両側の筋および頭の筋は，通常左右が協調してはたらくので両側の運動野に支配されている（図6.4）。例えば，咀嚼や嚥下，発声，唇の動きなどは両側半球からの皮質延髄路によって支配されている。顔面神経核のレベルより上の皮質延髄路の片側性の障害では，両側性に支配されている顔面上部の麻痺は現れにくく，片側性に支配されている対側の顔面下部だけに麻痺が顕著に現れる。大脳皮質は対側の筋に対しても同側と同じように影響を与えるので，片側の皮質あるいは内包の障害で一過性に対側にも影響がみられることがある。これは特に軟口蓋や舌にみられる。

外眼筋を支配する神経核は大脳皮質からの皮質延髄路による制御は受けていない。眼球の随意運動は非常に複雑で，皮質の眼球運動中枢の影響下にある脳幹の特別な注視中枢によって制御されている（眼球運動系の章で後述）。

錐体路系の機能

一次運動野を刺激すると錐体路系が活性化されて対側の下位運動ニューロンが興奮し，その結果，それぞれのニューロンに支配される筋が収縮する。筋が個別に動くような非常に巧緻な運動，特に四肢の遠位筋や顔面の表情筋などの運動は，1つのシナプスを介して接続する一次運動野の上位運動ニューロンに制御されている。その他の動き，例えば歩いたり手をのばしたりといった，より近位の筋が協調してさまざまな関節を挟んで行われるような運動は，いくつものシナプスを介した皮質‐介在ニューロン‐運動ニューロンをつなぐ経路で制御される。

一次運動野からのものよりは少ないが，運動前野の上位運動ニューロンからの皮質脊髄路も存在

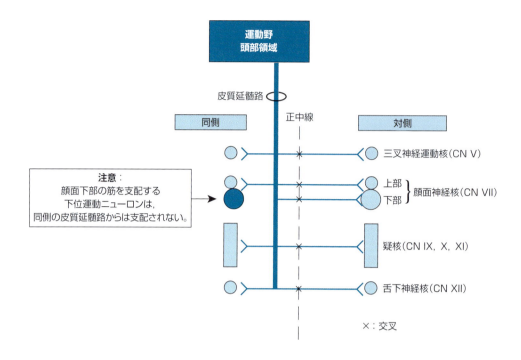

図6.4 皮質延髄路と第V, VII, IX, X, XI, XII脳神経の下位運動ニューロンとの接続
CN, 脳神経。

する。一次運動野からの投射と運動前野からの投射は脊髄灰白質でオーバーラップはするものの，この2つの投射には機能的な差がある。運動前野に電気刺激を与えて筋を収縮させるには，一次運動野を刺激する場合よりも強い刺激が必要である。また，運動前野を刺激すると，独立した筋の収縮ではなくいくつかの筋の収縮がみられ，またいくつかの関節を挟んだ近位の動きが生じる。運動前野が障害されても，運動の速度や筋の収縮によって発生する力の強さには影響がない。運動前野は運動の指令というよりも，学習した運動の計画により大きく関係しているようである。

一次運動野の活性の調節

一次運動野の上位運動ニューロンが発する随意運動の指令はつぎの3つの要素からなる。(1) 運動の速度，(2) 筋収縮の強さ，(3) 運動の方向。一次運動野では運動を実際に開始する数百ms前に信号が活発になり，運動に応じてダイナミックに力を増強させなければならない時期にさらに活性化するが，運動の持続的な時期にはいくぶん活動が弱まる。

この活動パターンは次の3つの入力の結果として現れる：(1) 後ろにある頭頂葉の大脳皮質から入ってくる一次体性感覚野と二次体性感覚野からの皮質-皮質投射，(2) 前から入ってくる運動前野からの投射，(3) 視床運動核からの投射。体性感覚の入力は，運動の結果として感知される固有感覚(筋)ならびに触覚(皮膚)の情報が，体の部位ごとに対応する領域に入ってくる。したがって，一次体性感覚野の手の領域からの入力は，一次運動野の手の領域に投射する。

表6.1 上位運動ニューロン症候群と下位運動ニューロン症候群の比較

	上位運動ニューロン(核上性)障害	下位運動ニューロン(核下性)障害	
障害部位	中枢神経系のみ	中枢神経系	末梢神経系
おもな原因	脳血管障害，腫瘍，外傷，脱髄疾患(MS, ALS)，感染症	脳血管障害，急性灰白髄炎，腫瘍，外傷(椎間板ヘルニア，銃創など)	外傷，代謝性疾患(アルコール依存症，糖尿病)
障害される構造	大脳皮質，皮質脊髄路，皮質延髄路の上位運動ニューロン	脳幹または脊髄のα運動ニューロン，あるいはその髄内神経細根	CN I, II, VIII を除くすべてのCNの運動線維
異常の分布	単一筋のことはない：障害部位より低位の運動核で支配される筋群 皮質延髄路：対側の顔面下部の筋 皮質脊髄路：四肢筋；障害部位が交叉より高位なら対側，低位なら同側	分節的：損傷されたα運動ニューロンまたはその軸索に支配される筋に限局	
随意運動	消失：麻痺または不全麻痺；特に巧緻な運動が障害される	消失：麻痺，最終共通路の遮断	
受動的な伸展への反応(筋緊張の状態)	亢進：特に抗重力筋(上肢の屈筋，股関節・膝関節の伸筋，足関節と趾の底屈筋)；折りたたみナイフ現象がみられることも	低下：最終共通路の遮断による	
筋伸張反射	異常に亢進：筋紡錘の閾値低下；クローヌスがみられることも	低下ないし消失：反射弓の遠心脚の遮断	
皮膚反射	一部に異常：屈曲性足底反応ではなく伸展性足底反応(バビンスキー徴候)	低下ないし消失：足底反応がある場合は正常な屈曲性(乳幼児を除く)	
筋量	廃用による軽度萎縮	顕著な萎縮：70〜80%	
病態の古典的記述	痙性麻痺	弛緩性麻痺	

ALS，筋萎縮性側索硬化症；CN，脳神経；MS，多発性硬化症。

運動前野は半球の外側面にある外側運動前野と，半球の内側面に広がっている補足運動野に分けられる。自発的な一連の運動には主として補足運動野での制御が必要で，その信号が一次運動野に送られて運動が実行される。それに対して，外からの体性感覚に応じて誘発されたり，頭頂後頭葉からの視覚情報にもとづいてなされる運動は，外側運動前野からの指令が一次運動野に入ることで行われる。運動は運動前野よりもさらに前の部分の前頭葉で想起される。

視床運動核は，(1)非常に巧緻な運動の調節をすばやく実行するため，小脳から上位運動ニューロンに直接に情報を送り，(2)大脳基底核からの出力を運動前野に送る。

上位運動ニューロン症候群

錐体路系の障害，特に錐体路そのものの障害は非常に多い。これは錐体路が脳から脊髄の尾側端までずっと続いているため，脳血管障害や外傷の影響をどのレベルでも受けやすいからである。そのうえ，錐体路には有髄線維が数多く走っているため，多発性硬化症や筋萎縮性側索硬化症のような脱髄疾患の標的にもなる。

上位運動ニューロンの障害は下位運動ニューロンに情報を伝える経路の障害なので，**核上性障害** supranuclear lesion とも呼ばれる。一方，下位運動ニューロンの障害は，障害が細胞体にある場合は**核性障害** nuclear lesion，軸索にある場合は**核下性障害** infranuclear lesion と呼ばれる。**上位運動ニューロン症候群** upper motor neuron syndrome のおもな徴候は随意運動の消失(麻痺)，筋緊張亢進，筋伸張反射の病的亢進，伸展性足底反応の出現などで，すべて対側にみられる。上位運動ニューロン症候群と下位運動ニューロン症候群の比較を表6.1にまとめた。

内包出血

錐体路系の障害として最も頻度が高いのは内包で起こる血管の損傷であり，**内包出血** capsular stroke と呼ばれる。**この章の最初に提示した症例**がそれである。内包の皮質脊髄路と皮質延髄路が障害されることにより，対側の上下肢の麻痺と対側の顔面下部の麻痺が起こる。一過性には皮質延髄路の障害の影響で，対側の軟口蓋や舌に障害がみられることもある。

内包出血の直後には対側の上下肢の随意運動はみられない。時間がたてば上下肢の近位側の動きはほぼ完全に回復するが，遠位側の動きはなかなか完全には戻らない。ピアノを弾くのに使うような個々の指のすばやい動きはまったく戻らない。このように部分的に随意運動が回復する理由については第7章で説明する。

麻痺に加えて患者は**筋緊張亢進** hypertonia も呈する。これは上下肢を受動的に動かしたときの抵抗が増加していることによってわかり，特に抗重力筋（腕や指の屈筋群，下肢の伸筋群）に顕著にみられる。重度の筋緊張亢進を**痙縮** spasticity といい，対側の随意運動の消失（麻痺）と痙縮が併存する状態は痙性片麻痺と呼ばれる（図6.5）。痙縮でみられる典型的な抵抗の増加は，**折りたたみナイフ現象** clasp-knife phenomenon と呼ばれる（図6.6）。これは筋が急にのばされたときに突然抵抗がなくなる現象である。折りたたみナイフ現象は，ゴルジ腱器官が活性化されてIb線維が刺激され，それにつながる抑制性介在ニューロンが活動亢進状態のα運動ニューロンに抑制をかけることにより起こると考えられる（図5.13）。

上位運動ニューロン症候群では，筋伸張反射が抗重力筋（例えば，上肢の上腕二頭筋や下肢の大腿四頭筋）で特に亢進する。その結果，二頭筋反射や膝蓋腱反射に異常な亢進がみられる（図6.7）。その他に痙性片麻痺でよくみられるのが**クローヌス**（間代）clonus で，これは筋を伸張させたときに起こる一連の律動的な収縮である（図6.8）。クローヌスは亢進した筋伸張反射の結果として起こり，1つのグループのちょっとした収縮が引き金となって拮抗筋の筋伸張反射が引き起こされ，そ

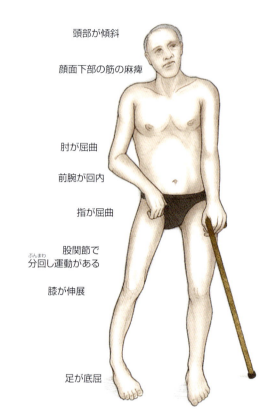

図6.5　右痙性片麻痺
左内包の損傷で生じた歩行障害。

れがもとの筋の反射を引き起こし，反射が繰り返されていく状態である。

上位運動ニューロン症候群の徴候として最も有名なのが，**伸展性足底反応** extensor plantar response（バビンスキー徴候 Babinski sign）である（図6.9）。これは異常な皮膚反射で，足底の外側部を指や尖ったものでこすると母趾が伸展（背屈）し，その他の趾は扇状に開く。皮質脊髄路が正常であれば，同じ刺激ですべての趾が屈曲する（屈曲性足底反応）。伸展性足底反応は脊髄で起こる防御反射の一種で，通常は大脳皮質によって抑制されている。乳幼児では皮質脊髄路がまだ完全に髄鞘化されておらず機能が不十分なため，正常でも伸展性足底反応がみられる。それ以降の年齢では皮質脊髄路の障害を示していると考えてほぼ間違いない。

第6章 錐体路系：痙性麻痺　73

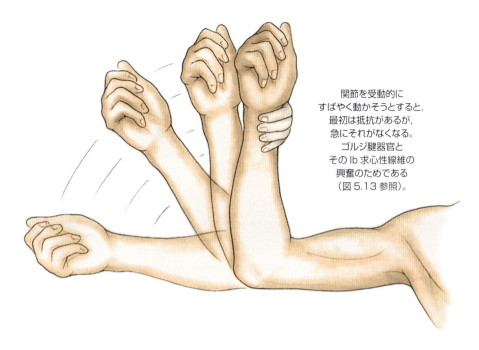

関節を受動的に
すばやく動かそうとすると，
最初は抵抗があるが，
急にそれがなくなる。
ゴルジ腱器官と
その Ib 求心性線維の
興奮のためである
（図5.13参照）。

図6.6　折りたたみナイフ現象

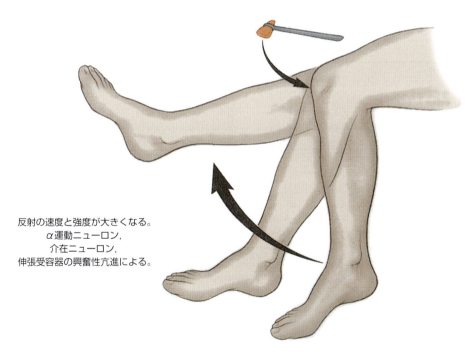

反射の速度と強度が大きくなる。
α運動ニューロン，
介在ニューロン，
伸張受容器の興奮性亢進による。

図6.7　膝蓋腱反射亢進

痙縮の病態生理

　筋を受動的に伸展させたとき，それに対する抵抗は伸展速度に依存する。つまり，より速く伸展させるほど，抵抗が強まる。痙縮とはこれが亢進した状態である。このことから，筋緊張亢進の背景に筋伸展反射の異常な亢進があるらしいことがわかる。末梢からの正常な刺激が，上位運動ニューロンからの情報が入らない下位運動ニューロンの異常な反応を引き起こす可能性はおもに3

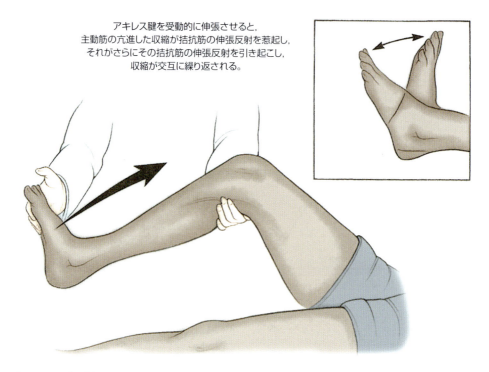

図6.8 クローヌス（間代）

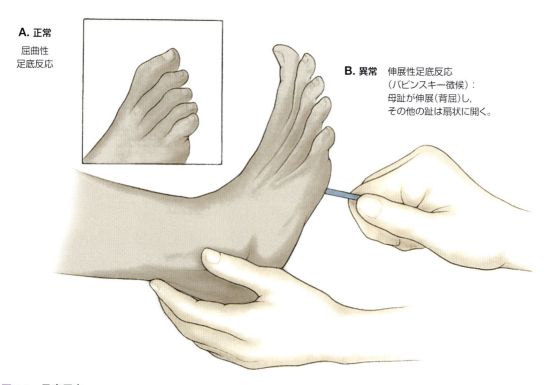

図6.9 足底反応
A. 正常な屈曲性足底反応。**B.** 異常な伸展性足底反応（バビンスキー徴候）。

つ考えられる。(1)運動ニューロンに本来そなわっている興奮性が異常に高まっていて発火の閾値が低下している，(2)損傷を免れた下行性の〔訳注：皮質脊髄路以外の〕神経調節経路に対する下位運動ニューロンの反応性が亢進している，(3)皮質脊髄路の変性脱落により空いたシナプス部位に筋紡錘からのIa求心性線維が再接続した。

臨床との関連

痙縮にIa求心性線維が関与していることは2つの臨床的な観察から示される。第1に，痙縮を生じている筋からの入力を伝える脊髄神経の後根を切ると，痙縮が解消すること。これは実際，脳性麻痺の治療に使われている。第2に，γ-アミノ酪酸(GABA)受容体作動薬であるバクロフェンを硬膜内投与すると，そのシナプス前抑制作用によって神経伝達物質の分泌が抑制されて痙縮が解消すること。

上位運動ニューロンと下位運動ニューロンの障害の併発

錐体路障害が脳幹で生じた場合，脳神経の下位運動ニューロンの髄内神経細根も一緒に損傷されることがある。このような場合，上位運動ニューロンと下位運動ニューロンの両方の徴候が重なって現れる。最も多いのは第Ⅲ，Ⅵ，Ⅶ脳神経の細根が障害された場合で，それらがいずれも延髄内で錐体路の近くを通ることによる(図6.1〜6.3)。錐体路障害により対側に痙性片麻痺がどの症例にも現れる。上位運動ニューロンの障害は対側に，脳神経や下位運動ニューロンの障害は同側に徴候がみられるので，こうした障害を**交代性片麻痺**alternating hemiplegiaと呼ぶ。この病態は脳幹に病変があることを意味している。

上位運動ニューロンと下位運動ニューロンの障害の併発は脊髄の病変でも起こる。そのような脊髄病変では，痙縮などの上位運動ニューロン症候群が病変部位のレベルより下で起き，弛緩性麻痺などの下位運動ニューロン症候群が病変部位のレベルで起こる。この場合，上位運動ニューロン症候群と下位運動ニューロン症候群のいずれも同側に生じる。

臨床との関連

(広義の)大脳脚での錐体路の障害がもう少し内側に及んで動眼神経の神経根を巻き込んだ場合，対側の痙性片麻痺に加えて同側の眼筋麻痺が起こる。すなわち眼球が外下方に偏位し，眼瞼下垂が起こり，散瞳がみられる(図5.4)。このような症候群を交代性動眼神経片麻痺，上交代性片麻痺，あるいは**ウェーバー症候群**Weber syndromeと呼ぶ。橋底部での錐体路の障害が外転神経の神経根を巻き込んだ場合，対側の痙性片麻痺に加えて同側の内斜視と外転筋麻痺が起こる(図5.7)。これは交代性外転神経片麻痺あるいは中交代性片麻痺と呼ばれる。延髄の錐体部での錐体路の障害が外側に及んで舌下神経の神経根を巻き込んだ場合，対側の痙性片麻痺に加えて同側の舌の麻痺が起こる(図5.10)。これは交代性舌下神経片麻痺あるいは下交代性片麻痺と呼ばれる。

臨床との関連

第8頸髄と第1胸髄の片側の損傷(半断裂)の患者は，同側の下肢の痙縮，伸展性足底反応などに加えて，同側の手の内在筋の弛緩性麻痺，萎縮などがみられる(ブラウン-セカール症候群。詳細は144ページ参照)。

脊髄病変

脊髄の錐体路は損傷されることがよくある。自動車事故などの衝突事故による頸椎や胸椎の脱臼や骨折で起こることが特に多いが，血管障害，腫瘍，炎症性疾患でも起こりうる。

臨床との関連

脊椎の脱臼や骨折は下位頸椎や胸腰椎接合部で最も起こりやすく，脊髄を圧迫して多彩な障害をきたしうる。障害部位のレベルより下の完全あるいは部分的な機能の喪失がみられる。

　脊髄損傷で脊髄の機能が部分的に失われるとき，最も障害されることが多いのは脊髄の中心部で，周辺部の機能は比較的障害されずにすむ。こうした場合，たとえ損傷の急性期であっても下位仙髄に付随する運動機能（と感覚）は残っている。これを**仙部回避** sacral sparingと呼ぶ。

臨床との関連

　仙部回避がある患者は仙部回避のない患者に比べて，その後の脊髄機能の回復の可能性が高い。上行性，下行性の長い経路の中では体の長軸に沿った位置でその線維の通る場所が決まっているが，仙髄の情報にかかわる線維は脊髄の表面近くを走り，より上位の脊髄の情報にかかわる線維は脊髄の深部を通る。こうした部位による線維走行の位置の差が，仙部回避がみられる解剖学的な根拠となっている。

　脊髄が完全に断裂した場合，損傷部位より下位の脊髄分節によって支配される体の部位に3つの機能異常がただちにみられる。
1. すべての随意運動が完全かつ永久に失われる。
2. すべての感覚が完全かつ永久に失われる。
3. 分離された脊髄分節が担うすべての反射が一時的になくなる。

　反射がみられないこの状況は**脊髄ショック** spinal shockと呼ばれ，これは上位からの制御が突然失われた結果，神経活動が失われることによる。ショック期は1～6週間（平均3週間）続く。ショック期のあとに伸展性足底反応が最初に出現し，続いてその他の反射が回復する。最終的には肢が痙性を示す。自発的あるいは皮膚刺激によって誘発される攣縮（スパスム）が出現することもある。攣縮は最初は伸筋だけにみられるが，そのうち屈筋にもみられるようになる。

臨床との関連

　断裂が起きた脊髄のレベルは臨床像から推定できる。第7頸髄あるいはそれより上位の完全断裂であれば，上肢と下肢のすべてが麻痺する（**四肢麻痺** quadriplegia）。断裂が起きた部位が第5頸髄より上位の場合は呼吸も障害される。第8頸髄から第1胸髄のレベルでの断裂は下肢の完全麻痺をきたし（**対麻痺** paraplegia），両側の手の脱力を呈する。胸髄あるいは腰髄のレベルの断裂でも対麻痺を生じる。脊髄損傷では麻痺と感覚消失に加えて自律神経系の症状もみられる。急性の頸髄損傷では交感神経ショックによって**徐脈** bradycardia，低血圧，**縮瞳** miosis，温度調節の異常などが生じる（すべて数日以内に消失する）。脊髄の完全断裂に伴う自律神経系の症状で長く続くのは尿失禁や勃起障害（ED）である。

章末問題

6-1. 錐体路が障害を受けやすいのはなぜか，解剖学にもとづいて説明せよ。

6-2. 上位運動ニューロンまたは下位運動ニューロンの障害の影響が顔面筋に及んだとき，それらのおもな違いは何か？

6-3. 次ページA～Dの断面図の赤色で示した部分が障害されたとき，それぞれどのような異常が現れるか？

6-4. 一次運動野の上位運動ニューロンは次のどの入力で活性化されるか？
　a. 運動前野
　b. 一次体性感覚野
　c. 二次体性感覚野
　d. 視床運動核
　e. 上のすべて

第6章 錐体路系：痙性麻痺 | 77

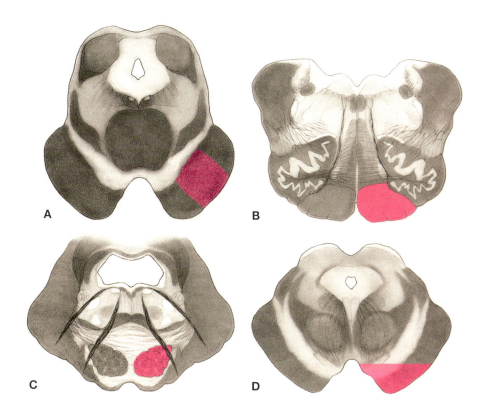

6-5. 一次運動野の上位運動ニューロンの活動に先立って自発的に一連の活動がおこるのは，大脳皮質のどの領域か？

6-6. 痙縮の改善に使われている外科的手技と薬物療法は何か？

6-7. 1つのシナプスを介して接続する上位運動ニューロンはどのような運動に関係しているか？

6-8. 皮質延髄路に病変のある患者では次のどの運動が障害されるか？
 a. 眼を閉じる
 b. 右や左を注視する
 c. 舌を突き出す
 d. 口角を引きあげる
 e. 口を閉じる

6-9. 23歳の男性。今朝めざめたときに下肢の筋力低下と感覚消失に気づいた。診察すると両下肢の筋力低下と腱反射亢進があり，両側に伸展性足底反応がみられた。感覚は臍より下のレベルで消失していた。脊髄障害のレベルはどこか？
 a. 第8頸髄
 b. 第4胸髄
 c. 第8胸髄
 d. 第10胸髄
 e. 第1腰髄

6-10. 右中心傍小葉の小さな病変によって生じる異常はどれか？
 a. 右膝蓋腱反射亢進
 b. 左手指の運動麻痺
 c. 右顔面下部の筋力低下
 d. 左伸展性足底反応
 e. 異常は生じない

下は問題6-11〜6-14の症例である。

(1)右側の内斜視と外側直筋麻痺，(2)左上下肢の痙性片麻痺，膝蓋腱反射亢進，伸展性足底反応がみられる患者がいる。

6-11. (1) の原因はどこの障害か？
- a. 右動眼神経
- b. 左滑車神経
- c. 右外転神経
- d. 左皮質延髄路
- e. 右錐体路

6-12. (2) の原因はどこの障害か？
- a. 右一次運動野
- b. 右内包後脚
- c. （狭義の）右大脳脚
- d. 右錐体路
- e. 左外側皮質脊髄路

6-13. 病変はどこにあるか？
- a. 中脳
- b. 橋吻側部
- c. 橋尾側部
- d. 延髄吻側部
- e. 延髄尾側部

6-14. この病態は何か？
- a. 上交代性片麻痺
- b. 中交代性片麻痺
- c. 下交代性片麻痺
- d. ワレンベルク症候群
- e. ベル麻痺

第7章 脊髄運動系の構成と脳幹の上脊髄性経路：内包障害後の機能回復と除脳姿勢

昏睡状態の2人の患者がいる。2人は驚愕音刺激あるいは痛み刺激に対して異なった反応を示した。1人は上肢と下肢をのばし，もう1人は下肢をのばして上肢を曲げた。

複雑な運動の脊髄による調節では，さまざまなレベルでのニューロンの活動が必要である。頭，頸，体幹，四肢のあらゆる随意運動の最終共通路は脊髄の下位運動ニューロンである。このニューロンは大脳皮質の錐体路系の上位運動ニューロンや，脳幹や脊髄にある運動中枢の影響を受ける。昏睡状態の患者や，内包障害後に随意運動が部分的に回復した患者では異常な姿勢がみられる。それには脳幹の上脊髄性運動中枢が深く関係している。

脊髄の運動ニューロン

筋あるいは筋群を支配する脊髄のα運動ニューロンは，脊髄前角の特定の場所に縦に長いカラムを形成して整然と並んでいる。カラムのサイズはまちまちである。内側カラムは脊髄の全長にわたって存在し，傍脊椎筋や体軸筋を支配する。それに対して外側カラムは脊髄膨大部に存在し，四肢の筋を支配する。外側カラムの中は体部位再現的に構築されている。すなわち，四肢の遠位筋は外側よりのニューロンに支配され，四肢の近位筋は内側よりのニューロンに支配される（図5.11，

7.1）。最も遠位の筋（指や趾の筋）を支配するニューロンは最も背外側に位置し，それぞれ頸膨大と腰膨大の最尾側の分節に存在する。

脊髄固有ニューロン

すべての運動には脊髄のいくつかの分節に広がる複数の下位運動ニューロンの活動が必要である。1つの運動にいくつの脊髄分節がかかわるかは運動によって異なる。体軸の動きは脊柱に沿った長い距離にまたがる筋によるので，傍脊椎筋は多くの脊髄神経に支配されている。それに対して，例えば個々の指の動きは手の内在筋が司っていて，この筋は第8頸髄と第1胸髄の脊髄神経のみに支配されている。

ある動きに必要な複数の脊髄分節の活動は**脊髄固有ニューロン**propriospinal system of neuronsによって統合されている。脊髄固有ニューロンには3つのグループがある。その軸索は灰白質の周囲にある固有束を上下に走り，脊髄のさまざまなレベルの灰白質内の相同な部位に存在する細胞に作用する（図7.1）。

1. 長脊髄固有ニューロンの軸索は脊髄の前固有束を脊髄のすべてのレベルに上行，下行する。

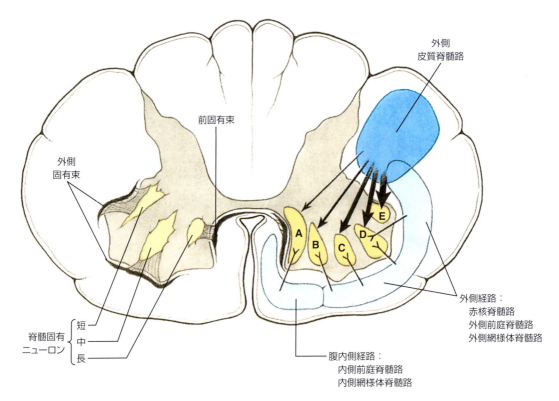

図7.1　頸膨大の脊髄分節での脊髄運動系の基本構築
A，体軸；B，肩；C，上腕；D，前腕；E，手。

これらのニューロンは前角の内側にある運動ニューロンに影響を与え，体軸筋の運動を助けている。

2. 中脊髄固有ニューロンの軸索が脊髄の外側固有束の腹側部の中で短い距離を走る。これらのニューロンは四肢の近位の筋を支配する運動ニューロンに影響を与える。

3. 短脊髄固有ニューロンは頸膨大と腰膨大にのみ存在する。その軸索は外側固有束を走り，細胞体のある分節から数分節以内に分布する。これらのニューロンは四肢の遠位の筋を支配する運動ニューロンに影響を与える。

脳幹の上脊髄性運動中枢とその経路

脊髄運動系に影響を与える脳幹の中枢のおもなものとして，前庭神経核複合体，網様体核，赤核の3つがある。

前庭神経核

前庭神経核複合体vestibular nuclear complexは4つの神経核(内側核，外側核，下核，上核)からなり，延髄吻側部から橋尾側部にかけての第四脳室の底と壁にある前庭神経野の真下に存在する(図7.2)。

前庭神経の線維は平衡覚に関係する信号を伝え，前庭神経内側核，外側核，下核にシナプスを作る。これらの前庭神経核は外側前庭脊髄路と内側前庭脊髄路を介して脊髄の運動ニューロンに投射する。外側前庭脊髄路は前庭神経外側核から起こり，同側の上下肢の伸筋群の動きを強力に促進する。内側前庭脊髄路は前庭神経内側核と前庭神経下核から起こり，内側縦束medial longitudinal fasciculusを通じて両側性に下行し，頭，頸，上下肢近位の筋を支配する。

網様体核

網様体の2つの領域が脊髄の運動ニューロンに

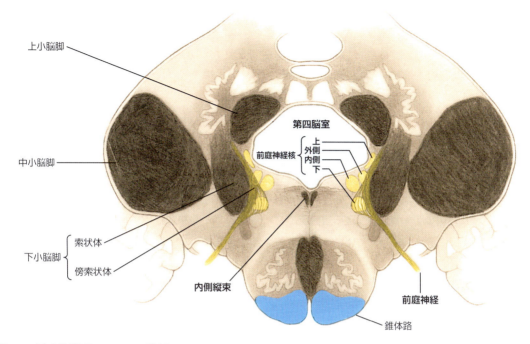

図 7.2　橋-延髄境界のレベルの横断面
前庭神経と前庭神経核の位置関係を示す。

投射する。延髄網様体から外側網様体脊髄路が生じ、橋網様体から内側網様体脊髄路が生じる。

　網様体はさまざまな部位から入力を受ける。随意運動に関しては、大脳皮質からの入力が最も重要である。橋および延髄の網様体脊髄路を出すニューロンは、大脳皮質からの影響を皮質網様体路を通じて直接受ける。また、このような強力な皮質からの入力に加えて、**網様体核** reticular nucleusは小脳、前庭神経核、および脊髄から上行してくる痛覚線維の影響を受ける。大まかにいうと、橋網様体ニューロンは伸筋のはたらきを促進し、屈筋のはたらきを抑制するのに対し、延髄網様体ニューロンは伸筋のはたらきを抑制し、屈筋のはたらきを促進する。橋の伸筋刺激領域は上位中枢からの抑制性の制御下にあり、延髄の伸筋抑制領域は上位中枢からの興奮性の制御を受ける〔訳注：したがって皮質の影響下では伸筋は抑制されている〕。

赤核

　赤核 red nucleusは中脳の上丘レベルと視蓋前域レベルの被蓋にある。その吻側端は視床と重なる。赤核へのおもな入力は大脳皮質と小脳の2つから入る。皮質赤核路の線維はおもに運動野から起こり、非交差で、体部位再現的に配置している。その一部は皮質脊髄路の側枝である。小脳赤核路の線維はおもに対側の小脳の中位核から起こる。

　赤核からのおもな出力は大きな赤核延髄路と、小さくてほとんど識別できない赤核脊髄路からなる。両方とも赤核を出てすぐに交差して脳幹内を下行する。赤核は対側の上肢の屈筋の動きを促進する。これは小さな赤核脊髄路を通じて直接に、また赤核延髄路から延髄網様体の屈筋領域を介して間接的に、脊髄の運動ニューロンを刺激することによる〔訳注：したがって赤核が活性化されると上肢の屈筋が興奮する〕。

脊髄内での上脊髄性運動中枢の経路

　上脊髄性運動中枢から脊髄の運動ニューロンへの経路は、腹内側経路、外側経路、皮質経路の3つに分けられる（図7.1）。腹内側経路は前索にあり、内側前庭脊髄路と内側網様体脊髄路の線維を含み、前角の内側部にある長脊髄固有ニューロンと下位運動ニューロンにおもに影響を与える。腹

内側経路は体軸筋を支配する。

上脊髄性経路の外側経路は側索にあり，赤核脊髄路やその他の赤核からの情報を伝える線維，そして側索の腹側部を下行する線維群（例えば，外側前庭脊髄路や外側網様体脊髄路）を含む。外側経路は前角の中心部と外側部にシナプスを作り，四肢の近位と遠位の筋群に強く影響する。

皮質経路は外側皮質脊髄路からなり，中間質全体と前角の背外側部にシナプスを作る。この経路の線維の多くは下位運動ニューロンに直接シナプスを作り，特に四肢の最も遠位の筋を支配する。手の内在筋を支配する α 運動ニューロンは，これ以外の下行路からは影響を受けないことが知られている。このように上脊髄性経路の線維が脊髄の白質内で下行する位置は，それらがシナプスを作る領域と深く関係しており，したがって最終的にそれらが影響を与える筋とその動きにも関係する。

脊髄運動系の構成の臨床上の意味

脊髄の体部位再現的な構築は α 運動ニューロンだけでなく，γ 運動ニューロン，介在ニューロン，脊髄固有ニューロン，上脊髄性経路にもみられる。例えば，前角の最内側部は姿勢に関与する両側性の体軸の運動を制御する。この運動は脊髄の腹内側上脊髄性経路，おもに内側前庭脊髄路と内側網様体脊髄路に最も強く影響される。脊柱の姿勢制御には，両側性の筋の動きとともに脊髄のさまざまなレベルでの分節間の情報伝達が必要である。この分節間の情報伝達には長脊髄固有ニューロンが関与しており，その軸索は両側性に吻側から尾側までのさまざまなレベルで前角の相同な領域に投射する。傍脊椎筋の動きは皮質脊髄路によっても制御されるけれども，皮質の影響は比較的小さく，介在ニューロンを通して行われるのみである。

四肢の近位筋の動きは前角のもう少し中心寄りの腹側部によって担われている。この部分の運動ニューロンは外側網様体脊髄路と前庭脊髄路に強く影響され，皮質脊髄路にはそれほど影響されな

い。この動きはおもに片側性で，四肢のうちの1本に限定されているので，脊髄内の分節間のつながりは同側性でしかも限られている。このつながりは中脊髄固有ニューロンによって担われている。

もう少し遠位の筋，特に上肢の屈筋群の動きは皮質脊髄路と赤核脊髄路に最も強く影響される。この場合の脊髄内の分節間のつながりは短脊髄固有ニューロンによって担われている。

四肢の最も遠位の筋，例えば手指の筋は，大脳皮質の直接の制御下にある。手の内在筋を支配する α 運動ニューロンは，第8頸髄と第1胸髄の背外側細胞カラムの後部に位置し，これらの運動ニューロンはそのニューロンに直接シナプスを作る多くの皮質脊髄路のみに支配されている。

以上のように，3つの下行路が運動を制御している。腹内側経路（内側前庭脊髄路と内側網様体脊髄路）は体軸筋に最も強く影響する。外側経路（外側前庭脊髄路と外側網様体脊髄路）は四肢の近位と遠位の筋に最も強く影響する。皮質経路は，体軸筋に対する腹内側経路のはたらきを少し補強し，四肢の近位と遠位の筋に対する外側経路のはたらきに強く影響する。個々の指の巧緻な運動は皮質経路にのみ制御されている。

内包障害後の機能回復

脊髄運動系の構成と脳幹の上脊髄性運動路の臨床的意義は，内包で起きた錐体路系の障害のあとの機能回復時にはっきりする。こうした患者では頸や体幹の運動は回復しやすい。その理由はこのような動きには錐体路があまり関与していないからである。頸や体幹の上脊髄性制御はおもに腹内側下行路による。四肢の近位筋から遠位筋に向かって機能回復はしだいに遅く不完全になっていく。これは皮質脊髄路の影響が遠位にいくにしたがって大きくなることに関係している。四肢の近位や遠位の筋は外側下行路によって強く影響されるので，いくらかの回復は起こるが，皮質脊髄路のみに依存する動きは回復しない。したがって，すばやく独立した個々の指の動きは永久に失われる。

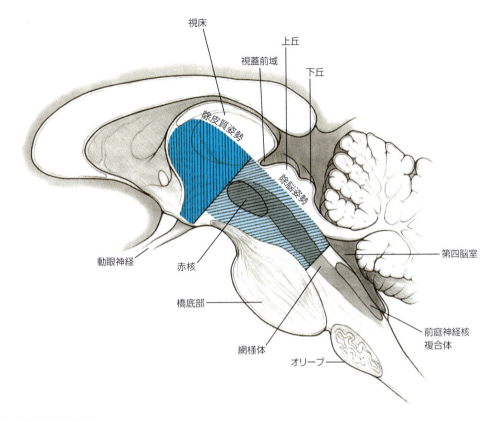

図7.3 脳幹の正中断面
異常姿勢に関係する障害レベルを示す。赤核より吻側の障害は除皮質姿勢，中脳または橋吻側部の障害は除脳姿勢を引き起こす。

除脳姿勢と除皮質姿勢

脳幹の運動神経核とその脊髄への投射は，局所的な損傷の部位特定にはあまり役に立たない。しかし，その活性（あるいは不活性）は，脳幹の圧迫（たいていの場合，脳ヘルニアによって引き起こされる）による昏睡状態の患者で，脳幹のどのレベルの障害なのかを見極めるのに有用である。

脳幹の障害が赤核の吻側端のレベルと前庭神経核（中脳吻側部から橋中部；図7.3）の間に起こると，患者は**除脳姿勢**decerebrate posturingをとる（図7.4）。**この章の最初に提示した症例の1人**はこれで，昏睡患者が適当な刺激（驚愕音刺激あるいは痛み刺激）を受けると上下肢とも伸展位をとる。この伸展姿勢は，通常は大脳皮質から網様体への入力によって抑制されている伸筋の活動が脱抑制されて起こると考えられる。結果として，適当な侵害刺激によって誘発される神経信号で活性化された網様体からの伸筋の促通経路が，脊髄の伸筋運動ニューロンを活性化させる。実験的に除脳状態にした動物で，前庭神経外側核を破壊するとこの伸展姿勢はかなりおさえられることから，前庭神経外側核もこの姿勢形成に深く関与していると考えられる。

脳幹の障害がより吻側で起こった場合，つまり赤核のレベルより高位で起こったとすると，患者は**除皮質姿勢**decorticate posturingをとる（図7.4）。この場合，昏睡患者が適当な刺激を受けると，下肢は伸展するが上肢は屈曲する。これは上肢の屈曲に非常に強い影響を与える，赤核などの脳幹の屈筋促通中枢の活動が顕著となるためである。

 ## 臨床との関連

除皮質姿勢は除脳姿勢より高位で，より吻側の

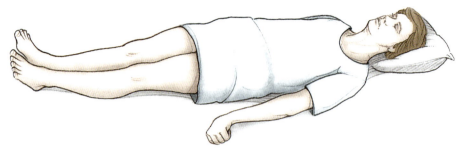

A. 除脳姿勢：上下肢が伸展

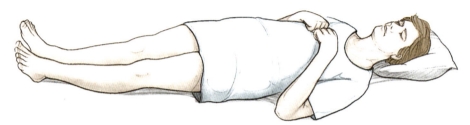

B. 除皮質姿勢：上肢が屈曲し，下肢は伸展

図7.4　昏睡状態の異常姿勢
A. 除脳姿勢（上下肢が伸展）。**B.** 除皮質姿勢（上肢が屈曲し，下肢は伸展）。

脳幹の障害で起こる。したがって，昏睡患者が除脳姿勢から除皮質姿勢にかわった場合，その予後は逆の場合よりもよいと考えられる。すなわち，前者では脳幹の障害が尾側から吻側に縮小していると考えられるのに対し，後者では障害が吻側から尾側に広がっていると考えられ，生命維持に必須の呼吸中枢や心血管中枢が延髄にあることから，命にかかわるおそれがある。

章末問題

7-1. 脊髄の下位運動ニューロンの局在と脳幹の上脊髄性経路の間の形態的・機能的な関係を説明せよ。

7-2. 内包損傷による錐体路障害からの機能回復について説明せよ。

7-3. 前庭神経核と赤核は脳幹のどのレベルにあるか？

7-4. 除皮質姿勢をとっている昏睡患者で，上肢の肢位の原因はどれか？
  a. 皮質脊髄路の軸索の活動
  b. 前庭神経核の活動
  c. 赤核の活動
  d. 頸膨大での屈筋反射の活動
  e. 外側網様体脊髄路の異常な活動

7-5. 不可逆的な昏睡をもたらす回復不能な中脳の障害に関係するのはどれか？
  a. 赤核
  b. 中脳の吻側レベルの傍正中部
  c. 黒質
  d. 上丘
  e. 狭義の大脳脚

7-6. 脳幹より吻側に機能障害のある昏睡患者で，適当な刺激を与えればみられるのはどれか？
  a. 下肢の伸展と上肢の屈曲
  b. 角膜反射の消失
  c. 体幹運動失調
  d. 人形の目現象
  e. 測定障害（動作時に目測を誤る障害）

7-7. 脊髄の腹内側下行路がその動作に強く関与するのはどれか？

a. 脊柱

b. 上腕

c. 前腕

d. 手指

e. 上肢全体

7-8. 内包性麻痺のあとにしばしば運動機能が部分的に回復するのには，多くの要因が関係している。しかし恒久的に続く麻痺もある。その原因は何か？

a. 脳幹の上脊髄性運動中枢への皮質からの投射の損傷

b. 皮質脊髄路軸索の可塑性が限定的であること

c. 上脊髄性運動路が後外側下位運動ニューロンを再支配するための可塑性が，オリゴデンドロサイトによって阻害されること

d. 下位運動ニューロンの一部が皮質脊髄路だけから支配されていること

e. 一次感覚求心路の影響が増大し，下位運動ニューロンへの上脊髄性運動性入力を無効化すること

7-9. 両側の前索と前半分の側索を外科的に切断された患者で観察されるのはどれか？

a. 両側の弛緩性麻痺

b. 両側の伸展性足底反応（バビンスキー徴候）

c. 両側の固縮

d. 除脳姿勢

e. 運動性活動は比較的正常

第8章 大脳基底核：ジスキネジア

63歳の男性。両手の震えと全身のこわばりに悩まされている。症状はこの3年の間にしだいにひどくなってきている。非常にゆっくりと慎重に体を動かし，歩く際には足を引きずる。肩をすくめて前のめりの姿勢をとり，腕は体の両脇にたらしている。顔は表情に変化のない仮面のように見える。両手には静止時に丸薬をまるめるような振戦がみられるが，例えば鉛筆をつかむといったような意図的な運動をするとそれは止まる。神経学的診察では，全身の筋緊張が亢進しており，筋を受動的にどの方向に動かしても顕著な抵抗の増加がみられる。四肢の動きは低下しているが，麻痺や感覚障害はどこにもみられない。

「大脳基底核」とは大脳半球，間脳，中脳の奥にある相互に強いつながりをもつ神経核の集まりをいい，運動の調節に2つの役割を果たしている。すなわち，意図した運動を開始させると同時に，それと拮抗する意図しない運動を抑制することである。大脳基底核の異常は運動異常，例えば**パーキンソン病**Parkinson diseaseや**ハンチントン病**Huntington diseaseを引き起こす。こうした疾患では随意的な意図した運動と同時に不随意な意図しない運動が生じる。大脳基底核には大脳半球の線条体，間脳の視床下核，中脳の黒質が含まれる。

線条体

線条体corpus striatumは形態的に尾状核とレンズ核に分けられる。いずれも大脳半球の奥深くに位置し，「カンマ」のような形をした尾状核は側脳室の壁を形成している（図8.1）。尾状核はさらに頭部，体部，尾部の3つの領域に分けられる。最も大きな部分が頭部で，側脳室の前角の中に突き出している。後ろにいくにしたがって頭部は小さくなり，室間孔のレベルで体部に移行する。尾部は体部から続き，前下方にカーブしながら側頭葉に入り，最終的には扁桃体につながる（図8.2A）。

レンズ核は冠状断では楔形にみえる構造物で，被殻と淡蒼球に分けられる（図8.2B，8.3，8.4）。被殻は最も外側に位置し，外包と淡蒼球の間にある。淡蒼球は被殻と内包の間にあり，さらに外節と内節に分けられる。

レンズ核は内包後脚で視床から隔てられ，上方では**内包前脚**anterior limb of internal capsuleで尾状核頭から隔てられる（図8.2～8.5）。下方では，被殻は内包前脚内を走る灰白質からなる何本かの細いひも状の構造物で尾状核とつながっている

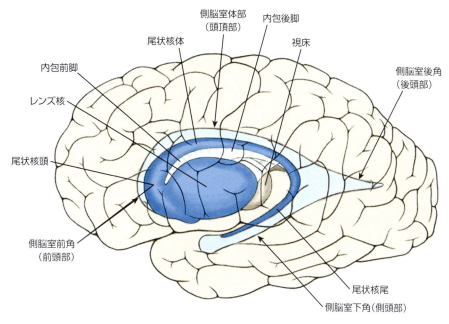

図8.1 外側からみた左大脳半球における線条体の局在とその位置関係

(図8.2B, 8.5)。脳の断面では灰白質と白質が縞状に配置し，線条にみえるので線条体という名前がついている。

　形態的にも生理学的にも非常によく似ているので，尾状核と被殻を合わせて線条体と呼ぶこともある。この線条体のほとんどを中型有棘ニューロンが占めている。このニューロンは，発現しているドパミン受容体の種類（D_1受容体またはD_2受容体）と，その軸索の投射先の淡蒼球の節の違い（外節または内節）によって機能的に2つに分けられる。それに対して，淡蒼球は形態的にも生理学的にも他の線条体とは異なる。それゆえ，線条体は形態的には尾状核，被殻，淡蒼球からなるが，機能的には（生理学的）線条体と（生理学的）淡蒼球からなる（図8.6）。

視床下核

　（広義の）**視床下核** subthalamic nucleusは視床腹部で最も大きな神経核の集まりで，視床の腹側で視床下部の外側に位置する楔形をした間脳の一部である。視床下核（広義）はさらに，背外側の不確帯，背内側の前赤核領域，腹側の視床下核に分けられる（図8.4）。視床下核は凸レンズ状をした明瞭な構造物で，大脳脚の最吻側の部分（しばしば内包の脚部と呼ばれる）に抱えられるように存在している。

黒質

　黒質 substantia nigraは中脳で最も大きな神経核の集まりで（図8.7），長軸方向には中脳の全体に広がり，その最吻側は視床腹部までのびている（図8.4）。黒質は背側の**緻密部** compact partと，腹側の**網様部** reticular partに分けられる。緻密部のニューロンは**メラニン** melaninを多く含んでいるので黒くみえる。網様部は大脳脚の線維束と入り混じっていて，緻密部よりもさらに吻側までのびている（図8.4）。黒質網様部のニューロンは形態的にも生理学的にも機能的にも淡蒼球内節のニューロンと同じである。実際，黒質網様部は淡蒼球内節の続きであり，大脳脚の最吻側部からその続きの内包にいたる領域中に散在しているニューロンからなるひも状の構造物で淡蒼球内節につながっている（図8.4）。

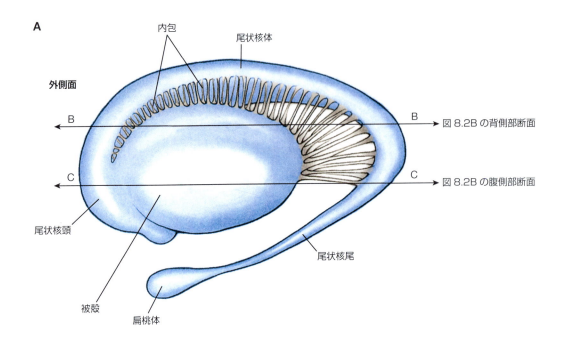

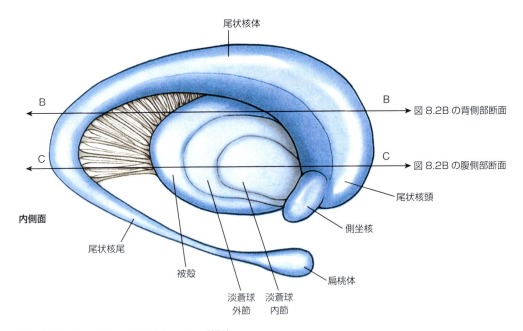

図8.2 左外側および右内側からみた線条体と扁桃体
水平線B-BとC-Cは，図8.2Bと図8.2Cのレベルを示す。

大脳基底核の線維の連絡

概観

　大脳基底核は視床と大脳皮質の間で，機能的に異なる多くの並列回路を形成していて，体部位再現的に整然と並んでいる〔訳注：特定の体の部位が体内での位置関係を保ちつつ，脳の特異的な部位に投射されること〕。この章で扱う**感覚運動回路** sensorimotor circuitは，大脳基底核の回路の中でも随意運動に関与するもので，視床から運動前野，補足運動野，一次運動野に投射する。眼球運動や気分や認知にかかわる並列回路についてはこ

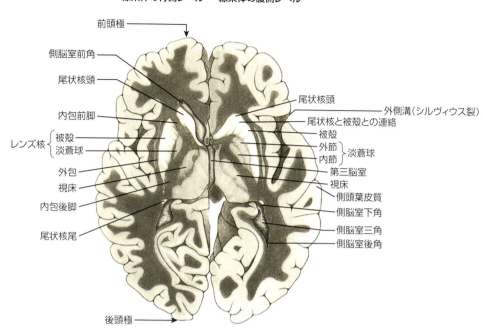

図8.2（続き）
B. 線条体の背側レベルの横断面。**C.** 線条体の腹側レベルの横断面。

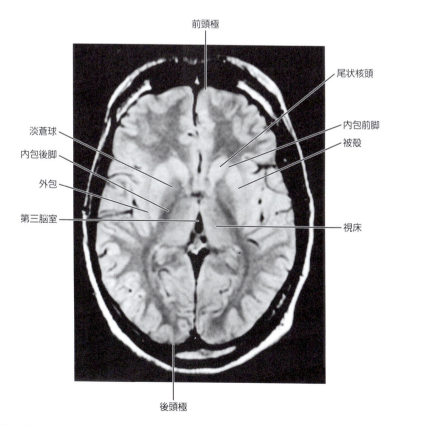

図8.3 磁気共鳴画像（MRI）による図8.2Cに近いレベルの横断面

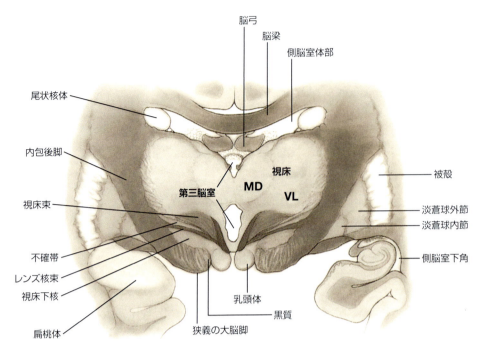

図8.4 視床腹部と乳頭体のレベルの冠状断面
MD，背内側核；VL，外側腹側核。

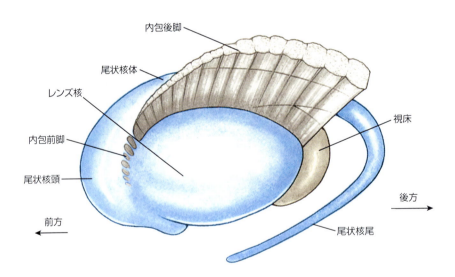

図8.5 左外側からみた線条体と内包の位置関係

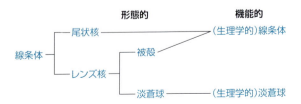

図8.6 線条体の形態的ならびに機能的な細分類

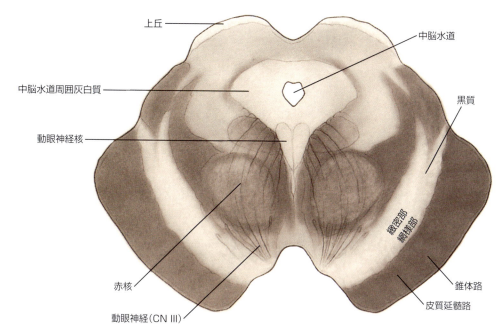

図8.7 中脳吻側部のレベルの横断面
CN，脳神経。

こでは扱わない。

大脳基底核の線維の連絡は非常に複雑だが（図8.8A），簡単のために大まかに以下のように分ける。

1. 大脳基底核の外からの入力
2. 大脳基底核内の部位間の連絡
3. 大脳基底核から脳の他の領域への出力

入力

大脳基底核への入力はおもに大脳皮質からくる（図8.8A）。大脳皮質のほぼすべての領域は大脳基底核に整然と並んで投射する。この皮質線条体投射は尾状核や被殻に，そのわきの白質から，多くは内包前脚を通って直接到達する。運動野，運動前野，体性感覚野からの皮質線条体投射は体部位再現的に被殻に投射する。視床から線条体への入力は視床髄板内核からくる。

部位間の連絡

大脳基底核内の線維連絡で最も重要なものは，以下の3つである。

1. 線条体と黒質の双方向性の連絡
2. 淡蒼球と視床下核の双方向性の連絡
3. 線条体淡蒼球投射（非常に多い）

体部位再現的な線条体黒質投射は線条体のすべての部位から生じ黒質網様部に終わる。黒質緻密部からの線維は黒質線条体投射を形成し，尾状核と被殻に終わり，そこからの線条体黒質投射と双方向性の経路を作る。

淡蒼球と視床下核は視床下束で相互につながっている。視床下束は神経線維の細い束で，内包と交差して淡蒼球と視床下核を分離する。淡蒼球視床下核線維はおもに淡蒼球外節からくるのに対し，視床下核淡蒼球線維はおもに淡蒼球内節からくる（図8.8A）。

線条体のすべての領域から淡蒼球のすべての領域に投射があり，これが非常に豊富な線条体淡蒼球線維である。線条体淡蒼球線維は直接投射するものと間接的に投射するものに分けられる。ドパミンD_1受容体を発現している線条体の中型有棘ニューロンは淡蒼球内節に直接投射するのに対し，D_2受容体を発現しているニューロンは淡蒼球外節に投射する。皮質線条体投射と線条体淡蒼球投射はいずれも体部位再現的に整然と並んでい

92　Part II　運動系

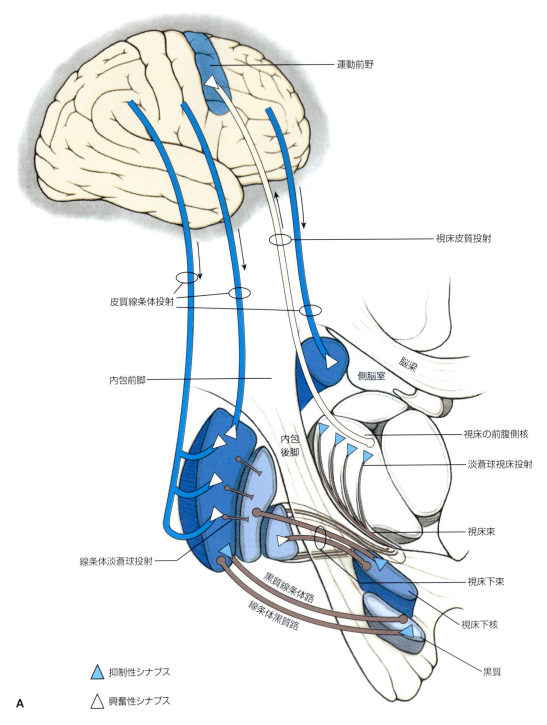

図8.8
A. 大脳基底核の主要な線維連絡の模式図。興奮性シナプス(白い三角)，抑制性シナプス(青い三角)。

る。したがって，大脳皮質の特定の領域は淡蒼球の特定の部位に皮質線条体淡蒼球経路を介して投射する。

出力

　大脳基底核の主要な出力核は淡蒼球内節で，そこから視床に強く影響を与える。淡蒼球視床線維

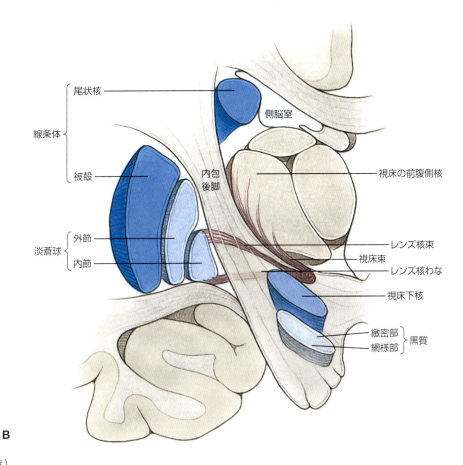

図8.8(続き)
B. 大脳基底核からのおもな出力の模式図。淡蒼球視床投射の局在。

は内節から生じ，2つの束を形成する。1つは**レンズ核束**lenticular fasciculusで，もう1つが**レンズ核わな**ansa lenticularisである。レンズ核束は淡蒼球内節の背側表層から出て(図8.8B)内側へ向かい，最初は内包後脚，次に視床腹側部の視床下核と不確帯の間を抜ける(図8.4)。一方，レンズ核わなは淡蒼球内節の腹側表層から出て(図8.8B)，内包の前あたりでループを作って視床下核に入る。両方の神経束は合流し，**視床束**thalamic fasciculusの中を通って(図8.4，8.8)おもに視床の前腹側核に投射する。この神経核から淡蒼球は視床皮質投射を介して大脳皮質の運動前野に信号を伝え，その信号はさらに運動野とそこに存在する上位運動ニューロンに投射する。したがって，大脳基底核は最終的には錐体路系を通じて運動に影響を与えることになる。

このような明らかな淡蒼球視床線維連絡に加えて，黒質網様部から直接視床に投射する線維もわずかだがある。これら黒質視床路はおもに視床の前腹側核に投射し，頭と眼の動きの共同に関与する。

機能的な考察

大脳基底核のさまざまな部分の生理的機能や神経伝達物質が最近の研究で明らかになってきている(図8.9)。皮質から線条体や視床下核への入力は興奮性で，神経伝達物質として**グルタミン酸**glutamateが使われる。黒質(緻密部)線条体路から放出されるドパミンは，D_1受容体を発現している線条体のニューロンを促通させるのに対し，D_2受容体をおもに発現しているニューロンに対しては抑制的にはたらく。線条体から黒質網様部や淡蒼球への出力は抑制性で，神経伝達物質とし

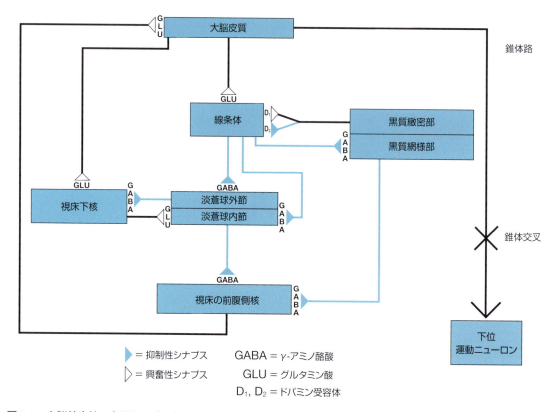

図8.9　大脳基底核の主要な回路と神経伝達物質
興奮性シナプス（白い三角），抑制性シナプス（青い三角）。

てγ-アミノ酪酸γ-aminobutyric acid（**GABA**）が使われる。また，グルタミン酸を神経伝達物質とした興奮性の信号が，大脳皮質から視床下核に，そして視床下核から淡蒼球に入る。淡蒼球と黒質網様部はGABAを神経伝達物質として視床の前腹側核を抑制する。前腹側核はグルタミン酸を神経伝達物質として運動前野を活性化させる。

運動のプログラムは大脳基底核により開始あるいは抑制される

淡蒼球視床路と黒質（網様部）視床路の持続的な活動は，視床の前腹側核からの視床皮質路のニューロンを直接に阻害することによって，大脳皮質のニューロンの活性化を抑制する。この抑制は直接路と間接路という2つの並行する線条体から淡蒼球内節への投射に異なる影響を及ぼす（図8.10）。意図した運動は直接路を介して開始されるが，これは大脳皮質からの興奮が線条体の抑制性ニューロンを活性化させ，それにより淡蒼球内節から視床への抑制性ニューロンが抑制されて，視床ニューロンの脱抑制が起こる結果であり，視床皮質路の信号が増強されてさらに皮質が興奮することになる。それに対して，大脳皮質からの興奮は線条体の他のニューロンを活性化させ，間接路を通して淡蒼球外節のニューロンの抑制を起こし，それにより視床下核の脱抑制が起こり，その投射先の淡蒼球内節の抑制性ニューロンの活性化を起こし，結果として視床への入力が抑制される。これは皮質ニューロンの不活性化につながる。

ドパミンはD_1受容体あるいはD_2受容体の活性化を通じて，この直接路と間接路にそれぞれ異なる効果を及ぼす。直接路に属する線条体ニューロンはD_1受容体を発現しており，ドパミンはこの回路を促進する。それに対して間接路に属する線条体ニューロンはD_2受容体を発現しており，ドパミンはこの回路を抑制する。通常，直接路と間

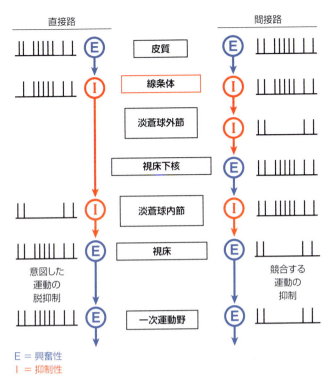

図8.10　大脳基底核は淡蒼球内節に向かう直接路と間接路の活性のバランスをとることで随意運動を調節している
視床の前腹側核ニューロンで，意図した運動が選択的に脱抑制され，意図しない運動は抑制される。前腹側核から運動前野に投射し，そこからさらに一次運動野に投射する。

接路は並列的にはたらいて運動を調節している。まず，大脳皮質のさまざまな領域が意図した運動のプログラムを決定する。それにもとづいて大脳皮質が直接路を活性化し，その特定の運動プログラムの開始に必要な視床ニューロンからの入力を脱抑制して，その結果，大脳皮質の運動野により意図した運動が開始される。それと同時に，間接路の活性化は異なった視床ニューロンからの競合する意図しない運動のプログラムを抑制する。要約すると，大脳基底核の直接路と間接路は，ある特定の視床皮質路を脱抑制して意図した随意運動を開始させ，一方で他の視床皮質路を選択的に抑制することによって，意図しない運動を抑制するのに重要である。〔訳注：デフォルトの状態が淡蒼球内節からの抑制が視床に持続的にかかっている状態とする。そこで大脳皮質からある特定の直接路とそれ以外の間接路を活性化させる信号が入ったとする。しかしながら，それだけでは持続的にかかっている抑制をはずすのには十分ではなく，意思決定にもとづくドパミンを同時に出すという過程が必要で，

それにより直接路が活性化され，間接路が抑制され，意図した運動が開始される。したがってパーキンソン病のようなドパミンの欠乏状態では，ある特定の運動の開始がスムーズにできないことになる〕

大脳基底核障害の症状

　大脳基底核の機能不全によって現れる症状は，直接路と間接路のアンバランスの結果として起こる。これは黒質からの線条体の制御，あるいは線条体や視床下核からの淡蒼球の制御が失われることで生じる。霊長類，特にヒトでは大脳皮質は最も上位の運動中枢であり，ヒトでは大脳皮質が感覚入力を受け，連合野で運動の意思を作る。線条体はその意図した動きに必要なすべての運動プログラムを順に並べ，それと競合する運動を抑制するという仕事を皮質のために行っている。線条体はその仕事を大脳基底核の唯一の出力系である淡蒼球内節を通じて行っている。淡蒼球内節は運動性の視床である前腹側核を通じて大脳皮質の運動

前野に信号を入力する。運動前野は運動野やその上位運動ニューロンと連絡して複雑な随意運動のプログラムを作る。線条体と淡蒼球の出力の調節は，それぞれ黒質および視床下核との連絡によってなされる。

大脳基底核の異常は**陰性徴候**negative signおよび**陽性徴候**positive signとして現れる。陰性徴候は患者がしたいと思っている運動ができない状況で，陽性徴候は患者がしたくないと思っている運動が自発的に起こってしまう状況である。陰性徴候は神経の異常でもはや活性化できなくなった結果起こる。陽性徴候では制御の喪失や他の運動系の影響が脱抑制されることによって異常な運動が生じてしまう。

陰性徴候

大脳基底核障害の陰性徴候として，**無動症**（アキネジア）akinesia，**運動緩慢**（ブラディキネジア）bradykinesiaや，姿勢調節の異常などがある。無動症は運動の開始がうまくできない状態，運動緩慢は運動が非常にゆっくりと起こる状態を指す。大脳基底核障害は不全麻痺や完全麻痺を伴わず，無動症も運動緩慢も麻痺によるものではない。姿勢調節の異常は，例えば転びそうになったり体が傾いたりしたときや，座ったりリクライニングしている状態から起きあがろうとしたときに，頭や体幹の異常な伸展として現れたり，適当な調節ができなかったりする。姿勢保持障害や転びやすさは，パーキンソン病の患者でよくみられるリスクである。姿勢調節の異常がみられる別の疾患としてジストニアがある。これは体が異常な体位に勝手に固定してしまう状態であり，淡蒼球の両側性の病変でみられ，患者は頭と体をまっすぐに保持することができない。例えば，頸がある向きに固定されて顎が胸についた状態となったり，歩行時に腰が曲がってしまい体がほぼ水平な状態となったりする。これは直接路の神経伝達の変化により視床ニューロンの抑制が亢進し，視床皮質路の活性が減弱するために，結果として下行性の錐体路の指令が弱まることによると考えられている。

陽性徴候

大脳基底核障害の陽性徴候として，筋緊張の変化やさまざまなタイプの**ジスキネジア**dyskinesiaがある。どちらも淡蒼球による視床ニューロンの抑制が解除されることによって生じる。大脳基底核障害に伴う筋緊張の変化は，通常，筋緊張亢進である。重症の場合，関節にはたらくすべての筋の緊張が増強した**強剛**（固縮）rigidityと呼ばれる状態になる。このような場合，筋を受動的に動かした際の抵抗の増加がどの方向に動かしてもみられ，また動きの全過程でみられる。これは**鉛管様強剛**lead-pipe rigidityと呼ばれる。もし激しい振戦があると，筋を受動的に動かした際に間欠的にぐいっぐいっと歯車様に動き，歯車様の動きの周波数が振戦の周波数と一致する。この場合の筋緊張亢進を**歯車様強剛**（硬直）cogwheel rigidityと呼ぶ。

ジスキネジア

ジスキネジアは振戦，**舞踏運動**chorea，**アテトーシス**athetosis，**バリズム**ballismus，**チック**ticとしてみられる。振戦は四肢の遠位（例えば手）にみられる律動的な振動性の動きである。舞踏運動はビクッとしたようなすばやい動きで，四肢の遠位や顔にみられる。アテトーシスはヘビのように体をよじるようなゆっくりとした動きで，四肢にみられる。バリズムは上肢や下肢を放りだすような激しい動きで，近位筋の収縮の結果として起こる。チックは定型的な繰り返し運動で，いくつかの筋群の動きが関与する。

大脳基底核障害でみられる症状の特徴は，こうしたジスキネジアが安静時に何ら運動の指令がない状況で起こることである。このような異常運動は患者の意志に反して起こるので，始まるのを防げないし，始まってしまうと途中で止めることもできない。

パーキンソン病

パーキンソン病では振戦，強剛，無動症，運動緩慢，姿勢調節の異常が組み合わさった症状がみ

られ，**振戦麻痺** paralysis agitans とも呼ばれる。パーキンソン病は大脳基底核障害として最も有名なもので，この章の最初に提示した症例がそれである。振戦は親指とその他の指による丸薬をまるめるような毎秒3～6回ほどの律動的な動きで，随意運動をしている間は消失する。強剛は病状が進むと特に顕著になる。無動症や運動緩慢の症状が強く現れるため，運動の開始と実行が非常にゆっくりになり，患者は一見麻痺しているようにみえる。振戦を伴う無動症を呈することから「振戦麻痺」という病名がつけられた。非常に特徴的なのは，仮面様顔貌といわれる表情と，歩きだそうとするときに前かがみになり（図8.11），足を引きずり，腕を振らないこと，そして歩きだしてしまうと今度は止まれず，支えられないと転んでしまうことである。病状が進行すると書く字が小さくなり，話す声もささやくような声になってしまう。

パーキンソン病は黒質緻密部のドパミンニューロンの変性脱落によって起こる。そのため線条体でドパミンが欠乏する。これはドパミンの前駆体で血液脳関門を通過できるレボドパの投与で治療される。外科的な治療として両側の淡蒼球内節の破壊が行われてきたが，より有効な新しい治療法が深部脳刺激である。これは視床下核に自己刺激電極を埋め込む手法で，進行例の重度の振戦を治療するのに用いられている。いずれの手技も振戦の原因となっている大脳基底核からの異常な出力を遮断する。

臨床との関連

深部脳刺激は外科的な破壊による運動異常の治療にとって代わる治療法である。パーキンソン病やジストニアの患者が薬物に反応しない場合にも，深部脳刺激が有効なことがある。電極アレイを線条体や視床，視床下核のさまざまな位置に埋め込み，電池で動く皮下に埋め込んだ電気刺激装置につなぐ。パーキンソン病の強剛，振戦，無動症や運動緩慢に最も有効な電極の位置は視床下核である。最適化されたパラメータによる刺激でただちに随意運動の改善がみられ，強剛も減少する。深部脳刺激が効果を発揮する機構は現在研究されている段階だが，その効果の生理学的な基礎は，ただ単に電極で抑制系を活性化させているだけではなさそうで，高周波刺激による軸索の伝達の調節が異常な神経伝達を妨げることによるらしい。中脳水道周囲灰白質と脳室周囲灰白質の深部脳刺激は痛みの緩和に使われている。

ハンチントン病

線条体の疾患として最もよく知られているのはハンチントン病である（図8.12）。この進行性の疾患は，優性変異遺伝子を受け継ぐことによって発症する線条体の変性によって起こる。神経変性は大脳皮質でも起こることがある。そのような患者は進行性の認知症も発症する。ハンチントン病ではアテトーシスもみられる。舞踏運動とアテ

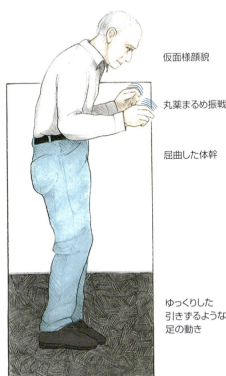

図8.11　パーキンソン病患者の姿勢
仮面様顔貌，丸薬まるめ振戦，屈曲した体幹，ゆっくりした引きずり歩行。

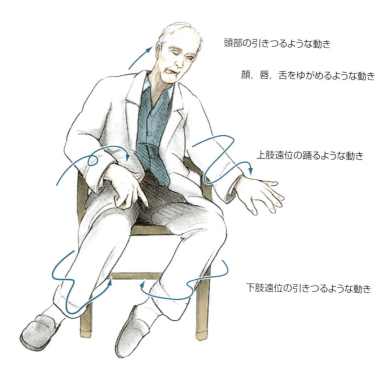

図8.12 ハンチントン病患者の姿勢
頭部の引きつるような動き，唇や舌をゆがめるような動き，四肢遠位の踊るような動き。

トーシス，あるいはその中間型（舞踏アテトーシス運動）がよくみられる。アテトーシスは線条体の病変がその一義的な原因であるが，病的な変化は淡蒼球にも認められる。ハンチントン病の原因遺伝子が最近になって特定された。

視床下核の障害

視床下核の異常では対側の片側バリズムが起こる。原因は血管障害であることが多く，こうした激しい動きを伴う症状は，それほど長く続かない場合が多い。もしそれが長期にわたって継続してみられ，薬物治療でコントロールできなければ，視床運動核（前腹側核，外側腹側核）の冷凍凝固手術が最後の手段である。レボドパが登場するまで，この手術は重症パーキンソン病の治療法でもあった。どちらの場合も，視床運動核を破壊することで大脳基底核から皮質の運動野への異常な影響を遮断する。

遅発性ジスキネジア

遅発性ジスキネジアは大脳基底核障害の1つで，顔，唇，舌の異常な運動（不随意にくちゃくちゃ噛むような動きと，唇や舌で音を立てるような動き）が特徴的である。マンガンに曝露される仕事をしていた人や，クロルプロマジンなどを長期に投与されていた患者にみられることが多い。これはドパミンやその作動薬に対する過剰反応と考えられている。

脳性麻痺

脳性麻痺は新生児期にみられる非進行性の中枢神経系疾患で，運動系が障害される。ときに精神機能にも異常がみられることがある。障害されるのは皮質の錐体路にかかわるニューロンや大脳基底核のニューロンであることが多く，小脳が関与することはまれである。したがって，強剛やジスキネジアがみられることが多く，**運動失調** ataxia はまれである。病変は大脳皮質，大脳半球の白質，

線条体，視床にみられ，小脳の皮質や白質の病変はまれである。先天性の脳性麻痺は出生時にみられるもので，米国神経疾患・脳卒中研究所（NINDS）によると，その原因として妊娠中の母体の感染，Rh不適合による新生児黄疸，分娩時の重度の低酸素や頭部外傷があげられている。窒息のような出生時の合併症が脳性麻痺の原因のおよそ6％を占めるものと推定されている。脳性麻痺の小児のおよそ10〜20％は生後の問題を原因としており，例えば髄膜炎や脳炎のような感染後の脳障害，あるいは自動車事故や転落，乳幼児虐待による頭部外傷などがあげられる。

運動過多症と視床下核

舞踏運動，アテトーシス，バリズム，チックで代表される**運動過多症**（ハイパーキネジア）hyperkinesiaは，間接路の視床下核から淡蒼球内節への強い興奮性の支配の異常によると考えられる（図8.10）。この障害はバリズムのように視床下核そのものの異常でも起こるが，間接路の途中の異常，例えば線条体から淡蒼球外節，そこから視床下核への抑制のどこかの異常で起こることが多い。どの場合も，最終的には淡蒼球内節から視床運動核への抑制がはずれることになる。それによって，視床運動核から皮質の運動野への刺激が過剰になり，こうした症状を呈すると考えられる。〔訳注：先のハンチントン病では線条体のドパミンD₂ニューロンが選択的に脱落変性するといわれている。淡蒼球内節から視床へ抑制をかけるところが，淡蒼球外節から抑制をかけ，その外節に線条体のD₂ニューロンが抑制をかけることになる。したがって，そのD₂ニューロンからの抑制がはずれると，外節の神経はより活動する。ところが，その活動は内節をより抑制することになるので，内節の抑制性の活動が落ちる。その結果として内節から視床への抑制がはずれる〕

運動減少症とドパミン

パーキンソン病では無動症，運動緩慢，姿勢反射の欠如がみられ（図8.11），ときに**運動減少症**（ハイポキネジア）hypokinesiaとも呼ばれる。これは線条体でのドパミン濃度の低下によって起こる。このドパミンの欠乏は線条体からその下流の抑制性の淡蒼球視床下核経路へのD₂ニューロンによる抑制を強めるので〔訳注：ドパミンがD₂受容体に結合するとD₂ニューロンの活性が抑制される。ところが，ドパミンがないので抑制がかからない。その結果，線条体から淡蒼球への抑制がかかったままになる〕，その下流の淡蒼球内節や黒質網様部の活動を上げて，（視床への入力は抑制性なので）それらの部位から視床運動核への抑制が強くなる。その結果，視床運動核から皮質の運動野への興奮性の入力が落ちる。線条体のドパミンの減少は線条体の他の抑制性ニューロンの活性も下げるので，パーキンソン病では強剛のような運動過多症の症状もみられることがある。

認知機能

随意運動の開始や制御といったよく知られている機能に加えて，大脳基底核の一部は行動の認知的な側面にも深くかかわっているようである。線条体の2つの部位は異なった機能を果たしている可能性もある。つまり，被殻は運動の調節に大きくかかわっているのに対し，尾状核は認知機能により大きくかかわっている可能性がある。両部位とも淡蒼球を通じておもに視床の前腹側核に影響しており，前腹側核から運動前野への投射は被殻に影響されるのに対し，同じ前腹側核やその他の視床核から前頭前野への投射はおもに尾状核に影響される。したがって，線条体は大脳皮質のすべての領域から入力を受け，それにより外界で何が起こっているのかをモニターして，それに対して次に何をしなければならないかのプログラムを作成していると考えられる。

章末問題

8-1. 線条体を形態的ならびに機能的に区分けせよ。

8-2. 線条体の中型有棘ニューロンを特徴づける受容体の種類は何か？

8-3. 大脳基底核への主要な入力は何か？

8-4. 視床の前腹側核ニューロンへの直接路が活性化されたとき，その機能上の作用を特徴づけるのは何か？

8-5. 間接路の活性化は随意運動のどの要素を担っているか？

8-6. 大脳基底核からの出力は，間接的に一次運動野の上位運動ニューロンの活性を調節している。それはおもにどのような接続を介しているか？

8-7. 鉛管様強剛の特徴はどれか？
　a. 主動筋と拮抗筋が同時に収縮する
　b. 抗重力筋が選択的に活性化される
　c. γ運動ニューロンの興奮性が亢進する
　d. 脳幹の運動中枢が選択的に活性化される
　e. 上のすべて

8-8. 大脳基底核障害のおもな症状は何か？

8-9. 大脳基底核の病変によって生じる運動異常には，どの運動系伝導路がおもに関係しているか？

8-10. A〜Cの断面図の赤色で示した部分の病変によって障害される構造と，それによる異常はそれぞれ何か？

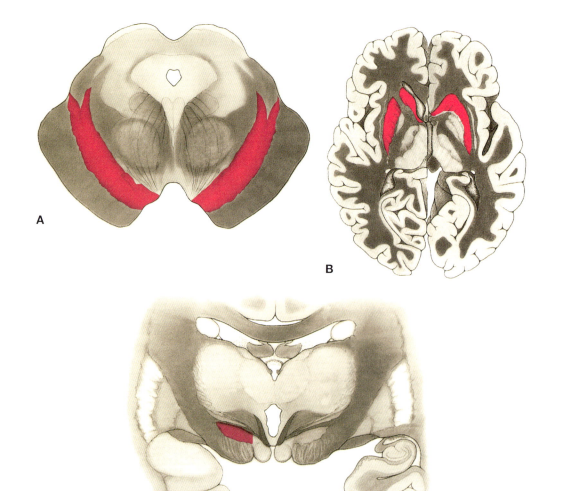

8-11. 男性患者の両側の四肢にすばやくぎくしゃくした不随意運動がみられる。精神状態は正常。患者によると，父親も生前に同じような病気にかかっていたという。父親の病理解剖で脳が摘出され，組織標本が作製されていた。この患者の診察と病歴にもとづいて，父親の標本で神経変性が観察される可能性が高いのはどこか？

a. 視床の前腹側核
b. 視床下核
c. 黒質緻密部
d. 線条体
e. 淡蒼球

8-12. 脳の右半球の小さな血管病変によって片側バリズムが起きたとする。発作の結果として観察されると考えられるのはどれか？

a. 同側の線条体の順行性軸索変性
b. 同側の淡蒼球内節のニューロン変性
c. 同側の視床の前腹側核での活動電位の異常
d. 同側の錐体路での活動電位の異常
e. 同側の外側皮質脊髄路での活動電位の異常

8-13. 大脳基底核障害の陽性徴候として異常な不随意運動がある。異常な不随意運動の病態生理学的な基盤は何によってもたらされるか？

a. 視床下核淡蒼球投射での活動性の亢進
b. 淡蒼球視床下核投射での活動性の低下
c. 淡蒼球視床投射での活動性の低下
d. 視床前腹側核皮質投射での活動性の亢進
e. 視床外側腹側核皮質投射での活動性の低下

8-14. 線条体のドパミンが欠乏している患者では，前腕を受動的に動かすと，その方向にかかわらず（屈曲でも伸展でも）一連の異常なカクカクした運動が起こる。この運動を何というか？

a. 折りたたみナイフ現象
b. クローヌス
c. 測定障害
d. 反跳現象
e. 歯車様運動

8-15. ハンチントン病の患者の臨床症状の現れ方に当てはまらないのはどれか？

a. 突然発症する
b. 両側性に症状が現れる
c. 長期間かけて症状が進行する
d. 進行性に症状が悪化する
e. 遺伝性である

第9章 小脳：運動失調

56歳の女性，35年にわたるヘビースモーカー。最近，歩きにくくなり，また右腕を動かしにくくなっている。症状はこの4か月でだんだん悪くなってきている。身体診察では，指鼻試験や踵脛試験で右上下肢に企図振戦と測定障害がみられた。また，踵つま先歩きができず，右側にそれていく傾向がみられた。右腕の回内と回外をほんの短い間でも交互に繰り返すことができない。

小脳は左右対称な両側性の大きな脳で，後頭蓋窩に位置している。入力と出力を通じて随意筋の収縮のタイミングと強さに影響を及ぼし，スムーズで協調的な運動を可能にする。

小脳では3という数字が重要である。小脳は矢状断で3つの領域に分けられ，水平断でも3つの葉に分けられる。さらに3つの小脳脚で脳幹とつながる。その皮質は3つの層からなり，出力は3つの神経核から出て，3つの小脳症状がある。

解剖学的区画

小脳の表面には平行に走る多くの皺，すなわち回が水平面（耳と耳とをつなぐ面）上にみられる。根元の白質が共通ないくつかの回が小葉を形成している。小脳皮質には10個の小葉がある。矢状面では，小脳は正中の**小脳虫部**vermisと外側に張りだした小脳半球に分けられる（図9.1）。左右それぞれの半球は傍虫部（中間部）と外側部に分けられる。小脳半球外側部は後葉で最も大きい。

水平面では，小葉は2つの主要な裂で3つの葉に分けられる（図9.1）。それぞれの葉には形態的，系統発生的，機能的に名前がつけられている（図9.2）。**片葉小節葉**flocculonodular lobeは最も下部にある小さな葉で，後外側裂の後ろに位置している。片葉小節葉は系統発生的に最も古い小脳で，前庭からの入力をおもに受ける。それゆえ，**古小脳**archicerebellum，あるいは**前庭小脳**vestibulocerebellumと呼ばれる。**前葉**anterior lobeは最も上部にあり，第一裂の前に位置している。前葉は片葉小節葉よりは少し新しく，おもな入力は脊髄とのつながりを介して四肢から入る。それゆえ，**旧小脳**paleocerebellum，あるいは**脊髄小脳**spinocerebellumと呼ばれる。**後葉**posterior lobeは最も大きい葉で，後外側裂と第一裂の間に位置している。後葉は小脳の中で最も新しくできたもので，大脳皮質と強いつながりがあるので，**新小脳**neocerebellum，あるいは**大脳小脳**cerebrocerebellumと呼ばれる。

第9章 小脳：運動失調　103

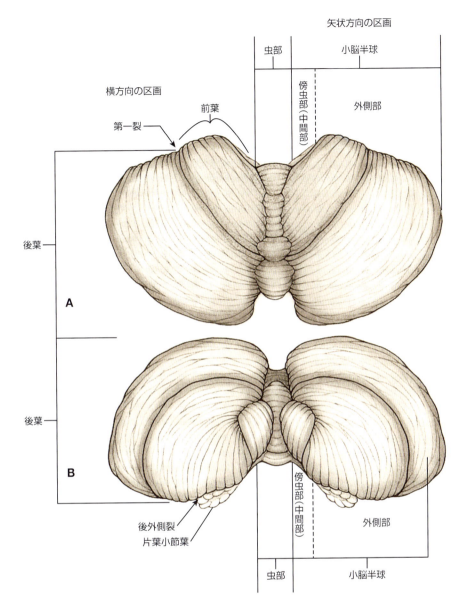

図9.1　小脳の上面と下面
その矢状方向と横方向の区画を示す。**A.** 上面。**B.** 下面。

形態的	系統発生的	機能的
前葉	旧小脳	脊髄小脳
第一裂		
後葉	新小脳	大脳小脳
後外側裂		
片葉小節葉	古小脳	前庭小脳

図9.2　小脳の形態的，系統発生的，機能的な区画

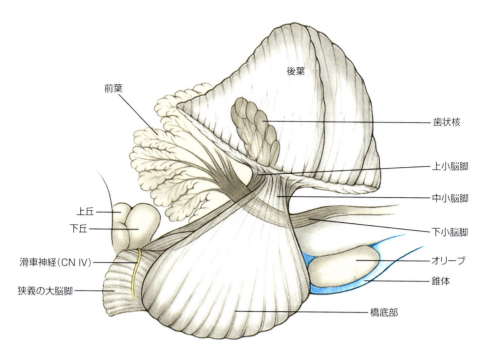

図9.3 小脳脚の位置関係の立体模式図
左外側からみた解剖標本。CN，脳神経。

小脳脚

3つの**小脳脚** cerebellar peduncle は小脳の入力線維と出力線維を含み，脳幹と小脳の間をつないでいる（図9.3，9.4）。**下小脳脚** inferior cerebellar peduncle は延髄の背外側から背側にアーチ状にのびている。おもに入力線維からなるが，出力線維もいくらか存在する。大きな外側の部分を索状体と呼び，小さな内側の部分を傍索状体と呼ぶ。

中小脳脚 middle cerebellar peduncle は最も大きな小脳脚で，橋腕とも呼ばれ，橋底部と小脳をつなぐ。その線維は入力線維のみである。

上小脳脚 superior cerebellar peduncle は結合腕とも呼ばれ，小脳を中脳とつなぐ。入力線維もわずかに存在するが，基本的には小脳の重要な出力経路の大半が通るところである。

小脳皮質

組織学

小脳皮質 cerebellar cortex の細胞学的構造は小脳全体を通じて非常に均一な構造をしている。そ

れぞれの**小脳回** folium は，白質で形成される中の部分と皮質灰白質で占められる外の部分からなる（図9.5）。皮質は3つの層からなる。

1. **分子層** molecular layer：ここは細胞が非常に少ない。
2. **プルキンエ細胞層** Purkinje cell layer：小脳に特有の大きな細胞が一列に並ぶ。
3. **顆粒層** granular layer：数多くの小さな**顆粒細胞** granule cell が密につまっている。

分子層には，おもに**プルキンエ細胞** Purkinje cell の非常によく発達した樹状突起と，小脳の表面に平行に走る顆粒細胞のおびただしい数の軸索があり，その中に**星状細胞** stellate cell と**かご細胞** basket cell が散在している。星状細胞は分子層の表層にみられ，かご細胞は深層にある。顆粒細胞は皮質の内側部に無数に存在するが，その顆粒層には**ゴルジ細胞** Golgi cell の細胞体も存在する。

小脳皮質は中枢神経系と末梢神経系のさまざまな部位からの入力を受ける。したがって，小脳は入力線維の数が非常に多く，実際，入力線維の数は出力線維の40倍といわれている。小脳皮質は大脳皮質とは以下の点で異なっている。

第9章 小脳：運動失調　105

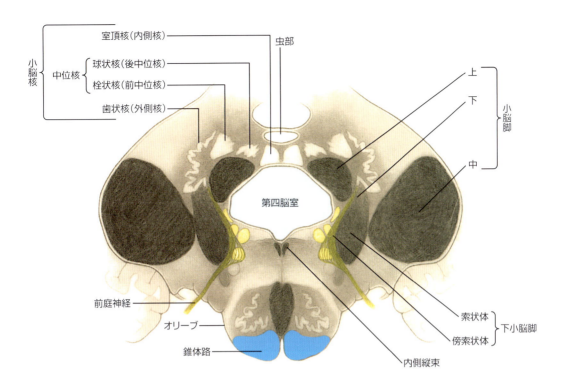

図9.4　橋-延髄境界のレベルの横断面にみる小脳脚の位置関係

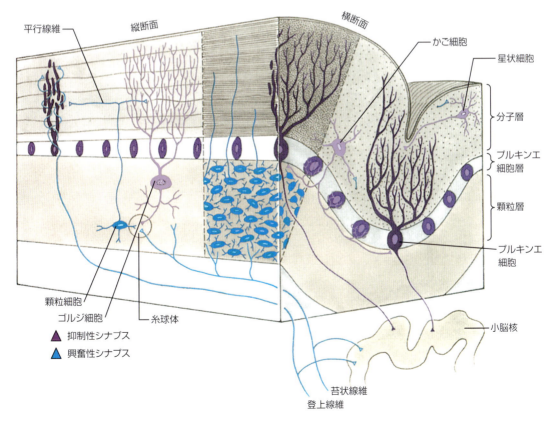

図9.5　小脳回の横断面と縦断面にみる小脳皮質の機能組織学

1. 小脳の活動は意識とは直接には関係しない。
2. 小脳半球は体の同側の位置情報を処理する。それに対して大脳半球の運動野は体の対側の位置情報を処理する。

小脳皮質の回路

　小脳皮質への入力は登上線維と苔状線維の大きく2つに分けられる。**登上線維**climbing fiberは下オリーブ核からくる求心性線維である。下オリーブ核は，複雑な形をした大きな主オリーブ核と背側および腹側の2つの副オリーブ核からなる。

　数多くのオリーブ小脳線維は内側に向かい，交差して反対側の下オリーブ核，延髄被蓋を抜けて下小脳脚から小脳に入る。**苔状線維**mossy fiberは小脳へ入力するその他の線維からなるが，これについてはこの章で後述する。

　小脳皮質に入った登上線維は顆粒層，プルキンエ細胞層を抜けて分子層に達し，1本のオリーブ小脳線維の軸索が1つのプルキンエ細胞の非常によく発達した樹状突起をのぼっていき（図9.5），そこにグルタミン酸作動性の興奮性シナプスを多数形成する。登上線維によるプルキンエ細胞の活性化は非常に強力で，オリーブ小脳線維を刺激するとプルキンエ細胞には**複雑スパイク**complex spikeと呼ばれる非定型的な活動電位が生じる（図9.6）。この複雑スパイクは，最初のスパイクの後に電位依存性チャネルからのカルシウムイオン（Ca^{2+}）流入によって持続的な脱分極が起こり，そこに二次的な小さな活動電位のスパイクが重なったものである。

　このような分布を示す登上線維とは異なり，苔状線維は小脳白質で，あるいは顆粒細胞層に入っても，分岐を繰り返す。その結果，1本の苔状線維が50ほどの**ロゼット**rosetteと呼ばれる神経終末を形成する。ロゼットは大きな分葉状の構造で，20個ほどの顆粒細胞の樹状突起とシナプスを形成すると同時に，ゴルジ細胞の軸索にも接触している。このシナプスを形成している構造物はグリア細胞の層にも囲まれており，**糸球体**glomerulusと呼ばれる。苔状線維もグルタミン酸作動性で，顆粒細胞を興奮させる。

　顆粒細胞は軸索を分子層にのばし，そこで分岐して2方向にのびて平行線維を作る。平行線維はプルキンエ細胞のスパイン（樹状突起棘）や，星状細胞，かご細胞，ゴルジ細胞の樹状突起にシナプスを形成する。平行線維はプルキンエ細胞の樹状突起に直角に走るので，1つの矢状断面上のプルキンエ細胞層に整列するプルキンエ細胞の1つとのみシナプスを作る〔訳注：ただし，小脳の横幅全体にわたって矢状断面上に配列するプルキンエ細胞層が並んでいるので，1つの断面については1つのプルキンエ細胞のみだが，平行線維としては横並びの多くのプルキンエ細胞とシナプスを作る〕。1つのプルキンエ細胞を活性化させるには多くの平行線維が同時に発火する必要があるが，それによってプルキンエ細胞には**単純スパイク**simple spikeが誘発される（図9.6）。

　顆粒細胞は小脳皮質で唯一の興奮性ニューロンで，グルタミン酸作動性である。それ以外のすべてのニューロンは，γ-アミノ酪酸（GABA）作動性の抑制性ニューロンである。星状細胞とかご細胞はプルキンエ細胞を抑制し，ゴルジ細胞は顆粒細胞を抑制する。プルキンエ細胞は小脳皮質で唯一の出力ニューロンで，小脳からの出力線維を出す小脳核のニューロンを抑制する。小脳核のニューロンは登上線維や苔状線維の側枝で興奮するので，小脳核からの出力はプルキンエ細胞からの皮質の抑制伝達で調節や微調整がなされる。

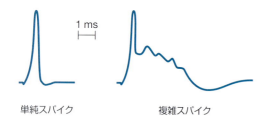

図9.6　単純スパイクと複雑スパイク
苔状線維による顆粒細胞の活性化の結果，平行線維がプルキンエ細胞を興奮させて誘発された単純スパイク。オリーブ小脳路の求心性登上線維の活性化に反応してプルキンエ細胞で記録された複雑スパイク。

小脳皮質の神経活動

プルキンエ細胞が小脳皮質で唯一の出力ニューロンであり，運動の実行中には複雑スパイクと単純スパイクが検出できる（図9.6）。静止状態では複雑スパイクの頻度は非常に低く（1〜3 Hz）また不規則だが，単純スパイクの頻度は高い（50 Hz以上）。単純スパイクは感覚刺激が入ってきたときや運動の実行中に増加するので，末梢での感覚刺激の広がりと強さ，あるいは運動のパラメータの情報を担っていると考えられる。それに対して，登上線維や複雑スパイクの低頻度の発火は，感覚刺激や運動の情報を送ることはできないと考えられる。しかし，オリーブ小脳線維由来の複雑スパイクは，プルキンエ細胞の平行線維からの刺激の単純スパイクに影響を与えることができる。下オリーブ核とオリーブからの小脳への入力は運動のエラーの信号を入力するようで，複雑スパイクはプルキンエ細胞が新しい運動課題を学習する際の教師信号としてはたらくのかもしれない。新しい運動の獲得と，複雑スパイクの増加ならびに単純スパイクの抑制とが相関することが，行動研究から明らかになっている。運動が協調的になっていくにつれ，複雑スパイクの数はもとに戻るが，単純スパイクは抑制されたままである。この平行線維のシナプス効率の変化は**長期抑圧** long-term depressionと呼ばれ，登上線維で誘発される複雑スパイクから100〜200 ms後に，平行線維に対するプルキンエ細胞の応答性が選択的に低下することによる。

 臨床との関連

下オリーブ核の詳細な機能は明らかになっていないが，実験動物で下オリーブ核を片側性に損傷させると，対側の小脳の障害と同様の異常がみられる。ヒトではオリーブの病変はほとんどの場合すぐ傍にある錐体も含むので，錐体路障害が小脳症状を隠してしまう。例外はオリーブ小脳変性症である。この疾患は40〜50歳で発症することが多く，下オリーブ核の萎縮により上下肢に進行性の運動失調がみられる。歩行運動失調や企図振戦に加えて構音障害もみられることがある。オリーブ小脳線維に限局した病変のある患者では，新しい運動課題の学習に障害がみられる。

小脳核

小脳はさまざまなレベルに存在する運動中枢にほぼ**小脳核** cerebellar nucleusのみを介して影響を与える。多数のニューロンの細胞体が集合して一塊をなした小脳核は，第四脳室の天井に近いところの延髄の白質の中に存在する。小脳核は内側から外側に向かって，室頂核（内側核），中位核（球状核〔後中位核〕と栓状核〔前中位核〕からなる），歯状核（外側核）からなる（図9.4）。それぞれの小脳核のニューロンは，苔状線維と登上線維の側枝から興奮性の刺激を，プルキンエ細胞から小脳皮質の体部位再現的な抑制性の刺激を受ける。小脳の片葉小節葉と虫部のプルキンエ細胞は室頂核に投射し（図9.7），小脳半球の傍虫部のプルキンエ細胞は中位核に投射する。小脳半球外側部のプルキンエ細胞の投射は歯状核に入る。小脳核は小脳からの上行性と下行性の出力を脳幹の運動中枢や視床に送り，それらを興奮させる。通常，正中の虫部と室頂核は頭，体幹，四肢近位の運動を両側性に制御するのに対し，小脳半球と中位核，歯状核は同側の上下肢のより遠位の運動を（皮質の外側にいくほどより遠位の運動を）制御する。

虫部と室頂核は姿勢，歩行，眼の動きに関係している。小脳半球と中位核，歯状核は，おもに四肢の複数の関節を挟んだ運動に関係している。傍虫部と中位核のまとまった活動は，運動中，特に拮抗筋の発火の間，体性感覚のフィードバックと時間的に相関するので，おそらく現在進行中の運動の修正にかかわっていると考えられる。小脳半球外側部，特に歯状核の活動は，大脳の運動野の活動や運動開始の100 ms前に起こる。

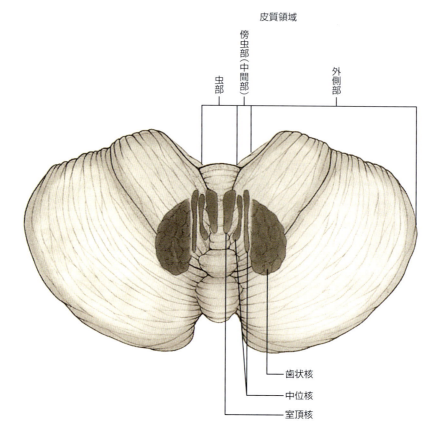

図9.7　小脳皮質から小脳核への入力の対応関係
それぞれの小脳核に対応した皮質領域が，プルキンエ細胞から小脳核への入力のおもな出力源となる。

小脳後葉（新小脳，大脳小脳）

　小脳半球外側部は，熟練を要する一連の運動を学習し記憶することにおもに関与している。この部位への主要な入力は大脳皮質の連合野からくる。この連合野では随意運動をするという意思決定がなされる。一方，小脳半球外側部からのおもな出力は運動野に送られ，そこで熟練を要する運動として実行に移される。前述したように，小脳半球外側部と小脳核（この場合は歯状核）の活動は，運動の実行を最終的に指令する大脳の運動野の活動よりも前に起こる。

後葉の線維連絡

　後葉は小脳で最も大きな部分で，大脳皮質と多くの相互性のつながりをもつ（図9.8）。この部位は小脳苔状線維系の中で最も豊富な皮質橋小脳系の投射を受ける。皮質橋路に投射しているのはおもに感覚運動野，運動前野，後頭頂皮質である。しかし，他のすべての葉の連合野からの投射も少なからずある。皮質橋路は内包と大脳脚を通って同側の橋核に投射し（図9.9），そこから横に走る横橋線維を抜けて対側の橋底部に進み，そこから大きな中小脳脚を形成しておもに後葉に投射する。

　後葉のプルキンエ細胞の軸索は歯状核に投射する。歯状核からの下行線維は対側の視床の外側腹側核に投射し，そこから運動野に達する。歯状核からの下行線維は吻側で上小脳脚を通る。この束はおもに歯状核からくるけれども，中位核からの線維もかなり含まれ，また室頂核からの線維もわずかに存在する。上小脳脚は最初は第四脳室の天井を通り（図9.9），そこから脳室壁，橋吻側部を抜けて被蓋に入る。下丘のレベルで交差して赤核の吻側ならびに視床下核の背内側の前赤核領域を抜ける。その部分で淡蒼球視床線維が合流し，視

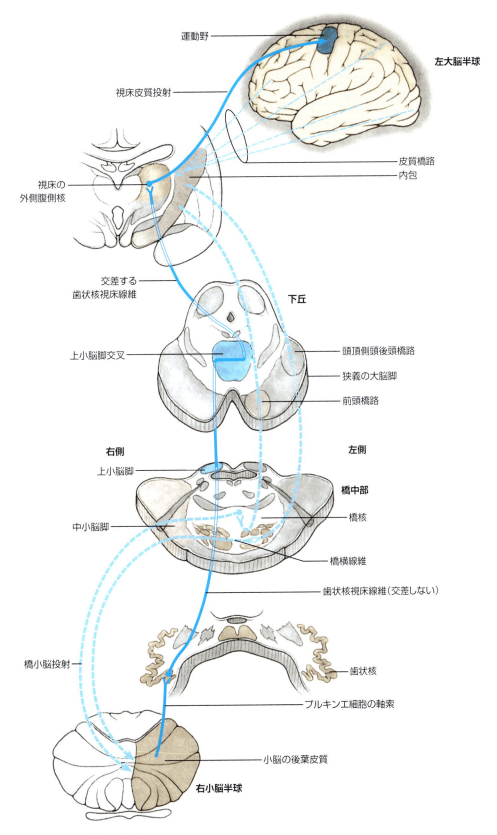

図 9.8 小脳後葉の回路網の模式図
入力を破線，出力を実線で示す。

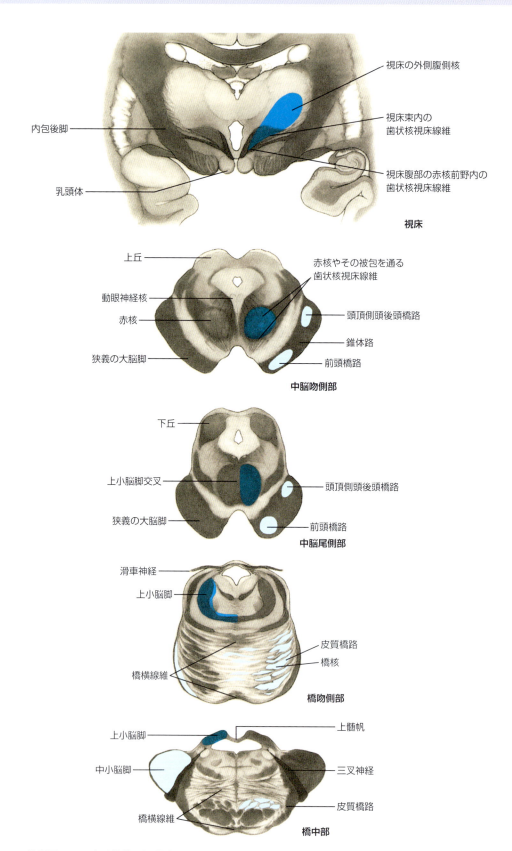

図9.9 横断面にみる小脳後葉の伝導路の位置関係

床束を形成して視床運動核に達する。

小脳後葉症候群

　小脳後葉症候群 posterior lobe syndrome（新小脳症候群）は、通常、脳血管障害や脳腫瘍、外傷、変性疾患で起こり、協調運動の喪失（運動失調）と、特に急性の場合には筋緊張の顕著な低下をきたす。運動失調の患者は、めざした場所に上肢をスムーズに動かすことができず、運動の方向と直角をなす方向にジグザグするような運動をしながら上肢を動かす（図9.10）。これは随意運動のときにのみみられ、静止時にはみられないことから、**企図振戦** intention tremor と呼ばれる。

 臨床との関連

　後葉の障害による企図振戦の程度はさまざまであるが、最もひどいケースは多発性硬化症や中脳の梗塞による歯状核視床路の異常に伴うものである。

　後葉の障害でみられるその他の症状として**測定障害** dysmetria がある。**この章の最初に提示した症例がそれである。**患者は運動の範囲をうまく調節できず、何かに触ろうとしたときに行きすぎたり届かなかったりする。また、**反復拮抗運動不能（ジスジアドコキネジア）** dysdiadochokinesia と

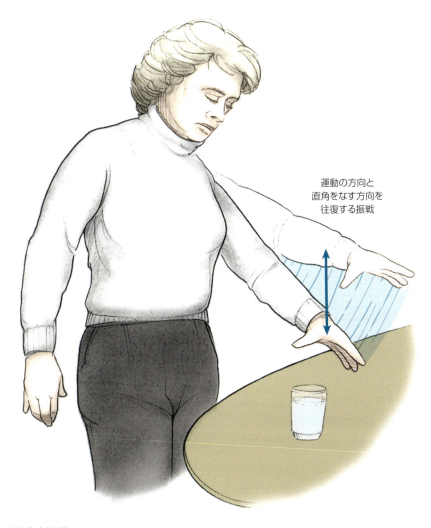

図9.10　小脳後葉症候群
企図振戦。意図した運動の方向と直角をなす方向を往復するような運動。

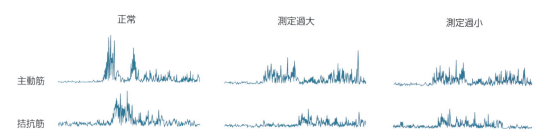

図9.11　主動筋と拮抗筋の活動の時間経過を示す整流筋電図
正常な人と小脳後葉症候群の患者の比較。

呼ばれる症状もある。これは動きをすばやく切り替えることができない症状で，例えば前腕の回内と回外を交互に繰り返すことができない。病変が片側性の場合，運動失調は同側にみられ，病変が両側性の場合，運動失調は両側にみられる。発話も影響されることがあり，その場合，発話の正常なリズムや流暢性が失われて言葉が不明瞭になり，音節ごとに途切れ途切れになる。そのため患者は単語を音節ごとに区切って強く発声しようとする（爆発性発語）。

四肢の運動失調の病態生理

運動失調を特徴づけているのは，筋収縮およびその結果としての運動のタイミング，強さ，速さ，連続性の異常である。運動失調の基礎にあるこうした異常は，障害されている肢の筋からの筋電図記録で明らかにできる（図9.11）。1つの関節を挟んだすばやい動きが正常であれば，主動筋の収縮による初期の加速と，適切なタイミングでの拮抗筋の収縮による減速，そして二次的な協力筋の小さなバースト発火（相互収縮）が特徴的である。小脳半球外側部や歯状核あるいはその出力線維の障害では，主動筋が収縮した後，拮抗筋の相互収縮が適切なタイミングでみられない。その結果，運動の減速が遅れ，標的を行き過ぎてしまう。上肢の1つの関節を挟んだ単純な運動である前腕の屈曲を，診察者が加える抵抗に逆らって患者にさせたとき，突然その抵抗をはずすと，主動筋の収縮力と拮抗筋の相互収縮のタイミングの調節の異常により，患者は自分の腕で自分の胸を叩いてしまう。これを**反跳現象** rebound phenomenon という。

複雑な運動，例えばものをとろうとするときには，さまざまな関節を挟んで拮抗筋の収縮が遅れて起こり，主動筋と拮抗筋の周期的な収縮がみられる。この周期性が乱れると運動の範囲が乱れるため，標的にとどかない（測定過小），あるいは標的を行き過ぎてしまう（測定過大）ような状況が起こる（図9.11）。企図振戦は主動筋と拮抗筋の収縮の異常を示す所見である。

運動の速度の異常は，交互に行う連続した動きの異常（反復拮抗運動不能）として現れる。複数の関節がかかわる複雑な運動は，それぞれの要素に分解されてしまい，1つの関節を挟んだ運動ごとに視覚情報を頼りに順に調節していかなければならないので，その結果，運動が遅くなる。

小脳前葉（旧小脳，脊髄小脳）

前葉の虫部と傍虫部は，おもに運動の実行中に四肢の運動の協調を支えており，そのため前葉は脊髄と強いつながりがある（図9.12）。前葉では，下肢に関係する部分が最も大きく，前側に位置し，その後ろに上肢，そして頭と続く。

前葉の線維連絡

脊髄と一部は脳幹を介して，小脳は全身の体性感覚受容器からおびただしい量の情報を受ける。この情報の大部分は筋，関節，そして皮膚の**機械受容器** mechanoreceptor から，単シナプス性に脊髄小脳路，楔状束小脳路，三叉神経小脳路を介して，おもに小脳虫部と前葉の傍虫部に投射する。

おもに下肢の筋のそれぞれの筋紡錘や腱器官か

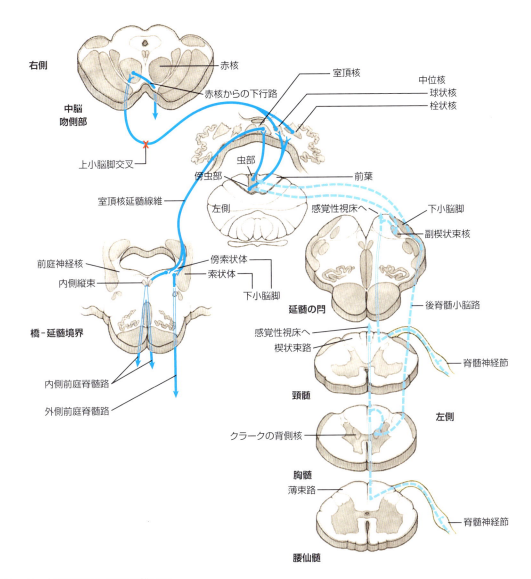

図9.12 小脳前葉の回路網の模式図
入力を破線，出力を実線で示す。

らの弁別固有感覚の情報や，皮膚の小さな受容域からの外受容感覚の情報は，背側脊髄小脳路を通って小脳に達する。この経路はクラークの背側核 dorsal nucleus of Clarke（胸髄核）から生じる。この神経核は第8頸髄から第2腰髄のレベルで第VII層の内側の部分でカラムを形成している。クラークの背側核のニューロンは，固有感覚や外受容感覚の入力を腰仙髄の部分の薄束を上行する線維からの側枝として受ける。クラークの背側核の軸索は同側の背側脊髄小脳路として上行し，下小脳脚から小脳に入る（図9.13）。

 臨床との関連

背側脊髄小脳路は，多発性硬化症などの脱髄疾患やフリードライヒ運動失調症 Friedreich ataxia，延髄外側部あるいは下小脳脚の病変によって障害される。この経路が障害されると同側下肢から小脳への入力が遮断され，同側下肢の運動失調が起こる。

下肢の背側脊髄小脳路にあたる上肢の経路は，

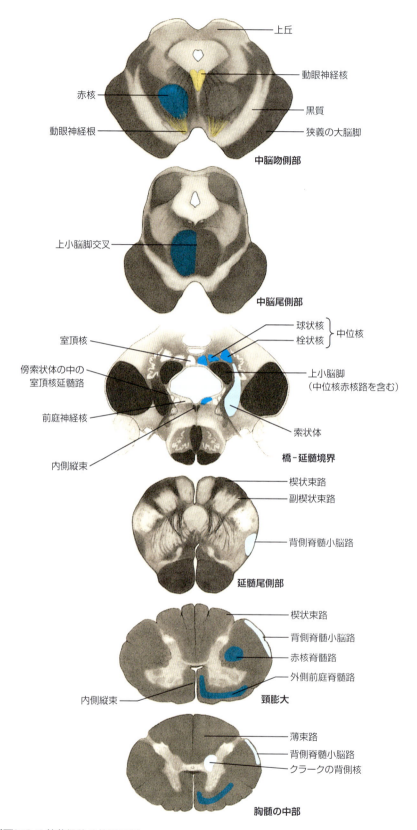

図9.13 横断面にみる前葉経路の位置関係

楔状束路を通り副楔状束核に至る。そのニューロンは，クラーク柱Clarke columnのニューロンに似たもので，楔状束小脳路を形成する。これも下小脳脚を通って小脳に至る。

脊髄灰白質への下行運動路の現在進行中の影響の情報，ならびに下肢全体の固有感覚や外受容感覚から収束した情報は，腹側脊髄小脳路を通って小脳に達する。この経路は背側脊髄小脳路とは機能だけではなく以下の点でも異なる。

1. 中間質や前角，そして腰髄では前角の境界に沿って散在しているニューロンから起こる。
2. 脊髄内で交差するので，対側からの情報を伝える。
3. 上小脳脚から小脳に入るが，その際ふたたび交差して同側の小脳に入る。

下肢の腹側脊髄小脳路にあたる上肢の経路は吻側脊髄小脳路と呼ばれ，脊髄の頸膨大の中間質にあるニューロンから起こり，上肢の固有感覚と外受容感覚を伝える。

三叉神経小脳路は顎関節，咀嚼筋，外眼筋などからの情報を伝え，これらからの感覚情報は脊髄や脳幹から情報を受ける網様体からも小脳に送られる。

運動野と錐体路のニューロンの神経活動に関する情報は，橋核を経て小脳前葉に到達する。この情報は錐体路の線維の側枝として入る。橋小脳路は橋核で交差し，対側の中小脳脚を通って小脳前葉の外側部に到達する。この線維連絡により，小脳は現在進行中の運動に対する皮質脊髄路の当面の影響に関する情報（運動指令）を得ることができる。

前葉，特に虫部と傍虫部のプルキンエ細胞の軸索は，室頂核や中位核，前庭神経外側核に投射する。室頂核ならびにその前庭神経核や網様体との線維連絡（下小脳脚の傍索状体を通る）を介して，前葉虫部は強力な両側性の影響を頭，頸，四肢の近位筋に及ぼす。これは腹内側下行運動路による。中位核ならびにその対側の赤核や網様体との線維連絡（上小脳脚とその交叉を通る）を介して（図9.9），前葉傍虫部は四肢のより遠位の筋に強い影響を及ぼす。これは外側下行運動路による。

室頂核と中位核は上小脳脚を介して視床運動核にも投射し，そこから一次運動野に投射する。〔訳注：一次運動野は最終的に脊髄の下位運動ニューロンに影響を与えるので，〕この経路を介して室頂核は錐体路の頭，頸，四肢の近位の運動に関係する部分に影響を与え，中位核は錐体路の四肢の遠位の運動に関係する部分に影響を与える。

小脳前葉症候群

小脳前葉の障害が最もよくみられるのは慢性アルコール依存症に伴う栄養不良によるプルキンエ細胞の変性で，これは最初は小脳の前部から起こる。**小脳前葉症候群**anterior lobe syndromeの患者はおもに下肢の協調の障害を示す。不安定歩行が顕著で（図9.14），あたかも酔っ払っているかのように，ふらついていくぶん強直性歩行のように探りながら歩く。患者は片方の踵をもう片方の下腿に触れさせながら下ろしていくことができない（踵脛試験）。プルキンエ細胞の変性はやがて小脳の後部にも広がり，上肢や発語も影響を受けるようになる。

片葉小節葉（古小脳，前庭小脳）

片葉小節葉は平衡覚や眼の動きにかかわる筋の協調に関係している。

片葉小節葉の線維連絡

内耳の前庭から頭の位置と動きについての情報の信号が，直接あるいは間接的に小脳に入る。直接前庭小脳路は前庭神経が小脳にシナプスを経ずに入る（図9.15）。それに対して間接前庭小脳路は前庭神経核からくる。両者とも下小脳脚の内側の傍索状体を通って小脳に入り（図9.3），おもに片葉小節葉とその隣の虫部に入る。

片葉小節葉のプルキンエ細胞の軸索は前庭神経核に影響を与え，また，その隣の網様体には室頂核を経て間接的に，プルキンエ細胞から直接に影響を与える。室頂核球投射〔訳注：球は延髄のこと〕と片葉小節葉からの直接の投射が傍索状体を経て前庭神経核に達する。前庭脊髄路や前庭眼球投射

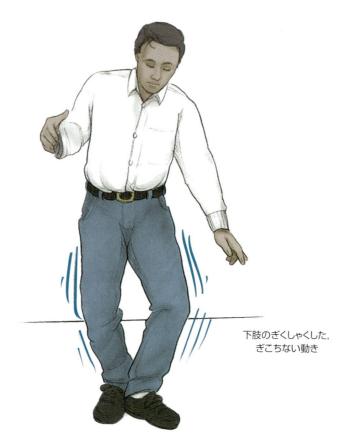

図9.14　小脳前葉症候群
歩行運動失調。下肢のぎこちない動き。

がそこから内側縦束を下行，上行し，体幹の筋を支配する運動神経核や外眼筋の運動神経核に投射する。

片葉小節葉症候群

　片葉小節葉と虫部後部の障害は平衡の異常を引き起こし，特に**体幹運動失調**truncal ataxiaと呼ばれる傍脊柱筋の協調の喪失がみられる（図9.16）。患者は体幹筋のコントロールができず，そのため両脚を広く開いて立ち，左右によろめきながら一歩一歩探るように歩く。重症の場合には，患者は座ることも立つこともできずに倒れてしまう。このような病態は小さな子どもに多い**髄芽腫**medulloblastomaが第四脳室の天井に発生した場合によくみられるが，年長の子どもや成人でも別のタイプの腫瘍が同じ部位に発生して起きることもある。外眼筋への影響による眼振などは次章で述べる。

臨床との関連

小脳は純粋に運動制御の中枢であると古くから考えられてきたが，脳機能イメージングによる研究の結果から，小脳は自律神経系，認知，複雑な行動にも関与していることがわかってきた。小脳後葉の外側部や下部と歯状核の一部は，計画，発話の流暢性や言語，注意，行動に関与しているらしい。こうした認知にかかわる小脳の領域は，前頭葉，頭頂葉，後頭葉の連合野から橋を経て入力を受け，それらの領域に視床を介して信号を返す。小脳の障害による高次機能障害の説明として，「小脳性認知情動症候群」という概念が注目を集めている。

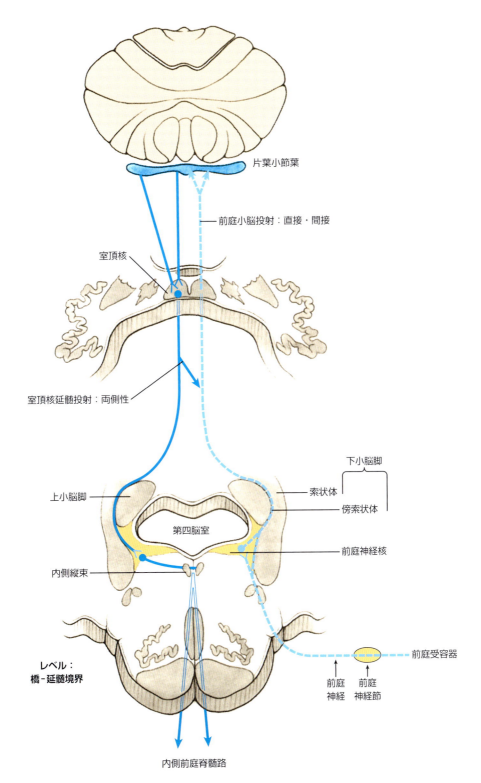

図9.15 片葉小節葉の回路網の模式図
入力を破線，出力を実線で示す。

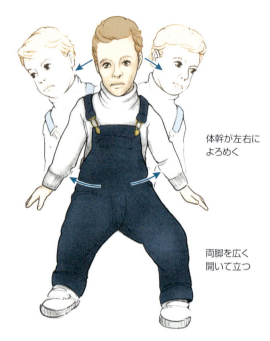

体幹が左右に
よろめく

両脚を広く
開いて立つ

図9.16　片葉小節葉症候群
体幹運動失調。両脚を広く開いて立ち，左右によろめく。

章末問題

9-1. 3つの小脳脚の名称をあげ，それぞれに含まれる主要な要素を説明せよ。

9-2. オリーブ小脳路の登上線維が活性化されると，プルキンエ細胞にどのような種類の反応が誘発されるか？

9-3. 小脳皮質のニューロンのうち興奮性のものはどれか？
 a. プルキンエ細胞
 b. かご細胞
 c. 星状細胞
 d. ゴルジ細胞
 e. 顆粒細胞

9-4. 小脳皮質での長期抑圧とはどのような現象か？

9-5. 小脳核を列挙せよ。おもな興奮性入力と抑制性入力は何か？

9-6. 小脳を矢状面で3つの領域に分けよ。それぞれが投射する小脳核は何か？

9-7. 3つの小脳症候群のおもな症状をそれぞれあげよ。

9-8. 小脳半球外側部と歯状核の活動は随意運動に対して（a）先に起こるか，（b）同時に起こるか，（c）後で起こるか？

9-9. 誤示試験が陽性の患者では，主動筋と拮抗筋の両方から筋電図をとると特徴的な所見がみられる。それはどのようなものか？

9-10. 小脳前葉での情報処理では，おもに2種類の情報・経路を比較している。それは何か？

9-11. 正中線上に髄芽腫のある患者は巧緻な運動を正常に行うことができるか？

9-12. 以下の部位に病変があるとき，それぞれどのような異常が生じるか？ （1）下小脳脚，（2）赤核。

9-13. 次ページの図A〜Cの断面図の赤色で示した部分の病変によって障害される構造と，それによる異常はそれぞれ何か？

9-14. 14歳の男児。右上肢にぎこちない運動が現れ，ゆっくりと悪化している。頭部CTで経過を追うと，後頭蓋窩に腫瘍があり，ゆっくりと増大していた。現在では，複数の関節がかかわる複雑な運動が，1つの関節を挟んだ一連の緩徐な運動に分解されている。この病態はどこの障害によるか？
 a. 左小脳半球の後葉
 b. 右歯状核
 c. 右中位核
 d. 左上小脳脚
 e. 右赤核の上行性歯状核視床線維

9-15. 左下肢のぎこちない運動を訴えている患者がいる。左の踵を右の下腿に触れさせながら下ろしていくことができない。さらに右痙性片麻痺もある。この病態は単一の病変から生じている。それはどこにあるか？
 a. 左第2頸髄
 b. 延髄閉鎖部の左吻側部
 c. 舌下神経核のレベルの延髄の左外側

部

d. 顔面神経核のレベルの橋の左外側部

e. 三叉神経運動核のレベルの橋の左外側部

9-16. 水の入ったコップに右手をのばすと，目標に近づくにつれて手がひどく震え，水をこぼしてしまう患者がいる。左の眼瞼が顕著に下がり，視線は外下方を向いている。病変があるのはどこか？

a. 右の橋吻側部
b. 右の中脳尾側部
c. 左の中脳尾側部
d. 右の中脳吻側部
e. 左の中脳吻側部

9-17. 運動失調の原因になるのはどれか？

a. 末梢軸索の損傷
b. 脊髄側索の背側部の損傷
c. 下小脳脚の損傷
d. 小脳前葉の損傷
e. 上のすべて

9-18. 神経学的診察で特徴的な発話がみられる患者がいる。声は大きく力強く，単語は音節ごとに途切れ途切れになってしまう。この病態はどこの損傷によるか？

a. 小脳前葉
b. 両側の室頂核
c. 両側の介在核
d. 両側の歯状核
e. 片葉小節葉

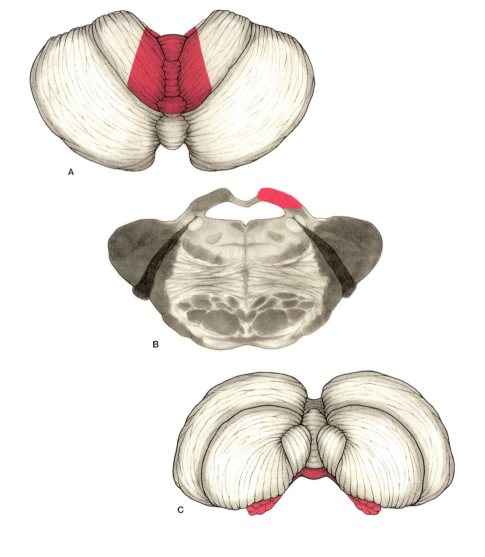

第**10**章　眼球運動系：眼球運動異常

患者は右を向いたときに複視がみられると訴えている。検査では，右をみようとしたときに右眼は正常に外転するが，左眼は内転しない。左をみようとした場合や，近くをみようとした場合は正常にみえる。

われわれの視覚は受容器から脳まで情報を伝える視覚路が正常に機能していることに依存している。視覚が正常であるためには，両眼視したときに視野の中の目標物が両方の眼で網膜の相同の位置に映るように，眼球が正確に動かなければならない。それができない場合，複視を生じる。眼球運動の調節は中枢神経系の複雑で高度に組織化された脳幹と大脳皮質のつながりによってなされる。

眼球運動の種類

眼球運動は2種類に分けられる。輻輳開散運動と共同性眼球運動である。輻輳開散運動は，視線が遠くの物体と近くの物体の間を移動するときに起こる。視線を遠くから近くに移すときには両眼の輻輳が起き，近くから遠くに移すときには両眼の開散が起こる。共同性眼球運動は，両眼が同じ方向（右，左，上，下）を向くときに起こる運動のことである。

共同性眼球運動をさらに分けると，**衝動性追従眼球運動**saccadic pursuit eye movementと**滑動性追従眼球運動**smooth pursuit eye movementがあ

る。衝動性追従眼球運動は，視線がある物体から別の物体にすばやく移動したときに起こる。例えば，水平線上の物体を追いかけるときや，本を読んでいるときである。衝動性追従眼球運動は眼振やレム睡眠のときのような反射でも起こりうる。滑動性追従眼球運動は，動く物体を網膜の同一点上に保持するための運動である。

共同性眼球運動には他に，**視運動性眼球運動**optokinetic eye movementと**前庭眼球運動**vestibulo-ocular eye movementがある。視運動性眼球運動は反射で，人や物体が継続して動くときに起こる。例えば，走っている車から景色が動くのをみているときや，縦縞の入った円筒が回転するのをみているときなどである。前庭眼球運動は，頭がちょっと動いたときにみている物体を網膜の同一点上に保持するための運動で，前庭系のところで述べる（第13章）。

眼球運動核

左右それぞれの眼球の動きは，4つの直筋（上直筋，内側直筋，外側直筋，下直筋）と2つの斜筋（上斜筋，下斜筋）の6つの外眼筋の協調運動に

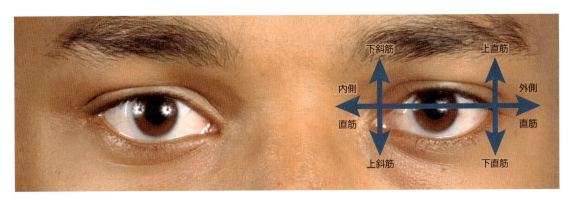

図10.1 外眼筋と眼の動きの対応

よりなされる。これらの筋は動眼神経，滑車神経，外転神経の3つの脳神経のいずれかに支配されている。それぞれの筋と眼の動きの対応を図10.1に示す。神経が損傷されたときの異常所見については表21.3にまとめてある。

両方の眼のこれら6つの外眼筋が両眼を同じ物体に焦点を合わせるための動きは，注視中枢がコントロールしている。この中枢は脳幹や大脳皮質の高度に特化したニューロンのグループである。

脳幹の注視中枢

脳幹には眼球運動を制御する中枢が3つある。橋の水平注視中枢，中脳の垂直注視中枢と輻輳中枢である。

水平注視中枢

水平注視中枢 horizontal gaze centerは傍正中橋網様体にある。左右の中枢がそれぞれ両眼の同側への共同運動を担う。したがって，片側の中枢が障害されると同側への注視の障害が起こる。左右それぞれの中枢から神経信号が同側の外転神経核に伝えられる。外転神経核は同側の外側直筋を支配する下位運動ニューロンを含んでいる。傍正中橋網様体からの信号は同時に同側の介在ニューロンに伝えられ，この介在ニューロンの軸索はすぐに交差して対側の内側縦束を上行し，動眼神経核に達する。動眼神経は内側直筋を支配している（図10.2）。これにより，同側の眼球の外側直筋と対側の内側直筋が同時に収縮する。

 臨床との関連

臨床での知見は動眼神経核への対側の内側縦束を通じた投射の存在を支持している。外転神経核の高さあるいはそれより吻側での片側の内側縦束の障害，つまり橋か中脳の障害では，患側の反対側をみようとしたときに患側の眼球の外転麻痺を呈する。しかしながら，患側の眼球は輻輳時に内転できるので，内側直筋とその支配神経は正常である。この現象は**核間性眼筋麻痺 internuclear ophthalmoplegia**と呼ばれ，**この章の最初に提示した症例**がそれである。両側性にみられる場合のほとんどは，多発性硬化症が原因である。

垂直注視中枢

垂直注視中枢 vertical gaze centerは中脳の内側縦束の吻側の終止部である動眼神経副核にある。この注視中枢は後交連でつながり両側性にはたらく。上向きの動きはこの神経核の背側部に，下向きの動きは腹側部に担われている。

 臨床との関連

垂直注視障害，特に眼を上に向けるのが障害されているときは，松果体腫瘍や中脳水道の吻側への拡張により，中脳吻側部が圧迫されていることが多い。こうした場合には輻輳開散運動も障害されていることが多い。

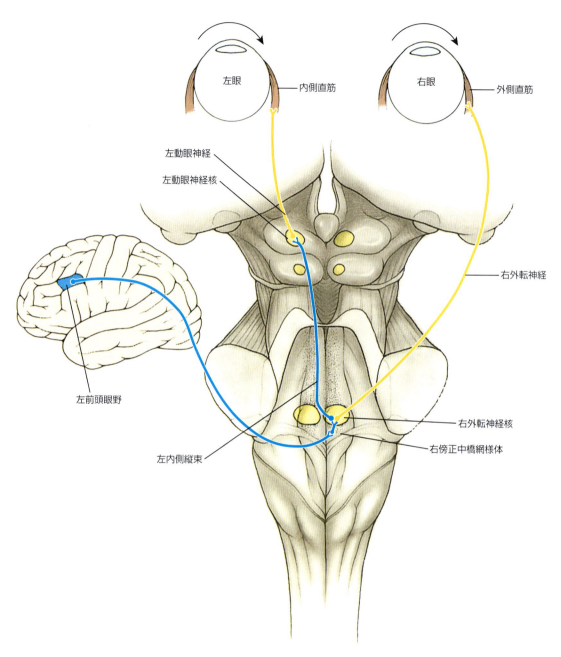

図10.2　右方視の随意運動の経路を示した模式図
脳幹を背側からみている。

輻輳中枢

視線を遠くから近くに，あるいは近くから遠くに移す場合，脳幹の運動中枢が両眼の輻輳と開散を制御する。この中枢は中脳吻側部の動眼神経核に近い網様体にある。

皮質の注視中枢

大脳皮質にも眼球運動にかかわる中枢がいくつかある。最もよく知られているのが**前頭眼野** frontal eye field，**頭頂眼野と側頭眼野** parietal and temporal eye field，そして**後頭眼野** occipital eye fieldである。

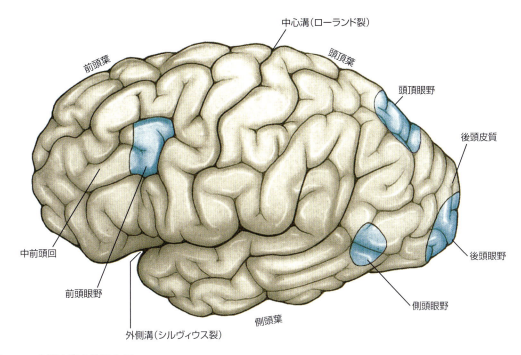

図10.3　大脳皮質の注視中枢

前頭眼野

大脳皮質に存在する眼球の随意運動の主要な中枢は，中前頭回の後ろの部分に位置する前頭眼野である（図10.3）。この領域を刺激すると**衝動性眼球運動（サッケード）**saccadeの形をとる異常な眼球運動がみられる。前頭眼野は垂直注視中枢と水平注視中枢（図10.2），そして上丘に投射する。

水平注視の異常を呈する障害を図10.4に示す。

 臨床との関連

前頭眼野は対側の水平注視中枢に持続的に影響しているので，前頭眼野の急性の障害は患側への共同偏位をきたし，対側の随意的な注視ができなくなる（図10.4）。また，焦点性てんかん発作のような刺激性の障害では両眼が対側に偏位する。前頭眼野から脳幹の注視中枢への投射は両側性なので，こうした異常は一過性である（しばらくするとみられなくなる）。

頭頂眼野と側頭眼野

頭頂葉や側頭葉の後ろの部分の領域（図10.3）も眼球運動に影響している。上頭頂葉は前頭眼野との相互性のつながりや上丘への投射を介して衝動性眼球運動に影響している。

臨床との関連

上頭頂葉は注視に関与している。注視には衝動性眼球運動が密接に関係している。この領域の片側性の病変では，対側にある物体が無視され，眼球をそちら側に向けることができなくなる。

滑動性追従眼球運動にはおもに側頭葉外側の後部の領域が関与していると考えられている。この運動には他にも前頭眼野や上頭頂葉も関与しているらしい。この領域は視覚野から入力を受け，背外側橋核に出力を出し，そこから前庭小脳路を通って前庭神経核につながる（図10.5）。側頭眼野あるいは背外側橋核が障害されると，患側向きの滑動性追従眼球運動が失われる。

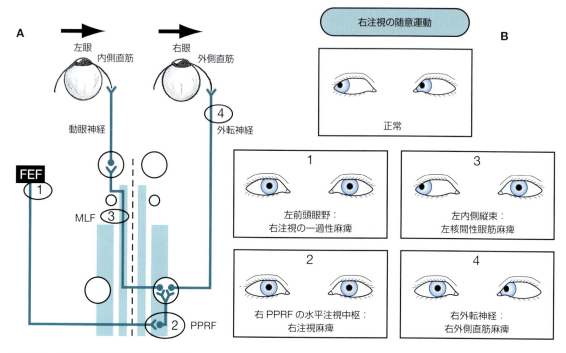

図10.4 水平注視の異常を呈する障害
A. 経路における障害の局在。**B.** 右注視の随意運動の異常。FEF，前頭眼野；MLF，内側縦束；PPRF，傍正中橋網様体。

側頭眼野は視運動性眼球運動にもかかわっている。これは走っている車から動く景色の中の標的をみるときに起こる運動である。両眼は自動的に景色の中のある物体をその物体が景色の中から消えるまで追跡する。物体が消えると眼は反対方向にすばやく移動し，次の物体に焦点を移し，また追跡する。似たような現象は白と黒の縦縞の入った円筒がゆっくり回転しているのをみているときにも起こる。視線はある1つの黒い縞に固定し，それが視界から消えるまで追跡し，消えると眼球は反対方向にすばやく動き，また次の黒い縞を追跡する。このゆっくりとした視線の移動とすばやい戻りからなる運動は，**視運動性眼振** optokinetic nystagmusと呼ばれる。

臨床との関連

視運動性眼振の消失あるいは減弱は，皮質あるいは皮質下の視覚系の経路を障害するような病変で起こる。例えば視覚野や後側頭皮質領域などの病変である。この眼振の消失あるいは減弱は，物体が患側に向かって動く場合にのみに起こる。

後頭眼野

後頭葉の一次視覚野と視覚連合野は後頭眼野を形成し，輻輳開散運動を制御する。輻輳は視線を遠くから近くに移すときに起こる。これは**近見反応** near reactionと呼ばれ，左右の内側直筋の同時収縮，水晶体の調節，瞳孔の収縮が含まれる。後頭葉からの下行線維は動眼神経核の近くの輻輳中枢に投射し，そこから動眼神経核複合体に達する。体性運動性の動眼神経核は内側直筋を収縮させ，内臓性運動性の動眼神経核（副交感神経）は毛様体神経節から毛様体筋を収縮させて水晶体を調節し，また瞳孔括約筋を収縮させる。開散は外転神経核へのつながりで行われる。内側縦束の障害では開散運動は障害されないので，これは網様体経由で影響を与えていると考えられる。

第10章 眼球運動系：眼球運動異常　125

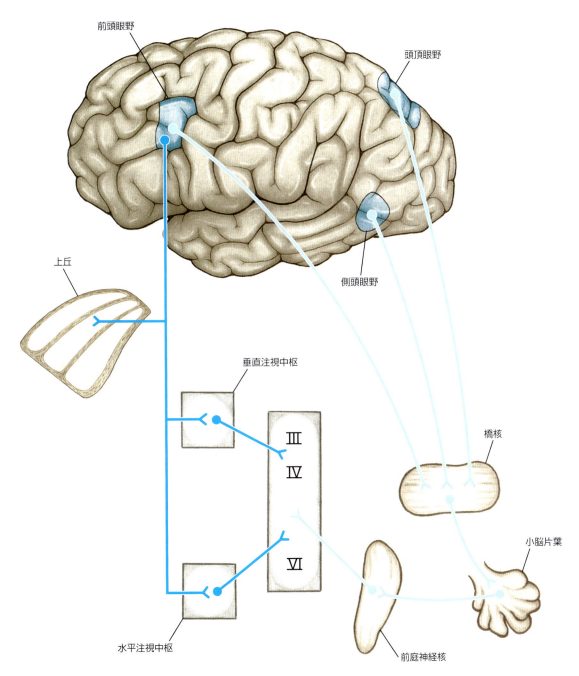

図10.5　衝動性および滑動性の追従眼球運動路の模式図
衝動性＝青色，滑動性＝水色。

上丘

　上丘は白質と灰白質が交互に重なった層構造からなり，表層，中間層，深層の3つの層に分けられる。表層は網膜や視覚野から直接入力を受ける（図10.6）。前頭眼野は中間層に投射し，脳幹からの上行性の感覚路，特に痛みや聴覚の感覚路は深層に投射する。上丘からの出力は視床枕を介して視覚連合野に上行し，また，脳幹や脊髄に下行する。後者は痛みや音の驚愕刺激時に頭や眼を動かす反射に関係している。

　通常の眼球運動の調節における上丘の役割は

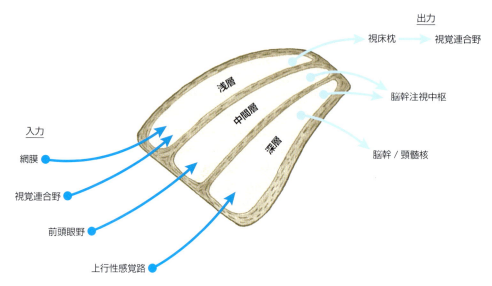

図 10.6 上丘のおもな線維連絡

はっきりしていない。網膜と前頭眼野からの入力を受け，出力が脳幹の注視中枢につながっているので，上丘が視覚情報と運動の統合，特に反射的眼球運動にかかわっていることは確かだろう。しかし，おそらく皮質と注視中枢の間の複雑なつながりのためか，上丘の障害が眼球運動の顕著な障害を引き起こすことはない。例えば，前頭眼野は(1)皮質延髄路(皮質脊髄路と一緒に走って注視中枢まで下行し，そこから被蓋に入って注視中枢につながる)を介して，あるいは(2)中脳や橋の被蓋部を下行する経被蓋経路を介して，脳幹の注視中枢に両側性に投射する。したがって，脳幹の局所的な病変は注視中枢への入力のごく一部しか障害されない。

非常にまれである。この現象に加えて，眼瞼裂が少し開き気味で，まばたきの回数も少ないために，パーキンソン病の患者はいつも睨んでいるようにみえる。

小脳による眼球運動の協調は，前庭神経核の片葉小節葉や室頂核との線維連絡で行われる。前庭眼球投射は小脳からの眼球運動核への指示を伝える。片側の小脳障害では著明な眼振が，特に眼を患側に向ける場合にみられる。

章末問題

10-1. 多発性硬化症の 40 歳の女性。ある朝めざめたとき複視に気づいた。左側に視線を向けると必ずものが 2 つにみえる。検査をすると，左を注視するときに右眼の内転が不完全なことがわかった。どの構造が障害されているか？
a. 動眼神経
b. 内側縦束
c. 傍正中橋網様体
d. 前頭眼野
e. 外転神経核

臨床との関連

眼球運動のプログラミングは大脳皮質や脳幹だけでなく，大脳基底核でも起こる。入力は前頭眼野，前頭前野，後頭頂皮質から皮質線条体路を介して尾状核頭に入る。出力は黒質網様部から視床の前腹側核や背内側核を経て，直接に前頭眼野とその隣の前頭前野に影響を与える。パーキンソン病のような大脳基底核障害では，正常な自発性の眼球運動は起こらないか起こっても

10-2. 80歳の男性。神経画像診断で松果体に小さな腫瘍がみつかった。もしこの腫瘍が大きくなったら，最初にみられると思われる臨床症状はどれか？

a. 両側の核間性眼筋麻痺
b. 動眼神経麻痺
c. 垂直注視の障害
d. 眼振
e. めまい

10-3. 動眼神経核の近傍の網様体に片側性の小さな血管病変があるとき，同側への注視の麻痺が起こる。影響を受けている構造はどれか？

a. 顔面神経
b. 内側縦束の上行性線維
c. 同側の外転神経核に向かう皮質延髄投射
d. 同側の水平注視中枢
e. 前頭眼野からの下行線維

10-4. 大脳皮質の左側の小さな挫傷によって前頭眼野が傷ついた。急性期にみられる症状はどれか？

a. 対側の水平注視の一過性麻痺
b. 同側の水平注視の恒久的麻痺
c. 衝動性眼球運動の異常
d. 対側にある物体の無視
e. 驚愕音刺激に反射的に頭を向ける反応が失われる

10-5. 内斜視と水平複視のある患者がいる。この臨床像が特徴的にみられるのはどれか？

a. 動眼神経麻痺
b. 滑車神経麻痺
c. 外転神経麻痺
d. 内側縦束の障害
e. 傍正中橋網様体の障害

Part III

感覚系

第11章 体性感覚系：感覚消失と鎮痛

次の3つの神経学的症状は，中枢神経系の3つの異なるレベルでの体性感覚路の障害を示している。

1人目の患者では臍より下で体性感覚が消失している。右半身では触覚，圧覚，固有感覚が，左半身では痛覚と温度覚が失われている。

2人目の患者では針刺激に対する痛覚と温度覚が，左側の下肢，体幹，頸，後頭部と，右側の顔，頭皮前部で失われている。

3人目の患者は左の完全片側感覚消失がある。すなわち左半身で針刺激に対する痛覚，温度覚，触覚，圧覚，固有感覚が失われている。

皮膚，結合組織，随意筋，骨膜，歯などからくるすべての感覚は一般体性感覚，あるいはより一般的には**体性感覚**somatic sensation と呼ばれる。

体性感覚

体性感覚とは軽く触れたことを感知する触覚，圧覚，振動覚，固有感覚，痛覚，温度覚である。体性感覚路は3つのニューロンからなる。一次ニューロンは感覚神経節にあり，二次ニューロンは脊髄または脳幹，あるいは両方にあり，三次ニューロンは視床にある。

触覚

軽く触れたことを感知する**触覚**light touch（tactile sense）は，非常に繊細な機械的刺激の感知と場所の正確な特定ができる感覚である。例えば皮膚に生えた毛をなでたり，皮膚の毛のない部分に綿棒や羽で触れたりしたときの刺激を感知する。触覚には3つの現象が含まれる。**二点識別覚**two-point discrimination，**立体認知**stereognosis，**皮膚書字覚**graphesthesia である。二点識別覚は皮膚に加えられた刺激が1点か2点かを識別する感覚である。別々の点に加えられた刺激を2点と識別できる最小の距離は，体の場所により大きく異なる。舌の先では1 mmの間隔でも2点と識別できるし，指の先では2〜4 mmで識別できる。それに対して，手の甲などでは20〜30 mmより近い2点は2点と識別することができない。立体認知は，ものを触るだけで大きさ，形，触感，重さなどからそれが何かを認知する能力である。皮膚書字覚は皮膚の上に書かれた数字や文字を認知する能力である。立体認知も皮膚書字覚も，触覚路と記憶が正常でないと認知することができない。ものや数字，文字がわかっていない人にはこの試験はできない。

圧覚

圧覚perception of pressureは皮下の構造に加えられた刺激を感知する。先の尖っていないもので皮膚を強く押したり，指で皮下組織や筋を強く圧迫したりして試験する。圧覚はしばしば深部感覚とも呼ばれる。

振動覚

高周波(256 Hz)の音叉を振動させ，その柄を骨が出っ張っている部分の皮膚に軽く当てると，皮下組織の振動が感知される。したがって，**振動覚**vibration senseには皮下の結合組織，骨膜，筋といった深部の構造が必要である。

低周波(128 Hz)の音叉を使うと，その感覚は皮膚そのもののぴくぴくする感じ，あるいは細かい振動として感知される。これには触覚路が必要である。

固有感覚：四肢の位置覚と運動覚

四肢の位置覚あるいは姿勢覚は，体の骨格の位置を感知する感覚である。運動覚は，体の骨格の能動的あるいは受動的な動きを感知する感覚である。運動覚は，試験者が被験者の指や趾，手や足，さらには前腕や脚を，それぞれ曲げたりのばしたりすることで試験できる。正常な被験者は眼を閉じていても動きの方向，速度，幅がわかるはずである。位置覚は，試験者が自分の上肢や下肢をある姿勢に動かしてみせ，被験者に反対側の四肢をそれと同じ位置に動かさせてみることで試験する。眼を開けた状態で足をそろえて立たせると立っていられるが，眼を閉じると傾いて倒れることを**ロンベルク徴候**Romberg sign陽性と呼び，これは下肢の位置覚の消失を示す(第13章参照)。

痛覚

痛覚pain sensation(侵害受容感覚nociceptive sensationとも呼ばれる)には速いものと遅いものの2種類がある。**速い痛み**fast painは鋭い，刺すような痛みで，位置がはっきりしている。速い痛みの感覚は，皮膚の表面を安全ピンの先と頭とで交互に刺激して試験する。正常な被験者はピンの先による鋭い刺激とピンの頭による鈍い刺激を区別できるはずである。**遅い痛み**slow painは鈍い，焼けるような痛みで，位置がはっきりせず何となくこのあたりが痛いという感じがする。これは組織の損傷で起こる。

かゆみは以前は痛みを伝える神経線維に関係づけられていたが，最近では痛みとは異なり，ヒスタミン受容体を発現している伝導速度の非常に遅い無髄線維によって伝えられると考えられている。

温度覚

温度覚temperature sensationは冷たい感覚からひんやりする感覚，温かい感覚から熱い感覚まで幅広いが，冷水や温水を入れた試験管を皮膚に当てることで検査できる。

末梢の要素

体性感覚系の末梢の線維は，後根神経節やそれに相当する三叉神経節，顔面神経節，舌咽神経節，迷走神経節にある，単極ニューロンの枝である。これが体性感覚路の最初のニューロンで，一次体性感覚ニューロンと呼ばれる。この細胞の唯一の突起である軸索が2つに分かれて，片方が中枢枝，もう片方が末梢枝となる。中枢枝は脊髄神経の後根神経節あるいは脳神経の感覚根に入り，そこからさらに脊髄あるいは脳幹にそれぞれ送られる。末梢枝は脊髄神経あるいは脳神経に入り，最終的にはそれぞれ特定の刺激に反応する神経終末を形成する。これらの終末を体性感覚受容器と呼ぶ。

体性感覚受容器

皮膚表面に対する触覚，温度覚，痛覚の刺激は，それぞれに特殊化した外受容器を活性化し，四肢の位置や動きは固有感覚受容器を活性化する。感覚神経の終末には自由神経終末と被包神経終末があり，いずれも物理的な刺激を電気的な受容器電位に変換する。受容器電位は刺激の強さや持続時間に応じて活動電位を発生させ，それが一次求心性線維によって中枢神経系に伝えられる。1つの

表11.1 体性感覚受容器の分類

分類	名称	機能
機械受容器	マイスネル小体 メルケル触盤 毛包受容器 ルフィニ終末 パチニ小体 筋紡錘	触覚：形状・表面の性状 触覚：凹み 触覚（毛のある皮膚） 伸張刺激と形状 振動覚 固有感覚
侵害受容器	Aδ線維侵害性機械受容器（被包神経終末） C線維ポリモーダル受容器（自由神経終末）	針刺激に対する痛覚 組織損傷
温度受容器	自由神経終末	冷感，温感

受容器でカバーされる皮膚の領域を受容野と呼ぶ。受容野の大きさは同じタイプの受容器でも体の部位によって異なり，指の先や口の周囲で最も小さく，背中では最も大きい。おもな体性感覚受容器とその機能を表11.1にまとめた。

触覚受容器

触覚刺激は被包性の**機械受容器**mechano-receptorを活性化させる。刺激が受容器の形質膜を伸張させると，イオンチャネルが開いて受容器は脱分極を起こし，その結果，活動電位が一次求心性ニューロンの軸索で生じる。機械受容器には**順応**adaptationが遅いものと早いものがある。順応が遅い機械受容器は，刺激が与えられている最中は持続して活性化し，それにより皮膚に触っているものの圧と形の信号を伝える。一方，順応が早い機械受容器は刺激の最初と最後で反応し，皮膚に触っているものの動きを感じるのに重要である。触覚は最も太く伝導速度が最も速い有髄線維で伝えられる。

機械受容器には5つのタイプがあり，形態的にはその形と皮膚での位置（図11.1），生理学的には受容野の大きさと，最も重要なのはそれが受容する機能的な情報に違いがある。毛のない皮膚では，触覚刺激は皮膚の表層にある**メルケル触盤**Merkel discと**マイスネル小体**Meissner corpuscleによって感知される。メルケル触盤は1個の上皮細胞に被包されているのに対し，マイスネル小体は多くの扁平な上皮細胞で被包されている。メルケル触盤の受容野は最も小さく，物体の表面の微

細な凹みの情報を伝えるのに重要である。また，メルケル触盤は物体の丸みについての情報も伝える。マイスネル小体は物体の端の形の突然の変化や表面の凹凸に反応する。毛のある皮膚では，感覚神経の軸索は毛包に組み込まれている。毛の変位が**毛包受容器**hair follicle receptorを活性化させ，それが触覚に追加される情報を脳に伝える。

パチニ小体pacinian corpuscleと**ルフィニ終末**Ruffini endingは皮下組織の深い部位にあり，皮膚の広い範囲の変化を感じる。パチニ小体は他の機械受容器に比べて受容野が大きい。高周波の刺激（振動）を感知でき，最も感度の高い機械受容器である。ルフィニ終末は皮膚の伸張で活性化され，ものの形の情報を伝える。

温度受容器

正常の皮膚温（34℃）より高いか低い，冷たい，ひんやりする，温かい，熱いといった感覚は**温度受容器**thermoreceptorで感知される。正常の皮膚温より10℃ほど低いと最も激しく冷刺激受容器が発火し，10℃ほど高いと最も高頻度に温刺激受容器が発火する。温刺激受容器は50℃以上の温度には反応しない。50℃以上の温度は痛みとして感知される。

痛みの受容器

侵害受容器nociceptorは痛み刺激（侵害刺激）に反応する。**機械侵害受容器**mechanical nociceptorは速い痛みに関係しており，針刺激のような鋭い刺激で活性化される自由神経終末である。その発

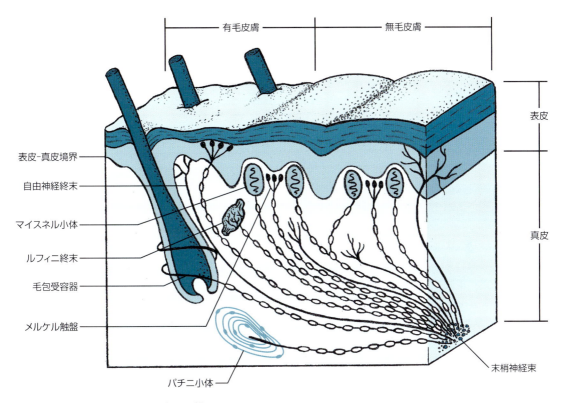

図11.1 いろいろな体性感覚受容器の模式図

火頻度は組織の損傷を起こす可能性のある刺激の強さに比例して大きくなり，信号は有髄の求心性線維（Aδ線維）で中枢神経系にすばやく伝えられる。**温度侵害受容器** thermal nociceptor は有害な熱刺激（45℃以上）や冷刺激（5℃以下）に反応する。**ポリモーダル侵害受容器** polymodal nociceptor は，組織の損傷を起こす可能性のあるあらゆる機械的刺激や温度刺激，あるいは損傷した組織から放出された化学物質による刺激に反応する。この受容器は焼けるような遅い痛みに関係している。温度侵害受容器やポリモーダル侵害受容器からの信号は，無髄の一次求心性線維（C線維）でゆっくりと伝えられる。

体性感覚の神経線維

体性感覚の信号を伝える神経線維は直径がさまざまで，伝導速度もいろいろである。一般的に太い線維ほど伝導速度が速い。伝導速度が速いほど信号が中枢神経系にすばやく到達して反応を引き起こすことができるので，神経線維が信号を伝える速さは重要である。触覚，圧覚，振動覚，固有感覚の信号を伝える神経線維は太くて伝導速度が速く，痛覚や温度覚の信号を伝える神経線維は細くて伝導速度が遅い。

神経線維は伝導速度と直径の2つで分類される。神経線維は伝導速度でA，B，Cに分類され，A線維が最も速く，C線維が最も遅い。神経線維はまた，直径でI，II，III，IVに分類される。I，II，III線維は有髄線維であり，I線維が最も太く，III線維が最も細い。IV線維は無髄線維である。さまざまなタイプの体性感覚線維の分類を表11.2にまとめた。

刺激の強さと伝えられる活動電位の頻度の間には正の相関がある。強い刺激は大きな受容器電位を生じ，数の多い高頻度の活動電位の発生につながる。持続する刺激は順応が遅い機械受容器につながる線維で伝えられる。順応が遅い機械受容器でも，一定の刺激が長く続けばやがては順応が起こる。

表11.2 体性感覚線維の分類

数字分類	髄鞘	直径(μm)	伝導速度(m/s)	文字分類	感覚の種類
I	あり	12〜20	75〜120	Aα	四肢の位置と動き
II	あり	6〜12	30〜75	Aβ	触覚，圧覚，振動覚
III	あり	1〜6	5〜30	Aδ	速い痛み，冷感
IV	なし	<1.5	0.5〜2	C	遅い痛み，温感

 臨床との関連

末梢神経の太い触覚線維と細い痛覚線維の直径と伝導速度の違いを利用して，どちらかの線維だけを選択的に電気刺激することができる。太い触覚線維だけを選択的に刺激する**経皮的末梢神経電気刺激**transcutaneous electric nerve stimulation（**TENS**）は，あるタイプの慢性疼痛の治療に臨床的に使われている。

皮膚分節

1つの脊髄神経からの体性感覚線維で支配される皮膚の領域を**皮膚分節**（デルマトーム）dermatomeと呼ぶ（図11.2）。皮膚分節にはオーバーラップがあるが，障害部位を特定するのにきわめて有用である。神経解剖の問題を解くにあたって重要な皮膚分節は，C2（後頭部），C5（肩の先），C6（親指），C7（中指），C8（小指），T4〜T5（乳頭），T10（臍），L1（鼠径靱帯），L4〜L5（足の親指），S1（足の小指），S5（肛門周囲）である。

脊髄の触覚，振動覚，固有感覚の経路

触覚系の信号は3つのニューロンのつながりで末梢の機械受容器から大脳皮質に伝えられ，そこで感覚として認知される（図11.3，11.4）。

一次ニューロン

触覚，振動覚，固有感覚の信号を伝える一次ニューロンは，後根神経節の大きく伝導速度の速い単極ニューロンである。その軸索の中枢枝は後根のより内側部を経て脊髄に入り（図2.4），内側に広がって後索に入り，そこで向きを変えて上行する。上行しはじめるところで触覚や固有感覚の線維は脊髄灰白質に側枝を出し，それらは反射や痛みの調節に役割を果たす（筋紡錘の求心性線維の筋伸張反射における役割については第6章で述べた。触覚の求心性線維の痛みの調節への関与については，この章の最後に述べる）。胸部の中位より下のレベルから入ってくるものは薄束を形成し，胸部の中位より上のレベルから入ってくるものは楔状束を形成する。頸髄では後中間中隔がこの2つの経路を部分的に分離している。

上行するにつれて新しい線維が後索の外側表面に足されていくので，線維は正確に体部位再現的に配置されている。つまり，仙髄の皮膚分節からの信号を伝える線維は最も内側にあり，腰髄，胸髄，頸髄の皮膚分節からの信号を伝える線維はより外側に順に配置されている。脊髄の吻側半分では，その順は保持したまま少しずつ位置がずれていき，上にいくほど仙髄からの線維は後索の内側部からより背側部に位置するようになる。このため，脊髄の中心が障害されても仙髄からの線維はあまり障害されないようになる（仙部回避；第2，6章）。

 臨床との関連

薄束や楔状束は交差せずに上行するので，脊髄のどのレベルの片側性の障害でも，障害部位よりも下のレベルの同側の皮膚分節で触覚，圧覚，振動覚，固有感覚が障害される。

第11章 体性感覚系：感覚消失と鎮痛 | 135

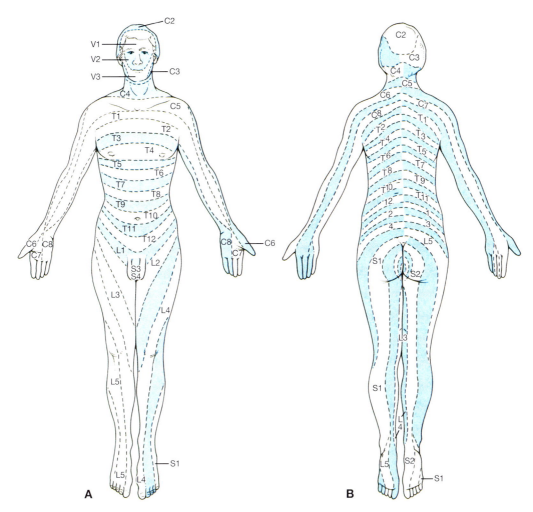

図11.2　皮膚分節（デルマトーム）
A. 前面。**B.** 後面。

二次ニューロン

　薄束と楔状束の軸索は，延髄尾側部の後索核である薄束核と楔状束核にある二次体性感覚ニューロンにシナプスを作る。これらの後索核からの軸索は，**内弓状線維** internal arcuate fiber と呼ばれる有髄線維の細い束を形成する（図11.3〜11.5）。内弓状線維は前内側に進み正中に向かってカーブする。これらの後索核からの軸索は正中で内側毛帯交叉を形成し，交差してすぐ傍正中の**内側毛帯** medial lemniscus という大きな束の中を上行する。

　触覚と固有感覚は後索とその神経核の中で，ある程度位置的に分かれている。触覚の線維は後索の背側部に位置し，後索核の尾部でシナプスを作る。それに対して，固有感覚の線維は後索の腹側部に位置し，後索核の吻側部でシナプスを作る。

　内側毛帯は延髄の傍正中に前後に配置していて，薄束核からの軸索は前半分に，楔状束核からの軸索は後ろ半分に位置している（図11.3〜11.5）。したがって延髄では，内側毛帯は対側の下肢からの情報がより前を，対側の上肢からの情報がより後ろを走る。橋では，内側毛帯は少しずつ外側に位置がずれていき，左右方向に向きを変えていく。この部位では，下肢からの線維がより外側に，上肢からの線維がより内側に位置している。

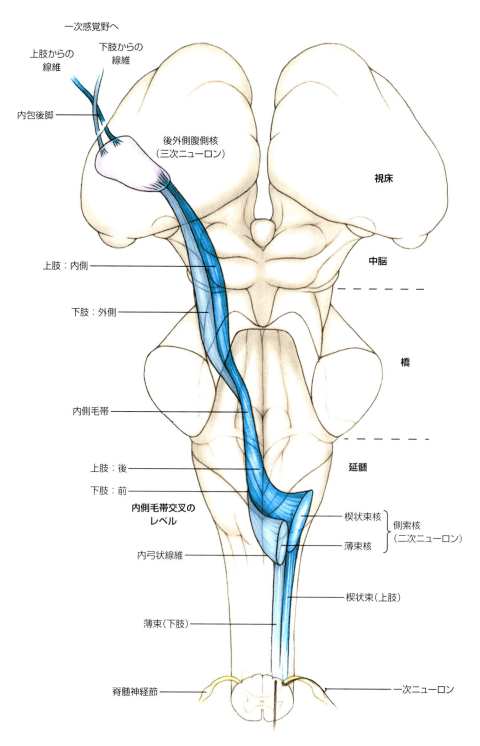

図11.3 背側からみた後索−内側毛帯路の立体模式図

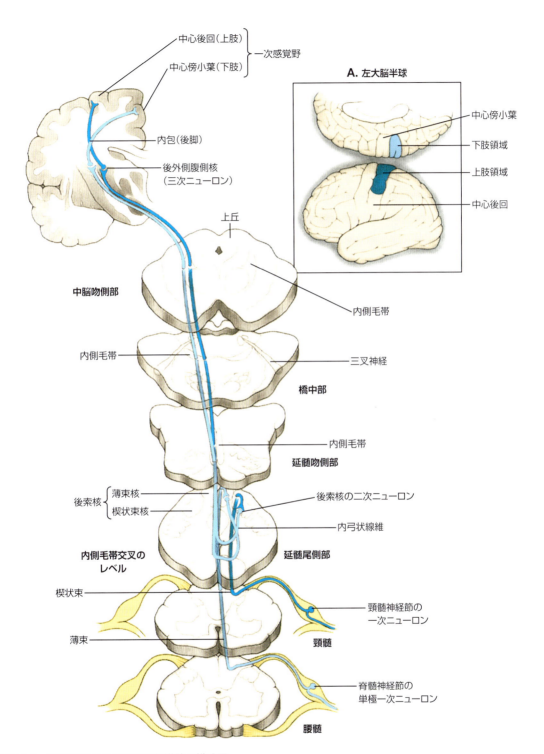

図11.4　脊髄神経からの触覚系伝導路の模式図
A. 一次感覚野での部位局在。

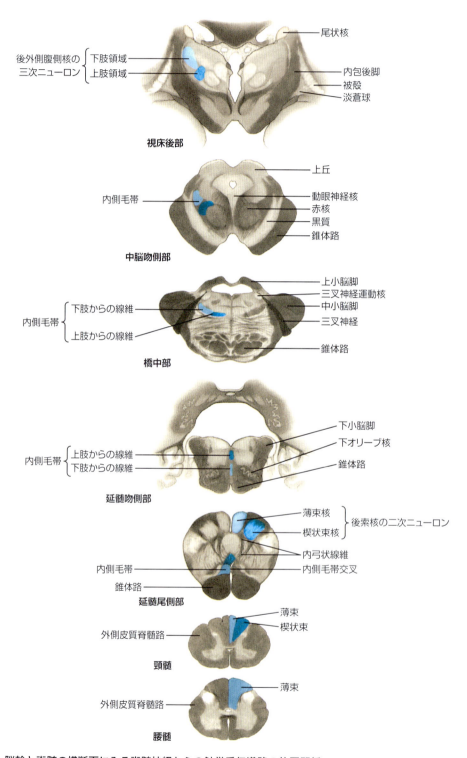

図11.5 脳幹と脊髄の横断面にみる脊髄神経からの触覚系伝導路の位置関係

臨床との関連

後索核と内側毛帯交叉のレベルは臨床的に重要である。それらが交差する前（後索や後索核）の片側性の障害では，障害部位よりも下のレベルで同側の触覚，振動覚，固有感覚が失われる。一方，内側毛帯交叉より上位（内側毛帯やその後の経路）の片側性の障害では，対側の感覚消失が起こる。

三次ニューロン

内側毛帯は途中でシナプスを作らずに視床の後外側腹側核に入る。後外側腹側核の線維は体部位再現的に配置されており，対側の下肢からの線維はより外側に，対側の上肢からの線維はより内側に位置している。

後外側腹側核の三次ニューロンの軸索は，視床皮質路として外側に向かい内包後脚のいちばん後ろに入る。それらは中心後回とその隣の中心傍小葉の後部に位置する一次体性感覚野に投射する。対側の上肢からの線維はおもに中心後回の背側半分に，対側の下肢からの線維は中心傍小葉の後部に位置している（図11.4）。

脊髄の痛覚，温度覚の経路

解剖学的ならびに臨床的な知見は速い痛みと遅い痛みの経路が異なることを示唆している。針刺激したときに感じる速い痛みは，**新脊髄視床路** neospinothalamic system と呼ばれる進化的に新しい経路で伝えられる。それに対して遅い痛みは，**旧脊髄視床路** paleospinothalamic system および**脊髄網様体視床路** spinoreticulothalamic system と呼ばれる進化的に古い経路で伝えられる。これらの経路の解剖学的な違いについては後述する。

速い痛みと温度覚の信号は3つのニューロンのつながりで末梢の受容器から大脳皮質に伝えられ，そこで感覚として認知される（図11.6，11.7）。

一次ニューロン

脊髄神経の痛覚と温度覚の信号を伝える一次ニューロンは，後根神経節の小さめで伝導速度の遅い単極ニューロンである。その軸索の中枢枝は後根の外側部を経て脊髄に入り（図2.4），**後外側束** dorsolateral fasciculus（**リッサウエル路** tract of Lissauer）を形成する。この経路に入るとそれぞれの神経線維は2本に分岐して片方が上行枝，もう片方は下行枝となる。これらの枝は脊髄の1～2分節を進みつつその全長で側枝を出す。側枝は脊髄灰白質に入り，おもに後角（第I～VI層）でシナプスを作る（図11.7，11.8）。

臨床との関連

痛覚の一次ニューロンの軸索が後角に入ってシナプスを作ることが，痛みの緩和を目的として脳外科手術により**後根進入部** dorsal root entry zone を破壊することの解剖学的根拠になっている。この手術は脊髄神経の剥離やがんに付随する慢性痛に特に有効である。

痛みの緩和を目的とした**後根切断術** dorsal rhizotomy で，痛みがときに解消しない症例がある。そのような場合，脊髄神経節を除去すれば痛みが解消することがある。この現象の理由として痛覚線維が脊髄神経節から前根を通って脊髄に入る可能性が考えられ，このような通常とは異なる経路の存在が知られている。

二次ニューロン

侵害受容の二次ニューロンは脊髄灰白質に広く分布している。速い痛みや温度覚の信号を伝えるものは，おもに辺縁核（第I層）に位置しているが，固有感覚核（第IV，V層）にも存在する。痛覚や温度覚を伝える二次ニューロンの軸索のほとんどは腹内側に進み，中心管のすぐ前にある前白交連で交差する。線維の約10％は交差せずに同側を上行する。

140 Part III 感覚系

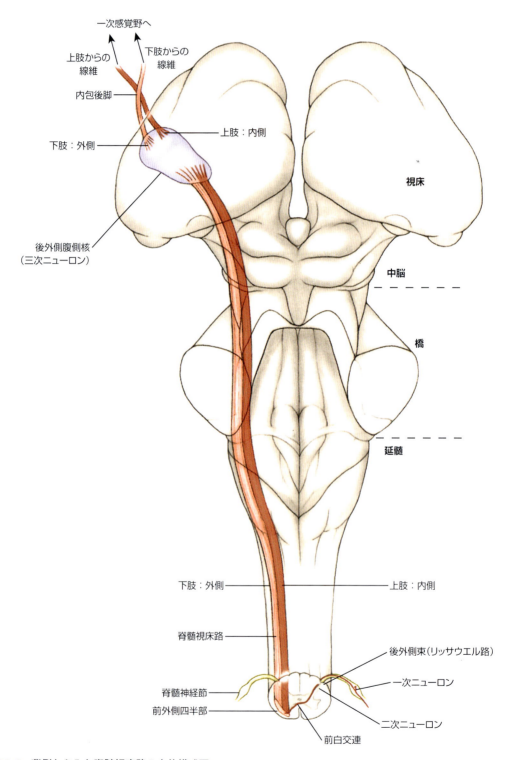

図11.6 背側からみた脊髄視床路の立体模式図

第11章 体性感覚系：感覚消失と鎮痛　**141**

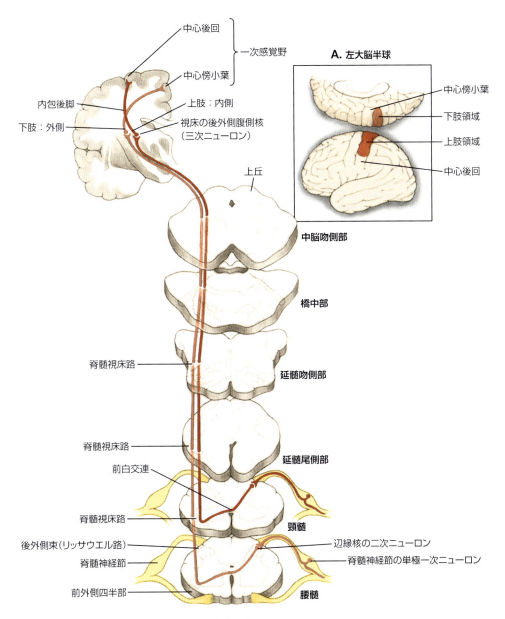

図11.7　脊髄神経からの速い痛みと温度覚の伝導路の模式図
A. 一次感覚野での部位局在。

臨床との関連

前白交連が中心管のすぐ前にあるという事実は，脊髄が病的に空洞化する**脊髄空洞症 syringomyelia** と呼ばれる病態で臨床的に問題となる．空洞化が腹側に進んでこの交連が損傷されると，障害レベルの皮膚分節で痛覚と温度覚が両側性に失われる．これを**交連症候群 commissural syndrome** という（図11.9）．

対側に交差した後，痛覚や温度覚を伝える二次ニューロンの軸索は側索の前部，つまり前外側四半部に達し，そこから脊髄視床路として上行する．上行するにつれて新しい線維が内側表面に足されていくので，線維は体部位再現的に配置されている．つまり，仙髄からの線維は最も外側，つ

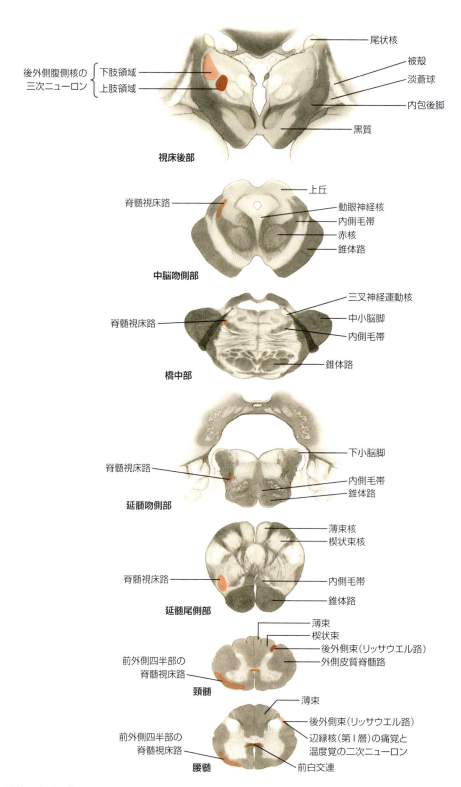

図11.8 脳幹と脊髄の横断面にみる脊髄神経からの速い痛みと温度覚の伝導路の位置関係

第11章 体性感覚系：感覚消失と鎮痛　143

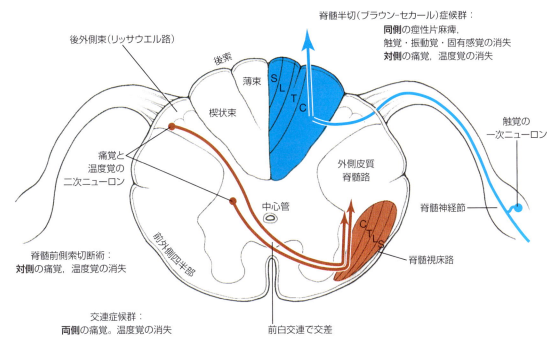

図11.9 脊髄の体性感覚と運動の伝導路，対応する臨床症候
C，頸部；L，腰部；S，仙骨部；T，胸部。

まり前外側四半部の表層近くに位置しており，腰髄，胸髄，頸髄の皮膚分節からの線維は順に内側へ配置されている（図11.9）。

 臨床との関連

脊髄の前外側四半部を外科的に遮断することにより（脊髄前側索切断術anterolateral cordotomy），切断部位よりも下のレベルの対側の皮膚分節で痛覚と温度覚を消失させることができる。この手術は末期がん患者の痛みの緩和を目的として行われることがほとんどである。中枢神経系の痛みの経路が損傷すると最終的にはたいてい激しい慢性痛が現れることになるが，こうした患者はそれが出現する前におそらく亡くなるからである。

三次ニューロン

脊髄視床路は延髄と橋の外側部を上行し，中脳吻側部で内側毛帯と混ざる。脊髄視床路と内側毛帯の経路はいずれも視床の後外側腹側核に投射する。速い痛みや温度覚を伝える後外側腹側核の三次ニューロンの軸索は，視床皮質路として外側に向かい，内包後脚に入ってそこで触覚および四肢の位置覚を伝える軸索と混ざる。触覚系の三次ニューロンと同様に，速い痛みと温度覚の三次ニューロンの軸索は，中心後回と中心傍小葉の対側の上下肢に関連した部分に投射する。一次体性感覚野のこれらの部分に到達した速い痛みや温度覚の線維は正確に体部位再現的に配置されており，針刺激の鋭さや強さ，温度覚の熱さや冷たさが認知される。

脊髄の体性感覚路の臨床的意義

脊髄の中で体性感覚路は後索と前外側四半部に位置している。後索内の軸索は触覚，圧覚，振動覚，固有感覚を伝える（表11.3）。内側に位置する薄束は，胸部の中位より下のレベルの脊髄神経，すなわちおもに下肢を支配する脊髄神経からのこうした感覚の信号を伝える（図11.9）。外側に位置する楔状束は，胸部の中位より上のレベルの脊髄神経，すなわちおもに上肢を支配する脊髄神経からの感覚の信号を伝える。これら後索路の

表11.3 脊髄の後索と前外側四半部の比較

	後索	前外側四半部
感覚の種類	触覚，振動覚，固有感覚	痛覚，温度覚
おもな伝導路	薄束路と楔状束路	脊髄視床路
伝導路の起始	同側の脊髄神経節 胸部の中位より下：薄束 胸部の中位より上：楔状束	対側の後索
損傷による症状	同側で消失：触覚，振動覚，固有感覚	対側で消失：痛覚，温度覚
臨床上の意義	脊髄半切（ブラウン-セカール症候群）：障害部位のレベルより下 対側の痛覚，温度覚 同側の触覚，振動覚，固有感覚 同側の下肢の痙性片麻痺，伸展性足底反応（バビンスキー徴候）なども（外側皮質脊髄路の遮断のため）	

軸索は，いずれも同側の後根神経節の大きな一次ニューロンから起こる。したがって，後索の片側性の障害では，障害部位のレベルより下の脊髄神経で支配される領域の同側の触覚，圧覚，振動覚，四肢の位置覚と運動覚が失われる。

のレベルより下の体性感覚の交代性の消失である。すなわち触覚，振動覚，固有感覚が同側で消失し，痛覚，温度覚が対側で消失する（図11.9）。

臨床との関連

触覚，振動覚，固有感覚の消失を伴う後索の著しい変性は**脊髄癆** tabes dorsalis で起こることが多い。脊髄癆は神経梅毒で，太い軸索とその神経節細胞が感染した結果起こる。また，後索の変性と感覚消失は悪性貧血でも起こる。仙髄や腰髄からの線維が位置する薄束の内側部の変性は，馬尾の後根の障害で起こる。

脊髄の前外側四半部は脊髄視床路を含み，痛覚や温度覚の信号を伝える（表11.3）。脊髄視床路の軸索は対側の後角の二次ニューロンから生じている。したがって，脊髄視床路は対側の痛覚と温度覚の信号を伝える。

臨床との関連

ブラウン-セカール症候群 Brown-Séquard syndrome は脊髄の右半分か左半分の障害で起こる。この脊髄半切のおもな症状は，障害部位

頭部の体性感覚

顔面，頭皮前部，眼窩，口腔，鼻腔，副鼻腔，歯，テント上硬膜の体性感覚は，おもに三叉神経に支配されている。顔面神経，舌咽神経，迷走神経にも体性感覚線維が少数だが含まれ，外耳，舌の後部，扁桃領域からの信号を伝える。これらの一次体性感覚ニューロンは単極ニューロンで，三叉神経の三叉神経節，顔面神経の膝神経節，舌咽神経の上神経節（ならびに錐体神経節），迷走神経の上神経節（頸静脈神経節）に存在する。これらの脳神経の体性感覚線維はすべて三叉神経感覚核に投射する。

三叉神経感覚核

体性感覚の信号に関係する神経核のカラムは，上丘から脳幹，脊髄まで連続して存在する。脊髄ではこの神経核のカラムにあたるものは後角の層と神経核で，痛覚と温度覚を伝える。脳幹ではこの神経核のカラムにあたるものは三叉神経感覚核である（図11.10）。

そのうちの三叉神経主知覚核は三叉神経が入る橋中部に位置している。この神経核から尾側にの

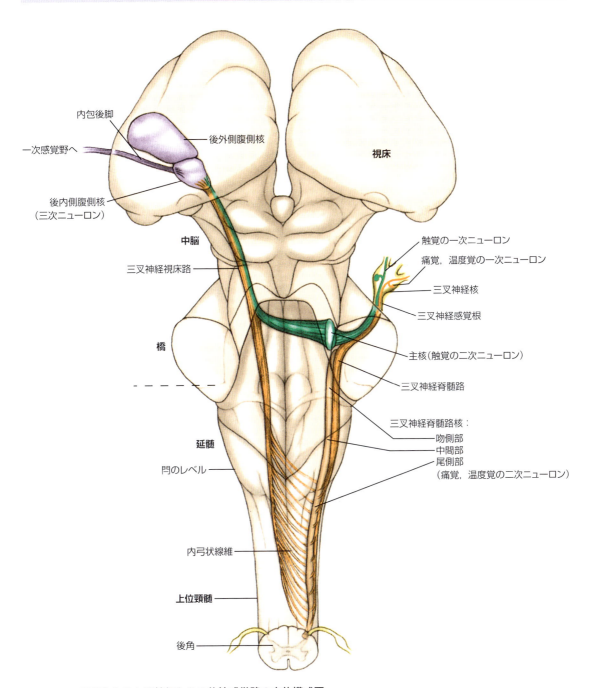

図11.10 背側からみた脳神経からの体性感覚路の立体模式図

びるのが三叉神経脊髄路核で，これは脊髄の後角につながる。三叉神経脊髄路核は吻側部，中間部，尾側部の3つの部分からなる。吻側部と中間部は温度覚とまばたき反射，涙分泌，唾液分泌に関係するのに対し，尾側部は頭部の痛みの信号を伝える。

咀嚼筋，顎関節，歯周囲靱帯，そしておそらく外眼筋からの固有感覚反射の一次ニューロンが三叉

神経中脳路核を形成する。この神経核は三叉神経主知覚核から吻側に上丘のレベルまでのびる細いカラムで，そこに含まれる単極ニューロンは中脳水道周囲灰白質の外側部にある。これに付随するのが三叉神経中脳路で，この神経核からの軸索からなる。三叉神経中脳路核はおもに三叉神経運動核に投射し，咀嚼の力の調節に伴う単シナプス性の

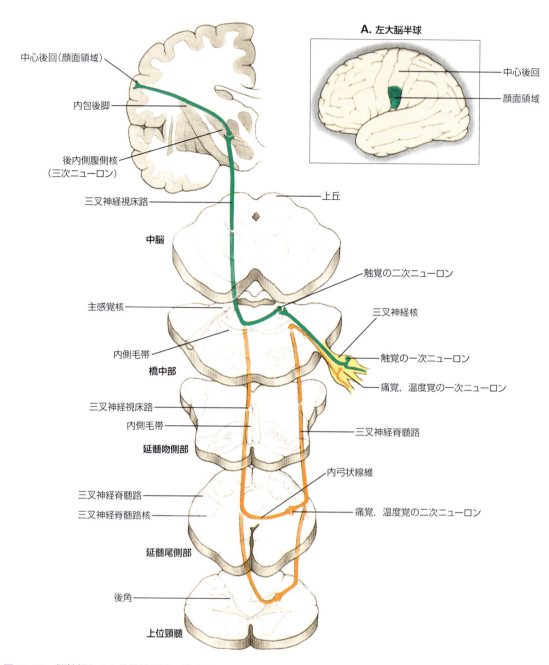

図 11.11　脳神経からの体性感覚路の模式図
A. 一次感覚野での部位局在。

反射に関係している。三叉神経中脳路核は三叉神経主知覚核にも投射し、固有感覚に関与している。

頭部の触覚，固有感覚の経路

　頭部の機械受容器からの触覚系の信号は，おもに三叉神経で中枢に伝えられる。中枢では三叉神経主知覚核につながり，信号はさらに三叉神経視床路を経て上行する。信号は3つのニューロンのつながりで受容器から大脳皮質に伝えられる（図11.10，11.11）。

一次ニューロン

　三叉神経の触覚系の信号を伝える一次ニューロ

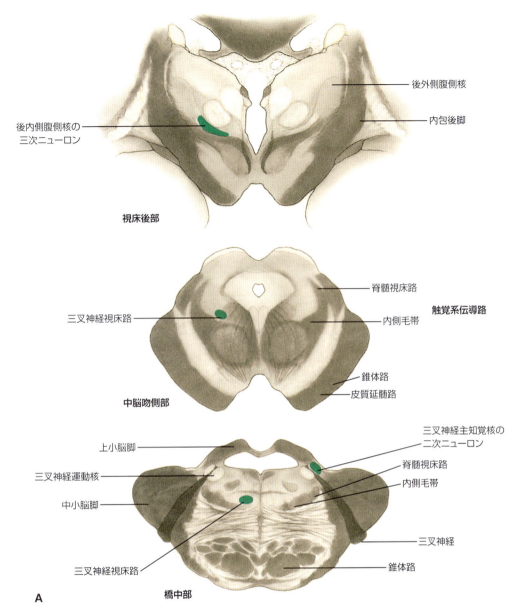

図11.12　脳幹の横断面にみる脳神経からの体性感覚路
A. 触覚系伝導路。

ンは，三叉神経節の単極ニューロンである。その軸索の中枢枝は三叉神経感覚根を通って橋に入り，そこから背内側に進んで橋の被蓋部に向かう（図11.12A）。

二次ニューロン

三叉神経の触覚系の一次ニューロンの軸索は三叉神経主知覚核に達する。触覚を担う二次体性感覚ニューロンの軸索は，橋中部で交差して対側の腹側三叉神経視床路（通常，腹側三叉神経路と呼ばれる）を上行する。固有感覚を担う二次体性感覚ニューロンの軸索は，同側，あるいはおそらく両側の背側三叉神経視床路を上行する。

三次ニューロン

三叉神経視床路の二次ニューロンの軸索は視床の後内側腹側核に投射する。後内側腹側核では，口腔からの信号が内側に，顔面からの信号が外側

148 Part III 感覚系

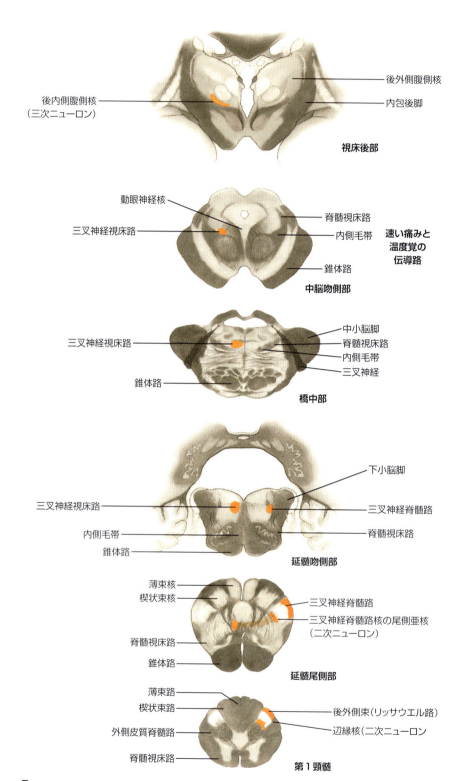

図11.12（続き）
B. 速い痛みと温度覚の伝導路。

に投射する．三叉神経の触覚系の後内側腹側核の三次ニューロンは，視床皮質路の線維として内包後脚を経て中心後回の腹側部（一次体性感覚野の顔面領域）に投射する．そこで感覚のタイプと正確な位置が認知される．

口腔や顎関節などから三叉神経の信号が大脳皮質へ両側性に入力するのは，口の構造が両側性にはたらくようにできているからだろう．

頭部の痛覚，温度覚の経路

侵害受容器と温度受容器から脳神経を介して入ってくる速い痛みや温度覚の信号は，3つのニューロンのつながりで大脳皮質に伝えられ，そこで感覚として認知される（図11.10，11.11）．

一次ニューロン

三叉神経節の小さめの単極ニューロンが痛覚や温度覚の信号を伝える．その軸索の中枢枝は三叉神経感覚根を経て橋に入り，中小脳脚と橋底部の境界から背内側に向かう（図11.12B）．橋の被蓋部に達すると，この線維は三叉神経脊髄路と呼ばれる明瞭な束を作る．三叉神経脊髄路は橋，延髄を下行し，上位頸髄の後外側束（リッサウエル路）と混ざる．

顔面神経，舌咽神経，迷走神経からの痛覚，温度覚の信号を伝える一次ニューロンは，各神経の神経節に存在する小さめの単極ニューロンである．各神経の神経節とは，顔面神経の膝神経節，舌咽神経の上神経節（ならびに錐体神経節），迷走神経の上神経節（頸静脈神経節）である．単極ニューロンの軸索の中枢枝はそれぞれの脳神経を経て脳幹に入り，三叉神経脊髄路に合流する．

二次ニューロン

痛覚，温度覚の一次ニューロンの軸索は三叉神経脊髄路を経て下行し，三叉神経脊髄路核の尾側部に投射する．尾側亜核は延髄の閂から脊髄まで広がっていて，脊髄では後角の最も背側の層につながる．三叉神経脊髄路の障害では，橋中部から閂までどのレベルであっても，同側の顔面と頭皮前部の痛覚が完全に失われる．

臨床との関連

三叉神経脊髄路切断術は，**三叉神経痛**trigeminal neuralgia（tic douloureux）でみられる何もしなくても起こる非常に激しい痛みの緩和を目的として行われている．延髄の閂のレベルでの三叉神経脊髄路切断術のよいところは，**角膜反射corneal reflex**は残しながら顔面の痛みを緩和することができる点である．角膜反射が消失すると角膜をぬらして清潔さを保つことができなくなり，角膜に感染症や潰瘍が生じるおそれがある．

角膜反射の経路は求心路が三叉神経で遠心路が顔面神経である．角膜に綿棒で触れると侵害受容器が刺激されて角膜反射が誘発される．侵害受容器の細胞体は三叉神経節にある．角膜反射の求心路は三叉神経脊髄路を下行しながら，すべてのレベルの三叉神経脊髄路核にシナプスを作り，網様体を経て顔面神経核へ両側性に投射する．遠心路は眼輪筋を支配する顔面神経の線維からなる．

延髄外側部や橋尾側部の小さな片側性の障害は，どのレベルであっても三叉神経脊髄路と脊髄視床路を遮断する．患者は同側の顔面と，対側の上肢，体幹，頸，後頭部の痛覚を失う．

三叉神経脊髄路核の尾側亜核とそれに隣接する網様体に存在する痛覚の二次ニューロンの軸索は，正中で交差して腹側三叉神経視床路を上行する．この経路は内側毛帯の上肢にあたる部位のわきの延髄，橋，中脳のレベルの網様体にあると考えられている．

三次ニューロン

三叉神経視床路の速い痛みと温度覚の二次ニューロンの軸索は，視床の後内側腹側核に投射する．後内側腹側核の三次ニューロンは，視床皮質路の線維として内包後脚を経て中心後回の腹側部（一次体性感覚野の顔面領域）に投射する．

体性感覚の生理学

周辺抑制

触覚，温度覚，痛覚の体性感覚の情報は上行性の体性感覚路の中ではまだ機能的に分かれており，脊髄，脳幹，視床の神経核を介してそれぞれ別々に伝えられ，大脳皮質で統合される。このようなつながりの中で，体性感覚の空間的分離が維持されているのは周辺抑制という仕組みのおかげである。例えば，指の先の空間的に隣り合った2つの点を刺激すると，別々の介在ニューロンと重複する介在ニューロンの両方が活性化される。その後，2つの点からの触覚の入力が収束する介在ニューロンの活動は抑制され，それにより2つの点からの入力の空間的分離は維持される。これが周辺抑制という現象であり，二点識別覚のもととなっている。

体性感覚の皮質での情報処理

外受容感覚と固有感覚の情報は，脳幹と視床ではほとんど変化を受けずに，一次体性感覚野に達する。体性感覚野の皮質にはニューロンが垂直方向に配列した**皮質カラム**（**皮質柱**）cortical columnがあり，そこで体性感覚の情報処理が起こる。個々の皮質カラムのニューロンはすべて，末梢の特定の受容野への刺激に反応する。隣接する皮質カラムは，空間的に隣接する受容野からの別な刺激で活性化される。このようにして感覚のホムンクルスが一次体性感覚野に形成される（参考：図16.6）。例えば，一本の指の先端からの情報はすべて，皮質カラムの複合体として集められる。体性感覚の分解能が最も高いのは中心後回の最前部で，中心溝の奥深い部分である。一次感覚野の後方になるほど，個々の受容野が皮質上で統合されるようになり，分解能が低くなる。一次感覚野の後方の上頭頂小葉の連合野では，体性感覚の情報が他の種類の感覚とともに収束される。この領域は随意運動の制御で重要な役割を果たしている。

体性感覚路の臨床的意義

体性感覚路の概要（図11.13）とさまざまなレベルでの片側性の障害で起こる体性感覚の異常（図11.14）を理解するために，**この章の最初に提示した症例**を検討してみよう。

最初の症例では臍より下で体性感覚の交代性の消失が起こっている。右半身では触覚と圧覚，下肢の位置覚が消失し，左半身では痛覚と温度覚が消失している。これらは第10胸髄のレベルでの，右側の後索の障害および前外側四半部の障害でそれぞれ起こる。このような体性感覚の交代性の消失は，脊髄の片側性の障害でのみ起こる。

2番目の症例では針刺激に対する痛覚と温度覚が，左側の下肢，体幹，頸，後頭部と，右側の顔，頭皮前部で消失している。これらは橋中部と延髄の門の間のどこかのレベルでの，右側の脊髄視床路の障害および三叉神経視床路の障害でそれぞれ起こる。このような温痛覚と温度覚の交代性の消失は，橋尾側部と延髄吻側部の外側部の片側性の障害でのみ起こる。

3番目の症例では左の片側感覚消失（遅い痛みは除く）がみられ，これは右側の体性感覚にかかわる構造の障害で起こる。脊髄の体性感覚系と三叉神経の体性感覚系は前脳の経路で混ざって，視床の後内側腹側核に一緒に投射する。したがって，この構造の片側性の障害では対側の片側感覚消失が起こる。内包後脚を巻き込む障害でも対側の片側感覚消失が起こるが，この場合は隣接する錐体路の障害による対側の痙性片麻痺を伴う。

遅い痛みの中枢経路

脊髄神経からの遅い痛みの信号は，旧脊髄視床路および脊髄網様体視床路と呼ばれる進化的に古く，散在的な経路で中枢神経系の中を伝えられる（図11.15）。

旧脊髄視床路のニューロンの細胞体は第V，VII，VIII層に存在する。また，第VII，VIII層に存在する別の侵害受容ニューロンは，内臓性の痛みの信号を伝える脊髄網様体視床路を形成す

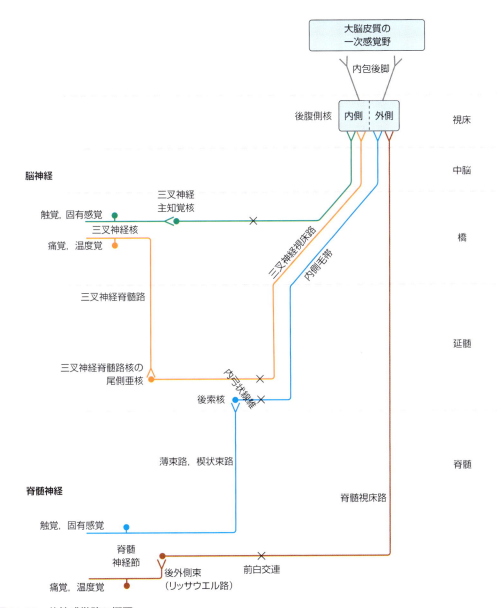

図11.13 体性感覚路の概要

る。脊髄では旧脊髄視床路は前外側四半部に位置し，そこで新脊髄視床路の速い痛みを伝える線維と混ざる。脊髄網様体視床路の線維も脊髄の前外側四半部にあり，前角の隣の固有束と中間灰白質を通る。臨床的な知見は，腹部や骨盤内の臓器からの内臓痛は後索の最内側部を上行することを示唆している。

脳幹では，遅い痛みを伝える線維は速い痛みを伝える線維よりも内側に位置している。旧脊髄視床路の線維は側枝を出して延髄網様体にシナプスを作る。延髄網様体には脊髄網様体視床路の多く

の線維もシナプスを作っている。網様体へのこれら2種類の入力が多シナプス性の網様体視床系を形成し，それがおもに視床の内側部に侵害受容の信号を伝える。その信号はそこからさらに大脳皮質の広い範囲に投射する。

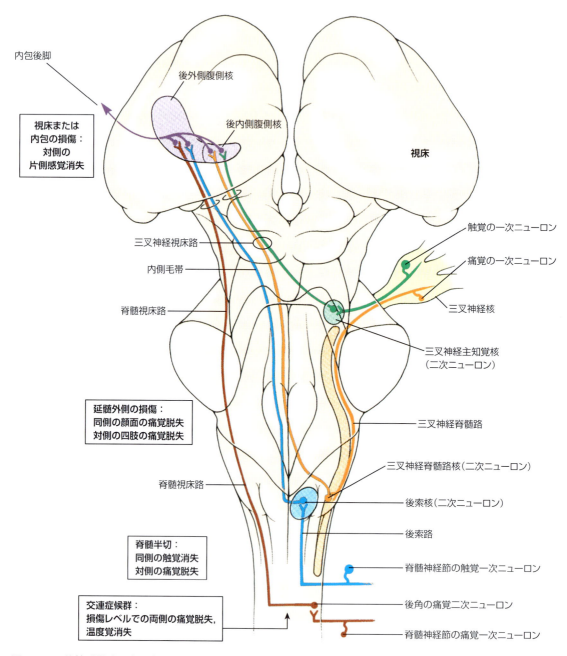

図11.14 体性感覚路と臨床症候群の概要図

 臨床との関連

脊髄前側索切断術では術後ただちに切断部位よりも下のレベルの対側の痛覚（と温度覚）が消失する。それに対して，脳幹の場合はそうならない。脳幹では速い痛みの経路は脊髄視床路を上行するのに対し，遅い痛みの経路はより内側を上行する。したがって，脳幹での脊髄視床路の障害は速い痛みの感受性を下げ，局在がはっきりしなくなる。針刺激に対する痛覚（と温度覚）は消失するが，遅い痛みはなくならない。実際，脳幹での脊髄視床路に限局した障害では，視床痛と呼ばれる難治性の激しい慢性痛が生じる。

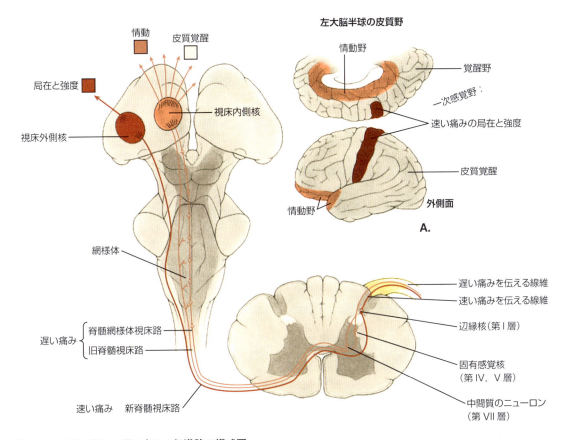

図11.15　速い痛みと遅い痛みの伝導路の模式図
A. 大脳皮質上の部位局在。

　組織の損傷に伴う痛みの認知は一次体性感覚野ではなされない。内包や一次体性感覚野に障害をもつ患者が対側の体の部分に痛みを感じるのは，他の皮質領域で遅い痛みが認知されるためである。一次体性感覚野以外の大脳皮質に，速い痛みの強さと局在を認知する特定の侵害受容領域が同定されているわけではないが，視床皮質からの投射にもとづいて他の皮質領域の関与が考えられている。

1. 髄板内核から皮質の広い範囲への投射は，皮質の覚醒や注意に機能を果たしている。
2. 内側核から辺縁系（眼窩前頭皮質，帯状回の前部や島など）への投射は，痛みに対する情動反応（苦痛，抑うつ，恐怖，怒りなど）に重要である

 臨床との関連

帯状回や島に障害をもつ患者は痛みを感じるが，たとえ痛みがひどくてもそれに対する通常の情動反応が起こらないため，それほど精神的に苦しめられることはない。

　一般的に，視床の外側部から侵害刺激の信号を受ける皮質領域が体性のはっきりした痛みを認知するのに対し，視床の内側部から侵害刺激の信号を受ける皮質領域は覚醒，注意，情動，意欲といった痛みの側面に関係している。速い痛みと遅い痛みに関係する末梢神経系と中枢神経の構造およびそれらの機能的な役割を表11.4にまとめた。頭部の遅い痛みを伝える中枢経路についてはあまりよくわかっていないが，網様体を経て視床内側核に入り，そこから大脳皮質の広い範囲に投射す

表11.4　脊髄の痛覚路のまとめ

		速い痛み	遅い痛み
末梢神経系	侵害受容器 神経線維	Aδ機械受容器 細い有髄線維（5〜30 m/s）	ポリモーダル侵害受容器（組織損傷） 無髄線維（0.5〜2 m/s）
中枢神経系	伝導路： 起始	新脊髄視床路： 辺縁核（第I層） 固有感覚核（第IV，V層）	旧脊髄視床路： 固有感覚核（第IV，V層） 中間質（第VII層） 脊髄網様体視床路： 中間質（第VII層） 前角（第VIII層）
	視床核	視床外側核（後外側腹側核）	視床内側核 視床下部
	皮質野	一次体性感覚野	前頭葉 辺縁葉
	機能	局在と鋭さ	皮質覚醒 情動

る，旧脊髄視床路や脊髄網様体視床路に似たような経路が存在すると考えるのが妥当である。

痛みの調節

脊髄の痛覚経路の外からの調節と内からの調節の解剖学的特徴については詳しくわかっている。どちらも後角の膠様質（第II層）とその隣の層を形成している介在ニューロンが重要な機能を果たしている（図11.16）。これらの介在ニューロンは遅い痛みを伝える二次ニューロンにはたらいてその興奮性を抑え，痛みの信号が上位中枢へ伝達されるのを阻害する。

外からの調節

皮膚からの触覚の信号を伝える太い求心性線維は，膠様質やその他の後角のニューロンとの多くのつながりを介して痛みを調節する。このつながりは後索の中を上行する触覚線維の側枝による。この現象はTENSによる慢性痛の緩和の原理となっている。TENSでは経皮的に太い触覚線維だけを選択的に刺激することで脊髄の介在ニューロンを活性化させ，遅い痛みを伝える二次ニューロンを抑制して鎮痛analgesiaを得る。

内からの調節

中脳吻側部の中脳水道周囲灰白質とそのすぐ上

の間脳の脳室周囲灰白質のニューロン群を，電気刺激や神経刺激あるいは麻薬の注射で刺激すると鎮痛が起こる。このような痛みの調節は，ここの鎮痛中枢のニューロンと大縫線核や橋-延髄境界付近の脳幹網様体のニューロンとのつながりを介して起こる。これらの神経核から膠様質や脊髄の痛みの二次ニューロンへの下行線維があり，上行性の痛みの信号の伝達を抑制する。

この内からの調節は，あるタイプの慢性痛の治療に臨床的に使われている。鎮痛中枢に刺激電極を外科的に埋め込み，電池式の刺激装置を患者が自分で使って刺激を調節する。鎮痛効果の持続時間には個人差がかなりあるが，この手法では患者が自分の必要に応じて痛みをコントロールすることができる。

章末問題

11-1. 機械受容器を3種類あげよ。また，そのうち最も感度の高いのはどれか？

11-2. 皮膚刺激の強度はどのようにして受容器から中枢神経系に伝えられるか？

11-3. 受容野とは，生理学的に体性感覚受容器のどのような特性をいうか？

11-4. 被包性の機械受容器は，どのようにして機械的刺激を電気的信号に変換するか？

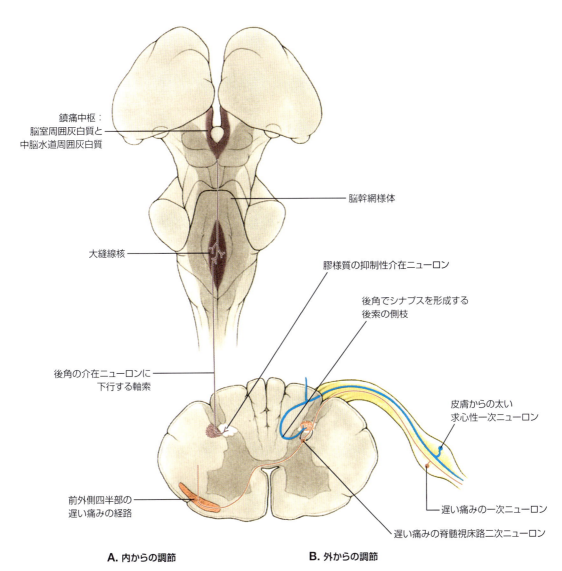

図11.16 遅い痛みの調節経路の模式図
A. 内からの調節。**B.** 外からの調節。

11-5. 感覚の順応とは何か？
11-6. 体性感覚の情報伝達において，周辺抑制の機能的な意義は何か？
11-7. 速い痛みと遅い痛みの伝導路の前脳での違いは何か？
11-8. 経皮的末梢神経電気刺激（TENS）による鎮痛効果の仕組みを説明せよ。
11-9. 以下の損傷のそれぞれについて，消失する体性感覚の種類とその局在を示せ。
　（1）左の第5腰椎‐第1仙椎間の椎間孔への椎間板髄核の脱出
　（2）第10胸髄のレベルでの左の脊髄半切
　（3）第2胸髄から第4胸髄にかけての前白交連
　（4）閂のレベルでの延髄の左外側3分の1
　（5）橋‐延髄境界の近くでの延髄の右内側3分の1
　（6）視床の左後腹側核
　（7）右中心傍小葉

11-10. 橋において三叉神経脊髄路が損傷されたときに失われるのはどれか？

a. 対側の額の針刺激に対する痛覚

b. 同側の角膜反射

c. 同側の頬の二点識別覚

d. 対側の上腕の温度覚

e. 下顎反射

11-11. 脱髄疾患を多年にわたり患っている患者。その症状の1つに，ある種の痛覚の脱失がある。脱髄疾患による感度低下が予想される感覚はどれか？

a. 焼けるような遅い痛み

b. 胃潰瘍の痛み

c. 結腸の充満による痛み

d. 裂傷に伴う鋭い痛み

e. 骨折の痛み

11-12. 視床の後外側腹側核に血管病変のある患者。この障害によって失われるのはどれか？

a. 対側の頬の針刺激に対する痛覚

b. 対側の角膜反射

c. 対側の手の触覚の局在

d. 対側の肩の遅い痛み

e. 対側の顔面の皮膚書字覚

11-13. 左顔面の触覚と痛覚が失われている患者。損傷が疑われるのはどれか？

a. 延髄の右前三叉神経路

b. 延髄の左三叉神経脊髄路

c. 中脳の左前三叉神経路

d. 右の後内側腹側核

e. 右の内包

11-14. 耐えがたい痛みのある患者が頸髄の脊髄前側索切断術を受ける。順行性変性（ワーラー変性 wallerian degeneration）が脳の多くの構造にみられるはずだが，軸索変性がみられないと考えられるのはどこか？

a. 中心後回

b. 視床外側核

c. 視床内側核

d. 網様体

e. 中脳水道周囲灰白質

第12章　聴覚系：聴覚障害

中年の女性がめまい，左の難聴，左の顔面下垂を訴えている。症状はこの6か月でだんだんひどくなってきたという。

聴覚の情報を伝える経路は整然と並んでいて，神経信号は大脳皮質に到達するまでに，少なくとも4つのニューロンを通る必要がある。一次ニューロンは内耳神経（第VIII脳神経）の神経節に，二次ニューロンは尾側の脳幹に，三次ニューロンは吻側の脳幹に，四次ニューロンは視床にある。他の感覚系と異なり，中枢の聴覚路は両側性に音を伝えている。つまり，耳からの入力は左右いずれも両方の半球の聴覚野に到達する。

耳

耳 ear，つまり前庭蝸牛器官は，聴覚と平衡覚に関係し，外耳，中耳，内耳の3つの部分に分かれる（図12.1）。外耳は耳介，外耳道，鼓膜からなる。耳介は音波を集め，外耳道はそれを増強させて鼓膜に導く。鼓膜は外耳と中耳の間を仕切り，音波で振動する。

中耳（鼓室）は，空気で満たされた側頭骨の中の空間である。中耳には3つの**耳小骨** auditory ossicleと2つの小さな筋がある。3つの耳小骨はツチ骨，キヌタ骨，アブミ骨で，ツチ骨は鼓膜の内面とキヌタ骨にくっつき，キヌタ骨はアブミ骨につながる。鼓膜の振動はツチ骨に伝わり，そこからキヌタ骨を介してアブミ骨に伝わり内耳に伝えられる。音は側頭骨を伝わって内耳に伝わることもできる。これは**骨伝導** bone conductionと呼ばれるが，中耳の耳小骨を介した伝導よりはるかに非効率的である。

耳小骨の動きは中耳の2つの小さな筋のはたらきで反射的に弱めることができる。三叉神経に支配されている鼓膜張筋はツチ骨に停止していて，ツチ骨を内部に引っ張って鼓膜の緊張を高めることで低音を弱める。アブミ骨筋は顔面神経に支配されており，アブミ骨に停止している。この筋はアブミ骨を内耳の窓から引いて内耳に伝わる音の強さを弱める。

臨床との関連

アブミ骨筋への枝を分岐する手前で顔面神経が障害されると，障害された側の耳で異常に音が大きく聞こえる聴覚過敏が起こる。

内耳は側頭骨の中に存在し，液体で満たされた骨迷路および膜迷路という空間からなる。**骨迷路** bony labyrinthは**外リンパ** perilymphで満たさ

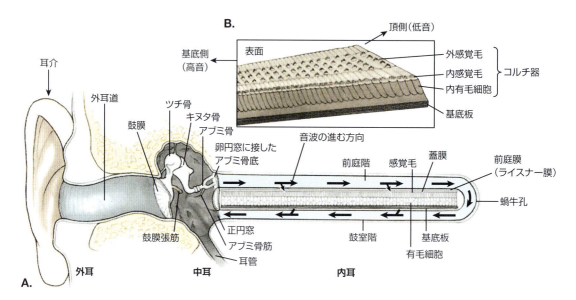

図12.1 聴覚器のおもな要素
A. 外耳，中耳，内耳。B. 基底板とコルチ器。蝸牛の基底部から頂部に近づくにしたがって幅が広くなる。

れていて，第13章で述べる前庭と，聴覚にかかわる部分である**蝸牛**cochleaからなる。**膜迷路**membranous labyrinthは骨迷路の中にあり，**内リンパ**endolymphで満たされたいくつかの連結した管からなる。

蝸牛はその形がカタツムリの殻に似ていることから名づけられた。前庭階，鼓室階，蝸牛管という液に満たされた3つの空間からなる（図12.2）。前庭階と鼓室階は一部が骨に接しており，骨迷路の一部で，外リンパで満たされている。前庭階と鼓室階は蝸牛孔で互いにつながっている（図12.1）。蝸牛管は膜迷路の一部で，内リンパを含む。**前庭膜**vestibular membrane（ライスナー膜Reissner membrane）は前庭階と蝸牛管を分け，**基底板**basilar membraneは鼓室階と蝸牛管を分ける。

窓と呼ばれる2つの穴が蝸牛と中耳の間をつないでいる。**卵円窓**oval windowは前庭階に開き，**正円窓**round windowは鼓室階に開く（図12.1）。卵円窓にはアブミ骨底が接しており，正円窓には可動性のある膜が張っている。アブミ骨が内方向に動くと正円窓の膜が外方向に動き，その逆の場合は内方向に動く。アブミ骨の内方向と外方向の動きは，前庭階と鼓室階の間の外リンパの波動を

作り蝸牛管を振動させる。蝸牛管は基底板の上に乗っているので，蝸牛管の振動は基底板を動かす。基底板の動きがその膜の上に配列している聴覚受容器を刺激する。

基底板上の聴覚受容器は周波数依存的に配列している。卵円窓に近い基底部から蝸牛が2回半巻いて頂部に近づくにしたがって，基底板の幅が広くなる（図12.1）。そのため，高周波の音は蝸牛の基底部に近い基底板を動かし，低周波の音は頂部に近い基底板を動かす。

聴覚受容器

コルチ器organ of Corti（**らせん器**spiral organ）は神経上皮有毛細胞と支持細胞からなる（図12.4A）。神経上皮有毛細胞は内有毛細胞と外有毛細胞からなる。内有毛細胞は一列に並んでいるが，外有毛細胞は蝸牛の基底部では3列，頂部では4～5列からなる（図12.1B）。1つの蝸牛には約16,000の有毛細胞が存在するが，そのうち4分の1が内有毛細胞で，残りの4分の3が外有毛細胞である。有毛細胞の表面からはさまざまな長さの不動毛が何本もとびだしている。不動毛の中でいちばん長いものの先は，その上にある蓋膜に接触するか，膜の中につき刺さっている。そのため，

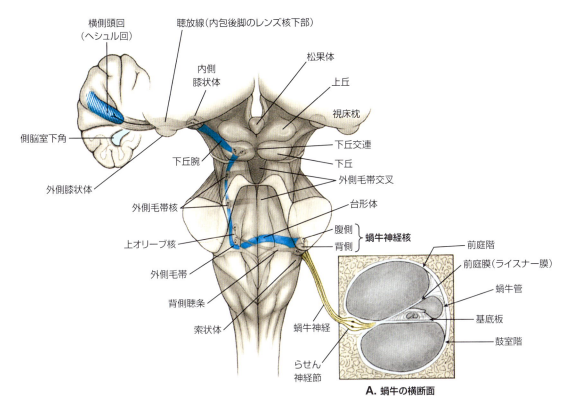

図12.2　聴覚路を背側からみた立体模式図
A. 蝸牛の横断面。

基底板が鼓室階の中の液体の動きで振動すると不動毛が曲がり，その結果機械受容チャネルが開いて，有毛細胞の膜電位が変化する。

　内有毛細胞と外有毛細胞は，らせん神経節の一次聴覚ニューロンに支配されている。その90％以上は内有毛細胞にシナプスを形成する。1つの内有毛細胞がおよそ20のらせん神経節ニューロンと1対1のシナプスを形成し，周波数依存的な弁別にはたらいている。

　外有毛細胞は内有毛細胞よりも少数のらせん神経節ニューロンによって支配されており，10以上の外有毛細胞が1つのらせん神経節ニューロンとシナプスを作っている。外有毛細胞は橋の上オリーブ核からの遠心性オリーブ蝸牛線維にも支配されている。オリーブ蝸牛線維を刺激すると，外有毛細胞の長さが縦にのび，不動毛が動きにくくなる。この2つの変化は基底板の動きに影響を与え，その結果，コルチ器の機能にも影響を及ぼす。

蝸牛での受容と聴覚刺激伝達

　聴覚刺激である空気中を伝わる音波から脳へ伝わる電気信号への変換は，鼓膜からはじまるいくつかの段階を経て行われる。音波のエネルギーは鼓膜の振動という機械的なエネルギーに変換され，それはツチ骨，キヌタ骨，アブミ骨という一連の骨の動きに変換される。アブミ骨が内耳の卵円窓のところで押したり引いたり動くことによって，外リンパの波がまず前庭階に，続いて鼓室階に形成される。液体に生じたこの波が基底板を上げ下げする。有毛細胞の受容器は基底板の振動を細胞表面の不動毛の束で感知する。この不動毛の束は1つの有毛細胞の上で高さの順に配列しており，長いものほど蓋膜の端のほうに向かう形になっている（図12.3）。波は基底板を移動させるが，有毛細胞の不動毛は上に乗っている蓋膜にくっついているので，その結果，不動毛が曲がる。不動毛は方向依存的に活性化される。基底板が前

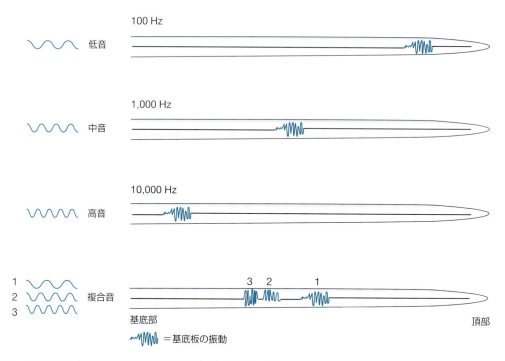

図12.3 いろいろな周波数の音刺激に対する基底板の振動の様子

庭階のほうに向かって上向きに動くと，不動毛は長い不動毛の方向に曲がり有毛細胞は脱分極する．それに対して，基底板が鼓室階のほうに向かって下向きに動くと有毛細胞は過分極する．不動毛の曲がりが細胞頂端側のイオンチャネルを開いてカリウムイオン（K^+）を中央階の内リンパから細胞内に流入させ，その結果，有毛細胞は脱分極する．K^+による脱分極は，細胞基底側の電位依存性カルシウムイオン（Ca^{2+}）チャネルを開いて，シナプス前膜からのシナプス小胞の分泌を引き起こし，放出された神経伝達物質がらせん神経節ニューロンの神経終末にあるシナプス後膜に作用する．その結果，求心性の神経終末が活性化され，活動電位が中枢に伝えられる．

蝸牛のうずまきの基底部から頂部に向かう基底板のバイオメカニカルな性質（幅や弾性）の違いが，聴覚刺激入力の周波数依存的な感知にかかわっている．基底部から頂部に向かうにつれて，基底板の小さな区分ごとに有毛細胞は高周波数（20 kHz）から低周波数（20 Hz）の間のある周波数に選択的に反応するように並んでいる．例えばピアノの鍵盤を1つ叩いたときに出るような単音は，基底板上のある1つの小さな部分の有毛細胞と，それにつながるごく限られた一次聴覚ニューロンのみを活性化させる．それに対して，例えば話し声や音楽のような複合音は，基底板上のさまざまな部分の有毛細胞と，それぞれに特異的につながる多くの求心性聴覚ニューロンを活性化させる（図12.3）．

音には2つの性質がある．周波数（音の高さ）と，デシベル（dB）で表される振幅（音の大きさ）である．音の周波数と振幅の神経信号への変換は，1つの有毛細胞とらせん神経節細胞の間の多シナプス性の結合でなされる．特定の周波数刺激に対して，位置的に隣接した部位にある数多くの有毛細胞が反応しうる．弱い音刺激（例えば10 dB）では，その中の限られた数のシナプス後膜が発火する．同じ周波数で音の大きさを上げると（例えば50 dB），その求心性線維の活動電位の発火頻度は増加するが，ある時点でその線維は飽和する．そうすると，まだ発火していなかったより閾値の高い求心性線維が発火するようになる．このような仕組みで，1つの有毛細胞にシナプスを形成するいくつかの求心性線維が同じ周波数で大きさの

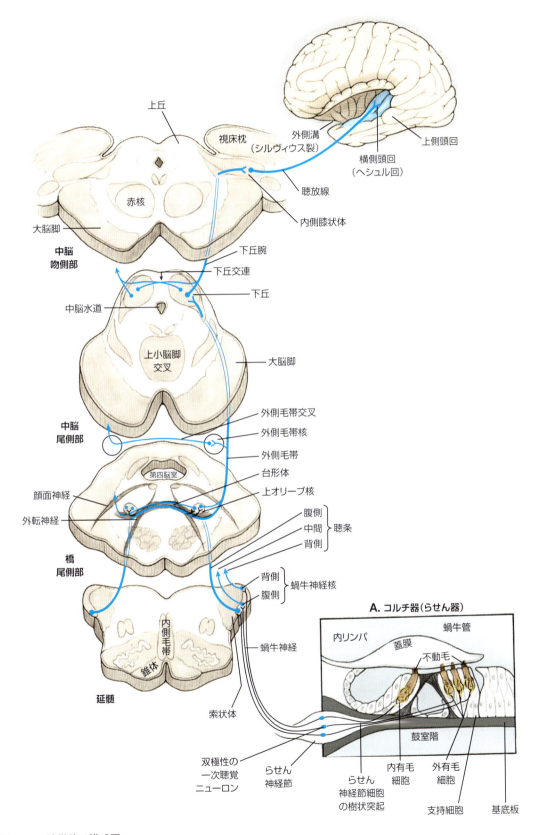

図12.4　聴覚路の模式図
A. コルチ器の組織学的構造。

違う音に反応できる。

聴覚路

一次聴覚ニューロンはらせん神経節に存在する（図12.2，12.4）。この双極ニューロンの樹状突起はコルチ器の有毛細胞にシナプスを作る。その軸索性の突起が蝸牛神経を形成し，内耳道から頭蓋内に入り，小脳橋角部のところで脳幹に入る。

臨床との関連

内耳道内での蝸牛神経と前庭神経と顔面神経の位置関係は，特に**聴神経鞘腫**acoustic neurinomaの場合などに臨床的に重要である。**この章の最初に提示した症例**がそれである。このシュワン細胞の良性の腫瘍はたいてい内耳道の前庭神経に発生する。内耳道での増殖に引き続き，腫瘍は小脳橋角部に広がる。この段階で，まず内耳道の構造が破壊されることによって一連の症状が生じる。蝸牛神経障害による進行性の難聴，前庭神経障害による平衡障害，顔面神経障害による顔面筋の筋力低下などである。その後，小脳橋角部に近い後頭蓋窩に広がると三叉神経の障害が加わり，角膜反射やときに顔面の体性感覚の消失，そして小脳の障害による同側肢の運動失調がみられるようになる。

蝸牛神経は背側および腹側の蝸牛神経核の二次聴覚ニューロンに終わる。蝸牛神経核は下小脳脚のところに鞍状に張りついている（図12.4）。背側蝸牛神経核は下小脳脚の後外側に位置し，第四脳室底の外側陥凹のあたりに聴結節を形成する。腹側蝸牛神経核はその少し吻側にあり，下小脳脚の前外側に位置している。

背側および腹側の蝸牛神経核からの軸索は正中に進んで交差する前に，吻側に方向を変えて橋に入り，聴条と呼ばれる3つの構造を作る。3つの構造は橋尾側部の被蓋内の位置によって，それぞれ背側，中間，腹側と呼ばれる。最も明瞭なのは腹側聴条で，交差するにしたがって**台形体**trapezoid bodyを形成する（図12.2，12.4，12.5）。交差したあと，この3つの聴条の線維は**外側毛帯**lateral lemniscusを形成する。外側毛帯は橋から中脳に上行する。中脳に達すると外側毛帯のすべての聴覚線維は下丘に入り，シナプスを形成する。下丘からの線維のほとんどは外側から出てきて中脳の外側の表層を上行し，**下丘腕**brachium of inferior colliculusを形成する。

臨床との関連

下丘のこの神経束は，中脳の吻側半分の外側表面に明らかな隆起を作り，脊髄視床路を伝わる痛覚線維を外科的に遮断するときの目印になる。脊髄視床路は下丘腕の数mm内側を走る。

下丘腕は内側膝状体に終わる（図12.2，12.4，12.5）。内側膝状体は視床の聴覚核であり，**聴放線**auditory radiationを出す。聴放線は外側に走りレンズ核後部の下で内包後脚に入る。したがって，聴放線は内包後脚の**レンズ核下部**sublenticular partに位置しており，そこから**横側頭回**transverse temporal gyrus（ヘシュル回gyrus of Heschl）にある聴覚野に投射する。この回は外側溝（シルヴィウス裂）の奥にある（図12.4）。周波数の部位特異性は一次聴覚野にもあり，高周波数は後内側に，低周波は前外側に投射する。

聴覚路の両側性

中枢の聴覚路が他の上行性経路と異なるのは，(1)上行性経路に付随して副核が存在する点と，(2)片側からの聴覚信号が両側性に入力する点である。

蝸牛神経核と下丘の間の聴覚路には上オリーブ核，台形体核，外側毛帯核の3つのグループの神経核が存在する。

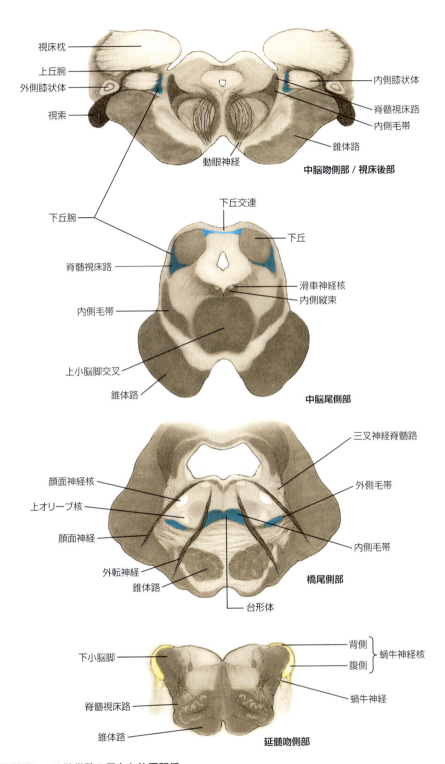

図12.5 横断面にみる聴覚路の局在と位置関係

臨床との関連

聴覚野あるいは蝸牛神経核以降の上行性経路が片側性に障害されても難聴は起こらない。その場合にみられる異常は，対側の耳に届く音の方向や距離を判定する能力の障害である。

上オリーブ核は橋尾側部の台形体の外側端のそばにある（図12.2，12.4，12.5）。この神経核は同側と対側の蝸牛神経核からの入力を受け，同側と対側の外側毛帯に入る線維を出す。上オリーブ核は空間における音源定位に重要な役割を果たす。台形体核は台形体の線維束の中に散在している神経核で，その入力と出力は上オリーブ核の入力と出力と似ている。

外側毛帯核は吻側部ならびに中間部の外側毛帯の中あるいはその横に存在する。この神経核は外側毛帯の線維とその側枝を受け，軸索を同側と対側の外側毛帯に送る。下丘の神経核自体も下丘交連を介して対側の下丘に線維を送り，聴覚路の両側性に寄与している（図12.2，12.4，12.5）。

臨床との関連

コルチ器，らせん神経節，蝸牛神経，蝸牛神経核の片側性の障害は同側の難聴をきたす。聴覚の神経信号は蝸牛神経核以降の経路では両側性に脳幹を上行するので，他の感覚路の片側性の障害に比べてそれほど問題にはならない。

聴覚の調節

聴覚に関係するさまざまな神経核の間の相互のつながりが，上行性と下行性の調節を可能にする。聴覚野は内側膝状体や下丘に線維を戻し，下丘や外側毛帯核や上オリーブ核と一緒に蝸牛神経核に線維を送る。また，遠心性のオリーブ蝸牛線維は，上オリーブ核や台形体核からのニューロンやその領域の隣の網様体のニューロンから起こり，コルチ器の外有毛細胞やそこからの求心性線維にシナプスを作る。こうした聴覚系のフィードバック系は特定の音に対する選択的な注意を払うための仕組みである。

臨床との関連

伝音性難聴 conduction deafness は，外耳あるいは中耳を介した音波の伝導（空気–耳小骨経路）の障害で起こる。この場合，骨伝導（音波が頭蓋骨を介して伝わる経路）は起こりうるので，伝音性難聴が完全難聴となることはない。

感音性難聴 sensorineural deafness は，コルチ器の有毛細胞の障害で起こることが多いが，聴神経鞘腫による蝸牛神経の障害でも起こりうる。この場合，空気伝導と骨伝導に共通する部分が障害されているので，両方の経路で聞こえが悪くなる。難聴の程度はコルチ器や蝸牛神経の障害の程度に相関している。

臨床との関連

難聴のタイプの鑑別には音叉を使った2つの検査が行われる。**ウェーバーの音叉検査** Weber tuning fork test は振動している音叉を額の中央に当てて，患者にどちらかの耳で音がより大きく聞こえないかをたずねる。正常であればどちらの耳でも同じように聞こえるが，片側性の感音性難聴では正常な側の耳の感受性が高まっているのでそちらでよく聞こえる。片側性の伝音性難聴では難聴側の耳で音が大きく聞こえる。

リンネの音叉検査 Rinne tuning fork test は空気伝導と骨伝導を比較する。まず，被験者に音叉の音が聞こえなくなったら身振りで伝えるようにいう。音叉を振動させ，その柄の端を乳様突起に当てる（骨伝導）。その音が聞こえなくなったら，まだ振動している音叉を外耳孔に近づける（空気伝導）。空気伝導のほうが効率がよ

いので，正常ならまだ音が聞こえる。

 臨床との関連

難聴には補聴器が助けになるかもしれないが，重度の感音性難聴の場合には人工内耳の埋め込みが行われる。刺激電極を聴覚野，蝸牛神経核，あるいは蝸牛に埋め込み（今日最も普通に行われる），蝸牛神経の線維を刺激する。

コルチ器の有毛細胞の損傷による重度の難聴患者には人工内耳が有効である。外部のマイクロホンで外界の音を拾い，それを皮下に埋めてあるレシーバーに伝えて周波数ごとに電気刺激に変換し，蝸牛に埋め込まれた微小な多電極刺激アレイに送る。周波数の異なる音は異なった電気刺激に変換され，蝸牛に埋め込まれた刺激電極で蝸牛神経の特定の線維を選択的に刺激する。刺激された線維は活動電位を脳に伝え，そこで音として認知される。人工内耳で聞く音は正常の聴覚とは異なるので，人工内耳を埋め込まれた患者は新しい音をどうやって会話として理解するかを改めて学習しなければならない。

章末問題

12-1. 基底板の振動によって不動毛が前庭階の方向に曲げられたとき，どのような生理的反応が起こるか？

12-2. 音刺激の周波数（音の高さ）と振幅（音の大きさ）は，何という受容細胞で神経信号に変換されるか？

12-3. 聴覚路の両側性について説明せよ。

12-4. 聴覚系の片側性の障害によって同側の完全難聴がみられたとき，その障害はどこにあるか？

12-5. 内耳道の前庭神経に発生した聴神経鞘腫が増殖して次の部位に広がったとき，それぞれどの神経が障害されるか？（1）内耳道内，（2）小脳橋角部またはその近く。

12-6. 伝音性難聴と感音性難聴を対比して説明せよ。

12-7. 伝音性難聴は次のどの障害によって起こるか？
a. ツチ骨
b. らせん神経節
c. 蝸牛
d. 外側毛帯
e. 蝸牛神経核

12-8. 音のくる方向を認知することができない患者がいる。障害が推測される神経核はどれか？
a. 下丘核
b. 上オリーブ核
c. 下オリーブ核
d. 台形体核
e. 蝸牛神経核

12-9. 低所得層の患者が難聴を訴えている。音叉検査を行うことで，難聴のタイプと障害されている側を安価に見極めることができる。振動している音叉の柄の端を額の中央に当てると，患者は音が左右同じではなく右耳でより強く聞こえた。振動している音叉を耳に近づけると，右耳より左耳でずっと強く長く音が聞こえた。音叉を右の乳様突起に当てると音が聞こえた。この患者の難聴はどれか？
a. 左の伝音性難聴
b. 左の感音性難聴
c. 右の伝音性難聴
d. 右の感音性難聴
e. 上のどれでもない

第13章　前庭系：めまいと眼振

昏睡状態の患者の右外耳道に冷水を入れたところ，両眼が右方に偏位し，水を抜くまで眼はその位置にとどまっていた．昏睡状態の別の患者に同じ操作をしたところ，片眼は上外方に，もう片方の眼は下内方に偏位した．

前庭系の2つの主要な機能は，頭と体の位置をバランスよく保持することと，ちょっとした動きに合わせて視線を目標に固定しておくことである．言い換えるなら，前庭系は前庭脊髄反射を介して平衡を保ち，前庭眼反射を介して視線を固定する．

前庭系のすべての活動は反射であり，通常は意識することなしに起こる．前庭系への刺激が過剰であったり，右と左からの入力の間のバランスが崩れたりすると，**めまい**vertigoが起こる．めまいに関与する皮質領域は中心後回の頭頂間溝の底部にある．この領域は視床の後腹側核と視床後部核からの入力を受ける．しかし，これらの神経核への前庭系の脳幹からの上行性経路はよくわかっていない．

前庭系は小脳や，脳幹網様体内の自律神経中枢とのつながりが強い．後者のよい例が乗り物酔いである．また，左右の前庭神経核の間には交連経路による強い結合があり，片側の前庭系に異常が起こった直後に起こるめまいを和らげるための代償性機構で重要な役割を果たす．

前庭脊髄系と平衡

体の**平衡**equilibriumは3つの入力に依存している．視覚，固有感覚，前庭感覚である．固有感覚の入力はおもに頸，脊柱，下肢の受容器からくる．これらの入力のうち2つが入れば平衡は維持できるが，1つだけでは維持できない．例えば，脊髄の固有感覚の経路が障害されている患者（悪性貧血でよくみられる）を，眼を閉じさせるかあるいは暗い部屋で立たせると平衡を保てずに倒れてしまう．この場合は前庭系からの入力しかなく，平衡を維持することができない．

臨床との関連

自分の下肢の位置を感知できない患者に，両脚を揃えて立たせ，眼を閉じさせると傾いて倒れる．これを**ロンベルク徴候**Romberg signという．

受容器

内耳の骨迷路の中には，直線加速度や頭位に反

応する受容器や，頭部の急な回旋に反応する受容器がある．骨迷路の前庭部は前庭と骨半規管からなる．液体で満たされた骨迷路の中にあるのが膜迷路で，これは前庭の中の**卵形嚢** utricle および**球形嚢** saccule と，骨半規管の中の**膜半規管** semicircular duct からなる．卵形嚢，球形嚢，膜半規管はすべて前庭受容器をもっている．卵形嚢と球形嚢の前庭受容器はおもに前庭脊髄系に関係し，膜半規管の前庭受容器はおもに前庭眼反射系に関係する．

卵形嚢と球形嚢の壁にある少し肥厚した小さな部分を**平衡斑** macula と呼ぶ．それぞれの平衡斑は互いに直角に配置しており，卵形嚢のものはほぼ水平に位置し，球形嚢のものはほぼ矢状面にある．したがって，直線加速度や頭位のどの向きへの変化も，両方の耳の平衡斑で感知することができる．それぞれの平衡斑は神経上皮有毛細胞と支持細胞からなる（図13.1A）．有毛細胞の上にはゼラチン状の**耳石膜** otolithic membrane が乗っている．この耳石膜には炭酸カルシウムの結晶である**耳石** otolith（**平衡砂** otoconium）が含まれている．直線加速度や頭位が変化すると耳石膜が偏位し，膜の中に埋まっている**不動毛** stereocilia が曲がる．聴覚有毛細胞が刺激された場合と同じように，前庭有毛細胞の不動毛の屈曲は受容器電位に変換され，有毛細胞にシナプスを形成している前

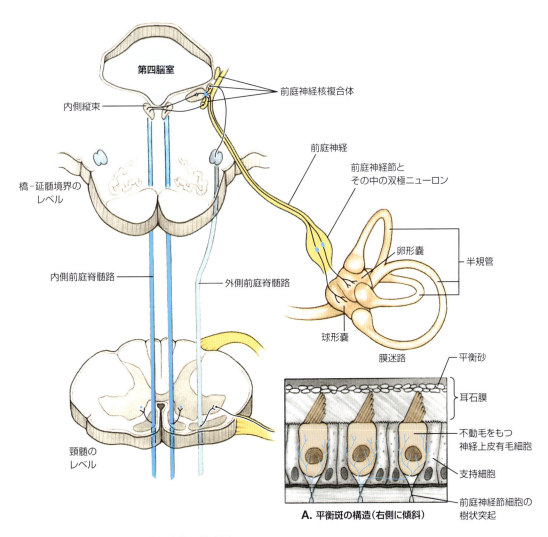

図13.1 前庭脊髄路の主要な線維連絡の模式図
A. 平衡斑の構造（右側に傾斜）．

庭神経節の双極ニューロンの樹状突起を刺激する。

前庭神経

平衡斑の中の神経上皮有毛細胞に樹状突起がシナプスを形成している前庭神経節細胞の軸索は，内耳神経（第VIII脳神経）の前庭部を通って中枢に向かう（図13.1）。前庭神経は蝸牛神経と一緒に橋-延髄境界の橋，延髄，小脳に囲まれた**小脳橋角部**cerebellopontine angleのところで脳幹に入る。前庭神経の線維は背側に進み，前庭神経核複合体に到達する（図13.2）。神経線維の一部は傍索状体（下小脳脚のより内側の部分；図13.2）を通ってそのまま小脳に入り，直接前庭小脳路を形成する。

前庭神経核

前庭神経核複合体は4つの神経核（内側核，外側核，下核，上核）からなり，延髄吻側部から橋尾側部にかけての第四脳室の底と壁にある前庭神経野の真下に存在する（図13.1，13.2）。前庭神経内側核は延髄吻側部から橋尾側部にかけての第四脳室底の外側に位置している。前庭神経外側核は橋-延髄境界の付近に限局しており，ダイテルス核Deiters nucleusと呼ばれるニューロンの集合を含んでいる。前庭神経下核は延髄吻側部にある。前庭神経上核は橋尾側部の第四脳室底に限局している。

前庭神経の線維は平衡斑シナプスからの信号を前庭神経内側核，外側核，下核に入力する。これらの前庭神経核は脊髄の運動ニューロンに外側前庭脊髄路と内側前庭脊髄路を介して投射する。

前庭脊髄路

外側前庭脊髄路は前庭神経外側核から起こり，同側の上下肢の伸筋群のはたらきを強力に促進する。内側前庭脊髄路は前庭神経内側核と前庭神経下核から起こり，内側縦束を通じて両側性に下行し，頸と上肢の近位筋を支配する。

したがって平衡を維持する仕組みである前庭脊髄反射には3つのおもなニューロン群が関与する（図13.1）。

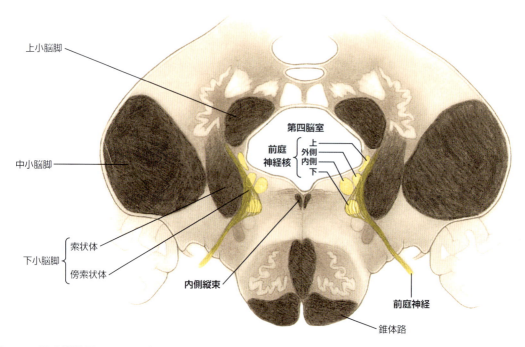

図13.2 橋-延髄境界のレベルの横断面にみる前庭神経と前庭神経核の位置関係

1. 前庭神経節からの入力ニューロン
2. 前庭神経核の介在ニューロン
3. 出力ニューロンである脊髄の下位運動ニューロン

前庭眼反射

　前庭系のもう1つの主要な機能は，頭部がすばやく動いたときに視線を目標に固定しておくことである。これは強力な**前庭眼反射**vestibulo-ocular reflexによって起こり，そのため眼球はいつも頭部の回旋方向とは反対側に反射的に動く。この反射には3つのニューロン群がかかわっている（図13.3）。

1. 前庭神経節からの入力ニューロン
2. 前庭神経核の介在ニューロン
3. 出力ニューロンである動眼神経核，滑車神経核，外転神経核の下位運動ニューロン

受容器

　前庭眼反射にかかわる受容器は内耳の半規管の膨大部にある（図13.3）。前半規管と後半規管は

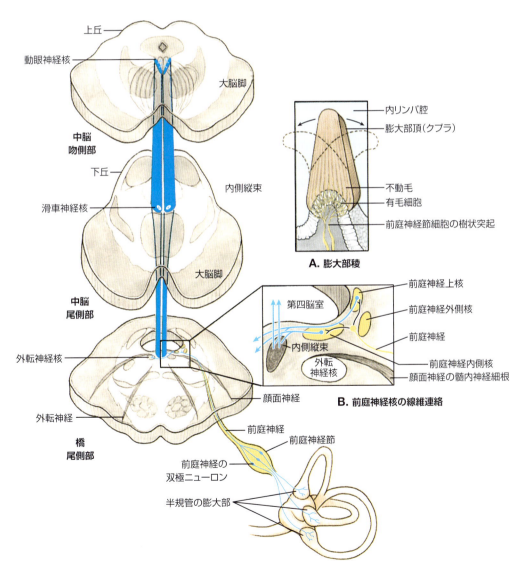

図13.3　前庭眼反射経路の主要な線維連絡の模式図
A. 膨大部稜の組織学的構造。**B.** 前庭神経核の線維連絡。

垂直に位置しており，両者は互いに直角に配置しているのに対し，外側半規管は水平に位置している．したがって，頭部のどちら向きの回旋も，複数の半規管を機能的なペアとしてその受容器を刺激する．それぞれの半規管の根元はふくれて膨大部を形成しており，壁の一部が肥厚して半規管の中の空間に突き出し，**膨大部稜**ampullary crestを形成している．膨大部稜には前庭受容器があり，感覚神経上皮有毛細胞と支持細胞が存在する（図13.3A）．膨大部稜を被うゼラチン状のものが**膨大部頂**（クプラ）cupulaで，そこに膨大部稜の有毛細胞の感覚毛の自由端が埋まっている．それぞれの有毛細胞の感覚毛の中には他より長いものが1本あり，**動毛** kinociliumと呼ばれる．他は不動毛である．

頭部が回旋をはじめると，半規管内の内リンパが少し遅れて動き，膨大部頂の動きを妨げる．その結果，膨大部頂に埋まった不動毛が回旋方向とは逆方向に曲がる．頭部の回旋が突然止まると，内リンパは急には止まらずに動き続け，膨大部頂を回旋方向と同じ方向に曲げる．有毛細胞には極性があり，不動毛が動毛の方向に曲がると有毛細胞は脱分極する．それに対して，不動毛が動毛とは逆の方向に曲がると有毛細胞は過分極する．このようにして左右の半規管の受容器が協調してはたらく．つまり，一方の半規管が刺激されると反対側の半規管は抑制される．有毛細胞には前庭神経節の双極ニューロンの樹状突起がシナプスを形成している（図13.3）．

 臨床との関連

前庭への入力線維では，バックグラウンドの持続的で単純な発火パターンに上乗せされる形で複雑で周期的な神経活動がみられる．これは前庭受容器をもつ5つの器官の有毛細胞全体としての刺激のパターンを反映している．通常，前庭への入力は正常に機能する前庭脊髄反射と前庭眼反射でバランスがとれている．しかし，前庭への入力が異常に増強あるいは減弱すると，重大な影響が患者にみられることになる．**メニエール病** Ménière diseaseは比較的よくある障害で，有毛細胞の受容器に異常が生じる．前庭有毛細胞の活動の異常は，繰り返し発症する断続的なめまい，姿勢保持障害，悪心や，聴覚有毛細胞の異常な活動による耳鳴を生じる．メニエール病の病態生理には，内リンパの動態力学の異常が関係していると考えられている．たいていの場合は利尿薬の投与が行われるが，重症の場合にはゲンタマイシンのような薬物で有毛細胞を破壊したり，迷路の一部を外科的に切除したりするような治療も選択されている．

神経核と神経路

前庭神経節細胞の樹状突起は半規管の膨大部の神経上皮有毛細胞とシナプスを形成しており，その軸索は中枢に向かって前庭神経を介して脳幹に入り，背側に進んで前庭神経上核と前庭神経内側核に終わる（図13.3B，13.4）．前庭眼反射経路の線維は，おもに内側縦束を介して眼球運動核に到達する．頭部を右に回旋させたときの前庭眼反射経路を図13.5に示す．

前庭性眼振

眼振 nystagmusとは律動的で不随意な眼球運動で，2つの要素からなる．目標からゆっくり視線がはずれていく緩徐相と，目標にすばやく視線が戻る急速相である．眼振は頭部を回旋させて前庭を刺激するか（前庭性眼振），外耳道に冷水か温水を入れることによって（温度眼振）誘導できる．どちらの手技も半規管内の内リンパの流れを生じさせる．回旋の場合は流体慣性により，温度の場合は対流により内リンパの流れを起こす．どちらにしても流れが不動毛を曲げて膨大部の有毛細胞を刺激することにより，強い前庭眼反射を引き起こす．前庭性眼振や温度眼振の緩徐相はこの前庭眼反射経路で起こるのに対し，急速相は大脳皮質で誘導される．眼振は緩徐相よりも急速相のほうが明瞭なので，眼振は急速相で記述される〔訳注：ただし，後述する反射の方向のメカニズムと合わせ

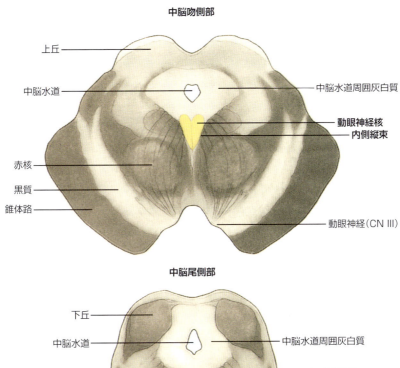
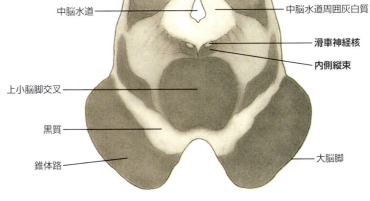
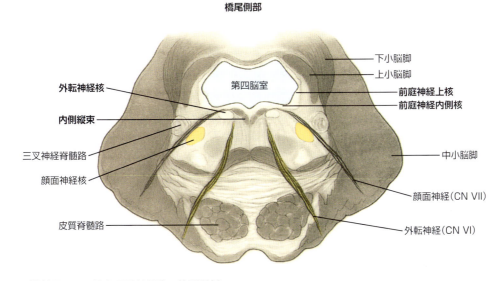

図13.4　横断面にみる前庭眼反射経路の位置関係
外眼筋の支配神経の経路を太字で示す。CN, 脳神経。

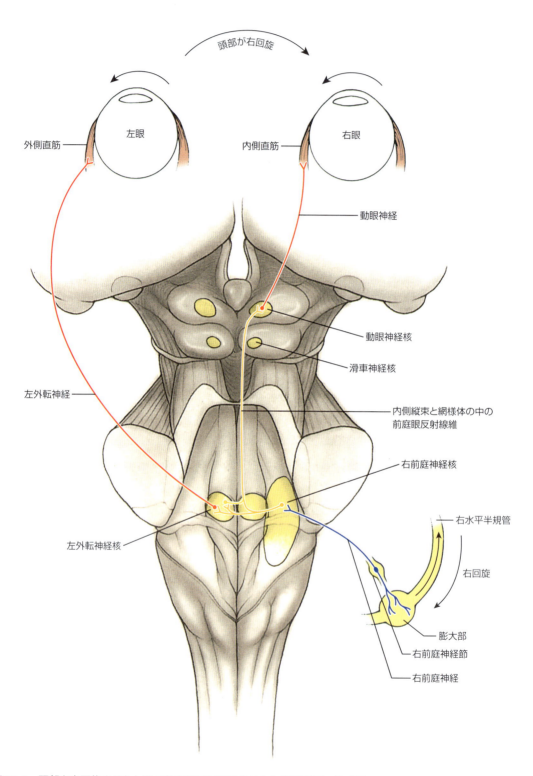

図 13.5 頭部を右回旋させたときの前庭眼反射経路を示した脳幹背面の模式図

ると，緩徐相のほうが実際の半規管での内リンパの動きを考えるのに有用である〕。

温度眼振の急速相は，冷水を入れた場合は入れた側とは反対側に向き，温水の場合は入れた側と同じ側に向く。それゆえ温度眼振の急速相は「COWS（cold opposite side, warm same side）」と表現される。回旋を止めた直後に起こる回旋性眼振の場合，急速相は回旋していた方向に向く。

臨床との関連

前庭眼反射は昏睡状態の患者の脳幹障害のレベルを判定するのに使われる。昏睡状態の患者の頭部を急に右や左に回旋させたり上や下に傾けたりすると，両眼はその反対方向に向く。この現象は**頭位変換眼球反射** oculocephalic reflex あるいは**人形の目現象** doll's eye phenomenon と呼ばれ，前庭眼反射経路が正常であることを意味している。通常，これらの反射的な動きは大脳皮質によって抑制されているが，昏睡状態の患者ではこの反射が脱抑制されており，その存在は中脳と橋の被蓋部の中心部が正常であることを意味する。**この章の最初に提示した症例**のように，頭位変換眼球反射は昏睡状態の患者の外耳道に冷水か温水を入れることによっても誘導できる。冷水を入れた場合，両眼は入れた側に向き〔訳注：冷水を入れると，仰向けに寝た患者では外側半規管の下向きに内リンパが流れ，頭部の回旋がその逆に起こったときと同じ状況になる〕，温水を入れた場合，両眼は入れた側とは反対側に向く。これらの動きは前庭眼反射をみているのに等しく，また正常な人の温度眼振検査で誘導される眼振の緩徐相と同じである。中脳あるいは橋吻側部の異常に伴う昏睡状態の患者では，前庭眼反射経路が障害されているため，人形の目現象の異常や温度眼振検査の異常がみられる。

章末問題

13-1. 体が左側に傾いたときに左脚を伸展させる経路を説明せよ。

13-2. 内耳の構造のうち，以下の機能にかかわるのはそれぞれ何か？ （1）平衡，（2）視線の固定。

13-3. 回旋性眼振と温度眼振の緩徐相の解剖学的基盤は何か？

13-4. 前庭眼反射に異常がないと仮定して，右外耳道に冷水を入れたとき，以下のそれぞれでどのような反応が起こるか？ （1）意識のある患者，（2）昏睡状態の患者。

13-5. 昏睡状態の患者の左外耳道に冷水を入れたとき，下図のような反応がみられた。障害部位はどこか？

13-6. 診察室で患者に閉眼させたまま仰臥位をとらせると，頭部が回転するような感覚を訴えた。障害が内耳にあるとすると，異常な神経信号を生じさせていると考えられるのはどれか？
a. 前庭
b. 球形嚢
c. 半規管
d. 耳石
e. 内リンパ管

13-7. 67歳の男性。めまいの発作が繰り返し起こると訴えている。発作は2～4時間続き，重い悪心・嘔吐，耳鳴，中耳が膨満したような感覚を伴うという。発作は頭部を動かさなくても，開眼でも閉眼でも生じ，発作が起こると患者は著しく消耗する。可能性の高い診断はどれか？
a. 外耳道の閉塞
b. 中耳の感染
c. メニエール病
d. 脳幹卒中
e. 聴神経鞘腫

13-8. 22歳の女性。電球を交換しているときに梯子から2m近く落ち，頭部を床に打ちつけた。24時間後，めまいの発作が何度もあると訴えている。発作は突然起きて30秒ほど続くという。この異常感覚は，上半身を起こすとき，ベッドで寝返りをうつとき，あるいは前屈して頭部を脚の間に入れるときに生じる。この突然起こるめまいの原因として最も可能性が高いのはどれか？
a. 前庭神経の損傷
b. メニエール病
c. 発作性疾患
d. 脳卒中
e. 耳石の脱落

13-9. 30歳の男性。オートバイ事故で複数箇所を骨折し，入院時に開放骨折のためゲンタマイシン静注の治療を受けた。数日後，激しいめまいと動揺視を訴えた。聴覚は両側とも正常である。このめまいの原因として最も可能性が高いのはどれか？
a. 耳石の脱落
b. メニエール病
c. 硬膜下血腫
d. ゲンタマイシン中毒による内耳障害
e. 前庭神経の損傷

13-10. 末梢神経障害を伴う進行した糖尿病の患者。夜間にベッドから出て暗い場所を歩くのが，しだいにぎこちなくなってきている。日中や明るい部屋での動作は正常にみえる。ロンベルク徴候陽性。この運動失調の原因はどれか？
a. 糖尿病による末梢神経障害の進行
b. 前庭系の障害
c. 小脳室頂核を含む病変
d. 後索核の障害
e. 蝸牛神経核の障害

第14章　視覚系：視覚障害

脳血管障害で入院した高血圧の患者。左上下肢の麻痺，左の片側感覚消失，両眼で視野の左半分の視覚消失がみられる。

　われわれは外界の情報のほとんどを視覚系から得ている。視覚の臨床における重要性は，すべての感覚障害の中で視覚障害がいちばん影響が大きいこと，そして視覚系の臨床検査が障害部位の正確な位置の同定に使われていることから明らかである。

　光線が網膜の上に焦点を結ぶことで，われわれはものをみることができる。光刺激は網膜の視細胞で電気刺激に変換され，その神経信号は視床を経て大脳皮質に送られる。臨床的には視覚路の3つの解剖学的特徴が重要である。

1. 視覚路は頭の前部から後部に向かう。
2. 視覚路はすべてテントよりも上にある。
3. 視覚情報は交差と非交差の両経路を通る。

眼

　眼球壁は3層からなり，眼球の内部を満たす透明な物質が光線を屈折させて視細胞のほうに向ける（図14.1）。眼球壁を構成する3層とは，最も外側が眼球線維膜（眼球外膜），中間が眼球血管膜（眼球中膜），最も内側が網膜層（眼球内膜）である。最も外側の**眼球線維膜** fibrous layer は**強膜** sclera と**角膜** cornea からなる。眼球線維膜の後ろ側（白眼の部分）が強膜で，眼球の形を維持し，また外眼筋の付着部位となる。眼球線維膜の前側が角膜で，血管のない透明な部分である。この透明性は解剖学的にはさまざまな要因による。非角化上皮であること，血管や色素がないこと，細胞成分が規則的な配列をとっており屈折率が均一であること，そしてコラーゲン線維の配列などである。

臨床との関連

角膜の表層の上皮は損傷しても再生可能である。しかしながら深層の損傷は瘢痕形成を起こす。角膜には血管がないので，免疫学的拒絶反応を起こすことなく他家移植できる。

　中間の**眼球血管膜** vascular layer は**脈絡膜** choroid あるいは**ぶどう膜** uvea とも呼ばれ，光の焦点と強さを調節する役目がある。脈絡膜は**固有脈絡膜** choroid proper，**毛様体** ciliary body，**虹彩** iris という3つの部分からなる。固有脈絡膜は非常に血管に富み色素を含んだ膜で，眼球の後ろ側6分の5の部分で強膜を内側から覆っている。

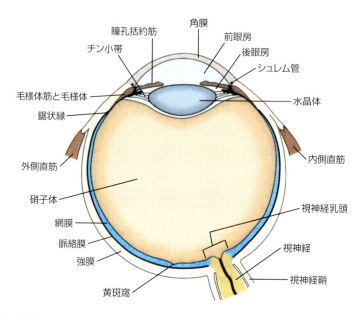

図14.1　ヒトの眼球の断面図
おもな解剖学的構造を示す。(Kingsley RE. *Concise Text of Neuroscience.* Baltimore, MD: Lippincott Williams & Wilkins, 1996より許可を得て改変)

眼球の前側では毛様体になる(図14.2)。毛様体は**房水**aqueous humorと，**硝子体液**vitreous humorの成分の一部を産生する。毛様体は毛様体筋を含み，チン小帯zonule of Zinnで**水晶体**lensにつながってその調節を行っている。毛様体筋は副交感神経の支配下にある。毛様体筋の収縮によりチン小帯の緊張が弱まり，その結果，水晶体にかかる力が減少する。これで水晶体の厚さが増加して，近くのものから来た光線の焦点を網膜に合わせるようにすることができる。

毛様体の前部から水晶体の前面に中心に向けて突出しているのが虹彩で，その自由縁が**瞳孔**pupilの縁を形成する。瞳孔の大きさは**瞳孔括約筋**sphincter muscle of pupilと**瞳孔散大筋**dilator muscle of pupilにより調節されている。瞳孔括約筋は副交感神経の，瞳孔散大筋は交感神経の支配下にある。

最も内側の**網膜層**retinal layerは脈絡膜と硝子体の間にあり，**色素層**pigmented stratumと**神経層**cerebral stratumの2層に分けられる。外側の色素層は非神経性で，1層の網膜色素上皮細胞からなる。内側の神経層は透明で9層からなる。したがって網膜は全体として10層からなり，詳しくは後述する。

光は網膜に到達する前にさまざまな構造物を通過する。これらが**屈折器官**refractive apparatus（屈折物質）で，角膜，房水，水晶体，硝子体からなる。

角膜は顕著にカーブした形をしており，空気とは屈折率が異なる。したがって，光線は角膜で屈折する。角膜は眼球で光線を屈折させる主要な器官である。

房水の屈折率は角膜の屈折率とほぼ等しい。房水は毛様体を覆う上皮から分泌され，タンパク質を除いた血漿とほぼ同じ成分である。産生された房水は後眼房に入り，瞳孔を通って前眼房に入る。そして虹彩，角膜，強膜の境界部にある線維柱帯網の間隙（フォンタナ腔space of Fontana）に流れ込む。そこから強膜静脈洞（シュレム管canal of Schlemmとも呼ばれ，虹彩を取り囲むように走る枝分かれした血管）を経て，最終的には上強膜静脈に流れ込む。

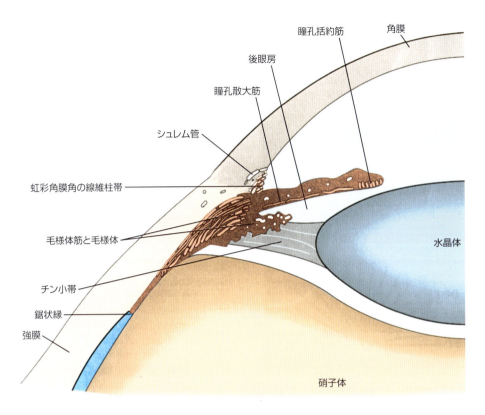

図14.2 眼球前部の解剖学的構造
(Kingsley RE. *Concise Text of Neuroscience*. Baltimore, MD: Lippincott Williams & Wilkins, 1996 より許可を得て改変)

 臨床との関連

光を屈折させる役目以外に，房水は眼圧を保つためにも重要である．実際，眼圧は房水の動態と深い関係がある．房水の排出が悪くなったり，ときに房水の産生が増加したりすると，眼圧亢進につながり**緑内障glaucoma**を引き起こす．緑内障では網膜神経節細胞の変性，視神経障害，視力障害がみられる．失明の原因疾患として最も多いのが緑内障であり，世界中で6,700万人以上の人々が罹患している．

光線は角膜，前眼房，瞳孔を通過した後，水晶体に当たる．水晶体の屈折率は角膜ほど高くはないが，厚さを変えて屈折を変えることができるため，焦点の調節に重要である．水晶体はチン小帯を介して毛様体につながっている．チン小帯は繊細だが強力な線維からなり，水晶体嚢の赤道近くに付着して水晶体の厚さの調節にかかわる．

硝子体は透明なゼラチン状の物質で，眼球の後ろ側5分の4を満たしている．眼球の形を維持するだけでなく，その光透過性にも寄与している．

 臨床との関連

ものをぼーっとみているときは，ピンと張ったチン小帯が水晶体嚢を引っ張って水晶体を薄くしている．遠くのものから近くのものに視線を移すときには，毛様体筋が反射的に収縮して毛様体が前方に動き，チン小帯の緊張を弱める．これにより，弾力性のある水晶体がふくらんで前後の径がのび，水晶体と網膜の間の焦点距離が短くなる．歳をとると水晶体がかたくなって調節力が落ち，**老視presbyopia**（いわゆる老眼）と呼ばれる状態になる．水晶体が混濁する病態は**白内障cataract**と呼ばれる．

網膜

網膜 retina には7種類の細胞が含まれる。視細胞，視覚路の一次ニューロンと二次ニューロン，2種類の介在ニューロン，支持細胞，そして網膜色素上皮細胞である。これらの細胞とその突起は10層の構造を形成している。光線は網膜の層を内側から外側に向かって透過するが，網膜の層には逆に外側から内側に向かって番号がつけられている（図14.3）。

最も外側の層（第1層）は網膜色素上皮層である。これはメラニンを含む1層の網膜色素上皮細胞からなる。網膜色素上皮細胞は網膜を通過してきた光を吸収する。

臨床との関連

網膜色素上皮層に関係した2つの病態として，**網膜色素変性症** retinitis pigmentosa と**網膜剥離** retinal detachment がある。網膜色素変性症では，視細胞の残骸が視細胞層と網膜色素上皮層の間にたまる。正常であれば網膜色素上皮細胞がこのような残骸を貪食し処理している。

網膜剥離では網膜色素上皮層と視細胞層の間が分離する。剥離した部位の視細胞は機能できなくなり，視野のその部分の視力が失われる。

第2層は視細胞層で，桿体細胞と錐体細胞からなる。ヒトの網膜には1億1,000万～1億2,500万の桿体細胞と600万～700万の錐体細胞がある。桿体細胞は弱い光の感知（**暗所視** scotopic vision）に関与している。それに対して錐体細胞は高い分解能と色覚に関与している（**明所視** photopic vision）。桿体細胞は根元から先まで同じ太さをした棒状で，錐体細胞は根元が太く先が細くなっている。桿体細胞と錐体細胞は，外節，内節，細胞体，シナプス終末の4つの部分からなる（図14.3）。視細胞層にはこのうち外節と内節のみが含まれている。

臨床との関連

視細胞の外節は視物質としてはたらく光色素を含んでいる。桿体細胞の光色素は**ロドプシン** rhodopsin，錐体細胞の光色素は**イオドプシン** iodopsin である。光を吸収すると，ロドプシンは光吸収分子であるレチナールと，オプシンに分解する。その後，一連の化学反応を経てロドプシンは再生される。一部の反応は**ビタミンA** vitamin A を必要とする。

桿体細胞は錐体細胞よりも光に対する感受性が高く，おもに暗所視に関与している。ロドプシンの再生にはビタミンAが必要なので，ビタミンAが欠乏すると夜間の視力が落ち，**夜盲症** night blindness となる。ヒトの眼には1種類の桿体細胞しか存在しないが，錐体細胞には赤，緑，青にそれぞれ感受性の高い3種類の細胞がある。錐体細胞の光吸収分子は桿体細胞でみられるレチナールに似ている。違う波長への感受性はレチナールに結合しているオプシンの種類によって決まる。赤，緑，青に感受性のある光色素のどれかが欠損すると，その色に対する色覚が障害される。錐体細胞が色に反応するにはある程度の強さの光が必要である。視細胞の外節は光を電気エネルギーに変換し，内節は視物質の再生に必要なエネルギーを供給する。そのため内節には数多くのミトコンドリアが存在する。

第1層の網膜色素上皮細胞を例外として，網膜のすべての細胞の細胞体は第4，6，8層にある（図14.3）。第4層は外顆粒層と呼ばれ，桿体細胞と錐体細胞の細胞体と核を含む。第6層は内顆粒層と呼ばれ，おもに双極ニューロンの細胞体を含む。双極ニューロンは視覚路の一次ニューロンである。

水平細胞 horizontal cell と**アマクリン細胞** amacrine cell は局所回路のニューロンであり，双極ニューロンの間に散在している。水平細胞は第6層の外側部に存在し，視細胞と双極ニューロンの間のシナプスの活動を調節する。それに対してアマクリン細胞は第6層の内側部に存在し，双極ニューロンと視覚路の二次ニューロンである網

第14章 視覚系：視覚障害 | 179

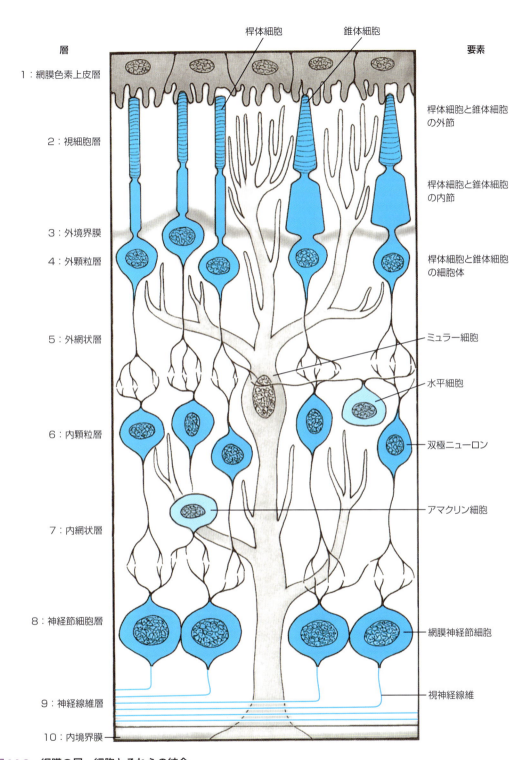

図14.3　網膜の層，細胞とそれらの結合

膜神経節細胞の間のシナプスの活動を調節する。網膜の支持細胞である**ミュラー細胞** Müller cell の細胞体も，ほとんどが第6層にある。

　第8層は神経節細胞層と呼ばれ，視覚路の二次ニューロンである網膜神経節細胞の細胞体からなる。この細胞の軸索が神経線維層と呼ばれる第9層を形成する。眼球から出るまでは，この軸索は髄鞘化されていない。ミエリンは屈折率が高いの

で，髄鞘化されていないことは光学的に有利であると考えられる。

第5層と第7層がそれぞれ外網状層と内網状層で，第3層と第10層がそれぞれ外境界膜と内境界膜である。網状層はシナプスを形成する層で，隣接する層にあるニューロンの軸索と樹状突起からなる。境界膜は支持細胞であるミュラー細胞の外側と内側の端である。ミュラー細胞は網膜の特殊化したグリア細胞である。

網膜には構造的にも機能的にも他の部分とは異なる2つの領域，中心部と**視神経乳頭**optic diskがある。中心部には**黄斑**macula luteaと**中心窩**fovea centralisが含まれる。中心窩では網膜の内側の層が押しやられ，**中心小窩**foveolaと呼ばれる凹みを作っている。ここには錐体細胞のみがあり，網膜で分解能が最も高い部分である。視野の中の目標物と中心窩を結ぶ線は視軸と呼ばれる。

中心窩で分解能が高い理由は，網膜の内側の層が押しやられていて光線が他の層に邪魔されずに錐体細胞に届くからだけでなく，錐体細胞の密度が中心窩の部分でいちばん高い（およそ20万個/mm²）からでもある。

網膜のその他の部分は，分解能がそれほど高くない黄斑周辺視や周辺視に関与している。網膜の黄斑周辺部や辺縁部にある視細胞の大部分は桿体細胞である。桿体細胞は長い外節をもっているので微弱な光を感知することができる。しかしながら，数多くの桿体細胞からの信号が同じ双極ニューロンに集まっているので，桿体細胞の分解能はそれほど高くない。

視神経乳頭は髄鞘化されていない神経線維が網膜を出ていく部分である。ここには外側の8つの層がなく，視細胞が存在しないので**盲点**blind spotとなっている。眼球を出た神経線維は髄鞘化されて視神経を形成する。

臨床との関連

眼球の後ろで視神経がついている部分では，眼球の最も外層の強膜が硬膜に移行して視神経を

完全に覆う。視神経は硬膜，くも膜，軟膜に包まれている（図14.1）。頭蓋内圧が亢進すると，脳脊髄液で満たされているくも膜下腔を介して視神経が圧迫される。特に圧迫されやすいのは視神経が眼球から出てくる部位である。これが起こると視神経線維の軸索輸送が妨げられ，視神経乳頭に浮腫を生じる。この状態は**乳頭浮腫**papilledemaと呼ばれ，眼底鏡で観察することができる。

発生学的には網膜は間脳から発生する。したがって網膜は中枢神経系由来である。結果として他の脳神経とは異なり，視神経は中枢神経系の構造をもつ。中枢神経系の他の構造物と同様に，視神経線維はいったん損傷すると再生しない。

網膜の生理学

視覚系の生理学は感覚系の中でも最も複雑である。視覚刺激は網膜のニューロンを介して直接中枢神経系に受容される。網膜である程度まで光刺激による信号の処理がなされ，続いて外側膝状体，一次視覚野，最終的には側頭葉や頭頂葉にある多くの視覚連合野と，視覚路を進んでいくにつれて情報処理も進んでいく。経路の中のそれぞれの段階で，ニューロンを活性化させる刺激の性質はどんどん特異的になっていく。

光シグナル伝達と初期の情報処理は網膜で起こる

電磁スペクトルのうち特定の範囲の波長（約400〜700 nm）をもつ光のみがヒトの網膜を刺激できる。光子によって視物質であるロドプシンやイオドプシンの分解が起こり，それが引き金となって視細胞の外節で生化学的反応カスケードが開始され，その結果として光シグナル伝達が起こる。光シグナル伝達により視細胞の内節で段階的な膜の変化が起こり，それが視細胞とシナプスを形成する双極ニューロンの脱分極あるいは過分極につながる。この光生化学的シグナル伝達の過程に要する時間は，暗い場所から明るい場所に出た

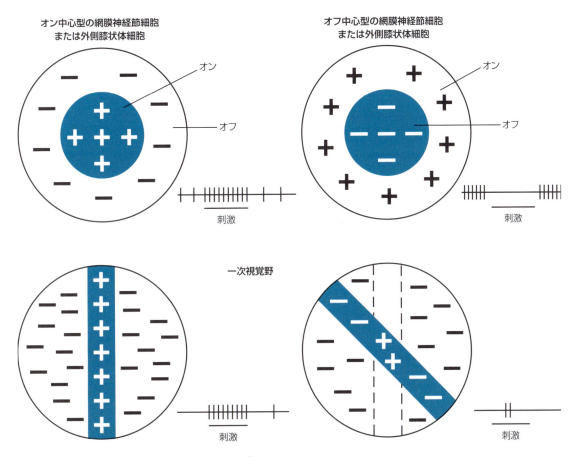

図14.4　網膜神経節細胞と外側膝状体細胞の受容野
網膜神経節細胞と外側膝状体細胞は同心円状の受容野をもち，光スポット刺激に対してオン中心型またはオフ中心型のパターンで反応する．一次視覚野のニューロンは特定の方位を向いた線状の刺激に反応する．

とき，あるいはその逆のときに，眼が慣れるまでの時間と考えれば理解できる．双極ニューロンの膜電位の変化は持続的に発火している網膜神経節細胞に電気的に伝えられ，それが網膜神経節細胞の活動電位の発火頻度を増加あるいは減少させる．

最も基本的な光刺激のパターンは受容野への小さな光スポット刺激である．オン中心型双極ニューロンとそれにつながった網膜神経節細胞は，同心円状の受容野の中心に光が当たったとき活性化され，光が周辺部に当たったときに抑制される．それに対して，オフ中心型双極ニューロンとそれにつながった網膜神経節細胞は，その逆に反応する（図14.4）．オン中心型とオフ中心型の双極ニューロンの組合せによって，網膜はコントラストの微妙な違いや光の強さのすばやい変化を検出できる．

視覚路

網膜に当たった光線は内側の層を抜けて外側の層に達し，そこで桿体細胞と錐体細胞を活性化させる．視覚信号はそこから内側に向かって伝わるので，網膜内では光線と視覚信号は互いに逆の方向に動くことになる．

視覚信号は桿体細胞と錐体細胞から視覚路の一次ニューロンである双極ニューロンに伝わる．双極ニューロンの軸索は視覚路の二次ニューロンである網膜神経節細胞の樹状突起に信号を伝える．網膜神経節細胞の軸索は視神経乳頭に向かってのび，眼球を出て髄鞘化されて視神経を形成する．左右の眼球からの視神経は後内側に進み，視神経孔から頭蓋内に入り，そこで左右合流して視交叉を形成する（図14.5）．

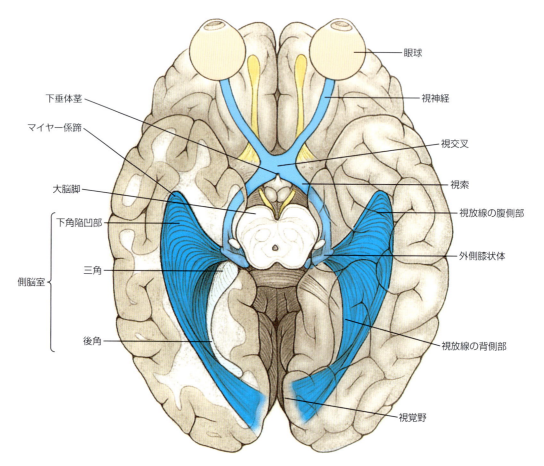

図 14.5 腹側からみた視覚路の立体模式図
右側頭葉は切除されている。

視交叉から後ろにのびる部分は視索と呼ばれ，視床下部と大脳脚に沿って後外側に走り，外側膝状体の腹側に入る。ここで網膜神経節細胞の軸索は視覚路の三次ニューロンに到達する。

臨床との関連

視交叉は鞍隔膜の上に載っており，下垂体茎のそばにある。また外側には内頸動脈が走っている。したがって，下垂体腫瘍は視交叉の正中部を障害しやすく，内頸動脈の**動脈瘤** aneurysm は視交叉の外側部を障害しやすい。

外側膝状体は三角形をしている。外側膝状体は6層からなる。腹側の2層は大きなニューロンからなり（大細胞層），背側の4層は小さなニューロンからなる（小細胞層）。どのニューロンも三次ニューロンで，その軸索は大脳皮質に投射する。大細胞層は視野の中の目標物の位置と動きに関係する。それに対して，小細胞層は目標物の色や形に関係する。したがって，大細胞層は「どこ」経路の一部であり，小細胞層は「なに」経路の一部である。

外側膝状体の三次ニューロンは視放線（外側膝状体鳥距路）を形成し，最初は内包後脚のレンズ核後部に入る。内包に入った視放線は，**ウェルニッケの三角域** triangular zone of Wernicke と呼ばれる明瞭な三角形の領域を形成する（図14.6）。

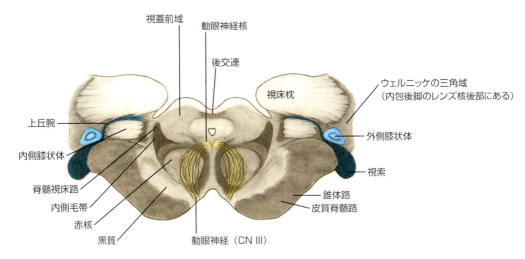

図14.6 中脳吻側部とそれに重なる視床の横断面
CN，脳神経。

  臨床との関連

ウェルニッケの三角域の視放線の位置は臨床的に重要である．この領域は内包後脚の中の錐体路や，すぐ隣りの体性感覚の視床皮質放線に近いので，小さな病変（1.5 cm程度）でも対側の麻痺と片側感覚消失，そして両眼の視野の対側半分の視覚消失を引き起こす．**この章の最初に提示した症例**がそれである．前脈絡叢動脈の障害で起こることが多い．

視放線の線維は内包から側脳室の外側（がいそく）に位置するようになる（図14.5）．背側の線維はそのまま後方に向かい，最初は頭頂葉の中を，ついで後頭葉の中を走る．腹側の線維はいったん前方に向かい，側脳室の下角のところでループを形成する．このループの中で最も前方の線維が作るループを**マイヤー係蹄 loop of Meyer**と呼ぶ．

視放線は側脳室の後角の外側壁の側を後方に向かい，鳥距溝（けつ）の壁にある一次視覚野に終わる（図14.7）．背側の線維は楔部に終わり，腹側の線維は舌状回に終わる．他の皮質とは異なり，視覚野には非常に明瞭な水平に走る線条（ジェンナリ線 line of Gennari）がみられ，有線領とも呼ばれる．網膜の黄斑部は視覚野の後ろ半分に投射し，黄斑周辺部から辺縁部へ進むにつれて投射領域はだんだん前方にずれていく（図14.7A）．

臨床との関連

視放線の損傷は頭頂葉，側頭葉，後頭葉の障害で起こりうる．

視覚路には2つの並行する情報の流れがある．1つは目標物が視野のどこにあるかという情報で，もう1つは視野に何があるかという情報である．「どこ」の情報が流れるのは，大型の網膜神経節細胞から外側膝状体の大細胞層に投射する大細胞経路 magnocellular pathway（M経路）である．それに対して「なに」の情報が流れるのは，小型の網膜神経節細胞から外側膝状体の小細胞層に投射する小細胞経路 parvicellular pathway（P経路）である．2つの経路は視放線では混ざっているが，一次視覚野ではそれぞれが違う層に投射する．一次視覚野からの経路は大脳半球の外表面を走り，M経路は背側に向かって後頭頂葉に投射し，P経路は腹側に向かって下側頭葉に投射する．

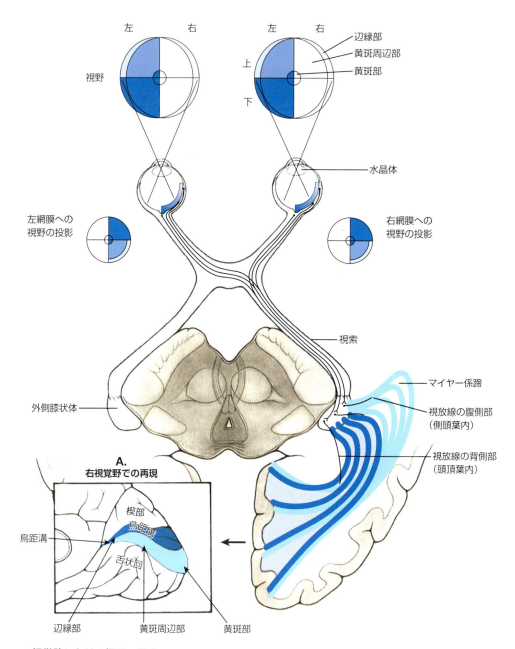

図14.7 視覚路における視野の再現
視覚路は横断面を吻側からみたもの。**A.** 一次視覚野における視野と網膜の再現。

視野と視覚路

視覚路のどこが障害されるかによって、視野のどの領域に欠損が生じるかが変わってくる。したがって、視覚路のどの部分に視野のどの領域の情報が通るかという知識は臨床的に重要である。

視野は上右、上左、下右、下左の4つの領域（四分円）に分けられる。これらの四分円を分けているのは、**固視点**fixation point（目標物の像が焦点を結んでいる網膜上の点）で直交する水平と垂直の2本の仮想的な線である。

この視野の四分円は、水晶体の作用で網膜の上では上下左右が反転して受容される（図14.7）。視交叉では網膜の鼻側（内側）半分からくる視神経は交差し、耳側（外側）半分からくるものは交差しない。この半交差によって、視野の右半分からの情

報を伝える視神経と左半分からの情報を伝える視神経が，両眼ともそれぞれ脳の左側と右側に投射するようになっている。その結果，視交叉よりも近位側の視覚路は視野の対側半分からの情報を伝えている。

それに加えて，網膜，外側膝状体，一次視覚野の間では，決まった点からの投射は決まった点に投射するという関係が維持されているので，視野の上半分と下半分からの情報は，それぞれ視放線の中の違う部位に担われている。視野の対側上四分円からの情報は，腹側を通って側頭葉の白質の中を走り，後頭葉に進んで鳥距溝の下壁をなす舌状回に終わる（図14.7A）。視野の対側下四分円からの情報は，背側を通って頭頂葉の白質の中を走り，後頭葉に進んで鳥距溝の上壁をなす楔部に終わる。

視覚路の障害は視力の喪失につながり，視野のどの領域が欠損しているかによって記載される。**同名盲** homonymous anopsia は両眼で視野の同じ領域が欠損している場合である。それに対して，**異名盲** heteronymous anopsia は両眼で視野の違う領域が欠損している場合をいう。同名盲は視交叉よりも近位側の視覚路の障害で起こる。したがって片側の視索，外側膝状体，視放線，視覚野のいずれかが完全に損傷すると，両眼の視野の対側半分が完全に欠損する。これは対側同名半盲と呼ばれる。

視交叉の障害はいくつかのタイプの異名盲をきたす。最もよくみられるのは交差する線維の障害で，網膜の鼻側半分からくる視神経（視野の耳側半分からの情報を伝える）が障害される。これは**両耳側半盲** bitemporal hemianopsia と呼ばれる。視覚路の障害部位，視野欠損のパターン，障害のおもな原因について図14.8にまとめてある。

視覚情報の処理

オン中心型やオフ中心型の受容野をもつニューロンは外側膝状体にもある。オン中心型やオフ中心型の同心円状の受容野は，外側膝状体から一次視覚野の第Ⅳ層への入力でも維持されている。

しかし，一次視覚野のカラムの中の第Ⅳ層の上下にあるニューロンが，この情報を線状の受容野に変換する。この受容野の境界は明瞭で，直線状である。同じカラムに属するほとんどのニューロンは，この受容野と同じ方位を向いた線状の刺激に反応する。このカラムを方位選択性カラムと呼ぶ。これにより同心円状の受容野が特定の方位を向いた線状の受容野に変換される。一次視覚野の中の隣接する方位選択性カラムは，網膜内の同じ領域からの信号を受けるが，それぞれ違った方位の刺激に反応する。外側膝状体のオン中心型受容野とオフ中心型受容野から並行して入る入力が収束し，方位選択性カラム内でその情報が処理されることによって，目標物を形として認知できるようになる。それぞれの方位選択性カラムには，上記のニューロンよりも数は少ないがより複雑なニューロンが存在し，受容野を横切る線状の刺激の動きに反応している。

両眼からの情報はそれぞれ外側膝状体の異なる層に入り，一次視覚野の第Ⅳ層の方位選択性カラムの異なった部位に投射する。右眼と左眼からの情報の入力する部位がそれぞれ交互になるように方位選択性カラムが配置していることが，両眼視と奥行きの認知に重要である。また，一次視覚野の浅層に規則的に配置されたカラムのニューロンは色に反応する（後述）。機能的に関係するカラムどうしは水平に走る数多くの軸索でつながり，網膜の広い範囲にまたがる情報を統合している。

視覚の認知には4つのおもな属性が関係している。それは形，深さ，動き，そして色である。それぞれの属性は有線領（視覚野）で処理されるが，それらの意識的な認知は有線領外皮質でなされる。並行したM経路とP経路は，機能的に異なる情報を網膜から外側膝状体を経て一次視覚野に伝える。この2つの経路の解剖学的，機能的な分離は，第Ⅳ層の異なった部分に投射し，そのまま維持されている。一次視覚野からは背側と腹側の経路として出てきて有線領外皮質に投射する。背側経路はM経路の続きで後頭頂葉に投射し，腹側経路はP経路の続きで下側頭葉に投射する。動きに関する情報はおもに背側経路を通って後頭

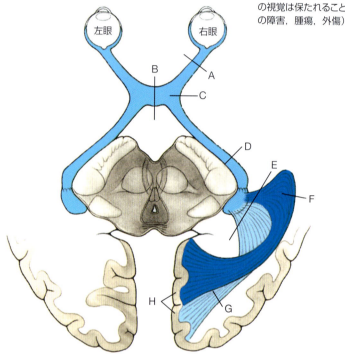

図14.8 視覚路各部の障害による視野欠損と障害のおもな原因

頂葉に向かい（「どこ」経路），目標物の認識に必要な形と色に関する情報は腹側経路を通って下側頭葉に向かう（「なに」経路）。

色覚

ヒトの正常な**色覚** color vision は，網膜に入ってくる光に含まれる3つの特定の波長のどれかに錐体細胞が選択的に活性化されることによる。異なる錐体細胞から入ってくる信号を混ぜることによって，より広い範囲の色を感知することができる。色の刺激はおもにP経路で網膜から外側膝状体に伝えられる。一次視覚野での色の認知は第II層と第III層の規則的に配置されたカラムによっ

て行われる。色の知覚が一次視覚野から有線領外皮質に伝えられると，色の情報が変換され，形の情報と合わせて物体を認知できるようになる。例えば，特徴的な形をした赤い物体がリンゴであると認知される。

 臨床との関連

完全な色覚異常はまれだが，生まれつき色覚に何らかの異常がある人は珍しくない。正常な3色覚ではなく2色覚しかない人がときどきみられる。通常は男性であり，このことは錐体細胞の

視物質の合成にかかわる分子が，X染色体上の遺伝子にコードされていることを示唆している。1種類の錐体細胞の視物質が欠損していると2色覚となり，色を見分けることが難しくなる。特にいろいろな色で塗り分けられた領域の色を見分けることが難しく，こうした異常は石原式色覚異常検査表で発見できる。この検査表はいろいろな色の斑点のランダムなパターンの中に数字が隠されており，正常な3色覚の人はそれを読み取れるが，2色覚の人には見分けられない。網膜色素変性症や緑内障のような後天性の眼疾患でも，1種類の錐体細胞が選択的に障害されて2色覚となることがある。

視覚反射

瞳孔の大きさと水晶体の厚さは3種類の視覚反射によって制御されている。反射の求心路には視覚系の一部が含まれ，1つの例外を除いて遠心路には自律神経系が含まれる。3種類の視覚反射とは対光反射（瞳孔収縮反射），瞳孔散大反射，遠近調節反射である。

対光反射

眼に入る光が強くなると瞳孔は収縮する。光の入った眼の瞳孔収縮反射を**直接対光反射** direct light reflex という。光の入った側とは反対側の眼の瞳孔も収縮する。これは**共感性対光反射** consensual light reflex と呼ばれる。

網膜に入る光が強くなると，桿体細胞と錐体細胞から入力を受けて特別な網膜神経節細胞が活性化される。この網膜神経節細胞は視物質としてメラノプシンを含んでおり，桿体細胞や錐体細胞の視物質が分解してもなお光に反応できる。この細胞の軸索は視神経から視交叉を経て両側の視索に入り（図14.9），そこから上丘腕（図14.6）に入り，外側膝状体をバイパスして視蓋前域の対光反射中枢に終わる。視蓋前域のニューロンの軸索は，動眼神経核複合体の中の内臓運動性の副交感神経ニューロンに両側性にシナプスを作る。この神経核はエディンガー・ウェストファル核 Edinger-Westphal nucleus と呼ばれる。すなわち共感性対光反射は，網膜神経節細胞の軸索が視交叉で交差するか，視蓋前域のニューロンの軸索が後交連で交差することで起こる。

対光反射の遠心路はエディンガー・ウェストファル核からの副交感神経節前線維の軸索からなり，動眼神経とその枝を介して毛様体神経節に到達する。そこからの節後線維は短毛様体神経を経て眼球に入り瞳孔括約筋に終わる。

 臨床との関連

視覚路の視索以降が片側性に障害されると，その対側の同名半盲を生じる（図14.8）。対光反射を使うとその部位を区別できる。この場合，網膜の視野欠損側の半分（左半盲なら右半の網膜）だけに細いスリット状の光を当てる。障害が外側膝状体，視放線，視覚野なら対光反射の経路は障害を免れているので対光反射が起こる。障害が視索や上丘腕の場合，対光反射の経路も含まれてしまうので対光反射は生じない。

動眼神経の瞳孔括約筋に向かう節前線維は，動眼神経が圧迫されたときに最初に障害を受ける線維である。したがって，例えばテント切痕への脳ヘルニアによる動眼神経圧迫の初期の症状は同側の瞳孔の散大である。

 臨床との関連

網膜全域にわたる障害や視神経全周の障害では対光反射の求心路が遮断されるので，直接対光反射と共感性対光反射の両方が患側の眼球で消失する。しかしながら，健側の眼球の網膜を光で刺激すると両眼の瞳孔が反応する。動眼神経の障害では対光反射の遠心路が遮断されるので，同側の眼球で瞳孔の散大を引き起こし，直接対光反射と共感性対光反射の両方が消失する。

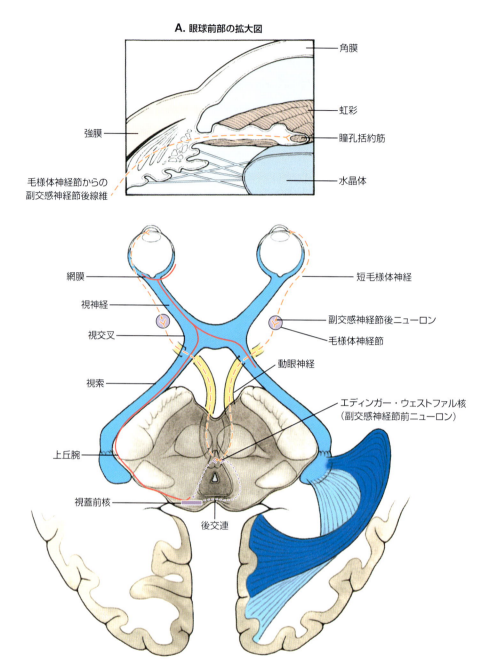

図14.9 対光反射
A. 瞳孔括約筋の神経支配を示した眼球前部の拡大図。

 臨床との関連

マーカス ガン瞳孔 Marcus Gunn pupil と呼ばれる求心性の瞳孔異常は，片側の網膜あるいは視神経の部分的な障害で起こる。正常なら，片方の眼球に光を当てると両眼の瞳孔が収縮する。この瞳孔異常では，健側の眼球に光を当てると両側の瞳孔の収縮が正常に起こるが，患側の眼球に光を当てると両眼の瞳孔の収縮が減弱する。

瞳孔散大反射

瞳孔の散大は副交感神経の活動が弱まっても交感神経の活動が強まっても起こる。後者は通常，情動反応(恐怖，怒りなど)や痛みの結果として起こる。視床下部後部の交感神経中枢からの信号は，脳幹網様体を経て**毛様体脊髄中枢**ciliospinal centerに送られる。この中枢は第8頸髄と第1胸髄にある交感神経節前ニューロンからなる(図14.10)。この交感神経節前ニューロンの軸索は第1胸神経と第2胸神経の前根とともに出てきて，白交通枝を通って交感神経幹に入り，上行して上頸神経節に終わる。そこからの交感神経節後線維は**内頸動脈神経叢**internal carotid plexusに入り，鼻毛様体神経と長毛様体神経を通って瞳孔散大筋に到達する。視床下部から第8頸髄と第1胸髄の毛様体脊髄中枢まで下行する中枢経路か，それよりも末梢の経路のどこかが障害されると，瞳孔括約筋を支配する副交感神経の作用が打ち消されないので瞳孔が収縮する。この場合，縮瞳がみられるにもかかわらず，副交感神経は正常なので瞳孔は光に反応する。

臨床との関連

瞳孔散大路の障害で起こる縮瞳は**ホルネル症候群**Horner syndromeの3徴候の1つである。ホルネル症候群では縮瞳に加えて，軽い眼瞼下垂と**無汗症**anhidrosisがみられる。軽い眼瞼下垂は上眼瞼の平滑筋(ミュラーの上瞼板筋superior tarsal muscle of Müller)の神経支配の喪失で起こる。無汗症は顔面の汗腺の交感神経支配の喪失で起こる。

ホルネル症候群がみられるのは，延髄外側部の腫瘍や血管病変，頸髄の損傷や腫瘍あるいは

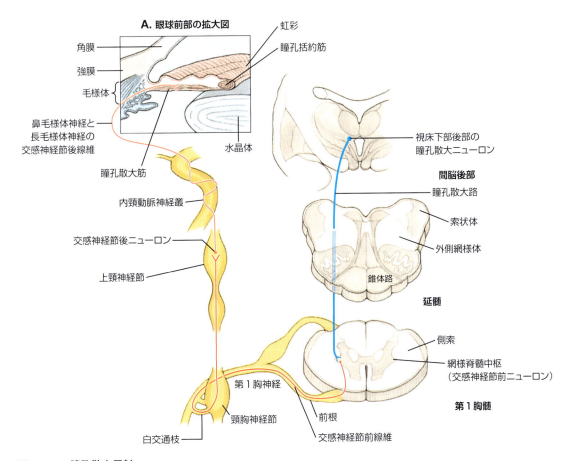

図14.10　瞳孔散大反射
A. 瞳孔散大筋の神経支配を示した眼球前部の拡大図。

脊髄空洞症，第1胸髄や第2胸髄の前根の外傷，肺がんによる頸部交感神経幹の損傷，内頸動脈の疾患などによることが多い。

遠近調節反射

　遠近調節反射は遠くから近くに視線を移したときに，網膜上の像の焦点が合った状態を保つ仕組みである。この調節は**近見反射**near reflexとも呼ばれ，水晶体の厚みの増加，眼球の輻輳(距離に応じて眼を寄せること)，瞳孔の収縮という3つの要素からなる。

　遠くから近くに視線を移すと，光線は水晶体を通る際により発散するようになる。この状態で網膜上の像の焦点が合ったままにするには，水晶体が厚くならなければならない。この水晶体の厚みの増加は，毛様体からのチン小帯で固定されている水晶体自身の弾力性で起こる。毛様体筋が収縮すると毛様体は水晶体に近づき，そのためチン小帯の張りが緩む。これによって水晶体がふくらんで厚みが増加する。水晶体の調節と同時に，視力をさらに強めるために眼球の輻輳と瞳孔の収縮が起こる。水晶体の辺縁部では色収差や球面収差が生じやすい。瞳孔の収縮は光線を水晶体の辺縁部に当てないようにする効果がある。

　遠近調節反射を引き起こす刺激は物体の認知である。遠近調節反射は後頭葉からの信号で起こる(図14.11)。この反射の求心路は皮質視蓋投射で，後頭葉から動眼神経核領域の**遠近調節中枢**accommodation centerにつながる経路である。

　遠近調節中枢からの信号は動眼神経核複合体の適切な神経核に投射する。すなわち，副交感神経のエディンガー・ウェストファル核に投射して水晶体と瞳孔を調節し，体性運動核に投射して眼球の輻輳を起こす。この反射の遠心路は動眼神経で，その副交感神経線維が毛様体神経節でシナプスを形成し，そこからの節後線維が短毛様体神経として眼球に入り，不随意的な瞳孔の収縮を起こさせる。眼球を輻輳させるための体性運動性成分は，動眼神経核複合体の下位運動ニューロンから内側直筋に送られる。

臨床との関連

　アーガイル ロバートソン瞳孔Argyll Robertson pupilは神経梅毒，多発性硬化症，脳炎などでみられる。光に反応しない小さな瞳孔が特徴的であるが，遠近調節反射は起こる。その機構はよくわかっていないが，おそらく視蓋前域の対光反射中枢の両側性の異常，あるいはそれをつなぐ経路の異常で起こると考えられている。これら対光反射の経路は遠近調節反射の中枢とその経路よりも吻側にある。

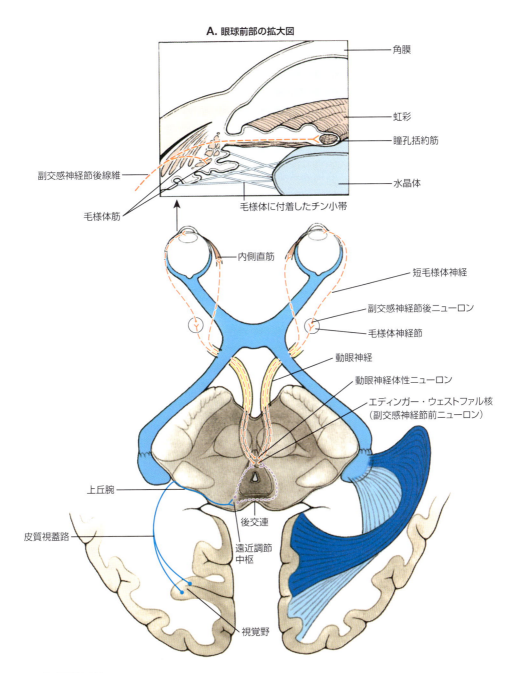

図14.11 遠近調節反射
A. 瞳孔散大筋の神経支配を示した眼球前部の拡大図。

章末問題

14-1. 緑内障と白内障の違いは何か？

14-2. 網膜剝離はどの層とどの層の間で起こるか？

14-3. 網膜の第4，6，8層に共通する形態的特徴は何か？

14-4. 夜盲症と関係しているのは，どのビタミンか？ どの細胞の機能障害と関係しているか？

14-5. 色覚異常と関係しているのは，どの細胞の機能障害か？

14-6. 中心窩と視神経乳頭を形態的，機能的に比較せよ。

14-7. 視神経に特有の形態的特徴について，その医学的重要性を説明せよ。

14-8. 網膜での感覚刺激の伝達は，他の大部分の感覚系の伝達とどのように異なるか？

14-9. 以下にあげる部位の障害で生じる視野欠損はそれぞれ何か？ （1）左視神経，（2）視交叉の正中部，（3）右内包後脚のレンズ核後部，（4）左マイヤー係蹄，（5）右有線領（右視覚野）。

14-10. 網膜と外側膝状体での視覚刺激の処理は，一次視覚野での処理と比べてどう違うか？

14-11. 視覚による物体の形，動き，色の意識的な認知は，大脳皮質のどこで起こるか？

14-12. 直接対光反射と共感性対光反射が正常であるために必須な脳神経と脳の部位はどれか？

14-13. 障害されると片側の瞳孔散大路が遮断される部位を，中枢神経系から3つ，末梢神経系から3つあげよ。

14-14. 遠近調節反射の3つの要素をあげ，その神経学的基盤を説明せよ。

14-15. 同名半盲の患者。患側への情報を伝える網膜の半分の領域に細い光線を当てても，直接対光反射も共感性対光反射もみられない。障害部位はどれか？
a. 視神経
b. 視交叉
c. 視索
d. 視放線
e. 一次視覚野

14-16. 視野の一部のみから少しずつ視覚が失われてきている患者。間隔をおいて撮影した脳画像から，ゆっくりと成長する腫瘍影が右側頭葉の白質に発見された。おそらく脳腫瘍と考えられるが，これが障害していると思われる部位はどれか？
a. 右上丘腕への線維
b. 右一次視覚野全体に向かう視放線
c. 右マイヤー係蹄

d. 右視索
e. 右楔部

14-17. 問題 14-16 の腫瘍または病変による視覚障害は，このまま進行するとどうなるか？
a. 左上同名四半盲
b. 右鼻側半盲
c. 両耳側半盲
d. 左下同名四半盲
e. 右黄斑部失明

14-18. 患者が朝めざめると，左半身から左顔面にかけて感覚と運動の異常がみられ，視野左側の欠損があった。検査により，左の片側感覚消失，左痙性片麻痺，左同名半盲が明らかになった。これらの障害の原因として最も可能性が高いのはどれか？
a. 2か所：右視床の後腹側核，もう1つは右視索
b. 外側膝状体から後腹側核に及ぶ，右視床に生じた大きな単一病変
c. 大脳皮質に2か所：右中心後回と右舌状回
d. 右内包後脚に生じた単一病変
e. 2か所：右のウェルニッケの三角域と右脊髄視床路

14-19. 右頭頂葉の脳卒中で生じうるのはどれか？
a. 左下同名四半盲
b. 両耳側半盲
c. 左眼の羞明を伴う対光反射消失
d. 左上同名四半盲
e. 表出性失語と失明

14-20. 視交叉を分断する下垂体腫瘍によって障害されるのは，どこからくる視神経線維か？
a. 左耳側と右鼻側の網膜
b. 左右の鼻側の網膜
c. 左右の耳側の網膜
d. 右耳側と左鼻側の網膜
e. 上のどれでもない

第15章 味覚系と嗅覚系：味覚消失と嗅覚消失

50歳の患者。右顔面筋の麻痺，右の聴覚過敏，舌の右側の前3分の2での味覚消失がある。

味覚と嗅覚は化学物質に対する感覚で，食べ物や飲み物のおいしい味から腐敗物の不快で有害なにおいや危険なにおいまで刺激はさまざまである。両感覚とも特定の受容器に化学物質が結合することによって発生した神経信号が大脳皮質まで伝えられて認知される。

味覚系

味覚tasteはおもに舌の粘膜に埋め込まれている味覚受容器によって感知される。味覚受容器は喉頭蓋やその周辺の咽頭にも存在する。味覚路は3つのニューロンからなる。一次ニューロンは顔面神経（第Ⅶ脳神経），舌咽神経（第Ⅸ脳神経），迷走神経（第Ⅹ脳神経）の神経節に，二次ニューロンは延髄に，三次ニューロンは視床にある。

味覚受容器

味覚受容器taste receptor（gustatory receptor）は甘味，塩味，苦味，酸味，うま味umami（グルタミン酸ナトリウムの味）に反応する。どの味も味蕾が存在するすべての舌の領域で感じられる。

味蕾は50〜100個の味細胞と，支持細胞，基底幹細胞からなる（図15.1）。味細胞の頂端側には微絨毛からなる味毛があり，味毛は味孔の下にある小さな空間に突き出ている。味蕾の基底部から神経線維が進入し，分岐して味細胞の周りにらせん形に巻きついている。味細胞の寿命は2週間程度で，基底幹細胞から生じた新しい味細胞で置き換えられる。

微絨毛で味物質が直接イオンチャネルや受容器を活性化させて神経伝達が開始される。これが直接あるいは間接的に味細胞の基底部を脱分極させ，そこにシナプスを形成している味神経で活動電位が生じ，中枢に伝えられる。

味覚路

味蕾を支配する脳神経は舌の部位によって異なる（図15.1）。舌の前3分の2の部分の味蕾は顔面神経に支配されている（**この章の最初に提示した症例では顔面神経が障害されている**）。舌の後ろ3分の1の部分の味蕾は舌咽神経に，喉頭蓋と口蓋に存在する味蕾は迷走神経に支配されている。味覚路の一次ニューロンは単極ニューロンで，その細胞体は顔面神経の膝神経節，舌咽神経の下神経節（錐体神経節），迷走神経の下神経節（節状神経節）に存在する。

これらの神経節に存在するニューロンの軸索は

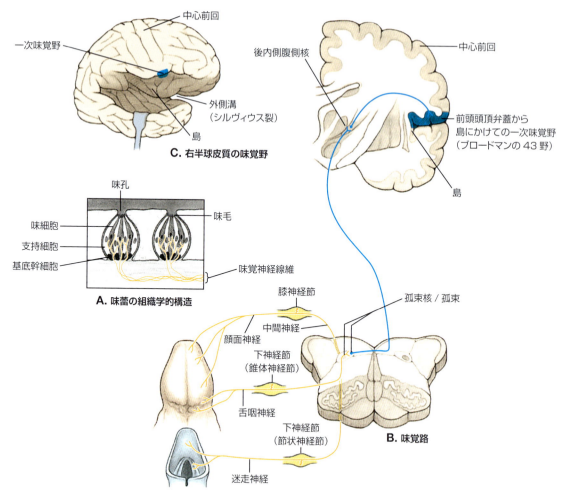

図 15.1 味覚路の模式図
A. 味蕾の組織学的構造。**B.** 味覚路。**C.** 右半球の味覚野。

脳幹に入り，孤束を形成して孤束核でシナプスを形成する。孤束核は延髄吻側部で膨大しており，そこは**味覚核**gustatory nucleusと呼ばれることがある（図15.1，15.2，15.3）。

孤束核からの二次ニューロンは中心被蓋路の近くあるいは中を通って，視床の後内側腹側核の最も内側にある小細胞部に両側性に投射する。この小細胞部から神経線維は放線を形成して内包後脚を通過し，皮質の味覚野に投射する。一次味覚野は前頭頭頂**弁蓋**operculumとその近傍の**島**insulaの前部にある。また島には二次味覚野も存在し，そこで味覚の弁別がなされる。味覚野からの投射は眼窩回の外側部と後部に達し，そこで嗅覚系と合わさって「風味」として認識される。味覚野と後内側腹側核は扁桃体にも投射し，食欲のような味によって想起される行動反応がそこで起こる。

嗅覚系

ヒトは**低度嗅覚性**microsmaticの動物であり，嗅覚はあまり発達していない。それゆえ味覚とその経路は，視覚，聴覚，体性感覚とそれらの経路と比べて臨床的にはそれほど重要ではない。嗅覚に関係する中枢神経系の構造物は嗅脳を形成しており，それには脳の底部にある嗅覚構造物と，**鉤**（鉤，海馬鉤）uncus近傍の側頭葉の腹内側部が含まれる。

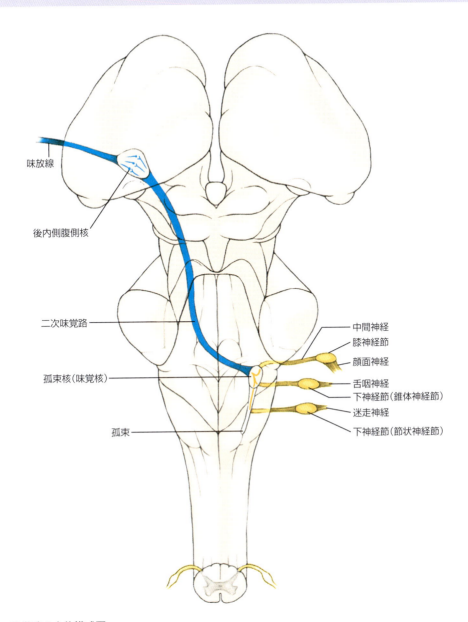

図15.2 味覚路の立体模式図

嗅覚受容器

　嗅覚の一次ニューロンは上鼻甲介と鼻中隔にある 2.5 cm^2 ほどの黄色がかった嗅粘膜内に存在する。嗅覚ニューロンは双極ニューロンで，鼻のそれぞれの側に数百万個ずつ存在する。嗅覚ニューロンは樹状突起を嗅粘膜の表面にのばし，そこで丸くふくらんだ嗅小胞を形成する。この嗅小胞は数多くの嗅線毛をのばしている（図15.4）。この線毛は嗅粘膜の表面に広がり，おもに嗅粘膜内の特殊化した腺あるいはその近傍の鼻粘膜の細胞が分泌する粘液の中に浸かっている。におい物質が感知されるには，におい物質は粘液に溶けて線毛内の受容器を刺激する必要がある。異なったにおい刺激のそれぞれに反応する，およそ1,000種類もの受容器があると考えられている。におい物質が嗅覚一次ニューロン内の受容器に結合すると，環状ヌクレオチドをセカンドメッセンジャーとして用いるシグナル伝達経路が活性化されてイオンチャネルが開口し，ニューロンが脱分極を起こす。

　一次嗅覚ニューロンだけに見られる特徴は，一

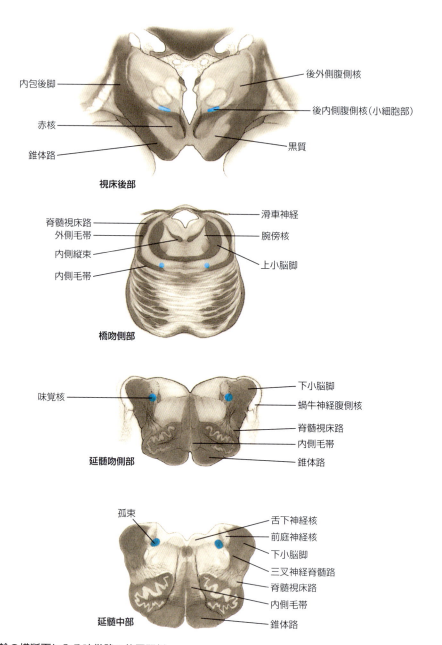

図15.3 脳幹の横断面にみる味覚路の位置関係

生を通じて新生され続けることである。これらのニューロンの寿命は4〜8週間とされており、古い細胞が変性脱落すると新しい細胞が嗅上皮の深層にある未分化な基底幹細胞から生まれてくる。

嗅覚路

双極性の嗅ニューロンの中枢側の突起は嗅神経の軸索を形成する(図15.4)。これらは無髄神経線維で、20本ほどが束を作って篩骨の篩板の孔を通る。これらの束が集まって嗅神経となり、前頭蓋窩の床の篩板の上にある嗅球に入る。一生を通じて新生される嗅覚ニューロンの軸索が、どのように嗅球内の二次ニューロンにシナプスを形成するのかはよくわかっていない。

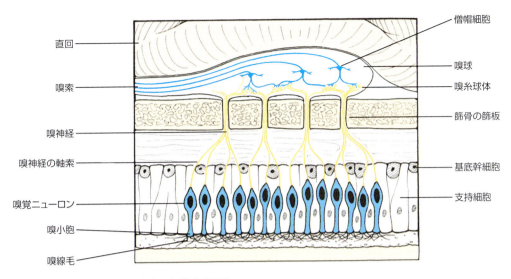

図15.4 嗅覚受容器，嗅神経，嗅球の組織学的構造

 臨床との関連

頭部に衝撃を受けた後に急に発症する**嗅覚消失 anosmia** は，それほど珍しいことではない。嗅覚消失は頭部外傷に伴って起こる嗅神経の損傷によるもの，あるいは鼻の感染による嗅覚受容器の障害によるものが最も多い。しかしながら，嗅覚をしだいに喪失していく場合は，前頭蓋窩での腫瘍の増大などと関係していることがあり，精密検査が必要である。

嗅球は平べったい卵形の構造物で，前頭葉眼窩部の表面の嗅溝の前端あたりに張りついている（図15.5）。嗅球には何種類かの細胞が含まれる。最もめだつ細胞は僧帽細胞である（図15.4）。嗅神経線維と僧帽細胞の間のシナプス結合は，密な分岐で形成される嗅糸球体で起こる。この嗅糸球体の中で数千の嗅神経線維が1つの僧帽細胞の樹状突起とシナプスを形成するらしい。僧帽細胞の軸索が嗅索に入る。

嗅索は嗅球につながる細い帯状の構造物で，嗅溝にそって後ろにのびる。嗅索はおもに嗅球からの出力線維で形成されている。また，集合して前嗅核を形成するニューロンや，対側の前嗅核や前脳基底部のニューロンからの遠心性線維も含まれる。これらの遠心性線維は嗅球内のニューロンを調節している。

嗅索の後端は嗅三角を形成し（図15.5），そこで嗅索の線維は2つの束に分かれ，**前有孔質 anterior perforated substance** を囲むように**外側嗅条 lateral olfactory stria** と**内側嗅条 medial olfactory stria** を形成する。内側嗅条の線維はおもに前嗅核から来たもので，**前交連 anterior commissure** の前部（嗅部）を通って対側の嗅球に投射する。内側嗅条は嗅三角から出てすぐに前有孔質にもぐり込んでしまう。

他の感覚と異なり，嗅覚は視床を通らずに大脳皮質に到達する。外側嗅条が嗅球からの嗅覚信号を伝える。まず島に向かい，そこから内側に曲がって側頭葉に入る。側頭葉に入った外側嗅条の線維は，鉤とその近傍の梨状葉皮質（嗅脳溝の内側の領域）や嗅内皮質といった**一次嗅覚野 primary olfactory cortex** に終わる。鉤は海馬傍回の前部にある膨大部で，側頭葉の内側面に位置している（図15.5）。鉤の中には扁桃体の内側部が埋まっている。扁桃体の内側部は視床の背内側核に投射し，背内側核は眼窩前頭皮質の外側後部に投射する。眼窩前頭皮質の外側後部は新皮質に存在する嗅覚連合野で，嗅覚の弁別や，においの同定に重要である。眼窩前頭皮質につながる嗅覚の線維連絡に加えて，嗅覚信号は鉤を介して視床下部にも

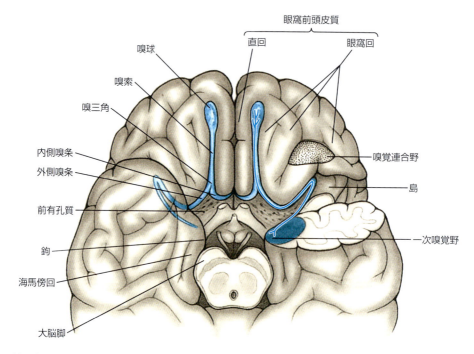

図15.5　前頭葉と側頭葉の腹側面にみる嗅球から一次嗅覚野までの嗅覚路
経路がみえるように左側頭極から鉤までの側頭葉は切除してある。

入り，においに対する行動や自律神経系の反応を引き起こす。

 臨床との関連

眼窩前頭皮質の嗅覚連合野が障害されると，においの違いを弁別できなくなる。鉤の領域を刺激する病変は不快な幻嗅を引き起こす。幻嗅は側頭葉てんかんでよくみられ，「鉤回発作」と呼ばれる現象の前兆として現れることが多い。

嗅覚皮質や味覚皮質からの投射は眼窩前頭皮質に集まり，そこでにおいと味の統合がなされて「風味」として認識される。

章末問題

15-1.　味覚線維を含む脳神経はどれか？　それらの末梢での分布と中枢への経路は，それぞれどうなっているか？

15-2.　一次味覚野があるのは大脳皮質のどこか？

15-3.　嗅粘膜の局在と形態的特徴を説明せよ。

15-4.　一次嗅覚野があるのは大脳皮質のどこか？

15-5.　舌の後ろ3分の1の味覚が片側で失われた。どの構造の障害によるか？
　　　a. 同側の顔面神経
　　　b. 同側の舌咽神経
　　　c. 同側の迷走神経
　　　d. 同側の孤束核
　　　e. 同側の味覚野

15-6. オートバイ事故による頭部外傷で入院した患者。画像診断で頭蓋底骨折が明らかになった。数日後，病院食の味がせず，病室内のにおいもしないと訴えた。原因として可能性が高いのはどの構造の障害か？

a. 嗅粘膜
b. 篩骨の篩板
c. 内側嗅条
d. 扁桃体
e. 中心後回

15-7. 嗅覚がゆっくりと少しずつ失われている患者。慢性の鼻閉はなく，透明な鼻汁が少しだけある。服用している薬物はなく，頭部外傷を受けたこともない。この嗅覚消失で懸念されるのはどれか？

a. 亜急性鼻粘膜炎
b. 脳脊髄液漏
c. 血行障害
d. 前頭蓋窩腫瘍
e. てんかん発作のはじまる前兆

Part IV

大脳皮質と辺縁系

第16章 大脳皮質：失語症，失認症，失行症

62歳の患者。話すことが突然できなくなり，顔の右下領域と右手の筋力低下もみられる。

大脳皮質は脳の中で最も上位の中枢であり，感覚を認知し，巧緻な運動の指令を出し，情動の創出に関与し，記憶，思考，言語機能，その他すべての高次精神機能に必須の領域である。

大脳皮質の区画

ヒトの大脳皮質は新皮質，旧皮質，古皮質の3つの領域に分けられる。新皮質は進化の過程で最も新しくできた領域で，大脳皮質全体のおよそ90％を占める。旧皮質は大脳半球の底部に限局しており，嗅覚系と関連がある。古皮質は系統発生的に最も古い領域で，**海馬** hippocampus からなる。旧皮質と古皮質は辺縁系の一部を占めるが，辺縁系については第17章で述べる。

大脳皮質が最も発達している動物はヒトである。ヒトの大脳皮質は脳の重量の約半分を占める。全表面積は2,300 cm²にもなるが，複雑に折りたたまれているため，新皮質のうち脳回として外側からみえているのは約3分の1にすぎず，残りの部分は脳回と脳回の間に大脳溝を形成して隠れている。

組織学的特徴

若年成人の大脳皮質には数十億ものニューロンがある。2つの主要なニューロンのタイプは**錐体細胞** pyramidal cell と**顆粒細胞** granule cell である（図16.1）。錐体細胞は錐体形をした細胞体をもち，その頂部からは1本の大きな尖端樹状突起が皮質表面に向かい，基底部からは数本の大きな基底樹状突起が水平方向にのびる。軸索は基底部からのび，そのほとんどは皮質を去って別の皮質領域か皮質下の神経核に向かう。錐体細胞は皮質における主要な遠心性（出力）ニューロンである。

臨床との関連

成熟した錐体細胞の樹状突起の表面には，スパイン（樹状突起棘）と呼ばれるシナプス形成部位が多数ある（図16.1）。出生後に皮質が成熟するにしたがって，錐体細胞の樹状突起は成長し，スパインの数も増加する。**ダウン症候群** Down syndrome のような知的障害では，これら樹状突起やスパインの発達が十分に起こらない。このことから，樹状突起やスパインの発達が学習に関係していると考えられる。

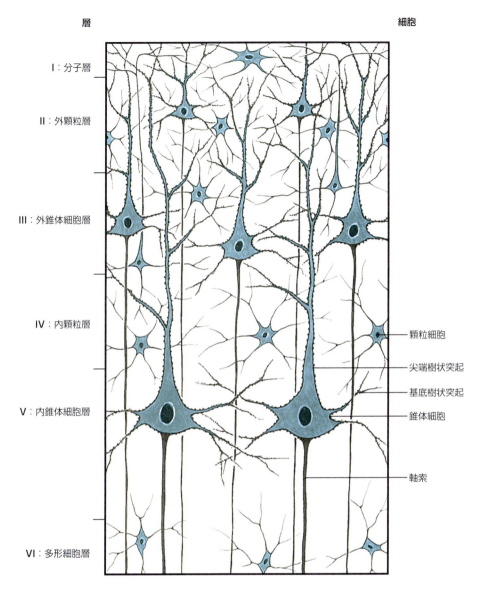

図16.1 大脳皮質の組織：層と細胞

　顆粒細胞と星状細胞は大脳皮質の主要な介在ニューロンで，錐体細胞の数をはるかに上回る。これらは小さなニューロンで，多くの短い樹状突起をあらゆる方向へのばしている。また短い軸索は分枝して，近傍のニューロンにシナプスを形成する。顆粒細胞は皮質のあらゆる領域に多数分布しているが，特に感覚野と連合野に多くみられる。

機能組織学

　新皮質のニューロンは6層を形成する。最表層は細胞が少ない分子層（第Ⅰ層）であり，最深層は多形細胞層（第Ⅵ層）である。その間には外顆粒層（第Ⅱ層）と内顆粒層（第Ⅳ層），外錐体細胞層（第Ⅲ層）と内錐体細胞層（第Ⅴ層）がある。これらの名称は層を構成する主要な細胞のタイプを表している（図16.1）。

　皮質のニューロンは表面に平行に配列して6層をなしているが，皮質活動の機能単位は表面に垂

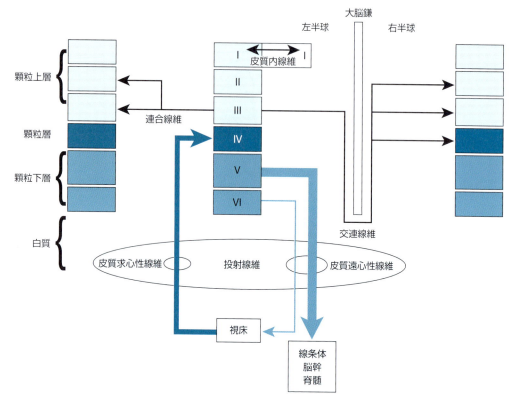

図16.2 大脳皮質の機能組織学

直に配列している。この垂直に配列した機能単位は**皮質カラム（皮質柱）**cortical columnと呼ばれ，直径数mmで，垂直方向に連絡する数千のニューロンから構成されている。

それぞれの皮質カラムでは第Ⅳ層がおもな入力層であり（図16.2），視床核からの入力を受ける。出力層は第Ⅴ層と第Ⅵ層で，第Ⅴ層は線条体，脳幹，脊髄へ，第Ⅵ層は視床へそれぞれ出力線維を送る。第Ⅰ～Ⅲ層は他の皮質領域と連絡する層である。

皮質の線維連絡

皮質カラムの線維連絡には，皮質内線維，連合線維，交連線維，投射線維の4種類がある（図16.2）。

皮質内線維

皮質内線維は非常に短く，おもに第Ⅰ層どうしの水平方向の連絡，あるいは錐体細胞の軸索の分枝の水平方向への連絡を行う。

連合線維

連合線維は同側の半球内で脳回と脳回，脳葉と脳葉を連絡する。短連合線維は弓状線維あるいはループとも呼ばれ，隣接する脳回どうしを連絡し，長連合線維はより離れた脳回との連絡を行う線維束を形成する（図16.3）。長連合線維束は走行しながら，その表層に位置する脳回からの線維を受け，また脳回へ線維を送る。長連合線維束のおもなものとして，**上縦束**superior longitudinal fasciculus，**弓状束**arcuate fasciculus，**下前頭後頭束**inferior fronto-occipital fasciculus，**鉤状束**uncinate fasciculus，**帯状束**cingulumがある。上縦束は島の上方に位置し，前頭葉，頭頂葉，後頭葉を連絡する。弓状束は島の周囲を弯曲して走り，前頭葉と側頭葉を連絡する。下前頭後頭束は島の腹側を走り，前頭葉，側頭葉，後頭葉を連絡する。鉤状束は機能的に辺縁系に属する前頭葉の下部と側頭葉の前部を連絡する。帯状束は辺縁葉

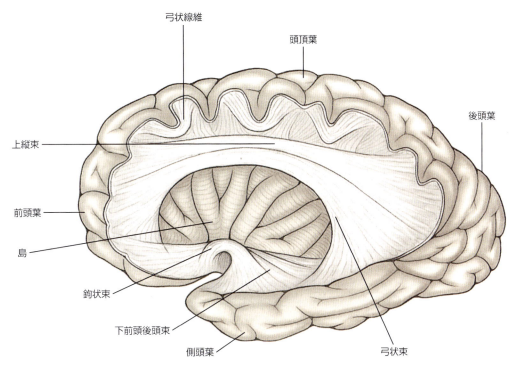

図16.3 おもな連合線維束の立体模式図
側面から剖出してある。

の構成要素である帯状回と海馬傍回の深部に位置している。連合線維はおもに第Ⅱ, Ⅲ層の錐体細胞から起こる（図16.2）。

交連線維

交連線維commissural fiberは左右の半球間で同じ領域どうしを連絡する線維束で, 脳梁と前交連がおもなものである（図16.4A）。脳梁は前方から後方にかけて, **脳梁吻**rostrum of corpus callosum, **脳梁膝**genu of corpus callosum, **脳梁幹**trunk of corpus callosum, **脳梁膨大**splenium of corpus callosumに分けられる。脳梁吻と脳梁膝は前頭葉の前方の部分どうしを連絡する（図16.4B）。脳梁幹は前頭葉の後方の部分どうし, 頭頂葉全体どうし, 側頭葉の上方の部分どうしを連絡する。脳梁膨大は後頭葉どうしを連絡する。脳梁膝と脳梁吻から前方に向かってアーチを描く線維は**小鉗子**forceps minorを形成し, 脳梁膨大から後方に向かってアーチを描く線維は**大鉗子**forceps majorを形成する。脳梁膨大からのこれらの線維は側脳室房と後角の外側壁で**壁板**

tapetumを形成する。前交連は下側頭回と中側頭回どうしを連絡する（図16.4C）。交連線維はおもに第Ⅱ, Ⅲ層の錐体細胞から起こる（図16.2）。

 臨床との関連

難治性てんかんの緩和治療として, 脳梁を外科的に切断する場合がある（脳梁離断術）。このような**分離脳**split brainの患者を調べたことによって, 脳梁の重要性, 特に言語機能との関係が明らかになった。

投射線維

投射線維projection fiberは大脳皮質と皮質下の神経核を連絡する線維である。皮質からの出力線維を**皮質遠心性線維**corticofugal fiberといい, 皮質への入力線維を**皮質求心性線維**corticopetal fiberという（図16.2）。皮質遠心性線維は線条体, 脳幹の種々の神経核, 脊髄に投射する。おもな皮質遠心性線維については, 運動系のところで説明

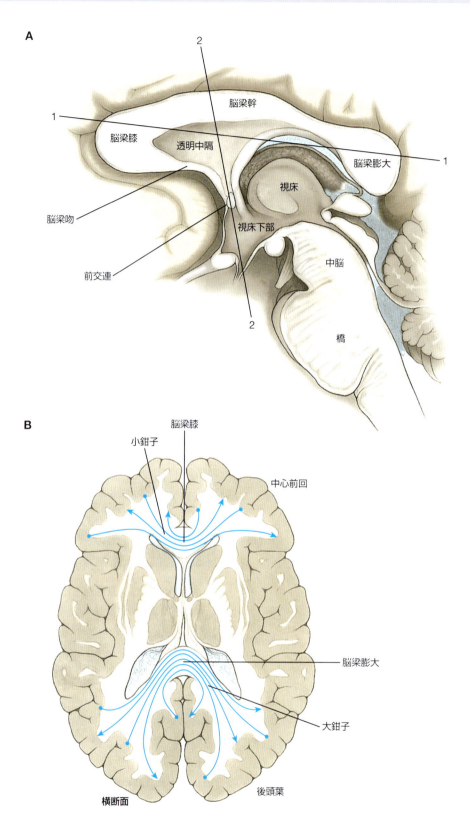

図16.4
A. 脳幹の正中断面にみる交連線維：脳梁と前交連。**B.** 脳梁膝と脳梁膨大を通る横断面（Aの1-1）。脳梁膝と脳梁膨大での線維連絡（小鉗子と大鉗子）。

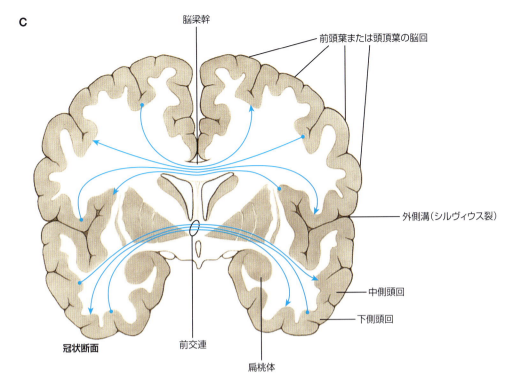

図16.4（続き）
C. 脳梁と前交連を通る冠状断面（Aの2—2）。前交連と脳梁幹での線維連絡。

した（第6～9章）。皮質求心性線維はおもに視床から起こり，視床放線と呼ばれる。視床放線には特定の皮質領域に向かうものもあれば，広範な皮質領域に投射するものもある。ほとんどの場合，視床核と大脳皮質の間の連絡は双方向性である。

視床と線条体の間を走る投射線維は集合して内包を形成する。横断面では内包はV字形をしており（図16.5），尾状核頭とレンズ核の間に位置する前脚，視床とレンズ核の間に位置する後脚，前脚と後脚が合わさる膝に分けられる。内包前脚は前頭葉とのみ連絡し，例えば線条体や橋核に向かう皮質遠心性線維や，視床前核や視床内側核からの皮質求心性線維が走る。内包膝とそれに隣接する後脚には，それぞれ視床の前腹側核から運動前野に投射する皮質求心性線維と，視床の外側腹側核から運動野に投射する皮質求心性線維が走る。後脚の後部には皮質遠心性線維として皮質延髄路と皮質脊髄路（錐体路），そして視床の後腹側核から体性感覚野に投射する皮質求心性線維が走る。皮質延髄路と皮質脊髄路が後脚を通る位置は内包の上方と下方で異なる。上方では錐体路は後脚の前半分に位置しているが，下方では後ろ半分に位置している（図16.5）。皮質延髄路は錐体路のわずかに前方を走る。視床の外側でレンズ核の後方の内包は，内包後脚のレンズ核後部と呼ばれ，外側膝状体から起こる視放線を含む（図16.5B）。内側膝状体からの聴放線は，視床の外側でレンズ核の腹側に位置する，内包後脚のレンズ核下部を走る。

 臨床との関連

内包後脚は脳内出血，いわゆる「脳卒中」の好発部位であり，臨床上きわめて重要な部位である。そのうえ，内包後脚が損傷されると，神経系の他の部位で同程度の大きさの損傷が生じた場合と比べて，症候の生じる範囲がより広くなる。ひとたび内包出血が起これば，皮質脊髄路の遮断による対側の痙性片麻痺，視床放線の障害

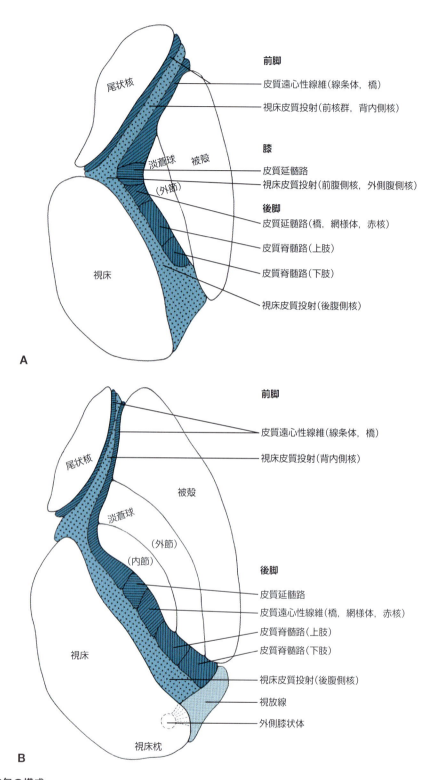

図16.5 内包の構成
A. 上のレベル。B. 下のレベル。AとBで皮質脊髄路の後脚内での位置にずれがあることに注意。

による対側の片側感覚消失，さらには皮質延髄路の遮断による対側の顔面下部の麻痺が生じる。内包の損傷が内包後脚のレンズ核後部まで及ぶと，視放線の障害により対側の同名半盲が生じる。

機能領野

大脳皮質は解剖学的には脳葉（前頭葉，頭頂葉，側頭葉，後頭葉，辺縁葉，島葉）に分けられ，さらに脳回に分けられる（図16.6A，16.7A）。機能的にはブロードマンによって分類された番号で表記される（図16.6B，16.7B）。しかし，ブロードマンは機能に応じて領野を分けたのではなく，細胞の配列を観察した結果から領野を分けたのである。皮質の領野，機能，損傷時の症状を表16.1にまとめた。

臨床との関連

皮質における錐体細胞と顆粒細胞の密度や層の厚さは一様ではなく，部位ごとに異なるパターン，すなわち細胞構築を示す。この細胞構築の違いにもとづき，ブロードマンは1909年の論文で皮質を分類して番号を振った。ヒトの大脳皮質の電気刺激による機能研究が進むと，このブロードマン野 Brodmann area の地図が機能の異なるさまざまな皮質領域の区分によく一致することが知られるようになった。すなわち，ブロードマン野は，細胞構築にもとづいた領野としてだけでなく，機能領野として認められるようになったのである。

前頭葉

前頭葉皮質は大脳皮質全体のおよそ40％を占め，その大きさと線維連絡は，ヒトにおいて他の動物や霊長類と比較してもはるかに発達している。前頭葉皮質には次の6つの機能領野がある。(1)一次運動野，(2)運動前野，(3)補足運動野，(4)前頭眼野，(5)前頭前野，(6)ブローカ野。

一次運動野はブロードマンの4野に相当し，中心前回の後半部分とそれに続く中心傍小葉に位置している（図16.6B，16.7B）。一次運動野には体の対側の運動をつかさどる領野が体部位再現的に配置されており，中心傍小葉から中心前回の背側部にかけて下肢から上肢へと対応し，顔面は最も腹側の領野に対応する（図16.6C，16.7C）。皮質領野のサイズは，対応する体部位によって行われる運動がどれだけ巧緻なものであるかに依存している。一次運動野の損傷では，対応する対側の体部位の筋力低下がみられる（図16.6D，16.7D）。

運動前野はブロードマンの6野に相当し，大脳半球外側面で一次運動野より前方の中心前回に位置している。運動前野を電気刺激しても体の対側の運動を引き起こすが，一次運動野を刺激したときに比べてゆっくりで，より多くの筋群の運動を引き起こす。運動前野は大脳基底核からの強力な入力を受け，運動のプログラミングや姿勢制御に関係し，巧緻な運動の遂行を可能にする。

補足運動野はブロードマンの6野が前頭葉の内側面に広がった部分である（図16.7B）。すなわち，大脳半球外側面で一次運動野の前方に続く上前頭回の内側面に位置している。補足運動野の刺激は体の両側の運動を引き起こす。補足運動野は運動の計画を行い，複雑な運動を可能にする。機能的磁気共鳴画像（fMRI）で解析すると，複雑な運動を行っている際には一次運動野，運動前野，補足運動野が活動的であるが，運動のことを考えているだけのときは，補足運動野のみが活動的であることがわかる。

臨床との関連

補足運動野の局所的な損傷により，しばしば**運動失行** motor apraxia が生じる。これは運動麻痺がないにもかかわらず，意図した運動ができない症状である。例えば，運動失行のある患者に舌を出すようにいうと，そのときはできないが，数分後に無意識的に舌で唇をなめる動作をする。運動失行は運動前野や頭頂連合野の損傷でも生じることがある。

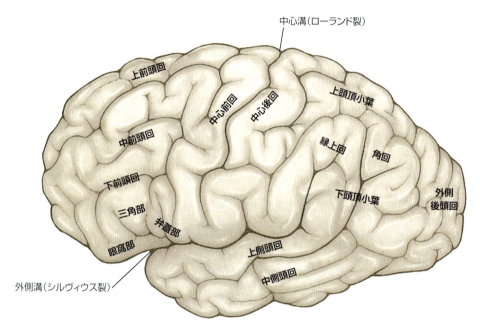

A. おもな脳回と脳溝

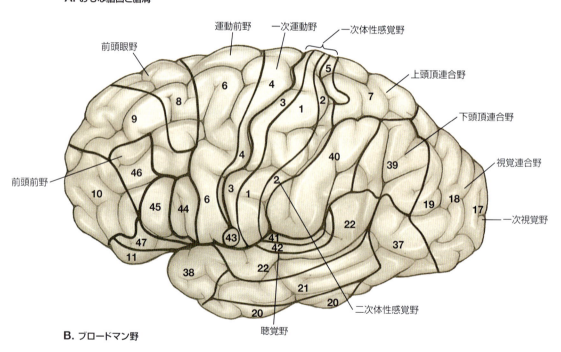

B. ブロードマン野

図 16.6　左大脳半球の側面
A. 脳回と脳溝。**B.** ブロードマン野。

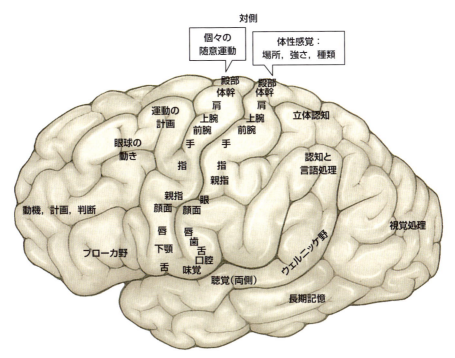

C. 機能局在

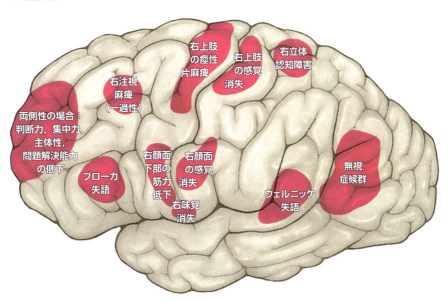

D. 損傷時の症状

図16.6（続き）
C. 機能局在。**D.** 損傷時の症状。

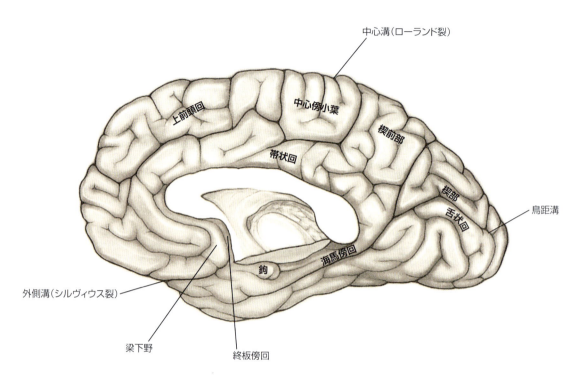

A. おもな脳回と脳溝

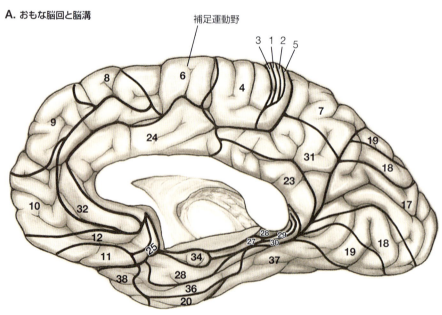

B. ブロードマン野

図 16.7 内側からみた右大脳半球
A. 脳回と脳溝。B. ブロードマン野。

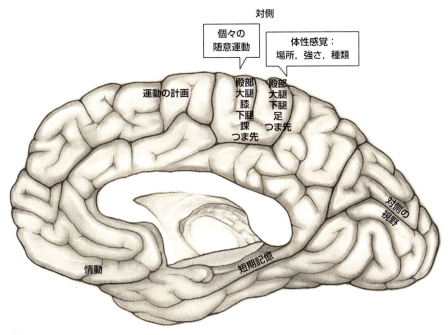

C. 機能局在

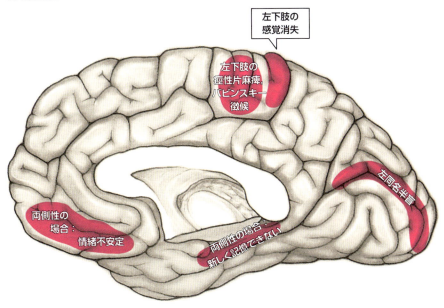

D. 損傷時の症状

図16.7(続き)
C. 機能局在。D. 損傷時の症状。

表16.1　皮質の機能局在と損傷時の症状

葉	構造	機能	損傷時の症状
前頭葉	中心前回(中心溝の前壁)と中心傍小葉(前部)	一次運動野：運動の指令(頭部と上下肢)	対側の運動麻痺または不全麻痺(顔面下部と上下肢)；バビンスキー徴候も
	中心前回(表面)	運動前野：運動の計画	運動失行
	上前頭回(後部と中部)	補足運動野：運動の計画	運動失行
	中前頭回(後部，近傍の上前頭回と中心前回)	前頭眼運動野：眼球の随意運動(衝動性眼球運動)	対側への共同注視の一過性麻痺
	下前頭回(優位半球の弁蓋部と三角部)	ブローカ野：構音	ブローカ失語
	上・中・下前頭回(背外側前頭前皮質の前部)	実行皮質：(批判的思考，判断，計画など)	両側性の損傷：集中力低下，注意散漫，自発性消失，感情鈍麻，決断不能
	眼窩前頭皮質(前頭前皮質の内側部と眼窩部)	社会的行動，情動	情緒不安定；予測不能で頻繁な受け入れがたい行動
	眼窩回(後外側部)	嗅覚と味覚の連関	においや味を識別できない
頭頂葉	中心後回と中心傍小葉(後部)	一次体性感覚野：体性感覚(頭部と上下肢)	対側の感覚消失(頭部と上下肢)
	上頭頂小葉	認知と言語のための，体性感覚，視覚，聴覚の処理	立体認知障害，皮膚書字覚障害，感覚性失行
	下頭頂小葉：縁上回(および，近傍の優位半球の上側頭回)		伝導性失語
	角回(優位半球)		失読症，失書症，失算症
	(および，近傍の優位半球の後頭回)		ゲルストマン症候群
	(および，近傍の側頭回)		無視症候群
後頭葉	楔状回，舌状回(鳥距溝の壁)	一次視覚野：視覚	対側の同名半盲
	有線傍皮質と有線周囲皮質	視覚の連合	両側性の損傷：色彩失認，位置関係の失認(家の間取りや職場への地図などを描けない)
側頭葉	横側頭回(ヘシュル回)	一次聴覚野：聴覚(両側)	聴力と音が聞こえる方向の認知の軽微な低下(いずれも対側)
	上側頭回(優位半球側の後部)	ウェルニッケ野：言語理解と長期記憶	ウェルニッケ失語
	中側頭回	長期記憶	両側性の損傷：過去の出来事に関する記憶障害
	下側頭回(優位半球)	ものの名前	失名辞失語
	後頭側頭回(紡錘状回；後部)	顔の認識	相貌失認
	海馬傍回(嗅内部)	近時記憶	両側性の損傷：前向性健忘
	鉤回と近傍の梨状回	嗅覚	両側性の損傷：嗅覚消失

前頭眼野はブロードマンの8野に相当し，6野のすぐ前方で，主として中前頭回を占めるが，隣接する上前頭回と中心前回の一部にも広がる（図16.6B）。前頭眼野を刺激すると対側への両眼の共同偏位〔訳注：両眼が同時に同じ方向へ偏位すること〕を示す。片側性の破壊的損傷では，損傷と同側への一時的な両眼の偏位が起こり，対側への注視麻痺がみられる（図16.6D）。

前頭前野は大脳皮質全体のほぼ3分の1を占め，ブロードマンの6，8，45野の前方で，前頭葉の外側，内側，および下面に位置している（図16.6B，16.7B）。前頭前野は前頭連合野ともいわれ，2つのおもな領域，前頭眼窩野（眼窩前頭皮質，前頭前野眼窩部）orbitofrontal areaと背外側前頭前野に分けられる。前頭眼窩野は前頭葉の腹側にある眼窩回を含む領域と，大脳半球内側面の脳梁より前方の領域からなる。背外側前頭前野は運動野前方の前頭葉凸面の上・中・下前頭回とブローカ野を含む。前頭眼窩野は辺縁系と強い連絡があり，社会的行動と関係がある。背外側前頭前野は，集中する，概念化する，計画を立てる，判断する，問題を解決するといった認知能力と関係がある。背外側前頭前野が両側性に損傷された患者は，注意散漫になり，自発性や意欲，責任感，判断力，洞察力を失う。前頭眼窩野が両側性に損傷された患者は，社会的行動の良識を失う。前頭前野と他の領域との線維連絡を離断する前部前頭葉切断術や，前頭前野を切除する前部前頭葉切除術は，制御不能な行動異常を示す患者の治療としてかつては普通に行われていたことがあるが，患者の性格が大きく変化してしまう問題があり，今ではほとんど行われなくなった。

臨床との関連

前頭前野の機能についての知見が最初に得られたのは，19世紀の中頃，鉄道工事の現場監督だったフィネアス ゲージPhineas Gage氏の受けた事故がきっかけだった。予期せぬ爆発で鉄製の発破孔の突き棒が前頭部を貫通し，ゲージ氏は前部前頭葉に損傷を受けたのである。事故の前まではゲージ氏は模範的な従業員だった。時間を厳守し，よく働き，紳士的で，皆の尊敬を集めていた。事故の怪我から回復すると，ゲージ氏はあらゆる意味の責任感を失い，衝動的で短気になり，粗野な振る舞いをするようになった。ただし，このような性格変化は事故後しばらく続いただけで，後にはずっと機能的に行動し社会に適応できたとされる。ゲージ氏は事故の12年後に亡くなった。

前頭前野には多くの機能が帰せられているが，両側性に広範な損傷を受けても症状は軽微で検出しにくいことが多い。したがって，前頭前野は特異的な機能を有するのではなく，他の皮質領域を統合し，状況にあった行動を引き起こすはたらきをしているのではないかと考えられている。

ブローカ野は下前頭回の弁蓋部と三角部に位置しており，発話に関係しているが，詳細は後述する。

頭頂葉

頭頂葉皮質は大脳皮質全体のおよそ20％を占め，次の3つの機能領野をもつ。(1)一次体性感覚野，(2)二次体性感覚野，(3)連合野。

一次体性感覚野は中心後回とそれに連続する中心傍小葉を占める（図16.6A，16.7A）。一次体性感覚野には前方から後方へと，次の4つの領野が存在する。(1)3a野：四肢の固有感覚が入力する領域で，一次運動野（4野）に続く中心溝（ローランド裂）の底をなす皮質領域，(2)3b野：触覚，針刺激に対する痛覚，温度覚などの皮膚感覚が入力する領域で，中心溝の後壁をなす皮質領域，(3)1野：3b野からの情報をさらに処理する機能をもち，中心後回の凸面の前3分の2をなす皮質領域，(4)2野：固有感覚と皮膚感覚を統合して処理する機能をもち，中心後回の後ろ3分の1と連続する後中心溝の前壁をなす皮質領域。一次体性感覚野にも対側の半身に対応する体部位再現性がみられ，中心後回の腹側が頭部に，背側が上肢に（図16.6C），中心傍小葉後方の内側面が下肢に対応している（図16.7C）。体部位に対応する皮質

領域のサイズは，その体部位の大きさとは関係がなく，体部位の感度の高さと関係がある。ヒトの一次体性感覚野を刺激すると，対側の対応する体部位に限局したぴりぴり感やしびれを感じる。一次体性感覚野の損傷では，対側の二点識別覚と固有感覚が失われる（図16.6D，16.7D）。さらに，針刺激の正確な局在と強さがわからなくなり，温度覚の鈍麻がみられる。

二次体性感覚野は頭頂弁蓋から島の後半部にかけて続く皮質で構成される。頭頂弁蓋は中心後回に続く皮質組織で，外側溝（シルヴィウス裂）の上壁をなす，つまり島を上方から覆う。二次体性感覚野の体部位再現性はあまり明瞭ではない。

体性感覚野の後方には，上頭頂小葉と下頭頂小葉からなる頭頂連合野がある。上頭頂小葉は前方の一部を占める5野と，後方の大半を占める7野を含む（図16.6B，16.7B）。5野は一次体性感覚野からの入力を受け，7野は体性感覚野，視覚野，運動野と連絡がある。下頭頂小葉は縁上回（40野）と角回（39野）を含み，視覚野，聴覚野，体性感覚野，運動野，前頭前連合野と連絡がある。頭頂連合野の上前部の領域は，立体認知，身体部位の認識，秩序だった運動を行うのに重要な領域である。この領域の損傷では，対側の立体認知障害，身体部位失認（身体部位の存在を認識できない）がみられ，優位半球の損傷では感覚性失行となる。頭頂連合野の中の下方領域は言語と認知に関係している。縁上回は発話に関係し（後述），角回は言語と認知に関係がある。優位半球の角回とそれに隣接する後頭葉皮質の損傷では，失読症（読めない），失書症（書けない），失算症（簡単な計算ができない）がみられる。角回とそれに隣接する側頭葉皮質の損傷は無視症候群を引き起こし，患者は損傷の対側にあるものを認識することができない（図16.6D）。

臨床との関連

無視症候群の患者は損傷の対側の身体とその周囲を認識できない。例えば，右半球に損傷がある場合，患者は入浴時に左半身を洗わず，左の上下肢が自身のものであることさえ否定することがある。そのうえ，視野の左側にあるもの，例えばトレイの左側に置かれたコーヒーカップも，患者の心の中には存在しない。この症候群は，損傷が劣位半球にあるときに，より顕著に現れる。

優位半球の後頭葉の角回とその周辺部の損傷は，**ゲルストマン症候群**Gerstmann syndromeを引き起こす。これには次の症状が含まれる。(1)手指失認（手の指のそれぞれを識別できない），(2)失算症，(3)左右識別障害（左と右を識別できない），(4)失書症，(5)失読症。

後頭葉

後頭葉皮質は大脳皮質全体のおよそ15%を占めるにすぎないが，一次視覚野と視覚連合野を含む。一次視覚野（17野）は有線領とも呼ばれ，鳥距溝の壁をなす脳回に位置しており（図16.7A，B），視放線を受ける。楔部は鳥距溝の上壁をなし，対側の視野の下半分の情報が入力する。対側の視野の上半分の情報は，鳥距溝の下壁をなす舌状回に入力する。黄斑部の視覚情報は一次視覚野後半部全体へ入力する（図14.7A）。一次視覚野の片側性の損傷では同名半盲となる（図16.7D）。しかし，後大脳動脈の鳥距枝の閉塞が起こっても，後頭極は中大脳動脈から血流を受けるので傷害されず，黄斑回避が起こりうる。

後頭葉の残りの部分は視覚連合野で，17野の周囲の有線傍皮質（18野）と，後頭葉の外側面の最も広い領域を占める有線周囲皮質（19野）からなる。有線傍皮質と有線周囲皮質は，有線領から両側性の視覚情報を受け，物体の色や形，位置，視野の中で動く方向など，複雑な視覚認知に関係している。視覚連合野からは2種類の線維が送られる。背側経路（「どこ」経路）の線維は，物体の位置や視野の中で動く方向についての情報を頭頂連合野へ伝え，頭頂連合野からは運動前野，前頭眼野，前頭前野へと投射する。腹側経路（「なに」経路）の線維は，物体の色や形についての情報を腹外側側頭葉皮質へ伝え，物体の認知を可能にする。

側頭葉

側頭葉皮質は大脳皮質全体のおよそ25%を占め，一次聴覚野に加え，情動や，記憶，発話といった高次精神機能と関係する領域を含む。一次聴覚野(41野)は外側溝の底部として埋もれている横側頭回(ヘシュル回)に位置している(図16.6，12.4)。41野のすぐ隣には42野があり，ここは二次聴覚野である。さらにその隣には上側頭回に位置する22野があり，聴覚連合野としてはたらく。一次聴覚野を電気刺激するとブンブン音やクリック音，鳴り響く音などの雑音を感じるが，22野の聴覚連合野を電気刺激すると笛やベルの音として認識される音を感じる。聴覚は中枢では両側性に伝わるので，片側の一次聴覚野の損傷では聴力はほとんど低下しないが，特に対側の耳で，音が聞こえる方向や距離を認知するのが難しくなる。

側頭葉の残りの部分は，外側面では上側頭回，中側頭回，下側頭回からなり，腹側では後頭側頭回(紡錘状回)と海馬傍回からなる。上側頭回の後半部は言語機能と関係があり，海馬傍回は辺縁葉に属するが，いずれも詳細は後述する。側頭葉のそれ以外の部分は高次連合野で，前頭葉，頭頂葉，後頭葉，辺縁系の連合野と連絡があり，長期記憶，人や場所，出来事に関する過去の記憶を思い出すのに重要なはたらきをする。下側頭回と中側頭回は上側頭回の前半部とともに，視覚による物体の認知に重要で，この部分の損傷では視覚性失認〔訳注：視覚には異常がないが，目の前にあるものが何であるかわからない〕となる。後頭側頭回は顔認知に重要で，両側性の損傷では(ときには右側の損傷だけでも)相手の顔も自分の顔もわからなくなる相貌失認となる。

大脳半球の左右機能分化

運動機能と，嗅覚以外の感覚機能においては，各大脳半球が対側の身体とその周囲を支配する。したがって，一次運動野，一次体性感覚野，一次視覚野の片側性の損傷では対側の不全片麻痺，片側感覚消失，半盲となる。分析的思考，言語理解，情動的・直観的な思考，空間認知，芸術的能力といった高次機能においては，片側の半球の果たす

役割がもう片側の半球よりも大きい。言語理解と発話の中枢を含む大脳半球を**優位半球**dominant hemisphereという。

大脳皮質の切除を必要とする多数の患者において，言語についての優位半球を決定する検査を行った結果から，右利きの人のほとんど全員，また左利きの人の50%以上で，言語機能は左半球に支配されていることがわかった

利き手と言語機能を支配する半球は，子どもが言葉を覚える前に決まる。小さい子どもが左半球に損傷を負ったとしても，右半球が代わりにはたらくようになるので，言葉の発達の妨げにはならない。10歳近くになってから左半球に損傷を負った場合でも，右半球が代わりを果たせるようになるまでの間だけ，一時的に言語機能が低下するにすぎない。

左半球は言語機能に加えて，分析的思考や合理的な思考，計算，言語化といった知的能力をつかさどる(図16.8)。一方，多くの場合に右半球である劣位半球は，感覚識別，情動的・非言語的思考，絵画や作曲などの芸術的能力，空間認知やおそらく顔認知といった能力をつかさどる。

言語野と失語症

言語はおもに優位半球の外側溝周囲の言語野によって支配される。言語野として2つの主要な領野，**ブローカ野**Broca areaと**ウェルニッケ野**Wernicke areaがある。ブローカ野は運動性(表出性)言語中枢ともいわれ，左半球の下前頭回，特に弁蓋部(44野)と三角部(45野)に位置している(図16.6A〜C)。ブローカ野は構音の運動プログラムをもっており，一次運動野の構音に関係する領域，つまり，声帯や舌，口唇の筋を支配する領域に出力する。ブローカ野の損傷はブローカ失語(**運動性失語**motor aphasia，**表出性失語**expressive aphasia，**非流暢性失語**nonfluent aphasiaとも呼ばれる)を引き起こす(図16.6D)。言葉がゆっくりと間のびして出てきて，構音が悪く，おもに名詞と形容詞からなる短い文を話すため，流暢に発話ができない。損傷が下前頭回のブローカ野に限局していれば，失語の程度は軽く，

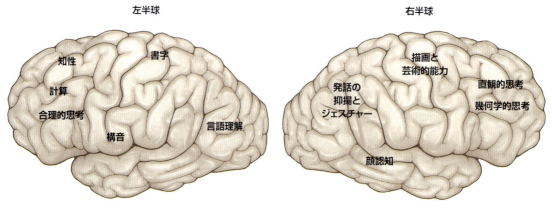

図16.8 左右の大脳半球における高次精神機能の局在

一時的である。しかし，損傷領域が広く，隣接する前頭葉の他の部分や白質にも広がっていると，この章の最初に提示した症例のように重度で持続するブローカ失語となる。

　ウェルニッケ野は感覚性（受容性）言語中枢ともいわれ，上側頭回の後半部（22野）に位置している（図16.6A～C）。ウェルニッケ野は言葉を理解したり構築したりする機能をもっている。ウェルニッケ野の損傷はウェルニッケ失語（**感覚性失語** sensory aphasia，**受容性失語** receptive aphasia，**流暢性失語** fluent aphasiaとも呼ばれる）を引き起こす（図16.6D）。構音は正常なので流暢に聞こえるが，適切な言葉を使えない発話を特徴とする。患者は言葉の順番をでたらめに置き換えたり，意味のない言葉を加えたり，言葉や文節を長く続けてわけのわからないことを話したりする。ウェルニッケ失語の患者は流暢に話すが，聞く・読む・話す，いずれにおいても言葉を理解できないし，書くこともできない（失書症）。損傷領域が広く，隣接する中側頭回や白質にも広がっていると，より重度で持続的なウェルニッケ失語となる。

　これまで長年にわたって，弓状束（図16.3）が発話のためにウェルニッケ野とブローカ野の間を連絡しており，この連絡が損傷を受けると伝導性失語になると考えられてきた。しかしながら最近の研究で，弓状束は両方向性で，後方の言語野と運動前野や運動野の間を連絡していることがわ

かってきた。**伝導性失語** conduction aphasiaはウェルニッケ失語と似ているが，言語理解は正常なので患者は正しい言葉を発しようと繰り返し試みる〔訳注：一番の特徴は復唱ができないこととされている〕。さらに，伝導性失語では物体や写真をみてもその名前を言えない。伝導性失語は左の上側頭回，縁上回とおそらく角回を含む領域の損傷によると考えられている。いずれにしても白質は正常で，皮質だけの損傷で伝導性失語が起こる。

　失語症にはまた別のタイプもあり，外側溝周囲の皮質（環シルヴィウス裂言語領域）だけでなく，少し離れた領域の皮質や，視床，尾状核といった皮質下の構造の損傷でも起こりうる。**超皮質性運動性失語** transcortical motor aphasiaは，左の補足運動野または左の前頭前野でブローカ野の前方や背側領域の損傷で起こり，流暢性は低下するが，復唱や物の名前をいうこと，読むことは正常である。**超皮質性感覚性失語** transcortical sensory aphasiaは，左の側頭葉と後頭葉と頭頂葉の境界部付近の損傷で起こり，流暢性は増し，復唱は正常であるが，物の名前をいうこと，読むこと，理解することができない。**失名辞失語**（健忘失語）anomic aphasiaは，物の名前がいえず，左の側頭葉の側頭極から中側頭回・下側頭回の後半部にかけてのいずれの領域の損傷でも起こりうる。**全失語** global aphasiaは最も重度の失語であり，ブローカ失語，ウェルニッケ失語，伝導性失語の症状がすべてみられ，ほぼ完全に言語機能が失われ

る。全失語は右下顔面筋と右上肢の麻痺を伴い，中大脳動脈の閉塞に伴う広範囲の損傷が原因となる。劣位半球にもブローカ野あるいはウェルニッケ野に類似した言語野が存在する。これらの領野は発話の韻律（プロソディー），つまり発話の情動的側面と関係しているリズムと抑揚を作り出したり理解したりする領域である。

臨床との関連

右の下前頭回に病変があると，発話に抑揚をつけることが障害される。一方，右の後上側頭回の病変では，他者の発話の抑揚を理解することが困難になる。

無言症 mutism は発話を開始することができず，左半球内側面の補足運動野（上前頭回）と帯状回のうちの前方部（前帯状皮質）の損傷で起こる。無動症と，運動を開始することができないという症状を伴うことが多い。

失読症は読むことができず，左後頭葉の損傷や，左右の視覚野と左側頭葉の言語野の間の線維連絡の損傷で起こる。

章末問題

16-1. 新皮質は何層からなるか？ それぞれを接続しているのは何か？

16-2. 複雑な運動の計画は，大脳皮質のどの領域でなされるか？

16-3. 大脳皮質の一部の損傷で以下の症状が生じたとき，それぞれの原因部位を推定せよ。
 (1) 左下肢の麻痺，筋力低下，伸展性足底反応（バビンスキー徴候）
 (2) 右方への注視麻痺
 (3) 左同名半盲
 (4) 右上肢の筋力低下
 (5) ウェルニッケ失語
 (6) 左の無視症候群

16-4. 63歳の患者。話すことが突然できなくなり，顔の右下領域と右手の筋力低下もみられた。病変の場所を推定せよ。ただし病変は可能性のあるうちの最小のものとする。

16-5. 55歳の患者。左痙性片麻痺，顔面下部の筋力低下，片側感覚消失，同名半盲がある。病変の場所を推定せよ。ただし病変は可能性のあるうちの最小のものとする。

16-6. 左頭頂葉の連合皮質が損傷された脳卒中の患者。神経学的診察で右手にみつかると考えられる異常はどれか？
 a. 温度覚の消失
 b. 位置覚の消失
 c. 痛覚の脱失
 d. 振動覚の消失
 e. 立体認知障害

16-7. 劣位半球の側頭葉が損傷された脳卒中の患者。言語機能のどの側面に異常がみられるか？
 a. 流暢性
 b. 韻律（プロソディー）
 c. 復唱
 d. 物品呼称
 e. 読解

16-8. 65歳の男性。優位半球の頭頂葉出血で入院した。患者はゆっくりと話し，言葉の組み立てが貧弱で，意味不明なフレーズからなり，検査担当者には理解できなかった。患者は自分の話が異常なことに気づいていて，言葉を繰り返して意図した意味を伝えようとするが，うまくいかない。この脳卒中で損傷された構造はどれか？
 a. 下前頭回
 b. 上頭頂小葉
 c. 中側頭回
 d. 上前頭回
 e. 下頭頂小葉

第17章 辺縁系：前向性健忘と社会行動の異常

男児。12か月になっても感情表現がみられず，笑ったりうれしそうな表情をみせたりすることがない。音をまねしたり喃語を発したりすることもない。16か月になっても1語文を話さず，24か月になっても「お水飲みたい」のように2語ないし3語をつなげて意味のある文にすることができない。成長するにしたがって，周りの子どもたちと関わりをもとうとしない様子がはっきりしてきた。両親が話しかけても関心を示さない。普通の遊びをすることが少なく，執拗なこだわりを示すことがある。自発的な普通の感情表現が少なく，異常なかんしゃくを起こすことがある。

辺縁系とは機能的なシステムとしての皮質ニューロンおよび皮質下ニューロンを指す，ややあいまいな言葉である。これらのニューロン間の連絡は複雑な回路を構成し，記憶と行動に重要なはたらきをしている。

辺縁葉

辺縁とは端を意味する。この言葉は1878年にブローカBrocaによって，大脳半球内側面の脳梁と脳幹吻側部の縁にあたる領域を表すために初めて用いられた。辺縁葉limbic lobe（図17.1）は脳梁の縁にあたる帯状回と，その前方の中隔野septal area，脳幹吻側部の縁にあたる側頭葉の海馬傍回から構成される。

辺縁葉は，解剖学的および機能的に他の構造とも関係があり，これらを含めて辺縁系といわれる。辺縁葉と最も関係が深く辺縁系に含められる

2つの構造は，海馬と扁桃体amygdala（扁桃核とも呼ばれる）である。海馬は海馬傍回の後方の領域の深部に位置している。扁桃体は海馬傍回の前方の領域の深部に位置している（図17.1）。海馬と扁桃体は辺縁系の機能の中心となる構造である。海馬と扁桃体は視床下部との線維連絡が豊富であることから，辺縁系は視床下部とも関連が深いといえる。

海馬

海馬hippocampusは記憶と学習に重要な役割を果たしており，歯状回，固有海馬，海馬台から構成される（図17.2）。歯状回と固有海馬は古皮質で，系統発生的に最も古い大脳皮質領域である。海馬台は固有海馬と嗅内野entorhinal area（海馬傍回の一部）の間の移行部である。海馬傍回は新皮質で，系統発生的に最も新しい皮質領域である。

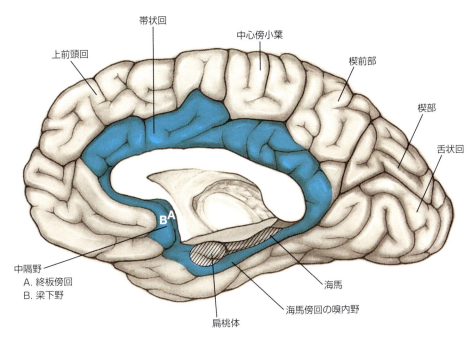

図17.1 辺縁葉(青い部分),海馬,扁桃体の局在

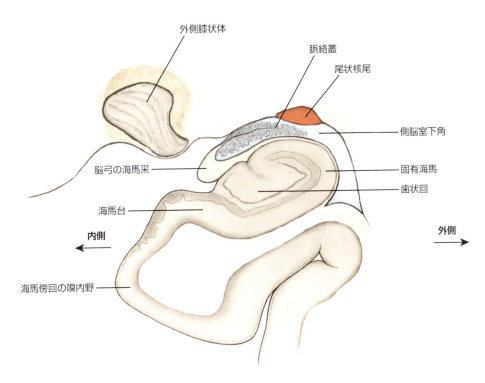

図17.2 冠状断面にみる海馬の位置関係
入力が嗅内野に入り,そこから歯状回→固有海馬→海馬台→海馬采→脳弓と伝わり,出力される。

線維連絡

海馬はタツノオトシゴに似た形をした長さ5cmほどの構造で,側脳室下角の底をなす(図17.3)。海馬への入力は「海馬の入り口」といわれる嗅内野を経由してくる。嗅内野は,おもに帯状束を介して,皮質の広い範囲から多種類の感覚に

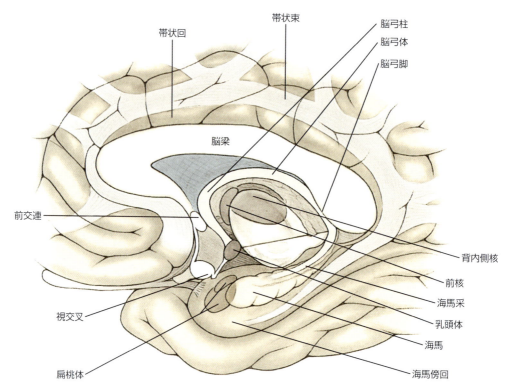

図17.3 海馬，脳弓，帯状束の位置関係を示した大脳半球の立体模式図

関する入力を受ける。左右の半球の海馬は海馬交連で連絡している。

海馬は**ペイプズ回路** Papez circuit と呼ばれる反響回路のはじまりとなる（図17.4）〔訳注：ペイプズは原語の発音に近い表記。日本ではパペツ，パペッツとも表記される〕。ペイプズ回路を構成する脳弓は海馬と視床下部を連結する。海馬の脳室面には海馬への入出力線維からなる海馬白板があり，それが**海馬采** fimbria となり脳弓に連続する（図17.2～17.4）。脳梁膨大のすぐ下で，海馬采の線維は海馬を離れて**脳弓脚** crus of fornix となる。左右の脳弓脚は正中で交差して**海馬交連** hippocampal commissure を形成し，前方で**脳弓体** body of fornix となる。左右の脳弓体は前方に向かって脳梁の下方で透明中隔の下縁を走り，**脳弓柱** column of fornix として前交連に向かってアーチ状に下行する。前交連のところで脳弓は前交連前部と前交連後部に分かれる。前交連前部の線維は固有海馬から起こり，中隔野と前頭葉底部に終わる。前交連後部の線維は海馬台から起こり，主として乳頭体核に終わる。

乳頭体からは乳頭視床束となり，背側に向かって内側核群と外側核群の間を走り，視床前核に終わる（図17.4）〔訳注：乳頭体は視床下部腹側後部にあるが，機能的にはホメオスタシスにかかわる視床下部とは異なる〕。視床前核からは軸索を帯状回の内部の帯状束へ送る。帯状束からは海馬傍回の嗅内野へ信号を送り，海馬に向かい，ペイプズ回路が完成する。

脳弓に加え，海馬からの出力として重要なのは，固有海馬と海馬台から直接嗅内野へ出力し，大脳皮質のあらゆる連合野に投射する経路である。

機能

海馬は記憶と学習の統合に必須の領域である。重度の低酸素などで両側の海馬に障害が起こると，近時記憶や短期記憶と学習能力が失われる。生き残った患者は数分前の出来事は覚えていない（前向性健忘）が，過去の記憶や知能は保たれる。

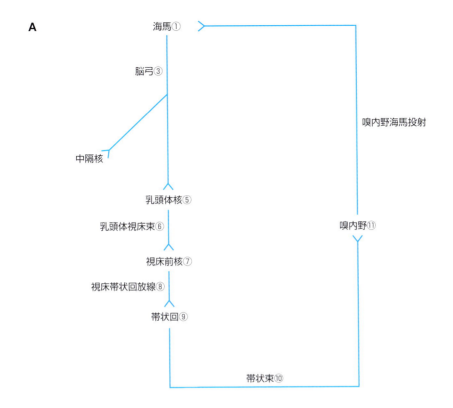
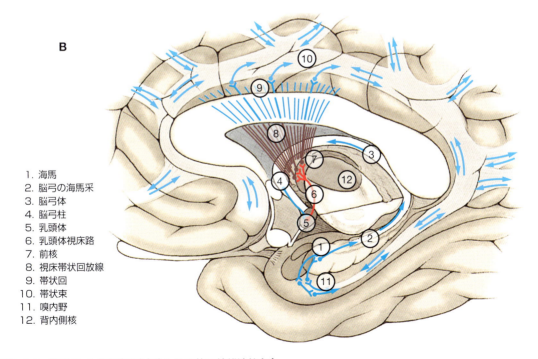

図17.4　海馬のペイプズ回路（A）とその他の線維連絡（B）

海馬は感覚連合野から，あらゆる種類の情報を受け取る。それらの情報の中から，特定の情報が重要であると判断した場合，または記憶したいと思った場合，あるいは意識的に記憶したいと思わなくても，その情報が大脳皮質の長期記憶のための領域に永続的に保持されるまで，海馬はそれ自身内の回路およびペイプズ回路に繰り返し信号を送り，シグナルを増強する。

ている。そのため，海馬と新皮質の間の連絡が失われていく。認知症患者に特徴的な近時記憶の喪失は，これによって起こると考えられる。大脳皮質のコリン作動性シナプスの減少は，大脳基底核にあるコリン作動性ニューロンの変性による。その大脳基底核のおもなものが，前有孔質（**無名質** substantia innominata と呼ばれることが多い）にある**マイネルト基底核** basal nucleus of Meynert である。前有孔質は，前方は嗅条から後方は視索まで広がる。正常ではこれら大脳基底核のコリン作動性ニューロンの軸索が，新皮質にアセチルコリンを送っている。新皮質でのアセチルコリン欠乏は，認知症が進行した患者で起こる認知障害に関与している。

臨床との関連

アルツハイマー病 Alzheimer disease の特徴は，65歳未満の患者にみられる進行性の認知症である。65歳以上の進行性の認知症は老年認知症と呼ばれる。どちらの場合も患者は少しずつ忘れっぽくなり，記憶・認知・見当識・行動の異常が進行する。これらの認知症では，(1) 海馬とその近傍の嗅内野でのニューロン減少（図17.5）と，(2) 大脳皮質のコリン作動性シナプスの減少がみられる。海馬近傍の嗅内野で失われていくニューロンは，連合皮質と辺縁葉皮質から海馬への入力を担っている。海馬で失われていくニューロンは，海馬から連合皮質や間脳への出力を送っ

臨床との関連

コルサコフ症候群 Korsakoff syndrome は，近時記憶の喪失と，しばしばそのつじつま合わせのための作話症がみられることが特徴の精神疾患である。多くの場合，アルコール依存症とそれに伴う栄養失調（ビタミンB_1欠乏）が原因で起こる。海馬と乳頭体の形態変化が報告されてい

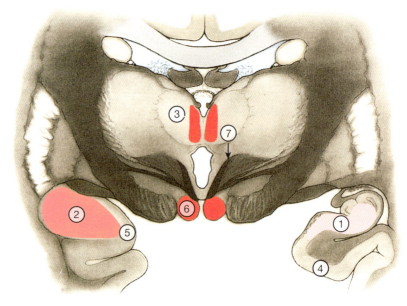

図17.5　乳頭体を通る冠状断面にみる辺縁系症候群に関連する部位

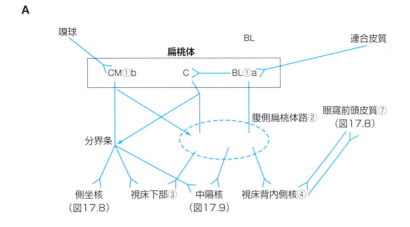

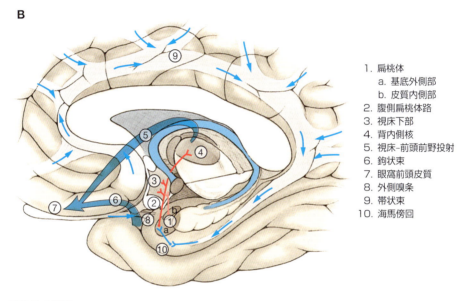

図17.6　扁桃体の経路
A. 扁桃体のおもな経路（C，中心核；CM，皮質内側核；BL，基底外側核）。**B.** 扁桃体の線維連絡を示した内側面の立体模式図。

るが，最も多いのは視床背内側核内側部の変化である（図17.5）。

扁桃体

　扁桃体（扁桃核）はアーモンド形をしており，鉤（鉤，海馬鉤）のすぐ下方で側頭葉の背内側部に位置し，行動と情動に重要な部位である。複数の亜核から構成され，大きな基底外側核群と，小さな皮質内側核群および中心核群に分けられる。

線維連絡

　基底外側核群はヒトで特によく発達しており，帯状回のほか側頭葉，前頭前野，頭頂連合野からの入力を受ける。皮質内側核はヒトではあまり発達しておらず，外側嗅条を介して嗅球からの嗅覚入力を直接受ける。中心核は脳幹の内臓性経路と基底外側核からの入力を受ける。

　扁桃体からのおもな出力は腹側扁桃体路である（図17.6）。腹側扁桃体路は前有孔質の中を走り，視床下部，中隔核，視床背内側核に入力する（図17.7）。視床背内側核は内側前頭前野との間に双方向性の豊富な線維連絡をもつ。扁桃体からのも

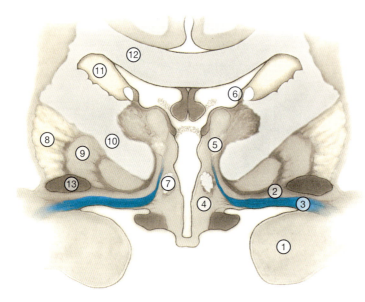

図17.7 視床下部隆起部を通る冠状断面にみる扁桃体の視床下部および視床との線維連絡

1. 扁桃体
2. 前有孔質
3. 腹側扁桃体路
4. 視床下部
5. 背内側核
6. 分界条
7. 脳弓柱
8. 被殻
9. 淡蒼球(外節)
10. 内包
11. 尾状核
12. 脳梁
13. 前交連

う1つの出力は分界条である。分界条は尾状核と視床の境界を前方に走り，視床下部，側坐核，中隔核に終わる。

機能

扁桃体は体験とその結果を関連づけ，体験に対する適切な行動をプログラムする。嗅覚を頼りに食物を探したり，生殖のためのパートナーを探したり，危険を察知したりする動物にとっては，嗅覚が扁桃体への主要な入力である。このような入力を受けると，扁桃体は行動をコントロールするさまざまな領域へ信号を送ることで，適切な行動をプログラムする。嗅覚が重要な動物の扁桃体は，ヒトの扁桃体の皮質内側核に相当する。皮質内側核は，よいにおいに反応して消化機能を亢進させたり，食物を求めたり，腐敗臭で食欲が低下したり，悪心を催したり嘔吐したりするといった具合に，においに反応を示す。しかし，ヒトの行動は大脳皮質から扁桃体の外側基底核へ入力する嗅覚以外の体験に主にもとづいている。入力情報から，それが友好的なものか敵対的なものか，おそろしいものか，危険なものかなどを分析したうえで，扁桃体の外側基底核は中心核を介して視床下部へ信号を送り，自律神経系と運動系の適切な反応を引き起こす。また，視床背内側核を介して前頭眼窩野(眼窩前頭皮質)へも信号を送る。視床下部は情動の表出を行い，前頭眼窩野は情動の認知を行う。

最近の研究では，扁桃体と自閉症，うつ病，心的外傷後ストレス障害との関連が示唆されている。両側の扁桃体が障害されると行動変容が起こり，特に恐怖の感情が欠落する。社会的に不適切な攻撃的行動がみられる患者の扁桃体を外科的に破壊すると，行動が穏やかになり，情動的な興奮を抑制することができる。

臨床との関連

クリューヴァー・ビューシー症候群 Klüver-Bucy syndromeは次の症状で特徴づけられる。

1. 情動反応が消失し，恐怖，怒り，攻撃性がなくなる
2. すべての感覚刺激に対して強迫的に過剰に集中し，すべてのものを視覚や触覚，さらには口でなめて(口唇傾向)調べようとする
3. 性行動亢進
4. 視覚性失認(精神盲)と呼ばれる，ものを視覚で認識できない状態

これらの障害は，両側の側頭葉を後方は聴覚野まで実験的に，あるいは臨床的に切除した個体

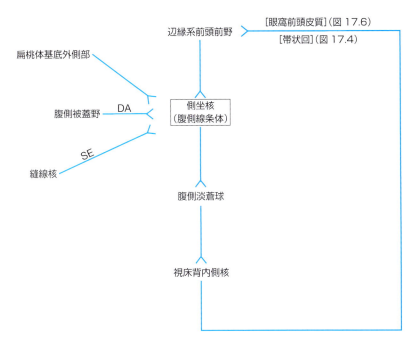

図17.8 側坐核のおもな経路
DA，ドパミン作動性；SE，セロトニン作動性。

にみられる。こうした従順さ，強迫的な集中，口唇傾向，性行動亢進は，両側の扁桃体が破壊された結果起こる(図17.5)。視覚性失認は側頭葉の新皮質領域の障害によって生じる。

側坐核と中隔核

側坐核は腹側線条体の主要な領域で，尾状核頭と被殻の間で前交連の近傍に位置し，透明中隔にある中隔核と密接に関係している。中隔核は中隔野の皮質下の構造であり，中隔野は終板傍回と梁下野からなる(図17.1)。

線維連絡

側坐核は辺縁系ループのうち腹側線条体に属する要素で，おもに扁桃体基底外側核，内側前頭前野からの入力と，脳幹神経核からのドパミン作動性ニューロン，セロトニン作動性ニューロンの投射を受ける(図17.8)。腹側淡蒼球は視床背内側核に投射し，視床背内側核は前頭前野に投射してループが完成する。

中隔核は扁桃体，海馬，視床下部外側野と脳幹網様体からの入力を受ける(図17.9)。中隔核からの出力は**内側前脳束**medial forebrain bundleを介して下垂体と脳幹網様体に投射し，また，**視床髄条**stria medullaris of thalamusを介して手綱核に，手綱核からは**反屈束**fasciculus retroflexusを介して中脳網様体に投射する〔訳注：したがって，中隔核は辺縁系から網様体への出力核となる〕。

機能

側坐核と中隔核は報酬や快感と関連している。中隔野と内側前脳束に電気刺激を与えると，そこにはドパミン線維が含まれていて快感を覚える。中隔野に挿入した電極で刺激を与えると，被験者は性的な感覚を訴える。

側坐核はアンフェタミンやコカインのような精神刺激薬を使用したときに感じる多幸感と関連がある。これら習慣性の強い薬物は側坐核のドパミンを増加させる。このドパミンの増加には，中脳の腹側被蓋野から投射するドパミン線維が重要なはたらきをしている。前頭眼窩野，側坐核，腹側被蓋野の間の相互の線維連絡も報酬や快感に重要である。

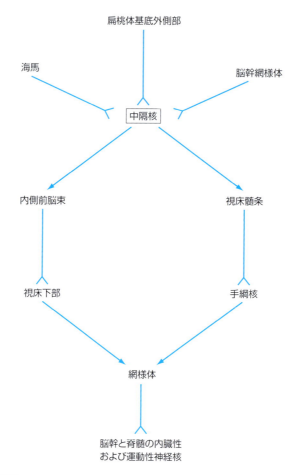

図17.9 中隔核のおもな経路

辺縁葉皮質領域

　大脳皮質には辺縁系と機能的に強い関連がある領域がいくつかある。前頭眼窩野の腹側と内側は，いずれも第16章で述べたフィネアス ゲージ氏の例のように社会的行動と関連がある。前部前頭葉切断術は，重度の精神障害やうつ病，さらには神経症の患者に対して1930年代によく行われていた治療であるが，ゲージ氏のように不適切な行動やモラルの低下を示すなど，もとの症状よりもたちの悪い症状が出現する場合も多かった。

　帯状回の前方部は行動の抑制にはたらく中枢であり，行動を起こす前に再考し，慎重に行動することに関係していると考えられる。違法薬物常用者ではこの中枢が機能しなくなるために，いけないとわかっていても違法薬物をやめられないということが，これまでの報告から示唆されている。

　帯状回の梁下野は悲しみの感情と関連があり，重度のうつを解放する目的でこの領域の深部脳刺激療法が実施され，実際に効果を示すことがある。

 臨床との関連

　自閉症は，自閉症スペクトラム障害autism spectrum disorder（ASD）の一類型である。有病率はASDとして1.5～2％，男女比は3～4：1で男性に多い。自閉症は行動異常の2徴候により臨床的に特徴づけることができる。すなわち，社会性の欠如やコミュニケーションの障害，反復行動や偏執を伴う注意障害で，**この章の最初に提示した症例**がそれである。自閉症の原因は発生異常と考えられ，それが出生前後の脳の発生に関係しているらしい。神経病理学的変化が

辺縁系，前頭葉皮質，小脳にしばしば認められる。組織学的には嗅内野，海馬，扁桃体のニューロンが異常に小さく，比較的密に詰まっている。それとは反対に，前頭葉皮質では錐体細胞が正常よりも大きい。小脳では虫部と後下半球のプルキンエ細胞に変性がみられる。5歳前後の自閉症児では，脳の拡大による大頭症がみられることが多い。その場合，磁気共鳴画像(MRI)では前頭葉と側頭葉で灰白質と白質の容量増大，小脳で灰白質と白質の容量減少がみられる。前頭葉の容量増大と小脳の容量減少は連動しているらしい。プルキンエ細胞の変性によって小脳核による抑制が減少し，そのために前頭葉皮質の興奮が過大となったことを反映している可能性がある。5歳をすぎた自閉症児の脳の成熟は，正常な児に比べて遅くなるようである。

章末問題

17-1. 辺縁葉と辺縁系を構成するものはそれぞれ何か？

17-2. 辺縁系の機能を担う重要な中枢を2つあげ，それらの局在を説明せよ。

17-3. ペイプズ回路を説明せよ。

17-4. 臨床的な証拠にもとづいて視床下部と扁桃体の機能を説明せよ。

17-5. （1）アルツハイマー病，（2）クリューヴァー・ビューシー症候群，（3）コルサコフ症候群のそれぞれに関係する両側性の病変は，辺縁系のどこにあるか？

17-6. 大脳基底核の辺縁系ループとその機能的意義を説明せよ。

17-7. 恐怖症または不安障害を伴うことが多いのはどこの病変か？
a. 腹側淡蒼球
b. 側坐核
c. 視床前核
d. 扁桃体
e. 嗅内野

Part V

臓性系

第18章 視床下部：自律神経系と内分泌系の調節障害

15歳の女性。この1年で肥満になり気力が低下してきた。原因不明の高熱を何度か出したことがある。月経がなくなり，口渇が激しく多飲と多尿がみられる。日中しばしば眠気を感じ，昼夜が逆転した生活になることが多い。ときおり理由もなく急に怒りだし，乱暴になることがある。

視床下部hypothalamusは内臓活動をコントロールし，また辺縁系からの影響を受けて情動に関係する現象を引き起こす。神経系の一部であると同時に内分泌の構成要素でもあり，神経系と循環器系を通じて機能を発揮する。視床下部は自己防衛と種の保存において重要なはたらきをしている。神経系，血管系との連絡を介して，水分平衡，摂食，内分泌系，生殖，睡眠，行動，自律神経系に影響を及ぼす。

視床下部の区画と神経核

視床下部は多くの神経連絡と機能をもつにもかかわらず，非常に小さく，重量にして4g程度で脳全体の1%にも満たない。正中断でみると，視床下部は前方は終板から，後方は乳頭体まで拡がる。視床下部は3つの区画に分けられる。前部（視交叉部），中間部（隆起部），後部（乳頭部）である（図18.1）。終板の外側に位置する前部は，前方が中隔核と前脳基底部まで広がる視索前野を含む。視索前野は視床下部前部の亜領域とされることもある。

また，視床下部を冠状断でみると，外側から内側にかけて，脳弓を境にして外側帯と内側帯，さらに第三脳室上衣の下層〔訳注：第三脳室周囲〕に位置する脳室周囲帯に分けられる（図18.2）。視床下部には多くの神経核があるが，その境界ははっきりしないものが多い。

外側帯には神経線維が前後に走っており，大脳皮質の広範囲に影響を及ぼす。外側帯を前後に走る線維は内側前脳束に属し，前頭眼窩野，側坐核，中隔野，視床下部，脳幹網様体の間を結び，内側帯へも投射している。

内側帯と脳室周囲帯には多くの神経核がある（図18.3）。前部には視索前核，視索上核，室傍核，前核，視交叉上核があり，中間部には背内側核，腹内側核，弓状核があり，後部には乳頭体核と後核がある。脳室周囲帯には背側縦束として中脳水道周囲灰白質まで線維を送る脳室周囲系が含まれる。

線維連絡

入力

視床下部への入力には神経性入力と液性入力が

第18章 視床下部：自律神経系と内分泌系の調節障害 233

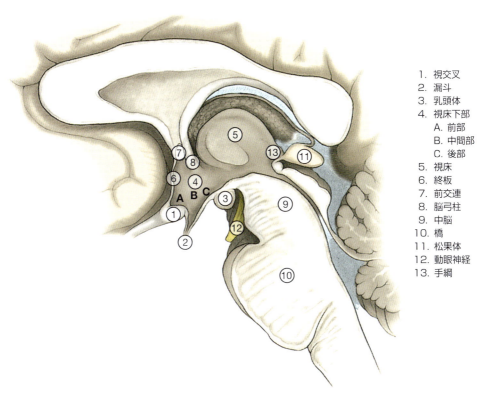

1. 視交叉
2. 漏斗
3. 乳頭体
4. 視床下部
   A. 前部
   B. 中間部
   C. 後部
5. 視床
6. 終板
7. 前交連
8. 脳弓柱
9. 中脳
10. 橋
11. 松果体
12. 動眼神経
13. 手綱

図18.1 脳幹と間脳の正中断面

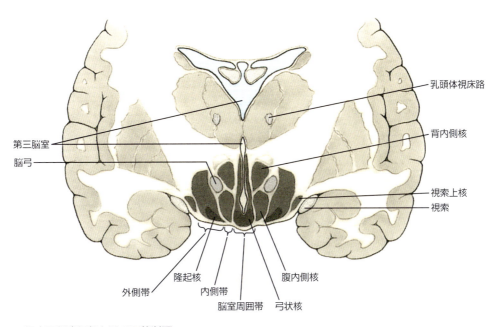

乳頭体視床路
背内側核
視索上核
視索
第三脳室
脳弓
外側帯　隆起核　内側帯　腹内側核
　　　　　　　脳室周囲帯　弓状核

図18.2 視床下部隆起部を通る冠状断面
主要な神経核を示す。

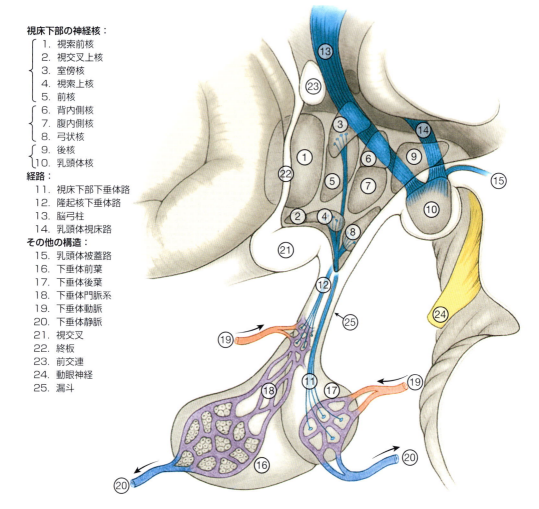

図18.3 視床下部の矢状断面の立体模式図
内側帯の主要な神経核と，その下垂体，視床，中脳被蓋との連絡を示す。

ある。神経性入力はおもに辺縁系からの入力である。前述したように，視床下部への入力は，海馬から脳弓を介して乳頭体核へ（図17.4，18.3），また扁桃体から（1）腹側扁桃体路を介して視床下部外側帯と視索前核へ（図17.6，17.7），扁桃体から（2）分界条を介して腹内側核と視索前核へそれぞれ入る。視床下部は前頭眼窩野，視床背内側核，網膜，さらには中脳網様体からの線維を運ぶ乳頭体脚からの入力も受ける。内側前脳束は前脳基底部と中隔野を視床下部の諸核や中脳網様体と連絡する構造である〔訳注：乳頭体は視床下部の腹側にあり，ここでは視床下部に含めているが，機能的には視床下部には含めない方がわかりやすい〕。

視床下部への液性入力は血管を介して行われる。

視床下部ニューロンはグルコースやホルモンなどの化学物質によって，また温度や浸透圧の変化のような生理的変化によって刺激される。これらの刺激に反応する視床下部ニューロンに加えて，第三脳室の壁にある**脳室周囲器官** circumventricular organ も，脳脊髄液や血液の化学的変化をとらえ，隣接する視床下部に情報を伝えている。

 臨床との関連

脳室周囲器官は特殊な上衣細胞でできた区域で，毛細血管が豊富に分布している。血液脳関門を欠いているため，脳室周囲器官と脳脊髄液や血

液との間で物質交換が可能になっている。第三脳室の壁にある脳室周囲器官として，**正中隆起** median eminence，**終板血管器官** vascular organ of lamina terminalis，脳弓柱の間にある**脳弓下器官** subfornical organ，**松果体** pineal gland，後交連の下にある**交連下器官** subcommissural organ がある。第三脳室の壁にはないが，**最後野** area postrema も脳室周囲器官である。これは嘔吐中枢で，第四脳室底の閂（かんぬき）のレベルにある。

出力

視床下部からの出力にも神経性と液性がある。神経性出力のおもな標的は次の2つである。

1. 大脳皮質への出力。視床下部から直接，あるいは(1)視床前核（ペイプズ回路を構成する神経核で，海馬からの信号を乳頭体，乳頭視床束を介して中継する部位：図17.4，18.3）や，(2)視床背内側核（扁桃体や中隔核の標的である視床下部の神経核からの信号を中継する部位）を介して間接的に出力を送る〔訳注：後述のオキシトシン，バソプレシンニューロンも脳全体に広範囲に投射する〕。

2. 脳幹と脊髄にある運動中枢や自律神経中枢への出力。視床下部の外側帯，後部，室傍核から直接に，あるいは背側縦束と乳頭被蓋束を介して間接的に出力を送る（図18.3）。

視床下部の神経核群から脳幹や脊髄にある自律神経中枢に至る神経路は完全にはわかっていない。中脳と橋吻側部では背側縦束は背内側部を走る。すなわち中脳では中脳水道周囲灰白質の近く，橋吻側部では第四脳室底を走る。さらに神経路は外側に走り，橋尾側部から延髄を下行して網様体の外側部に達する。内側前脳束も視床下部外側帯と中脳網様体を連絡する。

視床下部からの液性出力は内分泌系に影響を及ぼすが，体循環系に直接分泌する場合と，間接的に**下垂体門脈系** hypophysial portal system に分泌する場合とがある（図18.3）。直接分泌するのは視索上核と室傍核の大細胞ニューロンで，その軸索が視床下部下垂体路を形成し，下垂体後葉で体循環系に**バソプレシン** vasopressin と**オキシトシン** oxytocin を分泌する。バソプレシンは**抗利尿ホルモン**（**ADH**）とも呼ばれ，水分平衡を調節する。オキシトシンは子宮平滑筋と乳腺の筋上皮細胞の収縮を引き起こす。

間接的な経路は，弓状核と一部の室傍核にある小細胞ニューロンからの**視床下部ホルモン** hypothalamic hormone の分泌にはじまる。分泌されたホルモンは下垂体門脈系に入り，下垂体前葉へ運ばれる。下垂体門脈系は視床下部と下垂体前葉を結ぶ血流路である。上下垂体動脈から分枝して正中隆起と下垂体漏斗に分布する毛細血管は，集まって門脈となり，下垂体茎を下行して，下垂体前葉でふたたび毛細血管床を形成する。この経路を通って視床下部ホルモンが下垂体前葉に達する。

視床下部の機能

視床下部は非常に小さいが，その機能は実に多彩である（表18.1）。**この章の最初に提示した症例のような，視床下部の損傷でみられる所見を考えれば，おそらくそのことがよく理解できるだろう**。**視床下部症候群** hypothalamic syndrome のおもな所見としては，**尿崩症** diabetes insipidus,

表18.1　視床下部の機能と神経核

前部	中間部	後部
熱放散（視索前核）	内分泌活性（弓状核，室傍核）	熱産生（後外側核）
口渇（視索前核）	満腹（腹内側核）	覚醒（後外側核）
水分平衡，射乳，子宮収縮（視索上核，室傍核）	摂食（外側核）	攻撃的行動（後外側核）
概日リズム（視交叉上核）	情動（背内側核）	鎮痛（脳室周囲帯）
睡眠（前核，視索前核）		記憶の固定（乳頭体核）
副交感神経刺激様活性		交感神経刺激様活性

内分泌異常症，体温調節異常，睡眠パターン混乱，行動変容などがあげられる。

尿崩症はバソプレシンの欠乏によって起こる。抗利尿ホルモンとも呼ばれるバソプレシンは，視索上核と室傍核の大細胞ニューロンにより産生され，下垂体後葉から循環系に放出される。バソプレシンには腎臓の遠位曲尿細管と集合管の水の透過性を高める作用があり，欠乏すると腎臓での水の再吸収が不十分になり尿量が著しく増加する。

内分泌異常症は下垂体前葉に作用する視床下部ホルモンが不足することによる。弓状核と一部の室傍核にある小細胞ニューロンで産生された視床下部ホルモンは，隆起漏斗路の軸索を通って下垂体漏斗の毛細血管まで輸送され，分泌されると下垂体門脈系で下垂体まで運ばれる（図18.3）。下垂体で視床下部ホルモンは，副腎皮質刺激ホルモン，成長ホルモン，甲状腺刺激ホルモン，卵胞刺激ホルモン，黄体形成ホルモンの産生と分泌を調節する。視床下部または下垂体門脈系が障害されると，プロラクチンを除くすべての下垂体前葉ホルモンの分泌が低下する。そのため患者は副腎機能低下症，甲状腺機能低下症，性周期の異常を示す。

体温の調節は視床下部の前部にある**熱放散中枢**heat loss center と後部にある**熱産生中枢**heat producing center によってなされる。視床下部の毛細血管床近傍に存在する温度感受性ニューロンは，温度の微妙な変化にも反応する。視索前核や視床下部前核のニューロンは，血液の温度のわずかな上昇にも反応して熱放散を開始させる。一方，視床下部後核のニューロンは，血液の温度の低下に反応して熱産生を開始させる。視床下部前部が障害されると，体温が上昇したときに発汗や皮膚の血管の拡張を引き起こすニューロンがはたらかなくなるため，**高体温症**hyperthermia を起こす。視床下部後部が障害されると，悪寒戦慄や血管収縮が起こらなくなるため，体温低下を起こすことがある。しかし視床下部後部の障害では，ほとんどの場合，**変温症**poikilothermia，つまり環境によって体温が変化する状態となる。これは皮膚の血管の収縮や立毛，悪寒戦慄を引き起こす視床下部後部の熱産生中枢がはたらかなくなるため，あるいは発汗や皮膚の血管の拡張を引き起こす視床下部前部の熱放散中枢からの信号が脳幹網様体へ伝わらなくなるために起こる。

摂食は視床下部腹内側核や視床下部外側帯の影響を受ける。これらの領域にあるグルコース感受性ニューロンや脂質感受性ニューロンが，代謝に関係する内分泌腺に影響を及ぼす。視床下部腹内側核の**満腹中枢**satiety center が両側性に障害されると，食欲が亢進して肥満となる。視床下部外側帯の隆起核レベルにある**摂食中枢**feeding center が両側性に障害されると，摂食や飲水が低下する。

生殖機能や性機能は視索前核，視床下部前核，腹内側核の影響を受ける。これらの領域にはエストロゲン感受性およびアンドロゲン感受性のニューロンが存在し，下垂体前葉からの性腺刺激ホルモンの産生と分泌を調節するホルモンの産生を刺激する。視床下部の障害では月経異常や思春期早発症を起こしうる。

睡眠と睡眠覚醒周期は視床下部の種々の領域の影響を受ける。視交叉上核は，網膜や視床下部背内側核を含む他の視床下部からの入力を受けて，生物時計としておよそ24時間の**概日リズム**circadian rhythm を刻む。視床下部前核と視索前核は睡眠の導入と，視床下部後外側域は大脳皮質の覚醒とそれぞれ関連がある。

視床下部の障害で睡眠パターンの混乱がみられることはよく知られている。視床下部前部，特に視索前核が障害されると不眠症となる。よくある睡眠障害として覚醒状態を保てないことがあり，傾眠から昏睡まで程度はさまざまである。これには視床下部後部の外側帯から乳頭体にかけての領域が関係しているとされ，この領域が障害されると日中に強い眠気の発作を起こすナルコレプシーが起こりうる。

怒り，恐怖，恥といった情動の発現は，脳幹や脊髄と視床下部との連絡によって起こる。視床下部は扁桃体や視床背内側核のような行動に関係する神経核と双方向性の線維連絡をもつ。視床下部，特に腹内側核やその近傍が両側性に障害され

ると，極端な攻撃性をもつようになる。この領域が障害された動物は怒りっぽく，理由もなく相手を攻撃しつづける。同じようなことがヒトでも起こり，患者は親しかった人も含め，誰に対しても乱暴で攻撃的な行動をとる。おそらく視床下部腹内側核は，攻撃的な行動の中枢である後外側域を普段はコントロールしていると考えられる。攻撃的な行動は心拍数や呼吸数の増加，血圧上昇，瞳孔の散大，立毛といった交感神経系のはたらきによる現象を伴う。視床下部後部は交感神経機能を調節すると考えられている。一方，視床下部前部は副交感神経機能を調節しているとされる（表18.1）。

章末問題

18-1. 視床下部を前後方向に分ける区画を説明せよ。

18-2. 視床下部からのおもな神経性出力を説明せよ。

18-3. 下垂体門脈系を説明せよ。

18-4. 以下のそれぞれに関係する視床下部の部位をあげよ。
(1) 体温調節
(2) 副交感神経刺激様活性
(3) 交感神経刺激様活性
(4) 視床下部ホルモン
(5) 水分平衡
(6) 睡眠覚醒周期
(7) 情動

第19章 自律神経系：臓性調節の異常

28歳の男性。数か月前に交通事故でむち打ち症となった。脳幹障害に起因する異常はほぼすべて回復したが，右側に眼瞼下垂，縮瞳，顔面の無汗症が残っている。

自律神経系autonomic nervous systemは全身の内臓活動を制御している。自律神経系は遠心性と求心性の成分に分類され，両者によって不随意筋（平滑筋と心筋）と腺組織を支配する。自律神経系の遠心性成分は交感神経系と副交感神経系からなる。自律神経系の求心性成分は内臓からの求心性線維であり，交感神経と副交感神経に混じって走る。すべての内臓は交感神経系と副交感神経系によって支配されるので，内臓には合わせて4種類の線維，すなわち交感神経系の遠心性線維と求心性線維，副交感神経系の遠心性線維と求心性線維が分布している。

自律神経系の遠心路

基本原則

自律神経系の遠心路と体性神経系の遠心路の解剖学的特徴は根本的に次の点で異なる。すなわち，体性神経系の遠心路は1つのニューロンで構成されるのに対して，自律神経系の遠心路は2つのニューロンで構成される（図19.1）。

自律神経系の遠心性成分は交感神経系と副交感神経系に分けられる。交感神経系と副交感神経系の基本的な解剖学的特徴は次の点で異なる。まず，交感神経系の情報は胸神経と腰神経を経由して末梢に分布するが，副交感神経系の信号は脳神経と仙骨神経を経由する（表19.1）。次に，副交感神経系では節後線維が短く，また1本の節前線維が入力する節後ニューロンは2個程度と少ないので（図19.2），副交感神経系の影響は局所的である。この副交感神経系の局所的な影響は，個々の器官や身体機能の保護，休養，回復と関係しており，瞳孔の収縮，心拍数減少，唾液分泌，消化，腸管や膀胱からの排泄などを引き起こす。

これに対して交感神経系では節後線維が長く，また1本の節前線維が多くの節後ニューロンに入力するので，交感神経系の影響は広範囲に及ぶ。このような解剖学的特徴から，交感神経系がはたらくと心拍数や呼吸数の増加，瞳孔の散大，随意筋への血流の増加など，「闘争か逃走かfight or flight」反応といわれる身体の広範囲に及ぶ緊急時の反応を引き起こす。

副交感神経系

副交感神経線維は脳幹と脊髄から起こる（図19.3）。脳幹の副交感神経節前ニューロンは次の

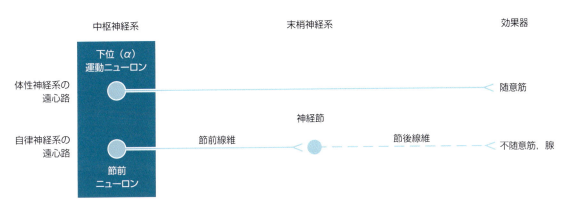

図 19.1 体性神経系の遠心路と自律神経系の遠心路の比較

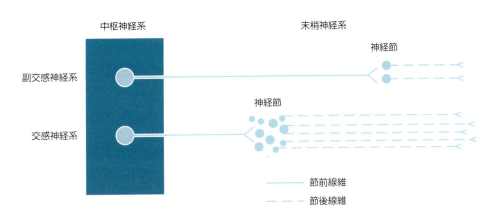

図 19.2 自律神経系の遠心性成分である交感神経系と副交感神経系の比較

4か所にみられる。

1. **エディンガー・ウェストファル核**：動眼神経核複合体に属し，内臓運動を支配する。
2. **上唾液核**：顔面神経核複合体に属し，内臓分泌を支配する。
3. **下唾液核**：疑核の吻側部付近にあり，内臓分泌を支配する線維を舌咽神経に送る。
4. **迷走神経背側核，疑核の尾側部付近に散在するニューロン**：内臓運動と内臓分泌を支配する線維を迷走神経に送る。

脳神経の神経節で副交感神経系の節後線維を作るものとして，毛様体神経節，翼口蓋神経節，顎下神経節，耳神経節がある。毛様体神経節は動眼神経から，翼口蓋神経節と顎下神経節は顔面神経から，耳神経節は舌咽神経からそれぞれ節前線維を受ける。迷走神経に含まれる節前線維は，迷走神経支配を受ける胸部，腹部，骨盤部の内臓の外部または内部にある終神経節に入力する（図

表 19.1 自律神経系の遠心性成分のおもな特徴

	交感神経系	副交感神経系
節前ニューロンの局在	胸神経と腰神経	脳神経と仙骨神経
節後ニューロンの局在	脊椎傍神経節と脊椎前神経節	終神経節
節後線維	比較的長く，より広範囲に作用	比較的短く，より局所的に作用
1本の節前線維が入力する節後ニューロン	多い（17個程度）	少ない（2個程度）
機能	緊急時の反応（「闘争か逃走か」反応）	休養と回復

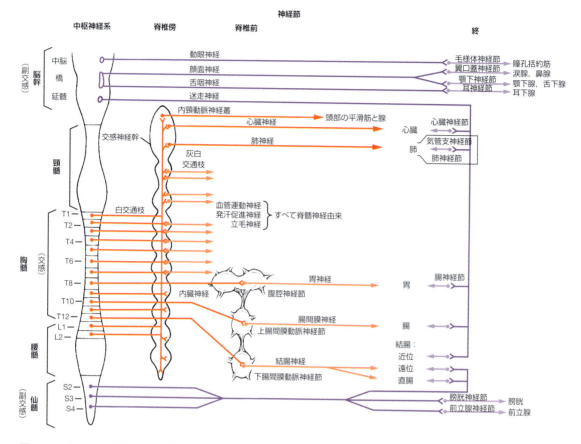

図19.3 自律神経系の遠心路の概略図
T,胸髄；L,腰髄；S,仙髄。

19.3）。

　仙髄の副交感神経節前ニューロンは，第2，第3，第4仙髄の中間外側核またはその近傍に存在する。脊髄から出る節前線維は，結腸と直腸，膀胱，前立腺や腟腺，陰茎や陰核の勃起組織にある終神経節に入力する。仙髄副交感神経は排便，排尿，勃起を支配する。

交感神経系

　交感神経線維はすべて脊髄から起こる（図19.3）。交感神経節前ニューロンは，第8頸髄から第2腰髄ないし第3腰髄にかけてのいくつかのカラムに存在する。すなわち，側角の中間外側核，中間質（第VII層）の内側部の中間内側核，そして両者の間に位置する介在核である。側角近くの側索にも交感神経節前ニューロンは散在している。

　交感神経節後ニューロンは，脊椎傍神経節（交感神経幹神経節）と，自律神経叢内に位置する脊椎前神経節に存在する。交感神経幹神経節は脊柱に沿って20～25対存在し，自律神経叢内の神経節は腹部大動脈に沿って，特に腹腔動脈基部，上腸間膜動脈基部，下腸間膜動脈基部に存在する。

　交感神経系のおもな神経路は以下のとおりである（図19.4）。

1. すべての交感神経節前線維は脊髄神経（第1胸神経～第2腰神経）を通って脊髄から出る。
2. 交感神経節前線維は前根，脊髄神経，白交通枝を通って交感神経幹に入る。
3. 交感神経幹内で交感神経節前線維は
    a. 同じレベルの交感神経幹神経節でシナプスを形成する。
    b. 上行して上位の交感神経幹神経節でシナプスを形成する。
    c. 下行して下位の交感神経幹神経節でシナ

第19章 自律神経系：臓性調節の異常　241

1. 節前ニューロン：

節前線維：
2. 前根を経由
3. 脊髄神経を経由
4. 白交通枝を経由
5. 同じレベルの神経節でシナプス形成
6. 上位の神経節へ上行
7. 上頸神経節でシナプス形成
8. 下位の神経節へ下行
9. 内臓神経を経由
10. 自律神経叢内の神経節でシナプス形成

節後線維：
11. 内頸動脈神経叢を経由
12. 灰白交通枝を経由してすべての脊髄神経へ
13. 内臓神経を経由して胸部内臓へ
14. 血管周囲の神経叢を経由

神経節：
15. 交感神経幹神経節
16. 上頸神経節
17. 腹腔神経節
18. 上腸間膜動脈神経節
19. 下腸間膜動脈神経節

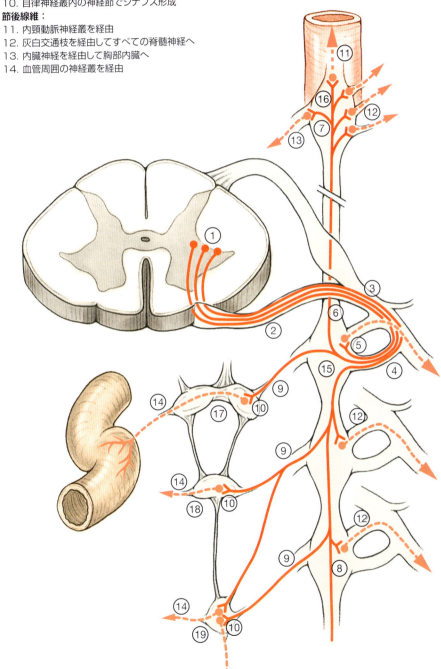

図19.4　交感神経系のおもな神経路

プスを形成する。

　　　d. シナプスを形成せずに，胸内臓神経，腰内臓神経を通って出ていく。

4. 交感神経幹神経節のニューロンは3つのタイプの節後線維をのばす。

　　　a. 内頸動脈神経叢のように，血管周囲を血管壁に沿って走り，効果器に到達する。

　　　b. 灰白交通枝を通って脊髄神経に入り，血管，汗腺，立毛筋に到達する。

　　　c. 心臓神経のように直接内臓に到達する。

5. 自律神経叢内の神経節は内臓神経から節前線維を受け，節後線維は腹部や骨盤部の内臓を支配する血管周囲の神経叢，例えば，胃神経叢，腸間膜動脈神経叢，結腸神経叢などを通って内臓に到達する。

自律神経系の遠心路の機能

　自律神経系の遠心路は内部環境の維持に不可欠な役割を果たしている。交感神経系と副交感神経系は拮抗してはたらくこともあるが，ほとんどの場合，協調して内臓機能を調節する。ほとんどの内臓は両者の支配を受けている。交感神経系と副交感神経系はそれぞれ逆の効果を内臓に及ぼすこ

とが多い（表19.2）。節後線維のおもな神経伝達物質は，副交感神経系ではアセチルコリン，交感神経系ではノルアドレナリンである。ただし，汗腺は例外的にコリン作動性交感神経線維の支配を受けているので，節後線維の神経伝達物質はアセチルコリンである。

自律神経系の求心路

　内臓や血管からの神経信号は，おもに内臓反射を起こすものとして重要である。それが感覚として認識されることはめったにない。自律神経系の入力が感覚として認識されるのは，空腹，悪心，膀胱や直腸の膨満感のような，範囲のはっきりしない非局所的な感覚である。内臓感覚が痛みとして認識されることもある。

内臓からのおもな求心性線維

　自律神経系の節前線維と節後線維を内臓や血管へ送る末梢神経には，内臓からの信号を逆方向，すなわち脳や脊髄へ送る神経線維も含まれる。それは内臓からの入力を伝える自律神経系求心性線維である。これらの求心性線維は，脊髄神経節や

表19.2　おもな内臓の神経支配

器官	交感神経系			副交感神経系		
	節前ニューロン	節後ニューロン	機能	節前ニューロン	節後ニューロン	機能
虹彩	C8〜T3	上頸神経節	瞳孔の散大	エディンガー・ウェストファル核	毛様体神経節	瞳孔の収縮
耳下腺	T1〜T3	上頸神経節	分泌減少，粘液性	下唾液核	耳神経節	分泌増加，漿液性
心臓	T1〜T5	頸神経節と上位胸神経節	心拍数増加	迷走神経背側核	心臓神経節	心拍数減少
冠血管	T1〜T5	頸神経節と上位胸神経節	拡張または収縮	迷走神経背側核	心臓神経節	収縮
気管支	T2〜T5	上位胸神経節	拡張	迷走神経背側核	肺神経節	収縮
胃	T6〜T10	腹腔神経節	蠕動と分泌の抑制	迷走神経背側核	筋層間神経節，粘膜下神経節	蠕動と分泌の促進
生殖器	T10〜L2	下下腹神経節	射精	S2〜S4	海綿体神経節	勃起
膀胱	T12〜L2	下腹神経節	膀胱三角筋の収縮	S2〜S4	膀胱神経節	排尿筋の収縮

C，頸髄；T，胸髄；L，腰髄；S，仙髄。

一部の脳神経の神経節に存在する単極ニューロンからの線維である。

内臓や血管壁にはさまざまな自由神経終末または被包神経終末が存在し，内臓からの入力を受容する。舌咽神経，迷走神経，第2，第3，第4仙骨神経は，副交感神経路を介して内臓性求心性線維を中枢に送り，胸神経と上位腰神経は，交感神経および末梢血管から交通枝を介して内臓性求心性線維を中枢に送る。原則的に，内臓反射に関係する内臓性求心性線維は副交感神経に伴走し，内臓感覚を伝える内臓性求心性線維は交感神経に伴走する。その例外としては，仙髄副交感神経に伴走する骨盤内臓器(S状結腸，直腸，膀胱頸部，前立腺，子宮頸部)からの内臓痛覚線維がある。

胸部と腹部の内臓からの求心性線維は，迷走神経を介した脳幹への入力に加えて，交感神経幹を介して脊髄に伝えられる(図19.5)。心臓，冠血管，気管支，肺からの内臓性求心性線維は，心臓神経や肺神経を介して交感神経幹に入る。腹部内臓からの内臓性求心性線維は，腸間膜神経叢，腹腔神経叢，胸内臓神経，腰内臓神経を介して交感神経幹に入る。これらの求心性線維は白交通枝を通って胸神経や上位腰神経に入る。その細胞体は第1胸神経～第2腰神経の後根神経節にあり，それぞれの脊髄分節でシナプスを形成する。

横隔神経は心膜，横隔膜，肝間膜，肝被膜，膵臓，副腎からの内臓性求心性線維を含む。末梢血管からの内臓性求心性線維は，すべての脊髄神経に含まれる。これらの求心性線維は，後根神経節に存在する単極ニューロンからの線維である。

S状結腸，直腸，膀胱，尿道の近位部，子宮頸部にある受容器が，反射や感覚に関係する内臓性求心性線維の起点となる。これらの骨盤内臓器からの内臓性求心性線維は2通りの経路を通って中枢に向かう。第1の経路は骨盤内臓神経を通り，第2，第3，第4仙骨神経の後根神経節に求心性線維の細胞体がある。第2の経路は下腹神経叢，腰内臓神経，交感神経幹，白交通枝を通り，下位胸神経と上位腰神経の後根神経節に求心性線維の細胞体がある。

脳幹での線維連絡

孤束および孤束核は，内臓性求心系として同定できる唯一明瞭な脳幹の構造物である。孤束は橋尾側部から延髄の閂(かんぬき)まで広がる構造で，近傍に沿って存在する孤束核と密接な関係がある(図19.6)。舌咽神経と迷走神経からの自律神経系求心性線維は孤束に入り，孤束核でシナプスを形成する。孤束核からの線維は網様体でシナプスを形成する。網様体からは呼吸中枢，心血管中枢，内臓性運動核，体性運動核，さらに上位の中枢に入力する。

脊髄での線維連絡

内臓性求心性線維は後根の外側域を通って脊髄に入り，後角および中間質のニューロンにシナプスを形成する(図19.5)。反射に関係する線維は，脊髄灰白質の内臓性運動ニューロンあるいは体性運動ニューロンと第2のシナプスを形成する。感覚として認識される内臓からの入力は，脊髄の前外側四半部の外側部と後部を両側性に脳幹まで上行し，網様体で多数のシナプスを形成して上位中枢に向かう。例外は尿意切迫感を伝える経路で，尿道で起こったその信号は後索−内側毛帯路を上行する。

内臓感覚

胸焼け，悪心，空腹，膀胱や直腸の膨満感といった内臓感覚は，範囲のはっきりしない非局所的な感覚である。この感覚が非局所的であるのは，中枢経路で多数のシナプスを形成すること，そして大脳皮質における内臓の体部位再現性があまり明瞭でないことによる。

脳と脊髄を含め，内臓は通常の機械的刺激や熱刺激には鈍感である。外科手術で内臓に触れたり，切ったり，押しつぶしたり，焼いたりしても，その感覚は感じない。痛みの感覚が生じるのは，内臓が過度に引きのばされたり，激しい痙攣性の収縮や血流の低下(虚血)が起きたりしたときである。このような場合，痛みは内臓そのもの(真の内臓痛)，あるいは皮膚領域やその他の体性組織の領域に感じる(関連痛)。

1. 腹部内臓の内臓性求心性受容器
2. 血管周囲の神経
3. 腹腔神経節
4. 上腸間膜動脈神経節
5. 下腸間膜動脈神経節
6. 内臓神経
7. 交感神経幹
8. 白交通枝
9. 脊髄神経
10. 後根神経節内の細胞体
11. 後根
12. 脊髄灰白質内のシナプス
13. 胸部内臓からの内臓性求心性線維
14. 上頸神経節

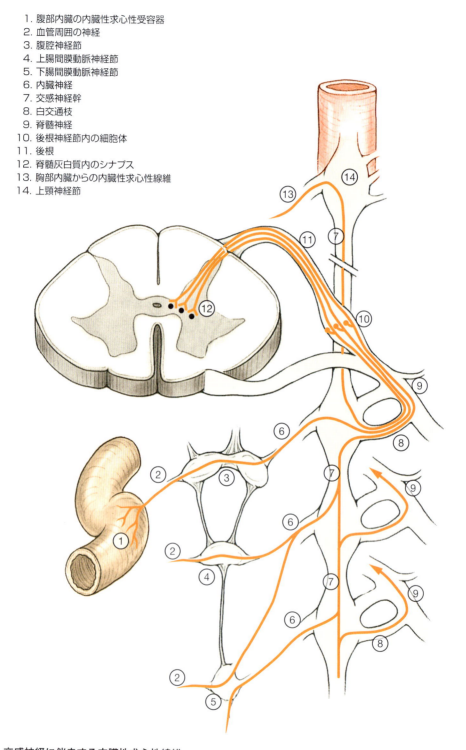

図19.5 交感神経に伴走する内臓性求心性線維

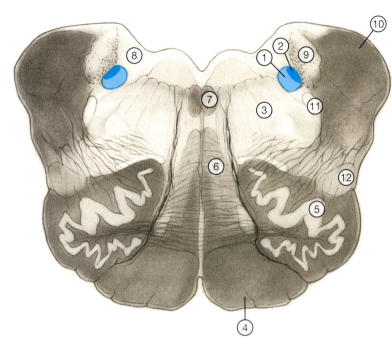

1. 孤束
2. 孤束核
3. 延髄網様体
4. 錐体
5. 下オリーブ核
6. 内側毛帯
7. 内側縦束
8. 前庭神経内側核
9. 前庭神経脊髄路核（下核）
10. 索状体
11. 三叉神経脊髄路核
12. 脊髄視床路

図19.6 延髄の横断面にみる迷走神経からの自律神経系求心路の中枢内要素

 臨床との関連

内臓の痛みは内臓性の神経路を通って脊髄に伝わるとは限らない。腹壁や横隔膜が病変の進行によって侵されることもあるからである。例えば、末期の胃がんに伴う痛みは交感神経切除術（交感神経幹の切除）で改善されないこともある。したがって、交感神経切除術は内臓痛の万能の治療法とはならない。

関連痛

病的要因による内臓痛は皮膚領域に放散するので、患者は体表を中心とした痛み、あるいは体表のみの痛みとして感じる（図19.7）。この種の痛みは**関連痛** referred pain と呼ばれる。ほとんどの内臓痛覚線維は交感神経に伴走し、交感神経幹と白交通枝を経て胸神経や上位腰神経に入ることが、関連痛の機序を理解するうえで重要な点である。痛みを感じる領域は病的変化を起こしている内臓とは関係なさそうにみえるが、ともに同じ脊髄分節レベルにある。

関連痛の一般的な説明としては、脊髄灰白質内で内臓性求心性線維が体性求心性の二次ニューロンに収斂するため（図19.8）、体性求心性の二次ニューロンの閾値が低下して興奮しやすくなるからとされる。内臓性求心性線維からの信号の異常な集積が脊髄視床路ニューロンの発火を引き起こし、大脳皮質がそれを誤って認識するのである。

自律神経系の調節中枢

多くの自律神経系の現象は、前頭葉、帯状回、眼窩島側頭皮質、海馬、扁桃体、尾状核など、大脳半球のさまざまな領域によって引き起こされる。内臓の反応のほとんどは比較的広範囲に及び、体性反応と重複しやすい。大脳半球の刺激によって引き起こされる自律神経系（内臓性）の反応は、自律神経系の最も上位の調節中枢である視床下部を通して起こる。

視床下部の神経核に加えて、さまざまなレベルにある他のニューロンも自律神経系に強い影響を及ぼす。例えば、中脳では視蓋前域と上丘に瞳孔の収縮と水晶体の調節中枢が存在する。橋では吻側部に排尿中枢があり、排尿開始をコントロールしている。橋の尾側部には呼吸調節中枢と持続性

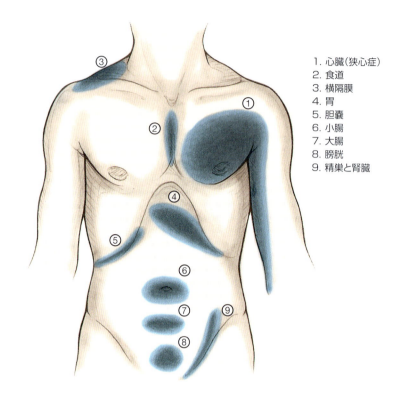

図19.7 おもな関連痛がみられる体表部位

1. 心臓（狭心症）
2. 食道
3. 横隔膜
4. 胃
5. 胆嚢
6. 小腸
7. 大腸
8. 膀胱
9. 精巣と腎臓

吸息中枢があり，呼吸をコントロールしている。延髄には心血管中枢，呼息中枢，吸息中枢がある。

これら種々の中枢は，視床下部，脳神経，上行性伝導路など多くの部位からの入力を受けるが，出力は自律神経系遠心性線維に（多くの場合は関連する体性ニューロンにも）集約される（表19.3）。このような神経連絡の例として，心臓，膀胱，生殖器官を調節する神経連絡がある。

心臓の調節

心臓は副交感神経系，交感神経系，そして求心性線維による豊富な支配を受けている（図19.9）。

心臓からの内臓性求心性線維は，迷走神経あるいは交感神経を介して中枢に伝えられる。迷走神経の経路では，下神経節（節状神経節）に求心性線維の細胞体がある。心臓からの迷走神経求心性線維は孤束に入り，孤束核でシナプスを形成する。心臓からの求心性線維のうち，交感神経を経由するものは左側を走る。求心性線維の細胞体は第1胸神経から第4ないし第5胸神経にかけての後根神経節にあり，上位の胸髄でシナプスを形成する。

心臓の調節中枢は延髄網様体に存在し，視床下部から下行してくる信号と，心臓，大動脈，頸動脈の壁に存在する機械受容器や化学受容器からの内臓性求心性線維で運ばれる信号の影響をおもに受ける。機械受容器である圧受容器は血圧に反応し，化学受容器は循環血液の酸素濃度や二酸化炭素濃度に反応する。これらの受容器からの信号は舌咽神経と迷走神経によって孤束へ伝えられる。孤束核でシナプスを形成したのち，これらの内臓性求心性線維の信号は網様体の近傍の心血管中枢へ送られる。血圧の上昇は迷走神経反射を引き起こし，血圧の低下は交感神経反射を引き起こす。

心臓の副交感神経ニューロンは，延髄の迷走神経背側核と疑核の近傍に位置している。節前線維は迷走神経を走り，心臓神経叢と心外膜の神経節細胞や刺激伝導系に沿って存在する神経節細胞とシナプスを形成する。節後線維は洞結節，房室結節に入り，数は少ないが心房にも入る。心臓の迷走神経支配は心拍数を減少させて**徐脈 bradycardia**を引き起こす。

第19章 自律神経系：臓性調節の異常　247

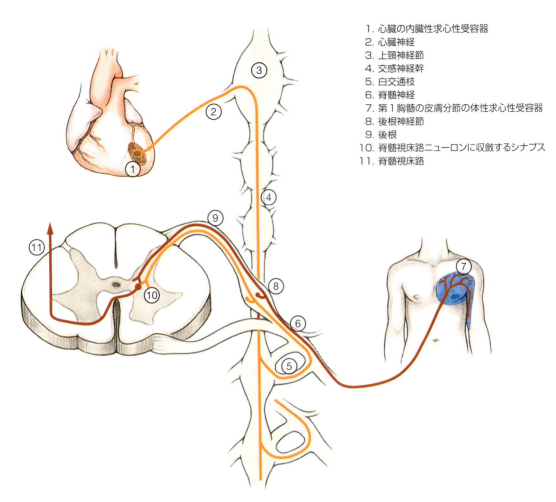

1. 心臓の内臓性求心性受容器
2. 心臓神経
3. 上頸神経節
4. 交感神経幹
5. 白交通枝
6. 脊髄神経
7. 第1胸髄の皮膚分節の体性求心性受容器
8. 後根神経節
9. 後根
10. 脊髄視床路ニューロンに収斂するシナプス
11. 脊髄視床路

図19.8 内臓の関連痛の解剖学的機序を示した模式図

心臓の交感神経ニューロンは，第1胸髄から第6ないし第8胸髄にかけての中間外側核またはその近傍に位置している．節前線維は交感神経幹神経節に入り，節後ニューロンとシナプスを形成する．節後線維は心臓神経を経由して心臓神経叢に入り，洞結節，房室結節，心房，心室，冠動脈に

表19.3 自律神経系のおもな中枢とその出力

機能	局在	出力
血管運動，心臓促進，昇圧	延髄網様体	脊髄の交感神経核
降圧，心臓抑制	延髄網様体	迷走神経背側核と網様体のニューロン
呼吸[a]：吸息と呼息	延髄網様体	横隔神経，肋間神経，腹壁の支配神経の運動ニューロン
持続性吸息，呼吸調節	橋網様体	延髄の呼吸中枢
嘔吐	延髄の中枢	嘔吐中枢，迷走神経と副交感神経の節前ニューロン
排尿開始	橋網様体	仙髄の副交感神経ニューロン：排尿筋を収縮させ，括約筋を支配するオヌフ核ニューロンを抑制
排尿中断[a]または阻止[a]	前頭葉	括約筋を支配するオヌフ核

a：随意的にも制御される．

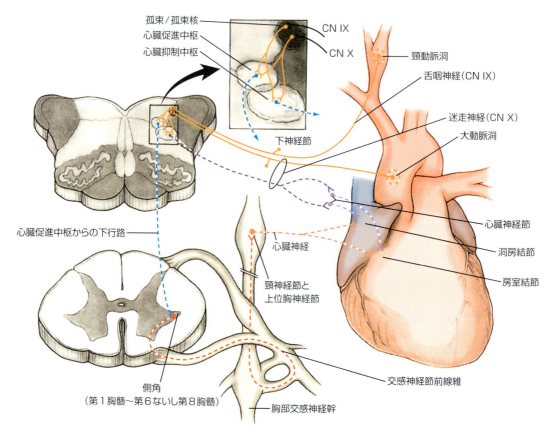

図 19.9　心臓の神経調節機構を示した模式図
CN，脳神経。

分布する。心臓の交感神経支配は心拍数を増加させて**頻脈**tachycardiaを引き起こす。

冠動脈は，おもに局所の代謝因子によって調節される。心拍数の増加に伴う代謝の亢進は冠動脈を拡張させ，心筋への血流を増加させる。逆に，心拍数の減少に伴う代謝の低下は冠動脈を収縮させる。

膀胱の調節

膀胱とその括約筋は，副交感神経，交感神経，体性運動神経，内臓性求心性神経の支配を受けている（図19.10）。

膀胱には数種類の内臓性求心性線維が分布している。膀胱底の粘膜からの痛覚と温度覚の信号は，交感神経を経由して第12胸神経と第1腰神経の後根から脊髄に入る。膀胱頸の粘膜からの痛覚と温度覚の信号は，副交感神経を経由して第2，第3，第4仙髄に入る。いずれの信号も脊髄視床路を通って上位中枢に向かう。

膀胱の膨満感は膀胱壁の機械受容器によって感知され，その信号は副交感神経を経由して脊髄に入り，脊髄視床路を通って視床と大脳皮質の上位中枢に向かう。尿意切迫感は膀胱三角の機械受容器によって感知され，その信号は副交感神経を経由して第2，第3，第4仙髄に入り，後索−内側毛帯路を上行する。

第2，第3，第4仙髄にある副交感神経系の内臓性運動ニューロンからの節前線維は，骨盤内臓神経を通って下腹神経叢に入り，膀胱神経叢に向かう。膀胱神経節は副交感神経節後線維を**排尿筋**detrusor muscleに送り，その刺激によって膀胱が収縮して排尿される。

交感神経系の内臓性運動ニューロンは第11胸髄から第2腰髄にかけて存在し，その節前線維は腰内臓神経を通って下腸間膜動脈神経節に入る。そこからの交感神経節後線維は，下腹神経叢と膀

第19章 自律神経系：臓性調節の異常 249

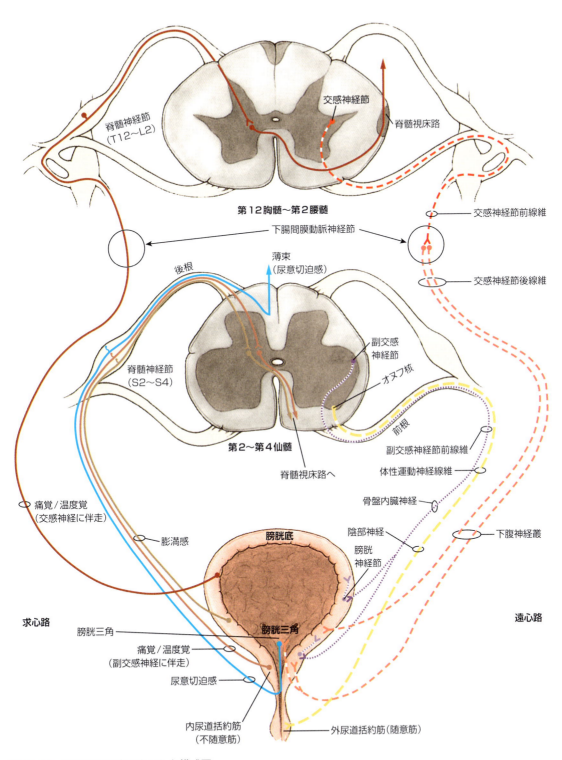

図19.10 膀胱の神経支配を示した模式図
T，胸神経；L，腰神経；S，仙骨神経。

胱神経叢を通って内尿道括約筋に分布する。膀胱に尿が貯まるまでは，交感神経が排尿筋を直接に弛緩させるとともに，膀胱神経節の副交感神経ニューロンを間接的に抑制している。また，交感神経は内尿道括約筋を収縮させている。

第2，第3，第4仙髄でオヌフ核を形成する下位運動ニューロンは，内陰部神経とその会陰枝を介して随意筋である外尿道括約筋に軸索を送る。

排尿中枢は脳幹と大脳皮質に存在する。大脳皮質の排尿中枢は上前頭回にあり，排尿の開始と中断を随意的にコントロールする。橋には排尿中枢が2か所ある。その1つは興奮性の信号を仙髄の副交感神経ニューロンに送り，排尿筋の収縮を引き起こす。もう1つの排尿中枢は，外尿道括約筋を支配するオヌフ核の下位運動ニューロンに興奮性の信号を送る。排尿中は，橋の副交感神経系興奮中枢は他方の橋の中枢を抑制している。このように，排尿筋が収縮しているときはオヌフ核が抑制されることで外尿道括約筋が弛緩し，排尿が完全に行われる。

膀胱反射は，膀胱壁の容積受容器と伸張受容器からの内臓性求心性線維にはじまる。膀胱があまり膨満していないときは，内臓性求心性線維からの信号はオヌフ核の下位運動ニューロンを刺激し，外尿道括約筋の収縮を起こす。膀胱が膨満してくると，内臓性求心性線維からの信号が橋の排尿中枢を刺激することで，交感神経系とオヌフ核の体性ニューロンが抑制され，それぞれ内尿道括約筋と外尿道括約筋を弛緩させる。また，副交感神経系が刺激されて排尿筋が収縮し，膀胱が空になる。このように，排尿は脊髄-橋-脊髄を介する反射で調節されている。

この反射が障害されると**神経因性膀胱** neurogenic bladderとなる。神経因性膀胱には反射性のものと非反射性のものがある（図19.11）。**反射性神経因性膀胱** reflex neurogenic bladder（痙性膀胱）は上位運動ニューロンの障害によるもので，**非反射性神経因性膀胱** nonreflex neurogenic bladder（弛緩性膀胱）は下位運動ニューロンの障害による。反射性神経因性膀胱は無抑制性と自動性に分類される。**無抑制性神経因**

性膀胱 uninhibited neurogenic bladderは失禁があるが完全に排尿できるタイプで，前頭葉の排尿中枢の両側性の障害による。橋の排尿中枢は正常なので膀胱を空にすることはできる。**自動性神経因性膀胱** automatic neurogenic bladderは失禁があり，膀胱を空にすることもできないタイプで，仙髄より上位の脊髄の障害による。橋の排尿中枢を刺激する脊髄反射経路が機能しないので，膀胱を空にすることができない。非反射性神経因性膀胱では重度の残尿と失禁がみられ，仙髄の両側性の障害または馬尾の脊髄神経根の両側性の障害による（図19.11）。

生殖器官の調節

生殖器官は副交感神経，交感神経，内臓性求心性線維の支配を受けている。女性および男性の生殖器官からの内臓性求心性線維は，交感神経と副交感神経を経由して脊髄に入る。細胞体はそれぞれ，第10胸神経から第2腰神経にかけての後根神経節，第2仙骨神経から第4仙骨神経にかけての後根神経節にある。内臓痛覚線維は交感神経に伴走するのが原則だが，例外的に子宮頸部や前立腺からの内臓痛覚線維は副交感神経に伴走し，第2〜第4仙髄分節に入る。

副交感神経節前線維は第2〜第4仙髄から起こり，骨盤内臓神経を通って骨盤腔に入り，下腹神経叢と子宮腟神経叢または前立腺神経叢の神経節でシナプスを形成する。子宮腟神経叢からの副交感神経節後線維は，腟腺と陰核の勃起組織を支配する。男性では副交感神経節後線維は海綿体神経節と前立腺神経節から起こり，陰茎の海綿体と勃起組織を支配する。

交感神経節前線維は第10胸髄〜第2腰髄から起こり，おもに下腸間膜動脈神経節でシナプスを形成する。交感神経節後線維は，女性では子宮と腟の血管と平滑筋を支配し，男性では精管，前立腺，精嚢を支配する。

副交感神経系は女性では腟腺からの分泌と陰核の勃起を起こし，男性では陰茎の勃起を起こす。交感神経系は女性では腟の律動的な収縮を起こし，男性では射精を起こす。

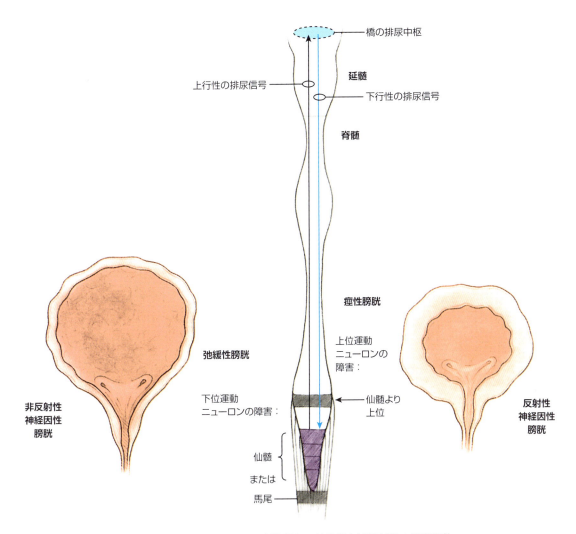

図19.11 非反射性神経因性膀胱（弛緩性膀胱）と反射性神経因性膀胱（痙性膀胱）の障害部位

 臨床との関連

交感神経系に関連する病態でよくみられるものが2つある。その1つはこの章の最初に提示した症例で示したホルネル症候群である。もう1つは**神経原性ショック**neurogenic shock（**急性交感神経ショック症候群**acute sympathetic shock syndrome）である。ホルネル症候群は縮瞳，眼瞼下垂，無汗症で特徴づけられ，片側の末梢性または中枢性病変で生じる。末梢性病変には，(1)おもに第1胸神経または頸部交感神経幹にある節前線維の病変，あるいは(2)上頸神経節の節後ニューロンとその線維の病変がある。中枢性病変にホルネル症候群が伴うのは，(1)延髄網様体の背外側部または頸髄にある瞳孔散大に関わる経路が障害された場合，あるいは(2)第8頸髄と第1胸髄の交感神経核にある毛様体脊髄中枢（脊髄にあって毛様体の瞳孔散大筋を調節する交感神経系の中枢）が損傷された場合である。

神経原性ショックを特徴づけるのは，徐脈，低血圧，両側性ホルネル症候群である。また，発汗と皮膚の血管の拡張が起こらないため，暑さへの体温調節が困難になる。神経原性ショックは頸髄損傷で起こることが多い。これは交感神経核への下行性の信号が途絶えることが原因である。通常，数日後には交感神経系の反射が回復し，これらの症状は改善してくる。

章末問題

19-1. 体性神経系の遠心路と自律神経系の遠心路のおもな違いを説明せよ。

19-2. 脳幹の副交感神経系がどこから起こるか説明せよ。

19-3. 仙髄の副交感神経系がどこから起こるか説明せよ。

19-4. 交感神経節前線維がどこから起こるか説明せよ。

19-5. 自律神経系求心性線維を含む脳神経をあげ，その線維連絡を説明せよ。

19-6. 内臓痛覚線維のおもな末梢経路を説明せよ。

19-7. 関連痛を定義し，その仕組みを説明せよ。

19-8. 心臓の関連痛が現れる部位はどこか？また，その解剖学的機序を説明せよ。

19-9. 副交感神経系と交感神経系の刺激による心臓，膀胱，生殖器官への作用を対比して説明せよ。

神経内科の臨床実習で症例検討会に参加し，自律神経系に異常のある患者の症例がいくつか提示された。それらを以下に示す。

19-10. オートバイ事故で重傷を負った青年が四肢麻痺と尿失禁を呈している。排尿が意思に関係なく突然起こるが，残尿がある。傷害部位はどこか？
a. 腰膨大よりも上位
b. 仙髄のレベル
c. 尾骨神経のレベル
d. 馬尾
e. 仙髄への求心性線維

19-11. 次の患者の膀胱障害はタイプが異なる。この患者は浅いプールに飛びこんで下位の脊髄を損傷した。運動と感覚の麻痺に加えて尿失禁があり，尿道カテーテルで導尿しなければ排尿できない。大腿，下腿，足の前面の感覚は正常だが，それらの後面の大部分の感覚は失われてい

る。尿失禁の原因となった傷害部位はどこか？
a. 両側の大脳皮質の排尿中枢
b. 橋の排尿中枢
c. 腰膨大より吻側の脊髄
d. 仙髄
e. 馬尾

19-12. 63歳の男性。眼瞼が少し下がり右の瞳孔が小さいと訴えて，はじめ神経内科に入院となった。常に咳をしていて，病歴をとると長年にわたり喫煙していることがわかった。顔面の発汗が非対称で，右側に無汗症がみられた。感覚と反射には異常はない。この患者は腫瘍病棟に移される手はずになっている。無汗症，軽度の眼瞼下垂，縮瞳の原因となった傷害部位はどこか？
a. エディンガー・ウェストファル核
b. 動眼神経
c. 頸部交感神経幹
d. 長毛様体神経
e. 短毛様体神経

19-13. 迷走神経を持続的に刺激すると痙攣発作と気分障害が改善されると報告されている。随伴してどのようなことに亢進がみられるか？
a. 心拍数
b. 呼吸数
c. 胃液分泌
d. 性欲
e. 排尿

19-14. 32歳の男性。右の顔面全体に運動麻痺を呈している。前触れなく一晩のうちに麻痺が生じたという。障害された側の口角を引きあげられないことに加えて，どのような症状がみられるか？
a. 口渇
b. 鼻汁と涙液の分泌亢進
c. 眉の挙上は正常
d. 味覚は正常
e. 咀嚼運動の異常

Part VI

網様体と脳神経

第20章 網様体：調節と賦活化

17歳の高校生が自動車で走行中にハンドル操作を誤って、頭部にひどい外傷を受けた。救命救急センターに到着した際、彼は意識がなく、左の瞳孔は拡大していた。CTスキャンでは左の巨大な硬膜外血腫がみられた。緊急手術で血腫は除去されたものの、彼が意識を取り戻すことはなく、6か月後の現在、彼は除脳姿勢をとっており、不可逆性の昏睡の状態にある。

網様体 reticular formation は脳幹の重要なコアの部分を形成している。19世紀の解剖学者がニューロン、軸索、樹状突起が入り混じりながら非常に密に凝集している形態からその名をつけた。脳幹全体にわたって存在し、非常に多くの神経核からなるが、ほとんどの神経核は核として見分けることができない。延髄、橋、中脳の中心部に位置し、さまざまな運動神経核、感覚神経核、内臓神経核と脳幹を通過する神経路に囲まれている（図20.1）。

網様体は脳幹の中心部に存在するため、中枢神経系のさまざまな部位からの入力を受け、さまざまな部位に出力する。網様体は機能的に、次のような中枢（センター）に分けることができる。(1)脳神経の反射を調節する部位、(2)遅い痛みの伝達と調節にかかわる部位、(3)自発的な運動に影響を与える部位、(4)自律神経系の核を調節する部位、(5)「広範調節系」に付随する部位、(6)呼吸や睡眠といった体の基本的な機能を調節する部位、(7)大脳皮質を賦活化させる部位。

求心性線維

網様体への入力は中枢神経系のすべての部位から来る（図20.2）。なかでも大きく作用しているのが脊髄、脳神経、小脳、前脳である。脊髄の前外側部を上行する脊髄網様体路から非常に多くの投射があり、それらを受けているのはおもに延髄、橋の網様体の内側部である。脳神経からの入力はおもに三叉神経、蝸牛神経、前庭神経の二次感覚ニューロンからで、ほかに舌咽神経や迷走神経からも少し入力がある（図20.2）。

体の平衡や姿勢に関係する入力はおもに前庭小脳から入り、網様体の延髄のレベルに投射する。それに対して、脊髄小脳は中脳や橋のレベルの網様体に投射する。

下垂体、視床、大脳基底核からの下行線維は中脳レベルの網様体に投射する。また、大脳皮質のおもに感覚運動野からの投射は橋、延髄レベルの網様体に投射する。

第20章　網様体：調節と賦活化　255

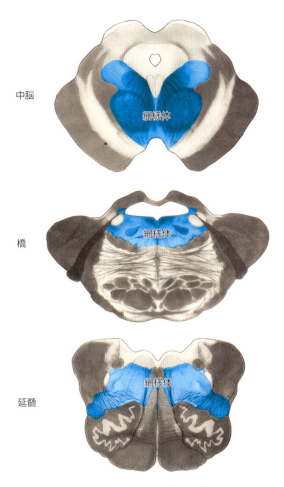

図20.1　脳幹の横断面での網様体の局在

遠心性線維

網様体からの出力は脳幹のすべての神経核に投射する．また，網様体からの線維は脊髄にも下行するし，前脳にも上行する．網様体からの下行線維は網様体のさまざまなレベルから起こる．上行性の線維は網様体のすべてのレベルから起こり，大脳皮質の広い範囲にわたって影響を及ぼす．

機能

網様体は脳神経の関与する活動，遅い痛覚の伝達と調節，随意運動，自律神経系の活動，モノアミン系やコリン系の神経伝達物質の脳の広い範囲への分泌，呼吸，睡眠，大脳皮質の覚醒などさまざまな機能に関与している．

脳神経の活動

網様体にある中枢はそれぞれのレベルで脳神経の活動を統合する（図20.2）

延髄	嚥下と咳 悪心と嘔吐 呼吸と循環 平衡
橋	まばたき 水平注視 咀嚼 聴覚反射
中脳	垂直注視，輻輳

随意運動

橋や延髄の網様体脊髄路を経て下行する線維は体軸筋や四肢の筋に強い影響を与え，筋緊張や筋反射に関係する（第7章を参照）．

自律神経系の活動

視床下部からの下行線維は中脳の網様体の中を下行し，第19章に述べたように橋や延髄レベルの網様体の外側部につながる．多くの線維はさらに外側網様体脊髄路を経て脊髄まで下行する．唾液核や迷走神経核をつなぐ網様体，および血圧上昇・低下，腸管などにかかわる中枢をつなぐ網様体を通じて，唾液分泌，心血管系，消化などさまざまな自律神経の活動が影響を受ける．

遅い痛覚の伝達と調節

遅い痛覚の伝達と調節における網様体の役割については第11章で述べた．

広範調節系

脳幹網様体のニューロンの中にはいくつかのグループを作り，広範囲に投射する調節系を形成するものがある．ここではこれを広範調節系 diffuse modulating system と呼ぶことにする．それぞれのグループは特定の神経伝達物質を脳の広い範囲に分泌する．このようなシステムは多くのニューロンの興奮性を調節し，睡眠，覚醒，皮質の賦活化に関与する．

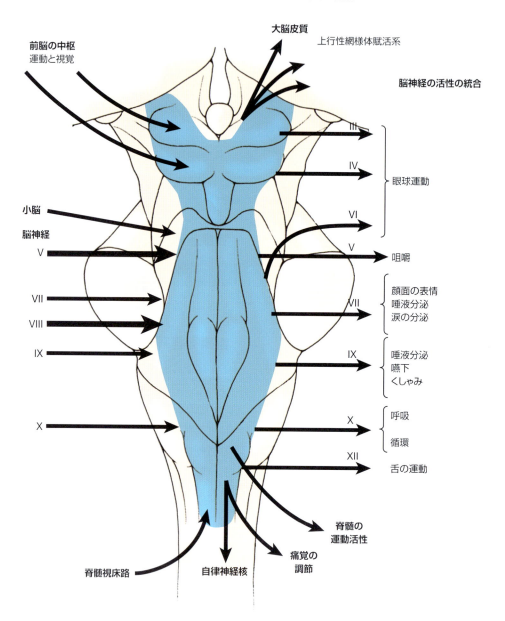

図20.2 脳幹網様体の入力と出力の模式図
網様体は脳幹の中核をなす(色のついた領域)。

　この調節系には3つの特徴がある。(1) それぞれの系は比較的少数(10,000〜15,000)のニューロンからなる。(2) それぞれのニューロンの軸索は非常に長い距離を走行し，数え切れないくらいの枝分かれをもち，10万以上のニューロンに影響を与える。(3) 神経伝達物質は(シナプスを形成し1:1対応に分泌するのではなく)細胞外液に分泌され，拡散し，多くのニューロンに影響を与える。

　脳幹の3つの核のグループ(青斑核，縫線核，腹側被蓋核)と前脳基底部の核(マイネルトの基底核 basal nucleus of Meynert)が，この広範調節系の主要なものである。

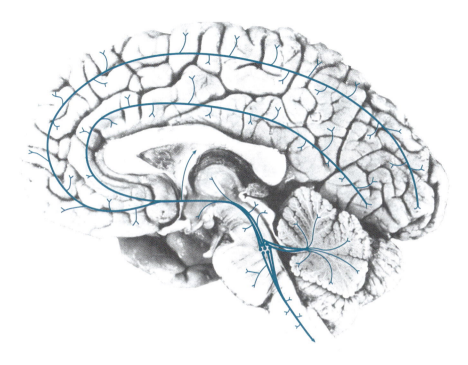

図20.3 青斑核のノルアドレナリン作動性軸索のおもな経路

青斑核のノルアドレナリン系

　青斑核（青斑）locus ceruleus はメラニンを含む細胞からなる少し色の濃い神経核で，吻側の橋の第四脳室の床の外側のすぐ直下にある．その軸索は大脳皮質，視床，視床下部，小脳皮質，脳幹，脊髄に投射する（図20.3）．青斑核のノルアドレナリン作動性の投射は，注意や皮質の賦活化，睡眠覚醒のサイクル，学習，記憶，不安，気分などに関係する．ノルアドレナリンは脳の反応性や情報処理のスピードを上げる．

縫線核のセロトニン系

　延髄，橋，中脳の正中部に存在するニューロン群がセロトニンを分泌する**縫線核** raphe nucleus を形成する（図20.4）．そのうちで橋延髄移行部にあるのが大縫線核で，脊髄に投射し，遅い痛覚を調節する（第11章）．吻側の橋や中脳に存在するものは視床や海馬，扁桃体，側坐核，中隔核といった辺縁系や大脳皮質に投射する．縫線核からのセロトニン作動性の投射は，睡眠覚醒のサイクルや気分のコントロール，情動行動，特に攻撃反応に関与する．

腹側被蓋核のドパミン系

　腹側被蓋核 ventral tegmental nucleus は黒質の後内側に位置する．そのドパミン作動性神経線維は側坐核や扁桃体，前頭前野に投射する（図20.5）．向精神薬であるアンフェタミンやコカインは側坐核におけるドパミン系の活動を上昇させる．これは，報酬や歓喜といった側坐核の機能と一致している．

脳幹や前脳基底部のアセチルコリン系

　橋や中脳のコリン作動性ニューロンは視床に投射し，視床の核の活動を調節する．マイネルトの基底核（図20.6）や前脳の基底部のそのほかのコリン作動性ニューロンは大脳皮質の広い範囲に投射し，皮質の興奮性，記憶，学習に重要な役割を果たす．この神経核の変性は，アルツハイマー病 Alzheimer disease での認知機能障害に関与している可能性がある．

呼吸

　呼吸の調節は脳幹の機能の中でも特に重要なも

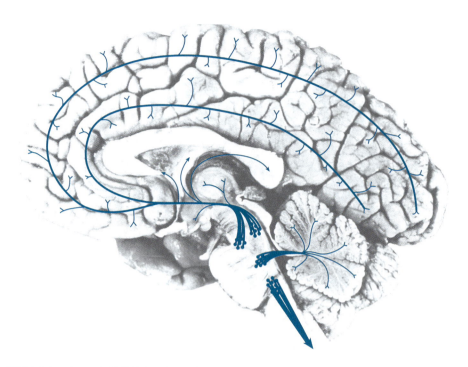

図20.4 縫線核のセロトニン作動性軸索のおもな経路

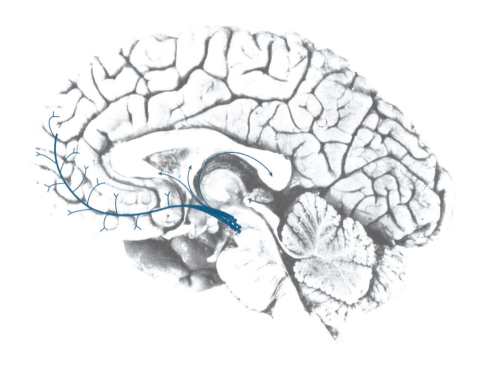

図20.5 腹側被蓋野のドパミン作動性軸索のおもな経路

のである。呼吸は自律神経が調節するものと一般には考えられているが，実際には，脳幹のさまざまな中枢（センター）や前脳によって影響される内臓体性の反射である。下位運動神経あるいは呼吸に関与する「最終共通路」は脊髄にある。頸髄のC3, C4にある脊髄運動神経は横隔神経を介

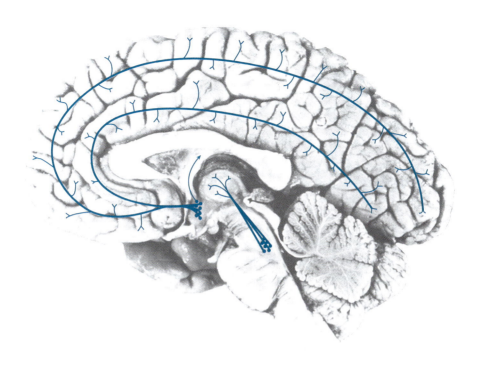

図20.6 脳幹と大脳基底核のコリン作動性軸索のおもな経路

して横隔膜を支配し，胸髄のT1～T10にある脊髄運動神経は肋間神経を介して肋間筋を支配する。このような下位運動ニューロンのリズミカルな活性化は，延髄腹側で第四脳室の尾側にある疑核のそばに両側性に存在する呼吸ニューロンで調節される。この呼吸中枢は血中のCO_2やO_2の濃度に反応する化学受容体から舌咽神経や迷走神経を介して情報を受け，孤束核のそばにあるもう1つの呼吸中枢に情報を送り，そこからさらに腹外側にある呼吸中枢に情報が送られる。吻側の橋の背外側被蓋にある**呼吸調節中枢** pneumotaxic center は，呼吸の吸気期を抑制し，噛んだり，飲み込んだり，話したりするときの呼吸の調節に重要な役割を果たしている。呼吸，循環，消化やそのほかの自律的な現象が帯状回の刺激によって一時的に影響を受けることはあるけれども，視床下部が前脳において呼吸のおもな調節を担っているようである。この調節は，水道周囲灰白質とそれに隣接する中脳の被蓋を下行する投射線維によって行われている。

昏睡状態の患者では異常な呼吸がみられることがある。これは中枢神経系のどのレベルで障害があるかが関係する（図20.7）。大脳皮質の深部の両側性の障害あるいは間脳の障害で**チェーン・ストークス呼吸** Cheyne-Stokes respiration という状態がみられる。この状態では過呼吸と無呼吸が交互に起こるが，これは正常な人やうっ血性心不全患者でもみられることがある。中脳水道周囲灰白質の深部や隣接する中脳の傍正中網様体や橋の峡部の障害では**中枢神経性過呼吸** central neurogenic hyperventilation という状態がみられる。この状態では，速く深い過呼吸が持続する。吻側の橋のレベルにある背外側被蓋の損傷では**持続性吸息呼吸** apneustic breathing という状態が起こる。これは遷延した吸気と遷延した呼気が交互に続くものを指す。**群発呼吸** cluster breathing というのは，3～4回の速く深い呼吸とそれに続く無呼吸の時期とが交互に起こるもので，橋中部の損傷で起こることがある。尾側の橋あるいは吻側の延髄の背内側網様体の損傷では，**失調性呼吸** ataxic breathing と呼ばれる，不規則で深さがバラバラな呼吸がみられる。呼吸中枢のレベルにおける延髄腹外側の両側性の損傷，あるいは呼吸中枢からの下行性経路の延髄尾側あるいは頸髄吻側

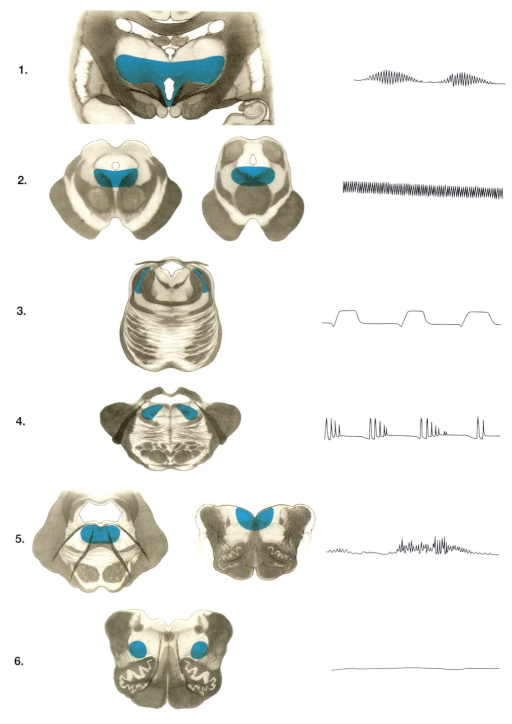

図20.7　昏睡患者の障害レベルごとの呼吸パターン

1. 前頭葉深部──チェーン・ストークス呼吸
2. 中脳──中枢神経性過呼吸
3. 橋吻側部──持続性吸息呼吸
4. 橋中央部──群発呼吸
5. 橋尾側部または延髄吻側部──失調性呼吸
6. 延髄中央部の呼吸中枢──呼吸停止

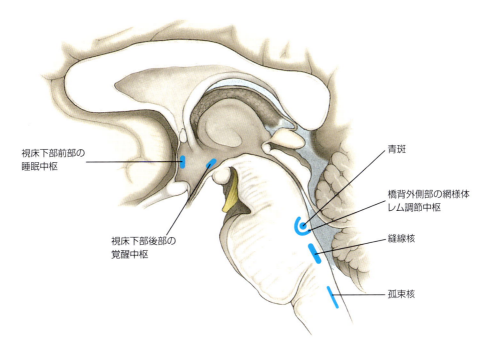

図20.8 睡眠に関係する中枢と神経核

での損傷は，**呼吸停止** respiratory arrest を引き起こす。

睡眠

睡眠は複雑で非常に組織化された現象で，おもに橋の網様体のいくつかの中枢（センター）によって制御される。睡眠には大きく分けて2つのステージが存在する。1つは**レム睡眠** rapid eye movement（REM）sleep で，もう1つは**ノンレム睡眠** non-rapid eye movement（NREM）sleep である。レム睡眠ではその素早い協調した眼球運動のほかに，外眼筋と横隔膜以外のほとんどすべての筋の緊張が減少する，筋が攣縮する，心拍数・血圧・呼吸数・体温が上下する，瞳孔が収縮する，ペニスやクリトリスが勃起する，夢，特に視覚的な出来事に関係する夢をみる，脳波（EEG）が覚醒時と似たようなパターンを示すことが特徴としてあげられる。それに対してノンレム睡眠では，素早い眼球運動が存在しないことのほかに，神経活動の低下，体の動きの減少，心拍数や呼吸数の減少，夢，特に視覚的ではなく最近起こったことについての夢をみる，睡眠時のEEGのパターンを示すことが特徴である。

レム睡眠はおもに中脳橋移行部の神経，特に青斑核の腹外側にある橋背外側網様体の神経で調節されている（図20.8）。この領域は非常に複雑で，レム睡眠時に起こるさまざまな現象に関係するさまざまなニューロン群が存在する。この領域の両側の障害はレム睡眠の消失につながる。

ノンレム睡眠は視床下部前部核，視索前野領域と延髄の特に背側の延髄網様体，孤束核のニューロンによって起こる。視床下部前部核と視索前野領域は視床下部後部の覚醒中枢を抑制することによってノンレム睡眠を起こすと考えられている。視床下部前部の睡眠中枢が両側性に損傷すると，不眠症が引き起こされる。

脳幹や前脳の他のニューロン群が，睡眠の調節にどうかかわっているかはよくわかっていない。例えば，青斑核のノルアドレナリン作動性ニューロンや縫線核のセロトニン作動性ニューロンは覚醒時にその活動が盛んである。前脳基底部や背外側橋網様体のコリン作動性ニューロンは，レム睡眠時と覚醒時にその活動が盛んである。視床下部

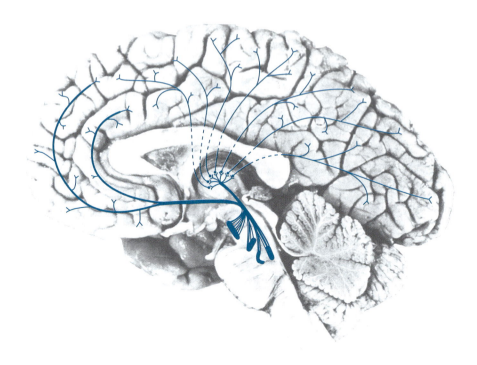

図20.9 上行性網様体賦活系の投射

や脳幹のドパミン作動性ニューロンは，睡眠中と覚醒時と両方で活動が高い．したがって，睡眠を調節している回路はとても複雑である．しかしながら，視床下部前部が睡眠を誘導し，視床下部後部が覚醒と関係していること，中脳橋移行部の背外側網様体がレム睡眠時に，縫線核と孤束核がノンレム睡眠時に活動が高いのは確かである．

 臨床との関連

ナルコレプシーは，日中であっても，突然なんの刺激もなしに眠りに陥る状態が起こるのを特徴とする．ノンレム睡眠からはじまる通常の睡眠とは異なり，ナルコレプシーではいきなりレム睡眠に入る．

睡眠時無呼吸は，睡眠中に通常より長く無呼吸（1分以上）が続く状態をいう．これは，上気道の閉塞や中枢の呼吸メカニズムの異常で起こる．睡眠時無呼吸は睡眠中にくり返し起こる．そのたびに患者は目をさますので，結果として睡眠不足となり，覚醒時に眠気をもよおす．

覚醒と賦活化

覚醒と賦活化時に起こる大脳皮質の活性化は，脳幹のモノアミン作動性とコリン作動性の広範調節系の神経核と視床下部後部に，ほぼ完全に依存している．これらの核のほとんどは網様体の中にあるので，上行性網様体賦活系 ascending reticular activating system（ARAS）と呼ぶ（ただし，一部の核は，視床下部や前脳基底部といった脳幹の吻側にある）．ARASがないと，体性感覚，聴覚，視覚など，どんな感覚経路も大脳皮質を覚醒させることはできない．脳幹網様体の無数の核がARASに貢献している（図20.9）．この中には縫線核，青斑核，腹側被蓋核のモノアミン作動性ニューロンや，背外側橋被蓋のコリン作動性ニューロンが含まれる．ARASの経路は中脳の傍正中網様体を通って，間脳で背側と腹側に分かれる．背側の経路は大脳皮質に広く投射する中継核や髄板内核，他の核につながる．腹側の経路は外側視床下部に入り，そこで視床下部や前脳基底部からの線維と合流し大脳皮質に向かう．延髄や橋の損傷は覚醒や賦活化には影響しない．しかし，

中脳吻側の傍正中被蓋の障害はARASを損傷し昏睡に陥る。

臨床との関連

片側性の頭蓋内の腫瘤，例えば大きな硬膜外血腫や硬膜下血腫は，鉤ヘルニアを起こすことがある。これは，鉤の部分が小脳テントの自由端と中脳の間にはまりこんだ状態で，そのために中脳が反対側にシフトし，動眼神経をその腫瘤のある側に引っ張ることになる。瞳孔の収縮にかかわる線維は動眼神経の表層側を走るので，腫瘤の側の瞳孔が拡大するのが鉤ヘルニアの初期のサインとなる。中脳とそこへの血流が持続的に圧迫されると，ARASを損傷することになる。ARASの損傷が進むにつれ，意識が混濁し最終的には昏睡に陥る。もしARASが恒久的に障害されると，昏睡から回復することはない。**これがこの章の最初の症例である。**

章末問題

20-1. 脳神経，脊髄，前脳から網様体へのおもな入力をあげよ。

20-2. 網様体から脳神経，脊髄，前脳への出力のおもな機能をあげよ。

20-3. アルツハイマー病において，大脳皮質のコリン作動性活性の減少には，どの大脳基底核の病変が関係するか？

20-4. アンフェタミンやコカインなどの覚醒剤で誘発される多幸感は，辺縁系のどの中枢の，どの神経伝達物質活性の増大が関係するか？

20-5. 中枢神経系のどのレベルが両側性に損傷されると呼吸停止になるか？

20-6. 睡眠と覚醒に関係するのは，視床下部のどの部位か？

20-7. レム（REM）睡眠に関係するのは，脳のどの部位か？

20-8. 三叉神経の症状を呈していた頭部外傷の患者が半昏睡状態になった。中枢神経系のどの部位に障害があると考えられるか？

20-9. 33歳の男性患者。大きな交通事故に巻き込まれ，重篤な脳挫傷を負って，昏睡状態でICUにいる。患者は過呼吸と無呼吸が規則的に交互に繰り返される呼吸パターンを呈している。この呼吸パターンが示唆しているのは，どのレベルの機能障害か？
 a. 間脳
 b. 中脳
 c. 橋
 d. 延髄
 e. 脊髄

右側の頭蓋に重傷を負った患者。交通事故の後に，へき地の小さな病院で救急医が短時間診察した。患者は意識を失っている。対光反射をみると，右は散瞳したまま無反応だが，左は縮瞳がある。すぐに脳外科的治療介入が必要で，ヘリコプターで少し遠くにある大規模な外傷センター〔訳注：米国に普及している外傷専門の救急医療センター〕に移送する必要がある。移送を待つ間に患者が，すべての四肢を伸展させた体位を呈するようになった。

20-10. この状態の原因として最も確からしいのはどれか？
 a. 中心性ヘルニア
 b. 帯状回ヘルニア
 c. 経頭蓋冠ヘルニア
 d. 小脳扁桃ヘルニア
 e. 鉤ヘルニア

20-11. 右の対光反射消失はどの構造の損傷によるか？

　a. 右の視神経

　b. 右の視索

　c. 右の上丘腕

　d. 右の動眼神経

　e. 右の長毛様体神経の線維

20-12. この異常な体位はどの構造の障害によるか？

　a. 錐体路

　b. 赤核脊髄路

　c. 黒質

　d. 前庭脊髄路

　e. a と b

20-13. 反応性消失はどの構造の障害によるか？

　a. マイネルト基底核

　b. 青斑

　c. 上行性網様体賦活系

　d. 腹側被蓋野

　e. 大脳皮質

20-14. この損傷では呼吸パターンの異常が予測される。それはどれか？

　a. 中枢神経性過呼吸

　b. 持続性吸息呼吸

　c. 群発呼吸

　d. 失調性呼吸

　e. 呼吸停止

第21章 脳神経のまとめ

脳神経とその異常

脳神経 cranial nerve は脳に出入りする 12 対の神経からなる（図 21.1）。これらは頭蓋内から出ておもに頭頸部の構造物，さらには胸腹部の構造物の感覚，運動，内臓支配をつかさどる。脊髄神経は 4 種類の機能，すなわち一般体性感覚，一般体性運動，一般内臓性感覚，一般内臓性運動を含むが，脳神経はその他に 3 種類の機能を含む。脳神経の機能と分布を表 21.1 に示した。

表21.1 脳神経の機能とその分布

機能	分布
入力/感覚	
一般体性（GSA）	皮膚，骨格筋，関節，骨
一般内臓性（GVA；自律神経入力）	内臓
特殊体性（SSA）	網膜，聴覚器と前庭器
特殊内臓性（SVA）	味覚器と嗅覚器
出力/運動	
一般体性（GSE）	体節由来の骨格筋
一般内臓性（GVE；自律神経出力）	平滑筋と腺
特殊体性（SSE；特殊内臓性 SVE）	咽頭弓由来の骨格筋

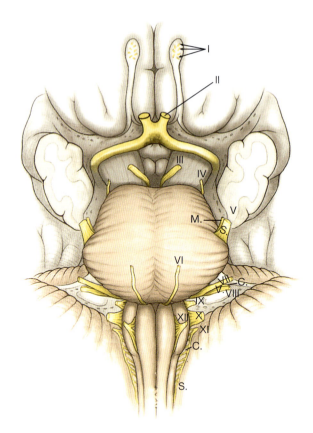

I. 嗅神経
II. 視神経
III. 動眼神経
IV. 滑車神経
V. 三叉神経
　M. 運動根
　S. 感覚根
VI. 外転神経
VII. 顔面神経
VIII. 前庭蝸牛神経（内耳神経）
　C. 蝸牛神経
　V. 前庭神経
IX. 舌咽神経
X. 迷走神経
XI. 副神経
　C. 延髄副神経
　S. 脊髄副神経
XII. 舌下神経

図21.1　脳神経
線維構成と分布は表21.1を参照のこと。

表21.2　特殊感覚を伝える脳神経：嗅神経，視神経，内耳神経

神経	機能	起始部	末梢での分布	中枢への連結	障害されたときの症状
I 嗅神経	嗅覚	嗅上皮	上鼻甲介と鼻中隔	嗅球	嗅覚消失（無嗅覚症）
II 視神経	視覚	網膜神経節細胞	網膜双極細胞	外側膝状体	視覚消失
	対光反射（入力）	網膜神経節細胞	網膜双極細胞	視蓋前核	盲目側の眼に光を入れた場合，両方の眼で瞳孔の収縮がみられない
VIII 前庭神経	平衡覚	前庭神経節	卵形嚢，球形嚢の平衡斑	前庭神経核	平衡障害
	前庭眼反射（VOR）（入力）	前庭神経節	三半規管の膨大部	前庭神経核	VORの消失
VIII 蝸牛神経	聴覚	らせん神経節	コルチ器	蝸牛神経核	聴覚消失

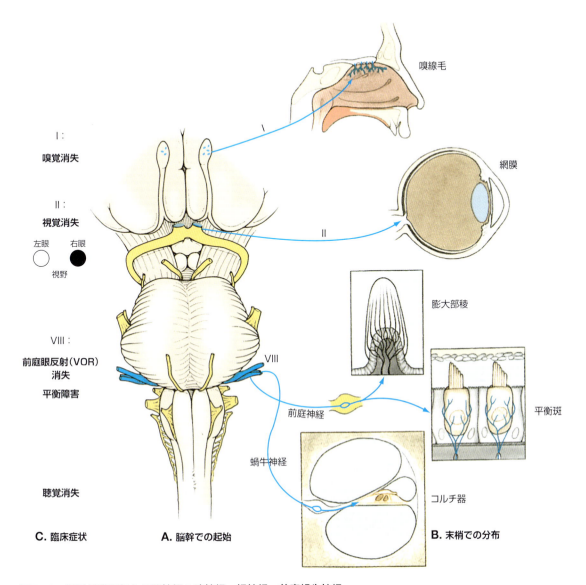

図21.2 特殊感覚を伝える脳神経：嗅神経，視神経，前庭蝸牛神経
A. 脳幹での起始。**B.** 末梢での分布。**C.** 臨床症状。

表21.3 眼球運動を支配する脳神経：動眼神経，滑車神経，外転神経

神経	機能	起始部	末梢での分布	障害されたときの症状
III 動眼神経	眼球運動	動眼神経核	内側直筋，上直筋，下直筋，下斜筋	眼筋麻痺，眼は外側下に向く
	眼瞼挙上	動眼神経核	上眼瞼挙筋	眼瞼下垂
	瞳孔の収縮と水晶体の調節	エディンガー・ウェストファル核	毛様体神経節。節後線維は瞳孔括約筋と毛様体筋	瞳孔散大，水晶体の調節ができない
IV 滑車神経	眼球運動	滑車神経核（反対側）	上斜筋	複視，眼の外転，内転した眼を下に向けるのが困難
VI 外転神経	眼球運動	外転神経	外側直筋	複視，内側偏視，外側直筋麻痺

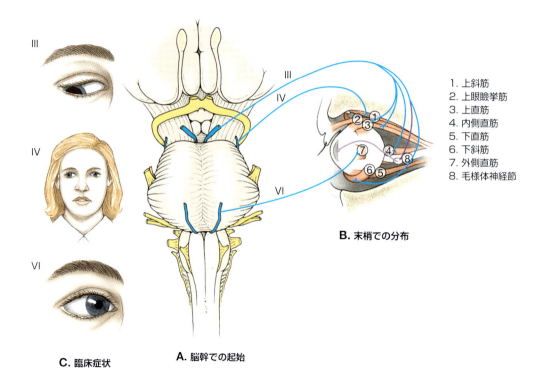

図21.3 眼球運動を支配する脳神経：動眼神経，滑車神経，外転神経
A. 脳幹での起始。B. 末梢での分布。C. 臨床症状（右の第III，IV，VI脳神経の場合）。

表21.4 三叉神経

神経	機能	起始部	末梢での分布	中枢への連結	障害されたときの症状
V 三叉神経	咀嚼	三叉神経運動核	咬筋, 側頭筋, 翼突筋, 顎舌骨筋, 口蓋帆張筋, 顎二腹筋の前腹		下顎の力が弱まる, 口を開けたときに顎が損傷側に偏る
	鼓膜の張力を弱める	三叉神経運動核	鼓膜張筋		ほとんど症状はない
	感覚	三叉神経節	顔, 頭皮前部, 口腔, 鼻腔, 眼窩	三叉神経主知覚核と三叉神経脊髄路核	顔面の片側の知覚消失
	固有反射	三叉神経中脳路核	咀嚼筋, 歯根膜, 顎関節	三叉神経運動核	ほとんど症状はない

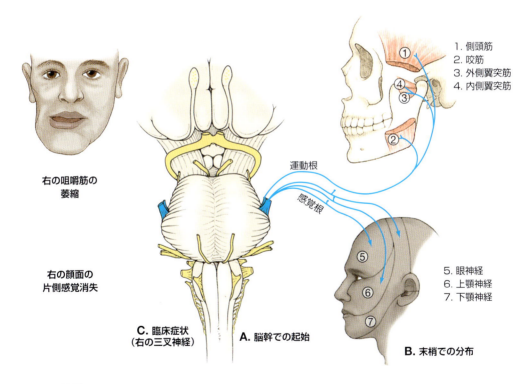

図21.4 三叉神経
A. 脳幹での起始。B. 末梢での分布。C. 臨床症状。

表21.5　顔面神経

神経	機能	起始部	末梢での分布	中枢への連結	障害されたときの症状
VII　顔面神経	表情	顔面神経核	顔面筋，茎突舌骨筋，顎二腹筋の後腹		顔面麻痺，角膜反射の消失
	アブミ骨への張力を弱める	顔面神経核	アブミ骨筋		聴覚過敏
	分泌	上唾液核	翼口蓋神経節：涙腺と鼻粘膜の分泌腺への分泌促進神経		涙の分泌の消失
			顎下神経節：顎下腺と舌下腺への分泌促進神経		口の乾き
	味覚	膝神経節	舌の前3分の2の味蕾	孤束核	障害側の舌前部の味覚の消失

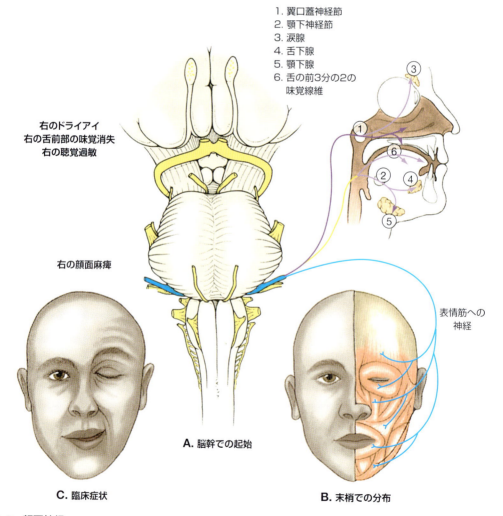

図21.5　顔面神経
A. 脳幹での起始。B. 末梢での分布。C. 臨床症状。

表21.6 舌咽神経

神経	機能	起始部	末梢での分布	中枢への連結	障害されたときの症状
IX 舌咽神経	嚥下の際に咽頭を挙上する	疑核	茎突咽頭筋, 上咽頭収縮筋		嚥下障害
	唾液分泌	下唾液核	耳神経節：耳下腺への分泌促進神経		口の乾き
	味覚	下神経節(錐体神経節)	舌後ろ3分の1	孤束核	舌後部の味覚の消失
	一般感覚	上, 下神経節	口腔後部, 扁桃領域, 耳管, 中耳	三叉神経脊髄路核	感覚消失, 咽頭反射の消失(入力)
	化学受容器反射, 圧受容器反射(入力)	下神経節	頸動脈球, 頸動脈洞	孤束核	頸動脈洞反射の消失(両側性障害の場合)

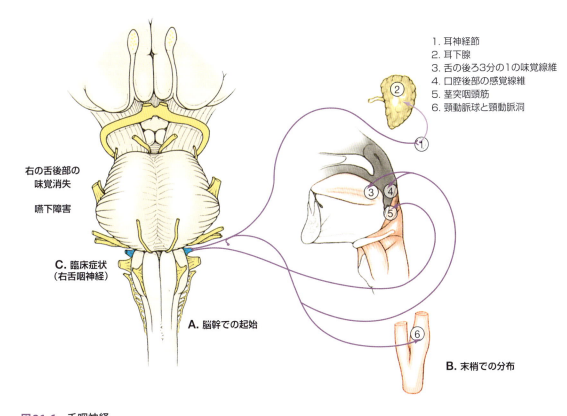

図21.6 舌咽神経
A. 脳幹での起始。B. 末梢での分布。C. 臨床症状。

表21.7 迷走神経

神経	機能	起始部	末梢での分布	中枢への連結	障害されたときの症状
X 迷走神経	嚥下, 発声	疑核	口蓋筋群, 咽頭収縮筋群, 声帯筋群		嚥下障害, 声が出にくくなる, 枯れる, 口蓋弓が上がらない, 口蓋垂が障害側の反対側に偏位する
	心機能を抑える, 気管支収縮, 消化管の運動と分泌	迷走神経背側運動核	心臓, 肺の神経節, 腸管神経叢		片側ならほとんど症状はない
	味覚	下神経節(節状神経節)	喉頭蓋, 口蓋領域	孤束核	ほとんど症状はない
	感覚	下神経節(節状神経節)	喉頭蓋, 喉頭, 気管, 気管支, 消化管	孤束核	咽頭喉頭の片側の感覚消失, せき反射の消失(入力)
	感覚受容器反射と圧受容器反射	下神経節(節状神経節)	大動脈球と洞	孤束核	片側ならほとんど症状はない
	感覚	上神経節(頸静脈神経節)	外耳道と耳管	三叉神経脊髄路核	外耳道の感覚消失

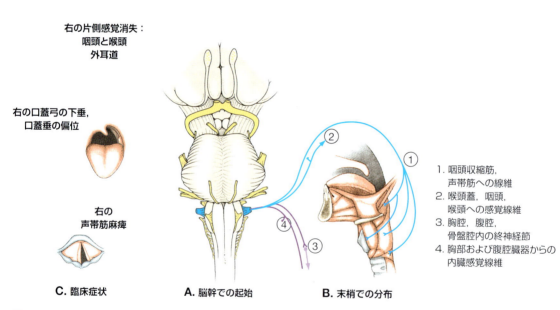

図21.7 迷走神経
A. 脳幹での起始。B. 末梢での分布。C. 臨床症状。

表21.8 副神経と舌下神経

神経	機能	起始部	末梢での分布	障害されたときの症状
XI 副神経	頭と肩の動き	副神経脊髄核（C1～C5あるいはC6）	胸鎖乳突筋と僧帽筋	頭を障害側の反対側に向けにくくなる，肩をすくめにくくなる
XII 舌下神経	舌の動き	舌下神経核	茎突舌筋，舌骨舌筋，オトガイ舌筋，内舌筋群	片側の舌の萎縮，舌を突き出したときに障害側に偏位する，攣縮

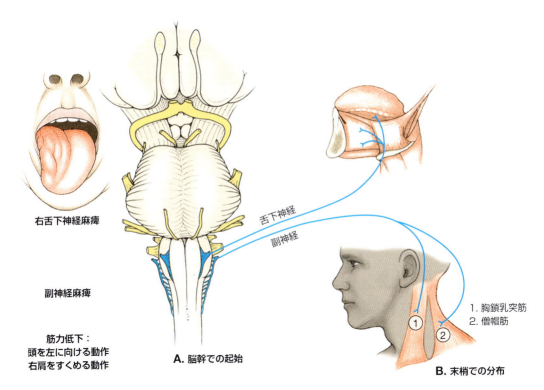

図21.8 副神経と舌下神経
A. 脳幹での起始。B. 末梢での分布。C. 臨床症状。

表21.9 脳神経の成分と分布

神経	起始の細胞	中枢への連結	末梢での分布	機能	障害されたときの症候と症状
I 嗅神経	嗅上皮の中の双極性細胞(特殊感覚)	嗅球	上鼻甲介と鼻中隔の上3分の1に存在する嗅上皮の表面にある線毛	嗅覚	無嗅覚症
II 視神経	網膜神経節細胞(特殊感覚)	外側膝状体	網膜の双極細胞	視覚	視覚消失
		上丘と視蓋前核		瞳孔反射	盲目の方の眼球に光を当てた際に対光反射が起こらない
III 動眼神経	動眼神経核(体性運動)		内側直筋, 上直筋, 下直筋, 下斜筋, 上眼瞼挙筋	眼球を動かす, 眼瞼を挙上する	眼筋麻痺で眼が下外側を向く, 眼瞼下垂
	エディンガー・ウェストファル核(動眼神経副核)(内臓性運動)		毛様体神経節。節後神経は短毛様体神経で瞳孔括約筋と毛様体筋に	瞳孔収縮と水晶体の調節	瞳孔散大。対光反射の消失, 障害側の水晶体調節反射の消失
IV 滑車神経	滑車神経核(体性運動)		上斜筋	外転。内転した眼を下に向ける	複視, 非障害側に頭を傾ける。内転した眼を下に向けにくい
V 三叉神経	三叉神経節(一般感覚)	三叉神経脊髄路核(尾側)と三叉神経主知覚核	頭皮前部, 顔, 鼻と口の粘膜, 歯, 眼窩内部, 鼓膜, テント上髄膜	体性感覚	顔面の感覚消失, 障害側の刺激による角膜反射の消失
	三叉神経運動核(特殊運動)		咬筋, 側頭筋, 翼突筋, 顎舌骨筋, 鼓膜張筋, 口蓋帆張筋, 顎二腹筋の前腹	咀嚼	咀嚼筋の筋力低下と萎縮。顎を開けたときに障害側に偏位する
	三叉神経中脳路核(一般感覚)		咀嚼筋, 歯根膜, 顎関節, 外眼筋	固有反射	ほとんど症状がみられない
VI 外転神経	外転神経核(体性運動)		外側直筋	眼球を外転させる	複視, 内斜視(眼が収束する斜視), 障害側の外転麻痺
VII 顔面神経	顔面神経核(特殊運動)		顔面筋, 頬筋, アブミ骨筋, 茎突舌骨筋, 顎二腹筋の後腹, 広頚筋, 後頭筋	表情筋, 発語, ウインク, 食べ物や飲み物を摂取する	片側の上部と下部の顔面筋の麻痺(顔面神経の末梢の障害の場合)
	上唾液核(内臓性運動)		1. 大錐体神経が翼突管を通って翼口蓋神経節へ。節後線維は上顎神経を経て涙腺や鼻腔・口蓋の粘膜腺に	鼻粘膜や涙腺の分泌	涙の分泌の消失
			2. 鼓索神経は舌神経を介して顎下神経節へ。節後線維は顎下腺, 舌下腺, 舌腺に	唾液分泌	唾液分泌の低下。口の乾き

表21.9 脳神経の成分と分布（続き）

神経	起始の細胞	中枢への連結	末梢での分布	機能	障害されたときの症候と症状
	膝神経節(特殊感覚)	孤束核(吻側)	舌の前3分の2の味蕾	味覚	障害側の前3分の2での味覚消失
	膝神経節(一般感覚)	三叉神経脊髄路核(尾側)	耳介後部, 外耳道, 鼓膜	体性感覚	ほとんど症状はみられない
VIII 内耳神経	前庭神経節(特殊感覚)	前庭神経核, 小脳	三半規管の膨大部稜と, 卵形嚢と球形嚢の有毛細胞	平衡覚	めまい, 平衡障害, 眼振
	らせん神経節(特殊感覚)	背側および腹側蝸牛神経核	コルチ器の有毛細胞	聴覚	感音性難聴
IX 舌咽神経	疑核(特殊運動)		茎突咽頭筋, 上咽頭収縮筋	咽頭を持ち上げる	軽い嚥下障害
	下唾液核(内臓性運動)		鼓室神経叢が小錐体神経を介して耳神経節へ, 節後線維は耳介側頭神経を経て耳下腺へ	唾液分泌	口の乾き
	下神経節(錐体神経節)(特殊感覚)	孤束核(吻側)	舌後ろ3分の1の味蕾	味覚	障害側の舌後ろ3分の1の味覚の消失
	下神経節(一般感覚)	三叉神経脊髄路核	喉頭蓋の前面, 舌根部, 軟口蓋の端, 口蓋垂, 扁桃, 咽頭, 耳管, 中耳	体性感覚	扁桃領域の感覚鈍麻, 障害側の刺激による咽頭反射の消失
	下神経節(内臓性感覚)		頸動脈洞, 頸動脈球	反射	ほとんど症状はみられない
X 迷走神経	疑核(特殊運動)		口蓋, 咽頭収縮筋, 喉頭の内在筋	嚥下, 発声	嚥下障害, 嗄声, 軟口蓋の麻痺, 口蓋帆と口蓋垂が障害側の反対側に偏位する
	迷走神経背側運動核と疑核の一部(内臓性運動)		心臓神経と心臓神経叢は心臓神経節へ。肺神経叢は気管・気管支の神経節へ。食道神経叢, 胃神経叢, 腹腔神経叢, 上・下腸間膜動脈神経叢は横行結腸までの消化管の筋層間および粘膜下の神経節へ	心機能の抑制, 気管支の収縮, 消化管の蠕動, 分泌	ほとんど症状がみられない
	下神経節(節状神経節)(特殊感覚)	孤束核(吻側)	喉頭蓋の味蕾	味覚	ほとんど症状がみられない
	下神経節(内臓性感覚)	孤束核	喉頭蓋の後表面, 咽頭, 喉頭, 気管, 気管支, 食道, 胃, 小腸, 上行結腸, 横行結腸	内臓感覚と反射	障害側の咽頭喉頭の感覚鈍麻
			大動脈洞と大動脈球	反射	

表21.9　脳神経の成分と分布（続き）

神経	起始の細胞	中枢への連結	末梢での分布	機能	障害されたときの症候と症状
	上神経節（頸静脈神経節）（一般感覚）	三叉神経脊髄路核（尾側）	外耳と外耳道	体性感覚	障害側の外耳道の感覚鈍麻
XI　副神経（脊髄副神経）	脊髄副神経運動核C1〜C5またはC6（体性運動）		胸鎖乳突筋と僧帽筋	頭と肩の動き	障害側の肩をすくめることや反対側に頭を曲げることができにくい
XII　舌下神経	舌下神経核（体性運動）		茎突舌筋，舌骨舌筋，オトガイ舌筋，内舌筋群	舌の運動	障害側の舌筋の萎縮，舌を突き出したときに障害側に偏位する

章末問題

21-1. 下のそれぞれの症状に関係する脳神経はどれか？

(1) 弱く擦れた声と，左の軟口蓋の下垂

(2) 内転した眼を下に向けにくい

(3) 舌を突き出すと左に偏位する

(4) 右顔面の片側感覚消失

(5) 左外耳道に冷水または温水を注いだとき，眼球運動や眼振が起こらない

(6) 右眼の内斜視と外転麻痺

(7) 左側の舌の後ろ3分の1の味覚消失

21-2. 下の反射に関係する脳神経と中間ニューロンをあげよ。

(1) 綿棒で角膜を刺激するとまばたきする

(2) 一方の眼に光を当てると縮瞳が起こる

(3) 扁桃部を刺激すると嘔吐の動作が起こる

(4) 眼球を圧迫すると心拍が減少する

(5) 舌を挟むと涙と唾液が出る

(6) オトガイを下向きに素速く叩くと，咬筋が収縮する

(7) 喉の奥に指を差しこむと嘔吐が起こる

Part VII

血管系と脳室系

第22章 中枢神経系の血管支配：脳血管障害

55歳の男性，ヘビースモーカーで糖尿病があり，アテローム動脈硬化性の冠動脈疾患の既往がある。左眼の完全な視覚の消失というエピソードが何回かあって来院した。誰かがシェードを眼の前にかけたようだ，と述べている。視覚の消失以外に，右手と右の指の感覚が鈍くヒリヒリする感じがしていて，顔の右半分が動きづらく，ひどい発語困難があったという。こういった症状は何の前触れもなく起こり，20分程度で回復したという。患者の神経学的所見は正常だが，左の頸動脈領域で大きな雑音が聞かれた。血管造影で内頸動脈の近位部に著しい動脈硬化による狭窄があり，頸動脈内膜摘除術を施行された。その後，一過性の虚血性エピソードはない。

中枢神経系のニューロンは他の臓器の細胞と違って，好気的代謝に大きく依存している。血流がわずか20秒途絶えると，脳は失神状態になる。循環が4～5分以内に回復しないと，たいていこの状態から戻ることはない。脳自体は体の全体重の約2％（1,500 g）を占めるにすぎないが，心拍出量（5 L/分）の15％，得られる全酸素量（50 mL/分）の20％を使う。この大量の血流と酸素消費を支えるには，非常に発達し，なおかつスムーズな循環系が必要となる。これが脳血管系である。

大脳や脊髄の各領域は，その代謝活動に応じて異なった量の血液を供給される。通常，より代謝的に活発な灰白質が白質よりも多く血液を受ける（75 mL/100 g/分 対 25 mL/100 g/分）。また，ある種の中枢神経系のニューロン（例えば，海馬や小脳，大脳皮質の特定の層のニューロン）は酸素欠乏に対して非常に感受性が強く，急性**低酸素症 hypoxia** で最初に影響を受ける。

 臨床との関連

総脳血流量 cerebral blood flow（CBF）は平均およそ750 mL/分である。この750 mLを供給するのが2本の頸動脈系と1本の脳底動脈系で，それぞれ250 mL/分くらいずつを担っている。総頭蓋内血液量が100～150 mLなので，頭蓋内の循環プールは1分間に5～7回交換されていることになる。CBFの平均は55 mL/100 g脳組織/分で，これが30～35 mL/100 g脳組織/分より減少すると虚血が起こる。さらに，20 mL/100 g/分を下回ると梗塞が起こる。CBFが15 mL/100 g/分以下の状態が続けば，結果として大きな梗塞となることは避けられない。

脳血管系には自動調節能がそなわっていて，体の血圧が変動しても神経系に一定の血流が維持されるようになっている。脳の外にある大きな脳血

管には神経叢がまとわりついているのがみてとれるが，これらを完全に除いても血管には自動調節能が存続する。末梢の血管とは異なり，交感神経，副交感神経による血管の調節は限られている。

　脳血管の自動調節能はその領域の代謝過程に緊密な関係があり，多くの代謝産物が脳血流量（CBF）に影響を与える。CBFに影響を与える最も重要な代謝産物は，その領域の酸素と二酸化炭素の濃度である。低酸素症，**高炭酸ガス血症** hypercarbia あるいはその両方は脳血管を拡張させCBFを増やし，**低炭酸ガス血症** hypocarbia は脳血管の収縮をきたし血流を減らす。

臨床との関連

臨床的には，酸素と二酸化炭素の脳血管の収縮に対する効果は頭蓋内圧亢進のある患者に使える。頭蓋内圧亢進症の患者によく使われる1つの治療法は過換気である。過換気はP_{CO_2}をさげP_{O_2}を上昇させるので，脳血管の収縮をもたらしてCBFを減少させ，その結果，二次的に頭蓋内圧を下げることができる。

　頭蓋内の血管は組織学的に他の組織の血管とかなり異なっている。頭蓋内動脈の内膜にはよく発達した内弾性膜 internal elastic membrane（IEM）があり，これが他の臓器のものより厚い。それに対して，中膜（平滑筋と弾性線維組織からなる）は他の臓器の血管に比べて発達していない。外膜は薄く，外の支持組織も外弾性膜も栄養血管もない。頭蓋内静脈は，組織学的には大部分がコラーゲン線維で構成された薄い壁の構造をしており，弾性線維組織は最小限で平滑筋もほとんどなく，弁がない。

臨床との関連

霊長類では，頭蓋内の大きな動脈が分岐する部分で中膜が少し途切れる。ここでは，外膜がIEMのすぐ外にあるのみである。臨床的には，この中膜間のギャップが動脈瘤のできる場所に関係する。なぜなら，IEMがアテローム動脈硬化で損傷を受ける場所だからである。また，先天的に内膜のない人や発達期にIEMに障害を受けた人は血管壁が内皮と外膜にのみ覆われている。このような弱い部分が徐々にふくらんで動脈瘤になる。

　頭蓋内の脳の外にある血管はくも膜下腔を走る（図1.4）。これらの血管やその枝が脳に穿通すると脳内の血管となる。血管が穿通する際にくも膜下腔の延長として小さな血管周囲の空間を引きつれていく。これが**ウィルヒョー・ロバン腔** Virchow-Robin space と呼ばれるスペースで，くも膜下腔とつながり，血管が脳内に奥深く入るにつれてだんだん小さくなっていく。

臨床との関連

くも膜下腔は脳を穿通する血管の血管周囲腔につながっていると考えられている。そのため，くも膜下腔の病的な変化，例えばくも膜下出血や髄膜炎などは脳組織そのものへ広がっていくことがある。

血液脳関門

　血管内のスペースと脳の間に選択的なバリアがあるという概念は，色素（例えばトリパンブルー）を血液に入れた実験の結果から示されている。髄膜も含めたほとんどすべての組織は色素で染まるが，脳だけは染まらない。**血液脳関門** blood-brain barrier は特定の物質が脳に入るのを選択的に防いでいる。この選択的透過性は血管内皮にそなわっている（図1.5）。内皮の無窓毛細血管構造とタイトジャンクションが多くの物質の通過を阻害している。

臨床との関連

脳の脳室周囲器官，例えば神経下垂体，最後野，松果体，交連下器官，脳弓下器官，視交叉陥凹，正中隆起などには有窓毛細血管内皮が存在し，色素を血管注入するとこれらの領域は染色される。同様に，幼児では毛細血管は未熟で有窓なので，ビリルビンなどの物質が進入してしまう。新生児でビリルビンが上昇すると大脳基底核，視床，上衣などがビリルビンで染まる。これを**核黄疸** kernicterusと呼ぶ。

生理学的には，物質が血液脳関門を通過するかどうかは分子の大きさ，脂溶性，荷電性で決まる。全身の疾患に有効な多くの薬物は，同じ病態であっても中枢神経の疾患には使えない。なぜなら，それらの薬物は血液脳関門を通過できないからである。アストロサイトの足突起が脳実質に入ってくるナトリウムや水，グルコースなどの量を調節して，脳実質の容量を制御している。このアストロサイトの足突起を壊すと，脳実質に液体が漏れて**脳浮腫** cerebral edemaという状態が起こる。脳浮腫は外傷や腫瘍でよく起こる。

大脳の血管

脳の前部と後部はそれぞれ内頸動脈と椎骨動脈から血液を供給される（図22.1）。したがって，この2つの脳循環系は前部の内頸動脈系と，後部の椎骨脳底動脈系と呼ばれる。

前部の循環系，内頸動脈系

総頸動脈は，右は腕頭動脈が総頸動脈と鎖骨下動脈に枝分かれしてできてくる。一方，左では総頸動脈が大動脈弓のいちばん高い位置から枝として出てくる。総頸動脈は左右とも，頸動脈鞘の中

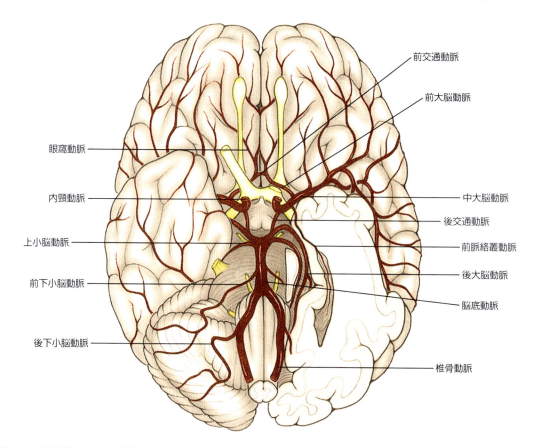

図22.1　脳底部のおもな動脈
左側は，小脳半球と側頭葉の一部を切除してある。

に内頸静脈および迷走神経と一緒におさまっていて，総頸静脈が外側，迷走神経が背側に（迷走神経は総頸動脈と内頸静脈の間にある）位置する。甲状軟骨の上縁のあたりで総頸動脈が内頸動脈 internal carotid artery（ICA）と外頸動脈に分岐する。頸動脈洞と頸動脈小体はこの分岐点にあり，内頸動脈に沿って数mm上までのびている。これらは血圧や呼吸調節にかかわる。

 臨床との関連

臨床的には，頸動脈の分岐点は動脈硬化で狭窄がよく起こる部位で，脳血管障害や脳虚血の原因となる。この部位の異常で起こる一過性脳虚血発作は前部の循環系のどこにでも影響を及ぼしうる。最もよくみられるのは眼動脈（同側の視覚の消失），あるいは中大脳動脈の枝（反対側の感覚の低下，あるいは反対側の顔や上肢の筋が動かしづらくなる）への影響で，**これが本章の最初の症例である**。一過性脳虚血発作の早急な診断が脳血管障害の予防に非常に重要である。

分岐点から，外頸動脈は内側に走りさまざまな頭蓋外動脈に分岐する。それに対して，内頸動脈は後外側に向かい，枝をまったく出さずに頭蓋底に達し，側頭骨の錐体の頸動脈管に入る。

放射線医学的には，内頸動脈は以下の4つの部分：頸部，錐体部，海綿静脈洞部，大脳部に分けられる。頸部は総頸動脈の分岐部から内頸動脈が頸動脈管に入るところまでである。錐体部は側頭骨の錐体にある頸動脈管の中の部分で，この部分には何本かの細い枝があり，これらの枝は内耳に向かう。海綿静脈洞部は海綿静脈洞の中を走る部分で，頸動脈管を抜けてから前床突起の近くで硬膜に入るところまでを指す。

 臨床との関連

内頸動脈が錐体の中の頸動脈管を抜けて，海綿静脈洞の中を通過する部位の血管造影でみえる形を**内頸動脈サイフォン** carotid siphon と呼ぶ。内頸動脈は，海綿静脈洞の中で静脈血の中に浸かっているわけではなく，洞の血管内皮で囲まれていて多くの小柱で支えられている。いくつかの枝，例えばテント枝（小脳テントを栄養する），下下垂体枝（下垂体後葉を栄養する），海綿静脈洞枝（周辺の硬膜を栄養する）はこの部位の内頸動脈に沿って位置する。内頸動脈が海綿静脈洞を抜けて硬膜をつらぬくと頭蓋内動脈となる（大脳部）。

大脳部は内頸動脈の終枝で，前大脳動脈と中大脳動脈 middle cerebral artery（MCA）に分岐して終わる（図22.1，22.2）。大脳部の他の大きな枝は眼動脈，上下垂体動脈，後交通動脈と前脈絡叢動脈である。

眼動脈

眼動脈 ophthalmic artery は内頸動脈から視神経のすぐ下で分岐して，視神経管を視神経と一緒に抜けて眼窩に入る（図22.2D，22.3）。これから網膜中心動脈が枝分かれし，眼動脈は最終的には涙腺動脈，篩骨動脈，上眼窩動脈，上滑車動脈，鼻動脈などの枝を通じて外頸動脈と交通する。

上下垂体動脈

上下垂体動脈 superior hypophysial artery は内頸動脈から別れて下垂体の茎のところで叢を形成する（図22.4）。

 臨床との関連

この血管の毛細血管は下垂体門脈系を形成し，下垂体の前葉を栄養する（図18.3）。

後交通動脈

後交通動脈 posterior communicating artery は，内頸動脈が最後の枝を分岐する直前のところの背側表面から別れて，後大脳動脈 posterior cerebral artery（PCA）につながる。したがって，

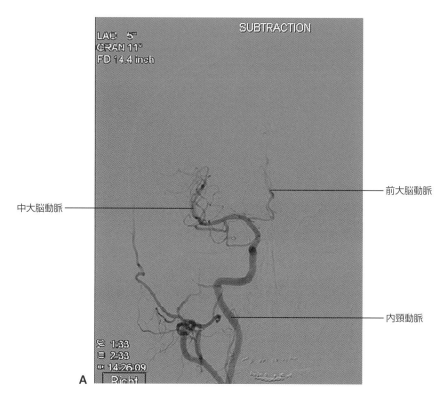
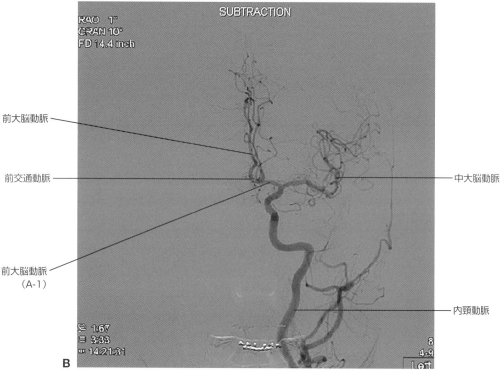

図22.2　A. 右総頸動脈から造影したサブトラクション血管造影法によるAP方向の投影図。B. 同じく、左総頸動脈から造影。

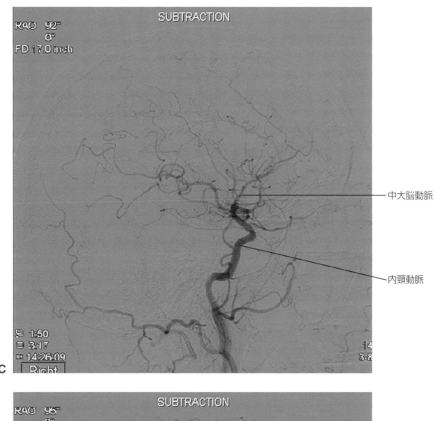

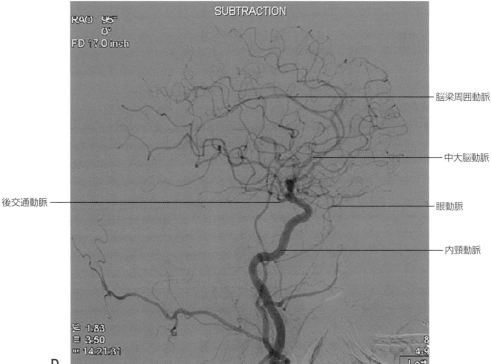

図22.2 （つづき）**C.** 右総頸動脈から造影したサブトラクション血管造影法による側面の投影図。**D.** 同じく，左総頸動脈から造影。

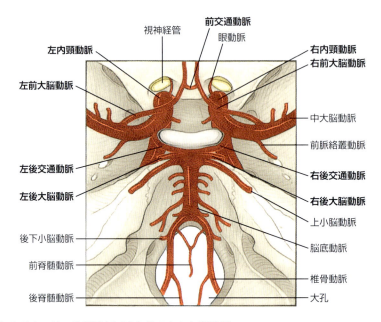

図22.3 頭蓋底にみるウィリス動脈輪（太字）と他のおもな脳動脈

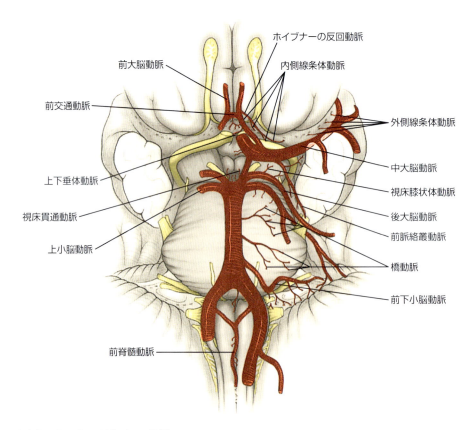

図22.4 脳底部のおもな貫通動脈の貫通域

前と後ろの循環系をつなぐことになる（図22.1，22.2D，22.3）。

> **臨床との関連**
>
> 臨床的に最も動脈瘤ができやすい部位は，後交通動脈が内頸動脈から枝別れするところである。

前脈絡叢動脈

前脈絡叢動脈anterior choroidal arteryは通常，内頸動脈がその終枝を分岐するすぐ近位で出る。しかし，ときに中大脳動脈や後交通動脈，あるいは中大脳動脈と前大脳動脈の分岐部から出ることもある。前脈絡叢動脈は視索を横切って側頭葉の内側表面に向かう（図22.1，22.4）。この動脈からの穿通枝が海馬，扁桃体，内包の後脚の腹側と後レンズ核部を支配する。また，前脈絡叢動脈は側脳室の下角の**脈絡叢**choroid plexusも栄養する（図22.1）。

前大脳動脈

前大脳動脈anterior cerebral artery（ACA）は前交通動脈によってそれより近位側の前交通部（A-1）と遠位側の後交通部（A-2）に分けられる。

A-1部：A-1部は内頸動脈の分岐からはじまり，視索，視交叉を通り越えて前交通動脈に至るまでである（図22.1，22.2B，22.3，22.4）。この経路の途中で視床下部前部の一部を支配する枝を出す。

ホイブナーの反回動脈：ホイブナーの反回動脈は，その大きさから非常にめだつ枝である。A-1の遠位から出るか，A-2の近位から出る。A-1に沿って外側に走り，外側線条体動脈に合流し，前有孔質に入る（図22.3）。反回動脈は尾状核頭部の腹側部，被殻の前極部，淡蒼球の前部，内包の前脚（背側は淡蒼球の背側側の頂上まで）を支配する。

前交通動脈：前交通動脈は両側の前大脳動脈をつなぐ。A-1はこの近位側でA-2が遠位側に位置する（図22.1，22.2B，22.3，22.4）。解剖学的には，前交通動脈ははっきりした血管があることはあまりなく，いくつかの血管が網のように複雑な形であることが少なくない。前交通動脈の小さな穿通枝が脳梁の膝，透明中隔，中隔核を支配する。

> **臨床との関連**
>
> 前交通動脈は，左右の大脳半球の間をつなぐ血流の重要な経路になる。また，前交通動脈は袋状の動脈瘤ができやすい場所でもある。

後交通部あるいはA-2部：A-2部は前交通動脈の分岐部からはじまる（図22.1，22.2A，B，22.4）。A-2部の近位側から出る枝の中で，眼窩動脈は（図22.1）直回と嗅球，嗅索を支配し，前頭極動脈は上前頭回の前部を支配する。A-2部は脳梁の膝部（）の近くで脳梁縁動脈と脳梁周囲動脈（図22.2D）に別れるところで終わる。

脳梁縁動脈：脳梁縁動脈は脳梁縁溝に沿って走り，前中後の前頭枝を出し，上前頭回を栄養する（図22.5）。動脈は中心傍小葉を栄養する中心傍動脈となって終わる。これらの枝はすべて中大脳動脈の中心溝の前後の枝と，半球の外表面に出てきて吻合する。

脳梁周囲動脈：脳梁周囲動脈は前大脳動脈の続きとみなされている（図22.2D）。これは脳梁に沿って後ろに入り，脳梁，透明中隔，脳弓に穿通枝を出す。この終枝は楔前部を栄養する楔前部動脈と脳梁の膨大部を栄養する後脳梁動脈である（図22.5）。

> **臨床との関連**
>
> 片方の前大脳動脈の障害では，反対側の下肢の感覚運動の障害が起こる。尿失禁や反対側の前頭葉症状も出る可能性がある。

中大脳動脈

中大脳動脈middle cerebral arteryは内頸動脈の最も大きな枝である。また，大脳動脈の中で最もよく閉塞する血管でもある。中大脳動脈の分岐

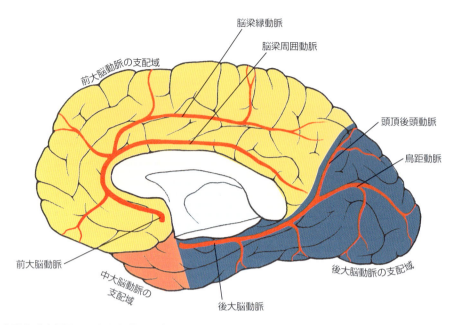

図22.5 大脳半球内側面でのおもな動脈の支配域

部によって，それより近位のM-1部と遠位のM-2に分けられる。

M-1部：中大脳動脈の近位側の部位で，島の下部の近くを通って外側溝，すなわち**シルヴィウス裂**sylvian fissureに到達する。この部から10〜15くらいの穿通枝が出て，そのうちの外側線条体動脈，すなわちレンズ核線条体動脈は尾状核の頭部の背側とすべての体部，大部分のレンズ核，淡蒼球より上の内包を栄養する。ホイブナーの反回動脈と同様に，これらの穿通枝はM-1部に沿って反回して前有孔質の外側3分の2に穿通する(図22.4)。

🔄 臨床との関連

臨床的に，レンズ核線条体動脈は高血圧を長く患う患者で突発的な高血圧性脳内出血を最も起こしやすい血管である。

M-1部の他の枝には側頭葉の最も前側を栄養する前側頭葉動脈，前頭葉の眼窩表面の外側部を栄養する眼窩前頭動脈がある。

M-2部：中大脳動脈の分岐部は島の基底部にあり，そこからM-2部がはじまる(図22.2)。これは上幹と下幹とに分かれる。これらの枝は外側溝(シルヴィウス裂)の奥深くを島に沿って走る。島でこれらは前頭部と側頭部の弁蓋部に沿って，外側溝から半球の外側表面に出てくる。通常，上幹は前頭葉と頭頂葉を栄養し，下幹は側頭葉と後頭葉を栄養する(図22.6)。上幹と下幹とそれらの枝の血管像の形は，**中大脳動脈燭台**middle cerebral candelabraと呼ばれる。上幹と下幹の枝はそれが栄養する領域で名前がついている。例えば，中心前溝(前ローランド裂)，中心溝(ローランド裂)，中心後溝(後ローランド裂)，前頭頂，後頭頂，角回，後側頭，後後頭などである。中心前溝，中心溝，中心後溝，前頭頂，後頭頂，角回動脈は外側溝を出て大脳皮質の表面の大部分を支配し，前大脳動脈の枝と半球の外表の前縁と背側縁の付近で吻合する。後側頭動脈と後後頭動脈は側頭と後頭の半球の外表のほとんどを支配し，後大脳動脈の枝と半球の外表の後縁と腹側縁のところで吻合する。

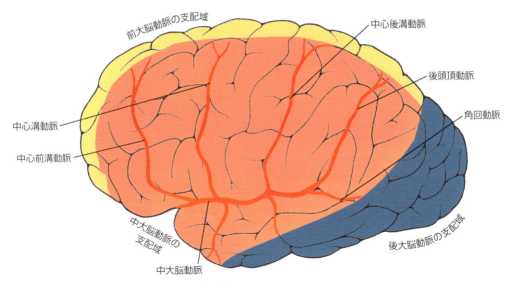

図22.6 大脳半球外側表面でのおもな動脈の支配域

 臨床との関連

中大脳動脈の皮質への枝が障害を受けると，反対側の顔と上肢の感覚運動に重度の障害が起こる。もし優位半球が障害されると，全失語が起こる。非優位半球の場合は，無視症候群や感覚情報の空間的統合の障害が起こる。

後部の循環系，椎骨脳底動脈系

椎骨動脈

椎骨動脈vertebral arteryは鎖骨下動脈の最初の枝である。通常，椎骨動脈は頸椎の6番の横突孔から入り，その上方の頸椎の横突孔を随時通過しながら上行し，頸椎のいちばん上縁に到達し，そこから環椎後頭膜を貫く。そこからさらに大後頭孔を通って頭蓋内に入る。舌下神経の腹側で延髄の前あるいは外側表面を走り，橋延髄移行部のあたりで両側が合流して脳底動脈を形成する（図22.1, 22.7）。

頭蓋内に入ったのち，それぞれの椎骨動脈は後脊髄動脈を出し，後脊髄動脈は脊髄の後外側表面に沿って下行する。椎骨動脈が合流して脳底動脈を作る1〜2 cm前で，最も大きな枝である後下小脳動脈posterior inferior cerebellar artery（PICA）を出す（図22.7）。

PICAは第Ⅸ，Ⅹ，Ⅺ脳神経の神経根の腹側あたりで延髄の周りを回旋しながら後ろに向かう。PICAは小脳の扁桃に達し，さらに小脳の後下面に沿って進む（図22.1）。PICAの枝として穿通動脈が何本も延髄の周囲の回旋部位から出て後外側の延髄を栄養する（図22.8, 22.9）。PICAはその他に第四脳室の脈絡叢を栄養する枝を出し，小脳の後部と下部を栄養する下小脳虫部枝および小脳扁桃半球枝に分かれて終わる。

椎骨動脈と脳底動脈の移行部の直前に前脊髄動脈が両方の椎骨動脈から出て，すぐに1本の前脊髄動脈を形成し脊髄の前正中裂を下行する（図22.3, 22.4）。

 臨床との関連

椎骨動脈（あるいはPICA）の脳血管障害では，同側の顔面の温痛覚の消失と，反対側の四肢，体幹，頸の温痛覚の消失，同側のホルネル症候群，嗄声，嚥下障害，眼振，めまい，複視，同側の運動失調，同側の味覚障害が起こる。これらの症状の組合せを**延髄外側症候群**lateral medullary syndrome，あるいは**ワレンベルク症候群**Wallenberg syndromeと呼ぶ。

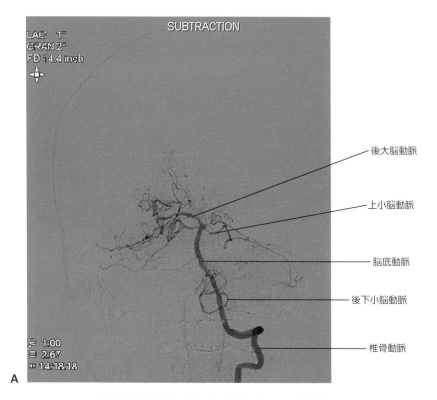

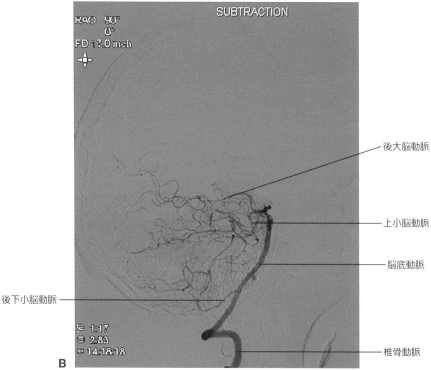

図22.7 A. 脳底動脈から造影したサブトラクション血管造影法による，AP方向の投影図。**B.** 同じく，側面の投影図。

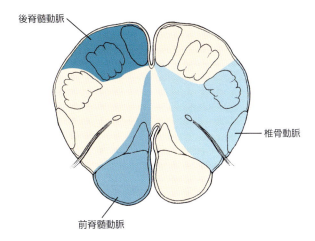

図22.8 延髄尾側部の動脈支配域

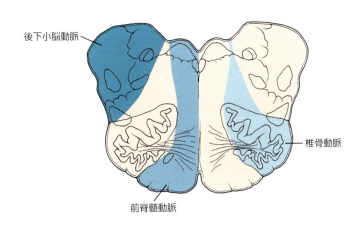

図22.9 延髄吻側部の動脈支配域

脳底動脈

　脳底動脈basilar arteryは橋延髄移行部のあたりからはじまり，橋の腹側正中にある浅い正中溝を上行して中脳で終わる。中脳で脳底動脈は2本の後大脳動脈になる（図22.1，22.3，22.4，22.7）。脳底動脈が橋の腹側を走りながら，何本もの穿通枝を橋に出す。これらは傍正中動脈，短回旋動脈，長回旋動脈である（図22.10）。脳底動脈のおおよそ中央で左右対称に出る大きな枝が前下小脳動脈anterior inferior cerebellar artery（AICA）である（図22.1，22.4）。その上方でやはり左右対称の大きな枝が脳底動脈の終わる部位のすぐ近位から出る。これが上小脳動脈 superior cerebellar artery（SCA）である（図22.1，22.4，22.7）。

　AICAは脳底動脈から出て第VII，VIII脳神経に沿って走る（図22.4）。ときに，これらの血管は内耳道に少しだけ入ることもある。最終的には小脳の前部と下部に到達し，その部位を栄養する主要な血管となる。迷路動脈あるいは内耳動脈はAICAから起こることもあるし，脳底動脈から直接起こることもある。

　脳底動脈が分岐して後大脳動脈になるすぐ近位のところからSCAが出る。この血管は中脳に沿って回旋し，小脳の上部と小脳核，上小脳脚を栄養する小脳半球枝と上小脳虫部枝になる（図22.10）。

後大脳動脈

　後大脳動脈 posterior cerebral arteryは脳底動脈の分岐部からはじまる。これはちょうどトルコ鞍背の先端のところである。短い距離を走ったあ

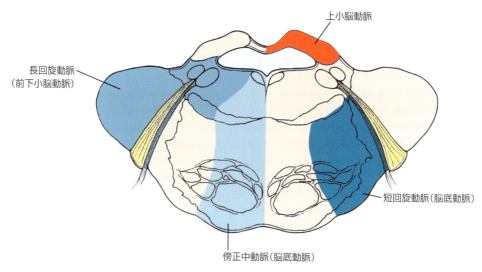

図22.10 橋中央部の動脈支配域

と後交通動脈と吻合する(図22.1，22.2，22.4)。これにより，前と後ろの大脳循環系がつながる。右，左の後大脳動脈はそれぞれ動眼神経の前で，大脳脚の表面に沿って外側に走り，小脳テントの自由端の背側の表面に到達する。そこから側頭葉の下内側表面に沿って後ろに走る(図22.1，22.4)。

後大脳動脈は脳幹や大脳皮質に枝を出す。脳幹の主要な枝には，その還流領域の名前がついている。例えば，視床貫通，内側後脈絡叢，四丘体(後交通動脈との吻合部の内側から生じ中脳を栄養する。図22.11，22.12)，視床膝状体，外側後脈絡叢，脚(後交通動脈との吻合部の外側から生じ間脳後部の外側部を栄養する)である。皮質枝は後大脳動脈が側頭葉の下内側面を走り後頭葉に到着するまでに出す枝で，海馬，側頭葉と後頭葉の内側部・下部を栄養する。後大脳動脈は頭頂後頭葉動脈と鳥距動脈となる部位で終わる。頭頂後頭葉動脈と鳥距動脈はそれぞれの名前のついた溝にみつかる(図22.5)。鳥距動脈は一次視覚野を栄養する。後大脳動脈の皮質枝は側頭葉と後頭葉の外側表面にいくぶんのびていて，中大脳動脈の枝と吻合する。

臨床との関連

後大脳動脈の脳血管障害では反対側の同名半盲が起こる。優位半球(通常左)の障害で読み書きの異常が出る。

ウィリス動脈輪

大脳動脈輪 cerebral arterial circleは，大脳の腹側表面で大きな大脳動脈とそれをつなぐ動脈から構成され，1664年にサー・トーマス・ウィリスによって記載された。**ウィリス動脈輪** circle of Willis(図22.3)は前交通動脈，左前大脳動脈，左内頸動脈，左後交通動脈，左後大脳動脈，脳底動脈，右後大脳動脈，右後交通動脈，右内頸動脈，右前大脳動脈からなる。完璧に左右対称な動脈輪，それぞれを形成する動脈の大きさが左右等しいものは非常にまれである。通常は，1つかそれ以上の動脈が(よくみられるのは前大脳動脈，後大脳動脈，前交通動脈，後交通動脈)ある程度萎縮している。

ウィリス動脈輪の機能については議論があるが，おそらく血管のシャントとしての役割を果たしていて，どれかの血管系(例えば内頸動脈や椎骨動脈)が一時的あるいは永久的に閉塞した場合に脳の側副血行路を形成するのに役立つのであろう。

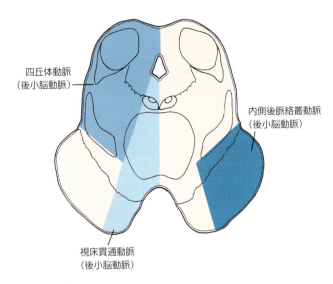

図22.11 中脳尾側部の動脈支配域

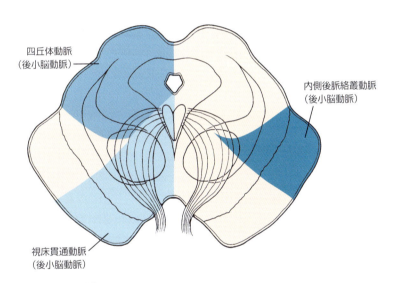

図22.12 中脳吻側部の動脈支配域

ウィリス動脈輪の発生における変化

　胎児の発生期に，内頸動脈は後交通動脈を経由して，前大脳動脈と中大脳動脈，後大脳動脈に血液を送っている．しかしながら発生が進むにつれて，後大脳動脈の遠位側が脳底動脈からその近位の後大脳動脈を経て血液を受けるようになり，後交通動脈が萎縮する．ほとんどの人ではこの萎縮の結果，前部の循環系(内頸動脈から血液を送られる前大脳動脈と中大脳動脈からなる)と後部の循環系(椎骨脳底動脈から血液を送られる後大脳動脈からなる)ができる．しかしながら，20％ぐらいの人では胎児期の循環が遺残し，片側あるいは両側の後大脳動脈がおもに前部の循環系から後交通動脈を経由して血液を受けている．

　1つあるいはいくつかの血液の経路が失われた場合，脳血流量の維持はその側副血行路の有無に依存する．ウィリス動脈輪が重要な脳の側副血行路の1つであることは間違いないが，それが有効かどうかは動脈輪を形成するそれぞれの血管の大きさによる．これ以外にも前部(内頸動脈系)と後部(椎骨動脈系)の循環系のあいだには側副路が存在する．例えば，原始三叉神経動脈，耳動脈，舌下動

脈などだが，これらの動脈は発生の段階で消失するのが普通である。そのほかの主要な側副路は外頸動脈と内頸動脈と椎骨動脈の吻合である。臨床的には，このような側副路は頸部で内頸動脈や椎骨動脈に閉塞のある患者でよくみられる。このようなケースでは，閉塞している血管の頭蓋内の枝は，眼窩や頸部で外頸動脈の枝から内頸動脈の眼動脈の枝や椎骨動脈の筋枝を経由して血液を受けている可能性がある。同様に，硬膜の血管と大脳の表面の血管との吻合がみられることもある。

穿通中心枝

ウィリス動脈輪から脳の腹側表面を穿通していく枝は穿通枝，貫通枝，中心枝，あるいは基底核枝と呼ばれ，4つのグループに分けられる。内側線条体動脈，外側線条体動脈，視床貫通動脈，視床膝状体動脈である（図22.4）〔訳注：それぞれのグループは何本もの動脈を含んでおり，1つ1つの動脈に個別の名称がついているわけではない〕。

臨床との関連

穿通動脈には通常，側副血行路はみられない。しかし，大きな血管の支配域の領域間，すなわち前大脳動脈と中大脳動脈の間，中大脳動脈と後大脳動脈の間に，境界域あるいは**分水界**（分水領）watershed areaと呼ばれる領域がみられる。これらの領域では，近位の血管の閉塞に応じて血管の拡張が起こり，側副循環ができる吻合が存在する。他方，こういった領域は脳血流量の減少に非常に感受性が高い。したがって，分水界は心停止の後の虚血による障害に弱い。

内側線条体動脈（複数）：内側線条体動脈はおもに前大脳動脈のA-1部から生じるが，一部はA-2部の最も近位部，前交通動脈，あるいは内頸動脈の最も終わりに近い部位から出るものもある。これらはまとめて内側線条体動脈と呼ばれ，前有孔質の内側3分の1から脳実質内に入る。最も大きくて最も外側に位置するのが**ホイブナーの反回動脈** recurrent artery of Heubnerである（図22.4）。内側線条体動脈は視床下部の視索上部と視索前部や，尾状核頭部の腹側部，そしてそれに隣接する内包の前脚と被殻を栄養する。

外側線条体動脈（複数）：外側線条体動脈はすべて中大脳動脈のM-1部から生じるが，一部少数は前大脳動脈の最初の部分から出るものもある（図22.4）。これらはレンズ核線条体動脈と呼ばれることが多く，前有孔質の外側3分の2から脳実質内に入る。外側線条体動脈は尾状核頭部の背側部，被殻のほとんど，それに隣接する淡蒼球，内包の後脚の背側部分を栄養する（図22.13）。

先に述べたように，これらの血管は長期の高血圧の病歴のある患者で，しばしば出血の起こる部位になる。このため，外側線条体動脈は「脳内出血動脈」とも呼ばれる。

視床貫通動脈（複数）：視床貫通動脈は後交通動脈と後大脳動脈から，この両者が吻合する部位よりも近位の部位に沿って生じる枝である。これらの貫通動脈は後有孔質から脳実質に入る（図22.4）。より前側にあるものが視床下部の隆起部，視床の前内側部（視床前核と視床の内背側核を含む）を支配する（図22.13）。より後ろ側にあるものが視床下部の乳頭体領域，視床下核とそれに隣接する視床の部分，中脳の被蓋と大脳脚の内側部を支配する（図22.11，22.12）。

視床膝状体動脈（複数）：視床膝状体動脈は後大脳動脈の後交通動脈との吻合部よりも遠位から起こり，膝状体のところで脳実質に入る。これらは視床の最も後ろ側の部分，すなわち外側腹側核，後腹側核，内側4分の3の視床後部核（膝状体のこと）などを支配する。

脊髄の血管支配

脊髄は対になった2本の後脊髄動脈と1本の（より大きな）前脊髄動脈で支配される。また，多くの神経根動脈が頸部動脈，肋間動脈，腰動脈，仙骨動脈から分節状にも分布する。前脊髄動脈と後脊髄動脈は脊髄全体を栄養するだけの径はなく，したがって，脊髄の血流はこのような神経根動脈に依存している。

第22章 中枢神経系の血管支配：脳血管障害　293

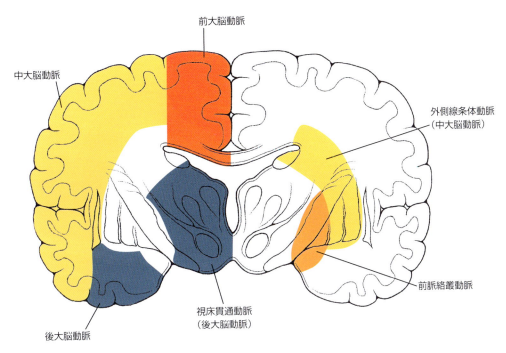

図22.13　間脳と大脳半球の動脈支配域

 臨床との関連

最も大きな神経根動脈は**アダムキーヴィッツの動脈** artery of Adamkiewiczと呼ばれる。通常これは、下位胸髄か上位腰髄あたりから脊髄に入る。臨床的に、もしこの神経根動脈に問題が生じた場合、こういった脊髄の領域は血管障害を受けやすい。

 臨床との関連

前脊髄動脈の血管障害は、障害部位より下で完全運動麻痺と解離性の感覚消失をきたす。感覚消失が解離性（温痛覚の消失があるが、固有感覚、振動覚は消失しない）となるのは、後脊髄動脈によって支配されている後索が残っているからである。

前脊髄動脈は脊髄表面に沿って前正中裂を下行し、5〜7本の溝動脈をそれぞれの脊髄の分節に出す。それぞれの溝動脈は前正中裂の床で右か左に向きを変え、そこから脊髄実質内に入る。溝動脈以外に、前脊髄動脈は冠動脈（心臓の冠動脈と同名異義）を出す。これは脊髄の表面に沿って外側に走り、後脊髄動脈から出た同様の枝と吻合する。後脊髄動脈は後外側溝に位置し、脊髄の後根に沿って走る穿通枝を出す。前脊髄動脈の溝動脈と冠動脈は脊髄の前3分の2を支配するのに対し、後脊髄動脈の穿通枝と冠枝は脊髄の後ろ3分の1を支配する（図22.14）。

脳と脊髄の静脈

全身の静脈と異なり、脳の静脈は弁や血管壁の筋層がない。脳の静脈系は、表層の静脈系と深部の静脈系に分けられる（図22.15、22.16）。表層の静脈は対応する皮質の動脈と比べて比較的大きくて数も多く、脳溝の中を動脈と伴行するものが多い。表層の静脈系はさらに表層にある静脈洞、特に上矢状静脈洞、下矢状静脈洞、横静脈洞に吻合静脈あるいは交通静脈を通じて流れ込む。最もめだつ吻合静脈は海綿静脈洞あるいは蝶形頭頂静脈洞に流れ込む上中大脳静脈、上矢状静脈洞に流れ込む大吻合静脈（トロラール静脈vein of Trolard）、

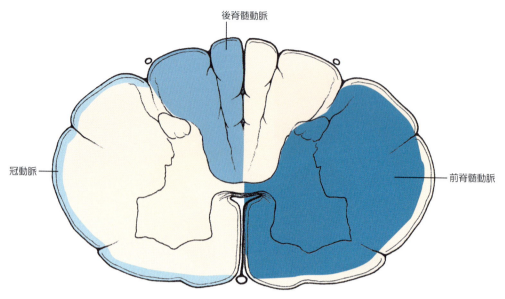

図22.14 脊髄の動脈支配域

横静脈洞に流れ込む後吻合静脈洞（ラベー静脈vein of Labbé）である。

深部の静脈系は大大脳静脈（ガレン大静脈great vein of Galen），内大脳静脈，基底静脈（ローゼンタール静脈vein of Rosenthal）とそれらの枝，例えば，白質からの静脈血を返す横大脳静脈，脳室周囲の構造物からの静脈血を返す上衣下静脈などがある。

大大脳静脈（ガレン大静脈）は脳梁膨大部のすぐ下にあり，対になった内大脳静脈と2本の基底静脈（ローゼンタール静脈）からと，後頭葉の内側後ろの部分からの血液を受ける。内大脳静脈は第三脳室の天井に位置している。この静脈の大きな枝には，視床線条体静脈（視床と線条体からの血液を受ける），脈絡叢静脈（側脳室の脈絡叢からの血液を受ける），中隔静脈（透明中隔からの血液を受ける）などがある。

基底静脈（ローゼンタール静脈）は前有孔質の近くからはじまり，大脳脚をまわって大大脳静脈（ガレン大静脈）に終わる。基底静脈は前頭葉，側頭葉の内側・下側の表面，島，弁蓋部皮質，視床下部，中脳からの血液が流れ込む。

脊髄の静脈は，硬膜外腔にある密な静脈叢（バトソンの椎骨内静脈叢Batson internal vertebral venous plexus）に流れ込む。

 臨床との関連

脊髄の周辺の静脈は弁がないので，仙骨静脈，腰静脈，肋間静脈と自由に行き来ができる。したがって，これらは髄腔内へのがんの転移や感染の広がりの経路になりうる。

大脳皮質の血流の調節

脳の重さは体重の2％分にすぎないが，脳は最もエネルギー代謝を必要とする臓器で，正常機能の維持に全心拍出量の15〜20％を必要とする。この代謝依存性を支えるのに55 mL/100 g脳組織/分の血液の還流が必要である。この還流は，脳の動脈の内腔の直径が自動調節することで，正常では60〜160 mmHgの還流圧下に維持されている。大脳の還流圧は体血圧で規定される。血圧が上昇すると大脳の小動脈は拡張し，血圧が下降すると収縮する。また，大脳の小動脈は呼吸のガス圧の変化にも反応する。例えば，Pco_2が上昇すると（低酸素症），血管はしばしば拡張する。自動調節機構がないと，血液還流が増えすぎた場合（うっ血）は頭蓋内圧が上昇し，脳実質を圧迫することになる。また，還流が少なすぎた場合は虚血

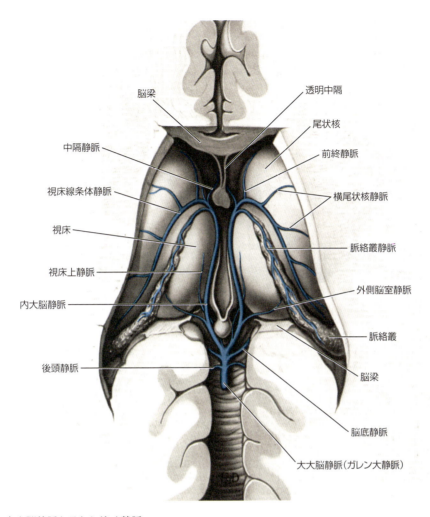

図22.15　内大脳静脈とそれに注ぐ静脈
(Carpenter MB, Sutin J. *Human Neuroanatomy*. Baltimore, MD: Williams & Wilkins, 1983より許可を得て改変)

性低酸素症（虚血）になり，ニューロンの死につながる生化学反応がただちに始まる．脳浮腫，外傷，脳血管障害などによって頭蓋内圧が上昇すると，脳の小動脈の直接の圧迫によって脳血管の抵抗が増加する．あるいは間質液の圧が上昇して間質と血管との水のやりとりに必要な静水圧が下がることにより，結果として脳血流が減少する．脳還流圧の病態生理に伴う変動は，抗高血圧薬治療でコントロールすることができる．

　脳血管障害は米国で5番目に多い死因（5％）である（日本では第3位）．脳血管障害は虚血性と出血性に分けられる．虚血性が脳血管障害の85〜90％を占め，血栓（脳血栓，動脈硬化のプラークの周囲に血栓ができる）や体のどこかから脳に運ばれてきた塞栓（脳塞栓）によって起こる．心停止や出血に伴って全身血流の低下が起こると，低還流性脳虚血が起こる．出血性脳血管障害は，脳内の出血（脳実質内，脳室内）あるいは脳の外の硬膜外，硬膜下，くも膜下腔への出血で起こる．脳内出血は高血圧が最大の原因である．脳の外への血液の貯留は通常，頭蓋内圧の上昇をもたらし，脳組織を偏位させたりヘルニアを起こし，その結果急速な昏睡や死に至る可能性がある．長期にわたる高血圧の治療によって，虚血性や出血性の脳血管障害のリスクを有意に下げることができる．抗凝固薬は血栓形成のリスクの高い患者で，虚血性脳血管障害のリスクを下げるのに有効である．

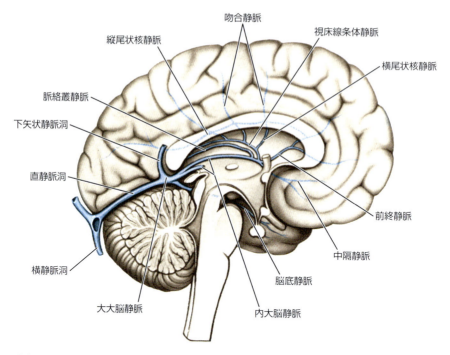

図22.16 正中矢状面での内大脳静脈とその直静脈洞との位置関係
(Carpenter MB, Sutin J. *Human Neuroanatomy*. Baltimore, MD: Williams & Wilkins, 1983より許可を得て改変)

章末問題

22-1. 脳の動脈のおもな形態学的特徴はなにか？

22-2. 血液脳関門を構成する解剖学的な基盤はなにか？

22-3. ウィリス動脈輪を説明しなさい。

22-4. 脊髄を栄養する動脈を説明しなさい。

22-5. 下の構造を栄養する動脈をあげよ。
 (1) ブローカの言語野
 (2) 下肢の知覚野と運動野
 (3) 視覚野
 (4) 内包の後脚
 (5) 延髄吻側の背外側部
 (6) 脊髄の前索と側索

22-6. 脳の血管の分水界が他の領域よりも虚血に陥りやすいのはなぜか。
 a. 動脈内圧がそのような末梢端で減衰している。
 b. 脳の動脈の末梢端のほとんどで吻合が少ない。
 c. この領域は血流量減少の影響を受けやすい。
 d. これらの皮質領域は代謝の要求が大きい。
 e. 静脈還流が制限され不足している。

22-7. 高血圧性脳内出血を最も起こしやすいのはどれか。
 a. 前交通動脈
 b. 前脈絡叢動脈
 c. レンズ核線条体動脈
 d. 中大脳動脈
 e. ホイブナーの反回動脈

22-8. 右の同名半盲を呈する脳血管障害はどの動脈の閉塞で起こるか。

    a. 右後交通動脈

    b. 右後大脳動脈

    c. 左中大脳動脈

    d. 左後上小脳動脈

    e. 左鳥距動脈

22-9. 正常に機能するのに必要な血液灌流量はどれか。

    a. 20 mL/100 g/分

    b. 35 mL/100 g/分

    c. 50 mL/100 g/分

    d. 65 mL/100 g/分

    e. 80 mL/100 g/分

22-10. 脳血管障害の最大のリスク因子はどれか。

    a. 動脈硬化プラーク

    b. 頭蓋内圧の亢進

    c. 肥満

    d. 低血圧症

    e. 高血圧症

第23章 脳脊髄液系：水頭症

　生後6か月の子どもが，救命救急センターに40℃の高熱と泣き止まないということで運ばれてきた。到着時，子どもは全身性の痙攣を起こし，傾眠傾向となった。脊椎穿刺によって採取された脳脊髄液は濁っていて，白血球の増加とグルコースの減少がみられた。また，グラム陽性の細菌も検出された。抗菌薬の投与によって，子どもは完全回復し退院した。3か月後，発達遅延，頭囲の増加と大泉門の膨隆で再び来院した。CTスキャンで脳室の拡大がみられ，脳室腹腔シャントが挿入された。12か月後，子どもは正常発達の診査項目のすべてについて正常の発達パターンになった。

　脳室を還流する**脳脊髄液** cerebrospinal fluid（CSF）と，脳を囲むくも膜下腔は，表層から加わる圧や突然の動きによる力から脳を守るクッションの役目を果たしている。

脳室系

　脳室系（図23.1）は各大脳半球内の側脳室，間脳の第三脳室，後脳の小脳，橋，延髄の間にある第四脳室からなる。中脳にある中脳水道が第三脳室と第四脳室をつないでいる。

側脳室

　側脳室 lateral ventricle（右と左）は5つの部分に分けられる。前角（前頭角），中心部（体部），房（三角部），後角（後頭角），下角（側頭角）である（図23.1，23.2）。

前角

　側脳室の室間孔（モンロー孔foramen of Monro）より前の部分を前角と呼ぶ（図23.3，23.4）。内側には，透明中隔，脳弓，脳梁膝があり，外側には尾状核の頭部が前角に張り出すようにある。前角の床は脳梁吻で形成されている。

臨床との関連

　前角は脈絡叢がないため，臨床上，CSFのシャントを入れるのに非常に適した場所となる。

中心部

　側脳室の中心部は，モンロー孔から脳梁膨大部まで広がる部分である。前角と同様に，内側に透明中隔が引き続き存在し，天井は脳梁で囲まれている。外側には尾状核の体部があり，床は視床と，

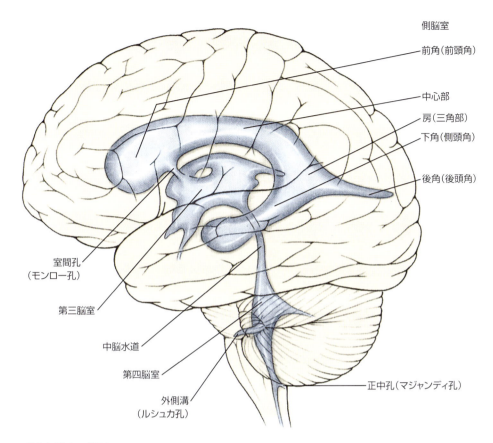

図 23.1　脳室と脳内の位置
左側面。

内側から外側に向かって順に脳弓，脈絡叢，視床線条体静脈が形成している。

房

　房は側脳室のいちばん膨らんだ部分で，三角形をしている。前は脳弓と視床枕に面している。ここには脈絡糸球 glomus，あるいは脈絡叢膨大部 choroid enlargement と呼ばれ，脈絡叢が豊富に発達したものが存在していて，中心部や下角の脈絡叢につながる（図 23.1，23.2，23.4）。

後角

　後角は後頭葉の中に存在し，脳室系の中で最も個人差が大きい部分である。内側には鳥距溝で〔訳注：脳の内側にある溝が側脳室に向かって張り出すことで側脳室内に脳実質が張り出して〕形成される鳥距が後角の中に飛び出している。前角と同様に後角にも脈絡叢がない（図 23.1，23.4，23.5）。

下角

　下角は側頭葉の中にあり，側頭極から 3 cm 以内のところまで張り出している。天井は脳梁に続く膜組織で覆われ，内側には尾状核の尾部と海馬があり，脈絡叢が上内側部に存在する（図 23.1，23.5）。

室間孔（モンロー孔）

　室間孔は左右の側脳室とその間にある第三脳室とをつなぐ通路である。室間孔を取り囲むものは前結節あるいは視床の核，透明中隔，脳弓柱，視床線条体静脈である。室間孔には脈絡叢が通っている。

第三脳室

　第三脳室 third ventricle は両側と背側を視床に，腹側を視床下部に挟まれている，正中に存在する 1 つの空間である（図 4.2）。ときに視床の間につ

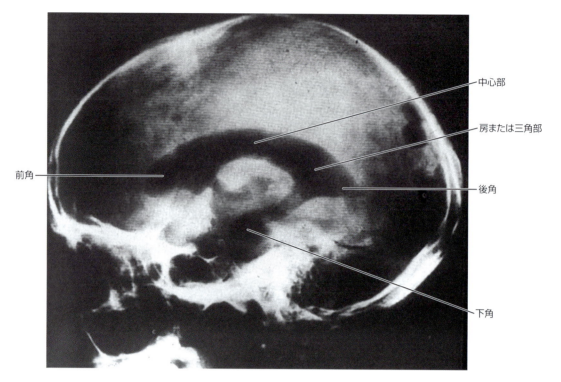

図23.2　脳室に空気を入れた気脳図
〔訳注：現在はCTやMRIにとって代わられている〕

ながりがあることがあり，これを視床間接着（中間塊）あるいは視床間橋と呼ぶ．前方は終板が境界となっており，背側に前交連，腹側に視交叉陥凹がある．第三脳室の床は漏斗陥凹と灰白隆起で，その後ろに乳頭体がある．天井は内大脳静脈と脈絡叢からなる脈絡組織で覆われている．第三脳室の後方には上方に上・下松果体陥凹があり，下方に松果体と後交連がある．第三脳室は管状の水路，中脳水道（シルヴィウス水道）に流れ込む（図23.1，23.3，23.6）．

中脳水道

中脳水道 cerebral aqueduct（シルヴィウス水道 aqueduct of Sylvius）は中脳に存在し，第三脳室と第四脳室の間をつなぐ．長さは1.5〜1.8 cmで，直径は1〜2 mmである．少しカーブしており，背側に向かって弧を描いている（図23.1，23.5，23.6）．

 臨床との関連

臨床的に，中脳水道は脳室系でいちばん狭い場所で，脳室系の閉塞で起こる**閉塞性水頭症 obstructive hydrocephalus**はここで最も起こりやすい．

第四脳室

第四脳室 fourth ventricle は正中にある1つの空間で，菱形をした床は橋と吻側の延髄で形成されている．後ろは洋凧を裏返しにしたような形で，その天井は上髄帆，下髄帆と上小脳脚で形成されている．脈絡叢が下髄帆の内腔側に付着して外側の開口部（**ルシュカ孔** foramen of Luschka）までのび，そこからくも膜下腔まで至る．外側開口部はちょうど第IX，X脳神経が出てくる部分である．正中部の開口部は**マジャンディ孔** foramen of Magendie と呼ばれ，大槽の前方への張り出しである小脳谷 vallecula につながる（図23.1，23.6，

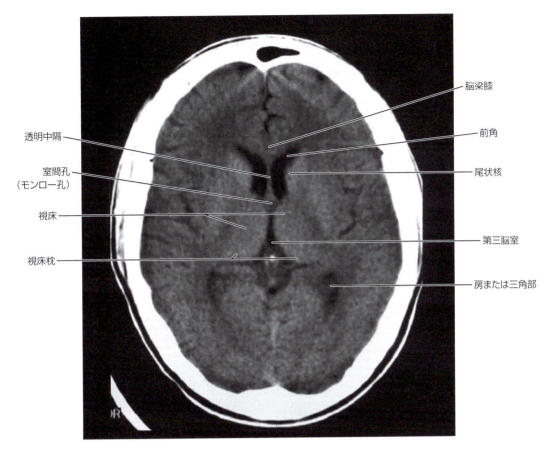

図23.3 頭部CTによるモンロー孔を通るレベルの横断面

23.7)。

くも膜下腔とくも膜下槽

　くも膜下腔 subarachnoid space は大脳、小脳、脊髄を包むひとつながりの空間である。クモの巣のようなくも膜小柱で作られるこの空間に、脳の外にある動静脈や脳神経が存在する。また、生体ではこの空間は脳脊髄液（CSF）で満たされていて、CSFはこの空間に存在する構造物を浸し栄養を与えている。くも膜下槽 subarachnoid cistern はくも膜下腔が拡大している部分のことを指し、多くは脳幹腹側や前脳基底部に沿ってある。くも膜下槽のCSFは脳血管、脳神経を支持し、浮力を与える（図23.5, 23.6, 23.8）。

 臨床との関連

　近年では、脳には血液脳関門の他にも、脳表面−CSF間、血液−CSF間に構造的・機能的な関門があり、頭蓋内の体液を血液、CSF、脳組織液の3つの区画に分けていると考えられている。脳組織に感染などがあると、その影響がこれらの関門を越えてCSFの変化として現れることがある。

　くも膜下槽（図23.6, 23.8）はCSFで満たされているので、生体でも容易に位置の見当をつけることができる。遺体の脳では、つぶれているので同定するのは難しい。

　大槽（図23.6, 23.8）は槽の中でも最も大きく、延髄の後ろ、小脳の尾側にある。小脳の扁桃に向かった大槽の前方への張り出しは小脳谷と呼ばれ、そこにマジャンディ孔が開く。

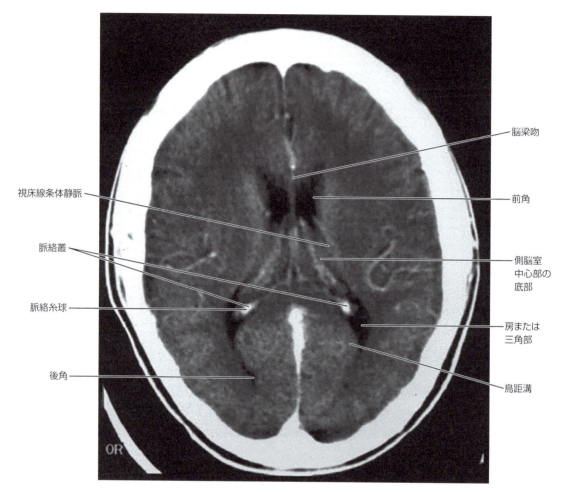

図23.4 頭部造影CTによる側脳室中心部の底部を通る横断面

橋延髄槽（図23.6, 23.8）は橋と延髄の腹側にあり, 橋, 延髄と斜台の間に存在する。ここには脳底動脈とその枝が走る。

外側小脳延髄槽（図23.8）は吻側延髄の外側にあり, 第IX, X, XI脳神経を囲む。

小脳橋槽 cerebellopontine (CP) cistern (図23.8) はCP角にあり, 第V, VII, VIII脳神経を囲む。これは, 小脳テントのすぐ真下で錐体稜の外側にあたる。

四丘体槽（図23.5）は中脳の視蓋を覆うようにあり, ガレン大静脈を含む。前方は松果体と視床枕に, 上は脳梁の膨大部に, 後方は小脳テントの自由端に, 下は小脳の中心葉に囲まれている。

脚間槽（図23.5）は脚間窩にまたがるように位置している。三角形をしていて, その前にはリリクイストの膜 membrane of Liliequist (脚間槽と視交叉槽の間に張られている非常に頑丈なくも膜小柱) がある。

脚槽（図23.8）は脚間槽の外背側への張り出しで, 大脳脚と海馬傍回との間にある。

迂回槽（図23.8）は, 脚間槽と脚槽を四丘体槽につなぐものである。小脳テントの端に接していて, 後大脳動脈（図23.8）と第IV, VI脳神経を含む。

視交叉槽は視交叉と脳下垂体の茎を囲み, 内頚動脈槽は内頚動脈の大脳部位を囲み, 嗅槽は嗅溝にある嗅索を囲む。

終板槽（図23.8）は終板のすぐそばにある。ここに前大脳動脈と前交通動脈がある。

シルヴィウス槽 sylvian cistern は大脳横裂（シルヴィウス裂 sylvian fissure）を満たし, 中大脳動脈とその枝が存在する。脳梁槽は脳梁に接していて, 脳梁周囲動脈を含む。

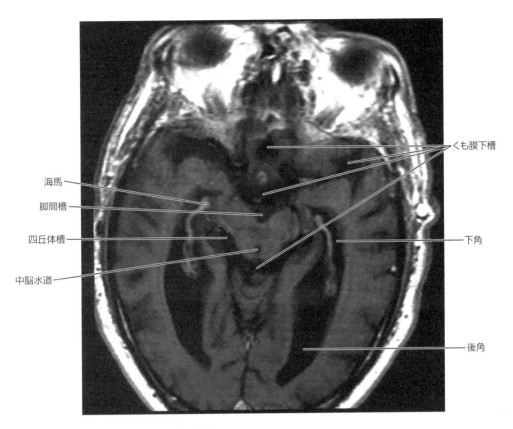

図23.5 頭部MRIによる下角のレベルの横断面

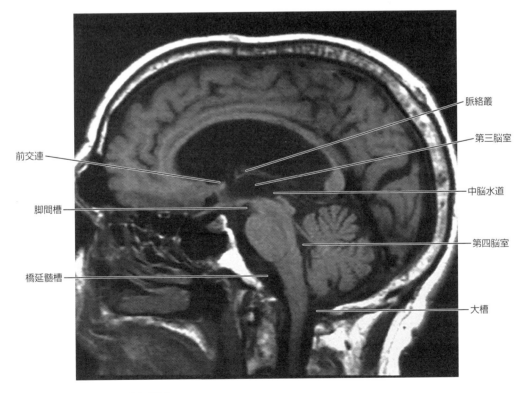

図23.6 頭部MRIによる正中矢状面

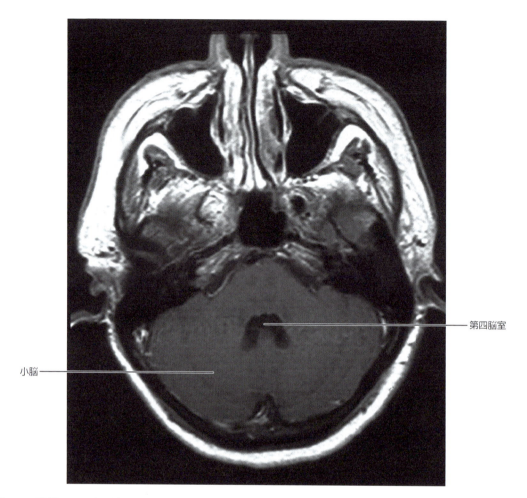

図23.7 頭部MRIによる第四脳室を通る横断面

脈絡叢

ほとんどのCSFは側脳室，第三脳室，第四脳室に存在する**脈絡叢** choroid plexusから，エネルギーを必要とするメカニズムで分泌される。CSFの一部は，脳の間質還流液が上衣細胞層を介してくも膜下腔に分泌される，という報告もある。

 臨床との関連

正常のCSFの総量は約150 mLで，そのうち75 mLは槽に，50 mLはくも膜下腔に，25 mLは脳室に存在する。CSFは約0.5 mL/分の速度で産生される（450〜600 mL/日）。したがって，CSFの総プールは1日に3〜4回交換されている計算になる。

脳脊髄液の循環

CSFは脳室と，頭蓋内と脊髄のくも膜下腔を循環する（図23.9）。CSFは側脳室，第三脳室，第四脳室で生成され，第四脳室の3つの開口部（正中孔と1対の外側孔）を経て脳室系を出る（図23.1）。脳室系を出たあとに，CSFは上下脳幹を包む槽に入る。その後，槽から大脳の表面を流れて**くも膜顆粒** arachnoid granulationからおもに上矢状静脈洞に流れ込む（図23.9）。

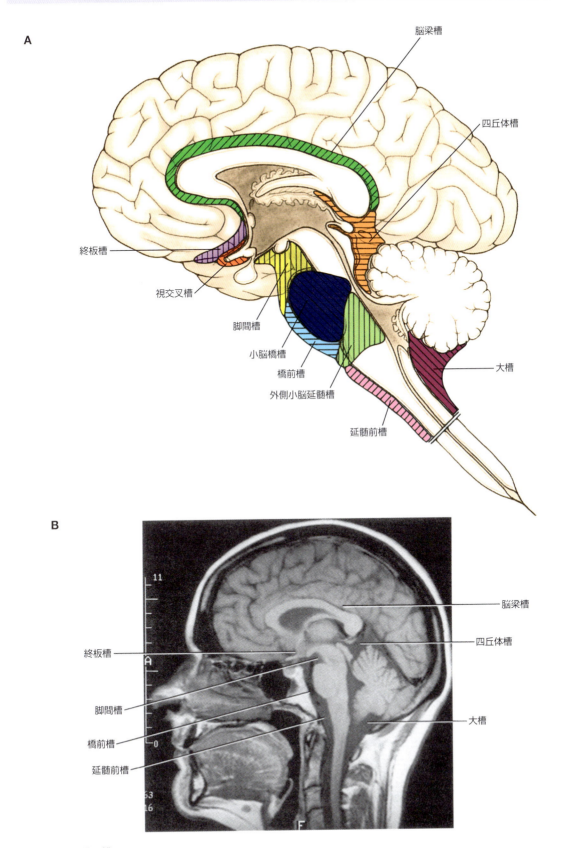

図23.8 くも膜下槽
A. 正中断面とその近くのくも膜下槽。B. この断面のMRIによる画像。

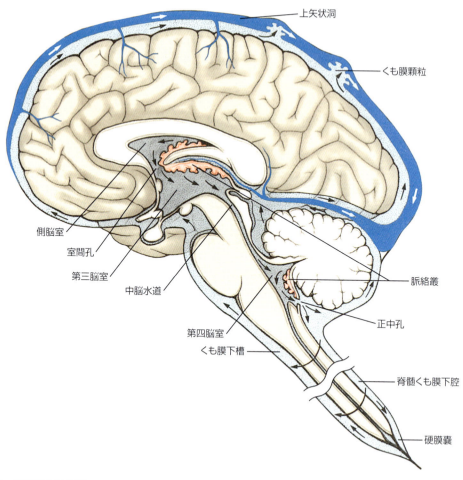

図23.9　脳脊髄液の循環
側脳室と第三脳室の脈絡叢で産生された脳脊髄液は，中脳水道と第四脳室を流れ，外側孔と正中孔を出てくも膜下槽に入る。脳脊髄液は，そこから大脳の凸面に沿い，上矢状洞に向かってくも膜下腔を上行し，最終的にくも膜顆粒によって吸収される。

脳脊髄液穿刺

　CSFはさまざまな場所から採取することができる。いちばんよく行われる手法は，腰部で硬膜洞を穿刺して腰部のくも膜下腔に入る方法である（図2.3，23.9）。腰椎穿刺を行う場合は，通常，脊髄が脊髄円錐として終わる場所である第2腰椎の棘突起よりも下で行うべきである。CSF採取に使われる他の貯留部位としては，側脳室（側脳室穿刺），頸部くも膜下腔（C1-C2外側穿刺）と大槽（大槽穿刺）がある。

　正常のCSFの化学成分は，CSFの流路上の位置に影響される。例えば，側脳室のCSFはおよそ15 mg/100 mLのタンパク質，75 mg/100 mLのグルコースを含むが，腰椎のCSFは45 mg/100 mLのタンパク質，60 mg/100 mLのグルコースを含む。正常では，採取部位にかかわらず細胞はほとんど検出されない。

臨床との関連

　CSFは正常では透明で，無色の液である。CSFの外観の変化は，疾患の過程を知る手がかりとなることが多い。赤色は最近の出血による赤血球を意味し，濁っている場合は感染による膿を示す。黄色の場合は過剰なタンパク質の存在を意味し，これはCSF還流のうっ滞か血液の破壊による。

水頭症

CSFの経路の閉塞は還流のうっ滞をもたらし，**水頭症**hydrocephalusを引き起こす。現在の定義では，水頭症はCSFの異常により1つあるいは複数の脳室の拡大がみられるものとされている。これは認知症（痴呆）のときにみられるような大脳の萎縮でよく起こる脳室の拡大を除外するためである。水頭症の起こる場所は，疾患の過程に関係するCSFの経路によって異なる。一般には，水頭症は2種類に分けられる。1つは**閉塞性水頭症**obstructive hydrocephalus（非交通性水頭症 noncommunicating hydrocephalus）と呼ばれるもので，これはCSFの流れが脳室系で障害されているものである。したがって，その障害が脳室系のどこで起こっても（モンロー孔でも中脳水道でも第四脳室の開口部でも），その部位より上流（吻側）にある脳室が拡張する閉塞性水頭症になる。一方，CSFが脳室系を出たあとのどこかで還流が障害されていると，**交通性水頭症**communicating hydrocephalusになる。交通性水頭症は槽経路，くも膜下腔のどこか，くも膜顆粒の障害で起こる。

 臨床との関連

閉塞性水頭症は先天性の奇形，例えば中脳水道の閉塞によく付随してみられる。**本章のはじめの症例もそうである**。あるいは，脳室系のどこかに飛び出す腫瘍があって還流が障害されることによっても起こる。交通性水頭症は一般にくも膜下槽やくも膜下腔で起こる過程，例えば出血や感染で起こる。原因，場所にかかわらず，水頭症は頭部CTあるいはMRIで容易に診断可能である。

頭蓋内圧

頭蓋内圧intracranial pressure（ICP）は通常100 mmH$_2$O以下である。ICPは強固な頭蓋で包まれた空間の中の脳組織，CSF，血液，その他の組織の容量で決定される。もし，どれか1つの要素の容量が増える（例えば，脳浮腫，CSFの蓄積，血管拡張）と，他の要素の容量がまず減るが（代償性に），結局ICPは上昇する。

 臨床との関連

頭痛，悪心，嘔吐，意識レベルの変化，外眼筋麻痺，乳頭浮腫，頭部拡大（子どもの場合）は，ICPの上昇に付随してみられる症状である。

章末問題

23-1. CSFの機能を説明せよ。

23-2. 側脳室各部の名称をあげ，その位置を説明せよ。

23-3. CSFの産生から吸収までの流路を説明せよ。

23-4. 交通性水頭症と閉塞性水頭症を対比して説明せよ。

23-5. 交通事故にあった55歳の患者。頭部CTで，側脳室房の脈絡叢の拡大部（脈絡糸球）の中に石灰化が確認された。この構造の説明として正しいのはどれか？
　a. CSFの産生の病的な増大を反映している
　b. 解剖学的にも臨床的にも問題のない多様性である
　c. 正常である
　d. 水頭症の原因になった発生学的な状態の遺残物である
　e. 脳室内出血の好発部位である

23-6. 側脳室の後角の内側面にあるふくらんだ部分を作っているのは何か？
　a. 外側膝状体鳥距溝線維
　b. マイヤー係蹄
　c. 後大脳動脈
　d. 鳥距溝
　e. 脈絡糸球

23-7. 強い頭痛を訴える 21 歳男性患者。MRI により側脳室と第三脳室の拡張が明らかになったが，第四脳室には異常がない。頭痛の原因として考えられるのはどれか？

a. 室間孔の閉塞

b. 中脳水道の閉塞

c. 外側孔の閉塞

d. 正中孔の閉塞

e. 脳室内出血

23-8. 軽度認知症と異常な不随意運動のある 62 歳の男性患者。MRI により側脳室，特に前角の拡張と，脳溝の萎縮が明らかになった。患者の娘によると，この患者の父親にも同じような異常運動があったという。側脳室前角の拡張から，この患者の疾患として考えられるのはどれか？

a. アルツハイマー病

b. ルー ゲーリッグ病

c. ハンチントン病

d. パーキンソン病

e. ウィルソン病

23-9. CSF の産生と吸収は動的なプロセスである。その 1 日量として適当なのはどれか？

a. 100〜200 mL/日

b. 200〜350 mL/日

c. 300〜400 mL/日

d. 450〜600 mL/日

e. 650〜800 mL/日

Part VIII

発生, 老化,
および損傷への
ニューロンの反応

第24章 神経系の発生：先天異常

生後すぐの男児の背中の腰のあたりに小さな欠損がみられた。そこは皮膚が部分的に盛り上がり，異常に毛が生えていて，そこから小さな液で満たされた袋が飛び出していた。神経学的検査では，下肢の外観は正常で自発的な運動も正常にみられた。足をぎゅっと握ると，男児は反射的に握られた下肢を動かした。その後X線写真で，その欠損の部位に脊椎の閉鎖異常があることが確かめられた。男児の母親と話をしたところ，母親は妊娠前あるいは妊娠中に葉酸を摂取しなかったという。

中枢神経系の発生は多くの段階からなり，他の臓器に比べて非常に複雑なものである。受精後第3週後期に，神経系は原腸胚の3層のうちの最も表層にある**外胚葉**ectodermから形成される。外胚葉の背側正中から**神経板**neural plateがその周りの組織，特に外胚葉のすぐ下にある脊索からの拡散性の因子で誘導される。神経管形成の時期に，神経板が最初，**神経ひだ**neural foldと呼ばれる構造を形成し，ひだどうしがくっついて閉鎖することにより**神経管**neural tubeを形成する（図24.1）。神経管の管腔を**神経腔**neural canalという。神経板からニューロン（神経細胞），マクログリア（アストロサイトとオリゴデンドロサイト）と上衣細胞が形成される。ミクログリアは神経外胚葉由来ではなく，間葉系の細胞由来である。

神経堤neural crestは神経板の外側端の領域の，神経管とは異なる部位の細胞から生じる。神経堤細胞は神経管から遊離し，末梢神経系の脳神経・脊髄神経の感覚神経節や自律神経節のニューロン

および支持細胞，そして脳脊髄を包む髄膜を形成する。

神経管形成

神経管から中枢神経系ができる。神経管の閉鎖は将来の頸髄のあたりからはじまり，吻側と尾側に進んでいく。神経管の前方の神経孔が閉じるのは受精後24日で，後ろの神経孔が閉じるのはその2日後である。吻側のほうは神経管がふくらんで脳になるが，そこには3つの脳胞，すなわち前脳胞，中脳胞，菱脳胞（後脳胞）ができる（図24.2）。発生後期に前脳胞は終脳（大脳半球）と間脳に分かれ，菱脳胞は後脳（橋と小脳）と髄脳（延髄）に分かれる。神経管の中脳胞と菱脳胞の間の境界で起こる頭屈の部位が，将来の前脳胞の軸の方向の変わる位置となる。髄脳の尾側にある神経管は脊髄となる。神経管の内腔は脳では脳室系を形成するが，脊髄では狭くなって，その後はっき

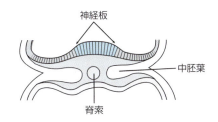
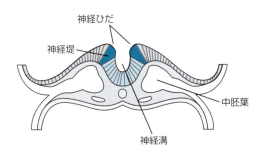
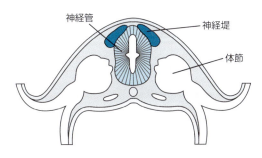

図24.1　中枢神経系の発生
中枢神経系は，特異化された神経外胚葉（色のついた領域）から発生する．神経外胚葉にひだができ，それが神経管を作る．末梢神経系は神経外胚葉の外側縁にあり，神経管から遊離した神経堤からできる．

りしない中心管となる．

ニューロン形成，グリア形成，中枢神経系の極性

　神経管は最初，円柱神経上皮細胞からなる偽重層（多列）神経上皮である．そこで細胞は分裂して，背側正中部と腹側正中部から離れるように外側に移動し，3層構造を形成する．この3層のうち，**脳室周囲層** ventricular layerは内腔に面していて，そこで細胞分裂が起こる．**辺縁層** marginal layerは内腔からいちばん遠い層で，そこには神経突起がおもにみられる．その間の**外套層** mantle layer（中間層 intermediate layer）は，分裂後の

ニューロンやグリア細胞が存在する．神経上皮細胞の突起は，最初は神経管の内腔と神経管の表層の両方につながり，全層にまたがっている．細胞分裂は脳室周囲層で起こり，その娘細胞の核は表層に向かって外套層の近くに移動し，そこでDNA合成を行い，そのあとまた，脳室周囲に戻ってきて次の細胞分裂を行う〔訳注：細胞が突起をのばして全層にまたがっているので，分裂に伴い，核を含む細胞体部分が深層と表層の間を移動するようにみえる．これをエレベーター運動と呼ぶ〕．

　ミクログリア以外の中枢神経の細胞は，共通の幹細胞から生じる．**神経芽細胞** neuroblast形成が最初に起こり，脳室周囲層から完全に離れて外套層に入りそこでニューロンに分化する．その後グリア形成が起こり，**グリア芽細胞** glioblastが脳室周囲層から外套層に入り，そこでアストロサイトとオリゴデンドロサイトに分化する．最後に上衣細胞が生じ，これは脳室周囲層にとどまり，その後脊髄の中心管や脳の脳室の周囲を覆うようになる．新しいニューロン形成がどんどん行われるため，外套層の背側と腹側の厚さが増えて，それぞれが**翼板** alar plate，**基板** basal plateを形成する（図24.3）．神経管の外側に縦に走る溝を**境界溝** sulcus limitansと呼び，これが翼板と基板を区分する．

　神経管の正中の背側部と腹側部は，それぞれ蓋板と底板を形成する．これらの部位は神経形成には直接には関与しない．しかし，これらの細胞は特殊化したグリア細胞となり，周りの中胚葉や底板の下の脊索と蓋板を覆う上皮外胚葉と共同して，翼板と基板の背側–腹側軸のパターン形成に関与する．底板とそれを覆う間葉からの拡散性の栄養因子と，蓋板やその周辺の外胚葉からの他のタンパク質の濃度勾配によって，翼板と基板のニューロンの運命決定が起こる．

　神経管の吻側–尾側軸に沿ったニューロンの形態的，機能的な分化決定は，背側–腹側軸に沿ったパターン形成とは異なる遺伝子の発現で決定される．神経管の吻側–尾側軸に沿った明確な区分と複雑な構造は，分節化遺伝子の発現とその結果生じる吻側–尾側軸に沿ったそれぞれの分節を区

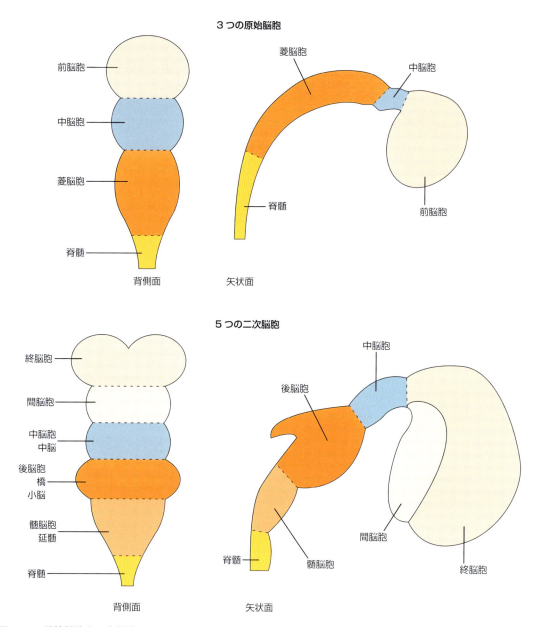

図24.2 原始脳胞と二次脳胞
脳は神経管の吻側から発生し，はじめは原始脳胞の3つの拡張部としてできる。のちにこの脳胞は5つの二次脳胞に分化し，それぞれが成人でみられる脳のおもな分画になっていく。

切る境界で決定される。

ニューロンの遊走，選択的凝集，分化

　成人の中枢神経系のニューロンはまとまって，形態的，機能的に関連した神経核を形成している場合（脊髄，脳幹，間脳）と，層を形成している場合（視蓋，大脳皮質，小脳皮質）とがある。遊走していくニューロンは，脳室周囲層から離れた目的地まで，接触誘導と誘導因子で導かれる。特殊化した**放射状グリア**radial glia 細胞の突起は脳室周囲の胚上皮から，発達中の脳の表層まで垂直にのびている。脳幹や間脳，前脳基底核の形成は複雑で，この放射状グリアに沿った放射状の遊走と，発達中の脳内か脳表面に沿った周回遊走の両方で起こると考えられる。発達中の神経管の中で隣り

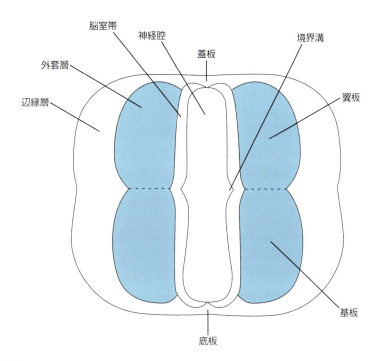

図 24.3 脊髄の発生
中枢神経系の各部はいずれも共通のパターンで発生していて，脊髄で最も典型的にそれをみることができる。ニューロンとグリア細胞は，内腔側の脳室帯から発生し，放射状に配向した特殊なグリアに沿って遊走して，原始灰白質である翼板（感覚性）と基板（運動性）に局在するようになる。境界溝が将来の感覚域と運動域を分けている。辺縁層は大部分が細胞の突起からなる。より吻側の脳の区画になると，感覚域と運動域との区分けはより複雑になり，中脳胞のレベルとそれより吻側のレベルでは，境界溝は不明瞭である。

合わせの場所からでも形態的，機能的に異なった神経核が形成される。生まれるタイミングによって誘導因子が異なり，それによって遊走する経路が変わり，形成される神経核が異なってくるからである。

軸索伸長，神経経路形成，髄鞘形成

投射ニューロンの軸索は非常に長い距離を伸長し，途中の不適切な標的を通過し，正しい場所に投射してシナプスを作る必要がある。この目的地までの軸索伸長は，細胞表面や細胞外マトリックス内の分子シグナルや拡散分子で導かれることによって達成される（ガイダンスと呼ぶ）。このようなシグナル分子には，化学誘導因子と化学反発因子がある。化学誘導因子は軸索をのばすようにする誘導因子で，それに対して化学反発因子はのびてきた軸索を正しくない標的から反発させたり，通過させたりする因子である。伸長している軸索の先端には成長円錐と呼ばれる指のような形をした非常によく動く足突起がのびており，そこにこのような因子の受容体をもっていて，周囲の環境にあるシグナル分子を活発に読みとっている。軸索が正しい経路をみつけるとその方向に新しい膜成分が足されていって，伸長している軸索の先端がのび，その下にある基質に強固に結合する（パイオニアニューロンと呼ばれる）。その後伸びてきた他の軸索はこのパイオニアニューロンの軸索と束を形成し，結果として中枢神経系の中の神経経路が形成される。髄鞘形成は胎生 16 週目くらいからはじまり，生後 3 年くらいまで続く〔訳注：これは脳の部位によって大きく差がある。認知機能にかかわる前頭前野での髄鞘形成は 30 歳くらいまで続く〕。

シナプス形成

軸索が正しいシナプス標的に到達すると，伸長

してきた軸索はその領域の特定のニューロンを認識し，その細胞にシナプスを形成する必要がある。シナプス形成には成長円錐と，標的筋細胞やニューロンとの間の化学的な相互作用が必要である。成長円錐の形が変わって，シグナル分子を分泌しはじめる。これが標的細胞にはたらき，接触した位置に受容体を集合させ，シナプス後構造が誘導される。その見返りとして標的細胞は成長円錐にシグナルを送り，その結果，成長円錐にシナプス前構造が誘導される。

　シナプス結合の形成は，数も場所も最初から正確なわけではない。形成される多くのシナプスは一時的なもので，中枢神経系の成熟過程で除去されていく。このようなシナプスの除去には神経活動が重要な役割を果たし，これによりシナプス結合が洗練されて正しい結合が増加していく。より活発な結合は，それほど活発でない結合を犠牲にして，より強化されていく。標的細胞が自身の細胞上のシナプス後膜にある受容体を除去することで，シナプス前細胞の軸索終末を引き上げさせ，シナプスの除去の調節をしている。

プログラム細胞死（アポトーシス）

　中枢神経系と末梢神経系の発生過程で共通にみられるのは，ニューロンの過剰産生とそれに続く多数のニューロンの**プログラム細胞死**programmed cell death（**アポトーシス**apoptosis）である。正常でも，発達期に形成されたニューロンの約半分がプログラム細胞死で除去される。実験結果では，神経栄養因子が生き残るニューロンの数を，神経回路形成に必要な数に調節するのにかかわっている。

中枢神経系の発生

脊髄

　発達中の脊髄では，外套層が灰白質を形成し，辺縁層がそれを囲む白質になる。形態的，機能的な基本構造は，神経管発生の早い段階ですでに決定されている。翼板の神経芽細胞は脊髄の後角に

存在する感覚神経となり，基板の神経芽細胞は脊髄の前角にある運動神経と脊髄の側角にある交感神経節前神経（T1〜L2）と副交感神経（S2〜S4）となる。翼板と基板の間の外套層は中間帯となる。後根神経節の神経芽細胞の中枢側の突起は脊髄の後角に入る。それに対して，末梢側の突起は，脊髄神経の腹側根を形成する前角の運動神経からのびる軸索と合流して脊髄神経を形成する。脊髄の分節とそれに付随する後根神経節のニューロンが支配する皮膚の領域，そして前角の運動ニューロンが支配する筋との間の関係が，成人でみられる分節状の皮膚分節，筋節となる（図11.2）。

脳

　脊髄を形成する神経管の発達の基本的な過程は脳でも同じだが，吻側−尾側軸に沿った区域ごとにより修飾された過程を経る。

菱脳胞と中脳胞が脳幹を形成する

　菱脳胞を形成する神経管の内腔が大きくなり第四脳室を形成する。この拡大が翼板を基板の背外側に移動させる。境界溝は脊髄でははっきりしなくなるが，第四脳室の床にはっきりと残り，それが外側の感覚神経核と内側の運動神経核を分ける。体節に加えて咽頭弓由来の構造物ができるので，翼板と基板にさらに機能的な区分ができ，縦方向に整然と並んだ脳幹の神経核のカラムがみられるようになる。

　基板から次のものができる。（1）内側の体節性運動核（延髄の舌下神経核，橋の外転神経核，中脳の滑車神経核と動眼神経核）は体節由来の舌筋，外眼筋を支配する。（2）中間の内臓性運動核あるいは分泌核（延髄の背側迷走神経運動核，下唾液核，橋の上唾液核，中脳のエディンガー・ウェストファル核）は頭部，胸部，腹部の内臓運動神経節を支配する副交感神経の節前線維を出す。（3）外側核（延髄の疑核，橋の顔面神経核，三叉神経運動核）は，咽頭弓の中胚葉からできる筋を支配する。

　翼板から次のものができる。（1）延髄と橋にある三叉神経体性感覚核は頭部からの一次感覚入力

を受ける。(2)孤束核は胸部，腹部の一般内臓性の入力と舌からの特殊内臓性(味覚)の入力を受ける。(3)特殊体性の入力を受ける前庭神経核と蝸牛神経核。髄脳の翼板の背外側は内側に曲がり，菱脳唇と呼ばれる特殊化された領域を両側性に形成する。小脳の一部の第四脳室の天井を形成する部位は，この菱脳唇の吻側から生じる。菱脳唇の尾側からはニューロンが生まれ，そこから腹側に向かって周回遊走を行い，脳幹の腹側にある神経核を形成する。

中脳の部分では，神経管の中央の内腔が徐々に小さくなって中脳水道を形成する。基板の中間層は，大脳皮質からそこを通る軸索が増えていくことにより大きくなり，その結果，大脳脚が中脳の腹側の両側にできる。翼板は中脳の背側の視蓋を形成し，のちにそれは上丘と下丘になる。また，黒質が大脳脚のすぐ後ろ(背側)に形成される。

小脳

小脳は菱脳唇と中脳胞の尾側部から形成される。発生の初期に，菱脳唇の最も吻側と中脳胞の内側部が接近して融合し小脳の前部を作る。もう少し尾側では，菱脳唇が最初は左右に別れているが，内側に向かってどんどん発達するので，最終的には正中で融合する。小脳原器は横に走る裂で区分される。後外側裂が最初に現れ，その後一次裂ができ，その2つが小脳を前葉，後葉，片葉小節葉に分ける。その後，二次裂ができ，葉を小葉にさらに分ける。

小脳皮質は3層からなり，これは外側から内側に向かって形成される(図24.4A)〔訳注：最初は内側から外側で最後の形成プロセスだけが外側から内側〕。最初にできるニューロンは第四脳室のすぐ上に小脳核を形成する。次に生まれるのが小脳皮質の主要な細胞であるプルキンエ細胞Purkinje cellで，これは胚上皮細胞層で生まれるとそこから放射状に表層に向かって遊走し，小脳核を通り抜けてその上に並ぶ。そのあと，皮質の介在ニューロンがそれと同じようなパターンをとり，プルキンエ細胞を通り過ぎて外側の分子層に移送する。さらに，次のニューロン産生の波が起こる

が，これは脳室周囲の胚上皮ではなく菱脳唇の端で起こり，そこから小脳の表面を周回遊走して，表層に外胚芽層を形成する。そこで細胞はさらに増殖し，生まれた未熟なニューロンは今度は放射状グリアに沿って深層に向かって放射状移送する。細胞はプルキンエ細胞層を抜けて小脳皮質のいちばん深い層である内側顆粒層を形成する。顆粒細胞が深層に向かって移送する間に軸索を後ろにのばし，これが分子層の中でプルキンエ細胞のさらなる分化を誘導するシグナルとなる。

前脳胞

最も吻側の脳胞である前脳胞は，間脳diencephalonとのちに大脳半球となる終脳telencephalonを形成する。

間脳：脳幹から間脳へ進むにつれ，神経管の構造がさらに変化し，翼板と基板がはっきりしなくなっていく。間脳領域の神経管の内腔が第三脳室を形成する。間脳の神経核も翼板と蓋板から形成される。翼板の内側の隆起が水平に(前後軸に沿って)走る視床下部溝で仕切られ，背側と腹側に別れる。背側が視床となり，腹側の外側が視床下核，内側が視床下部となる。早期に生まれた翼板のニューロンが遊走して外側の視床核と視床下核を形成し，後から生まれたニューロンが徐々に内側の視床核と視床下部を形成する。間脳の神経核の形成，特に視床の形成によって第三脳室は狭められ，ときに視床どうしがくっついて視床間橋を形成する。蓋板は視床上核，あるいは松果体を形成する。

2つの構造物が間脳から生じ，移動していく。1つ目は下垂体である。第三脳室の床から漏斗茎が下にのびて，下から〔訳注：咽頭後壁から〕上へのびてくるラトケ嚢Rathke pouchと接触する。この2つの構造物が癒合して下垂体を形成する。下垂体前葉(腺性下垂体)はラトケ嚢由来である。下垂体後葉(神経性下垂体)は漏斗茎に由来しており，視床下部からの軸索が漏斗茎の中を通ってのびていく。

2つ目は眼球である。間脳の腹側部から，眼胞

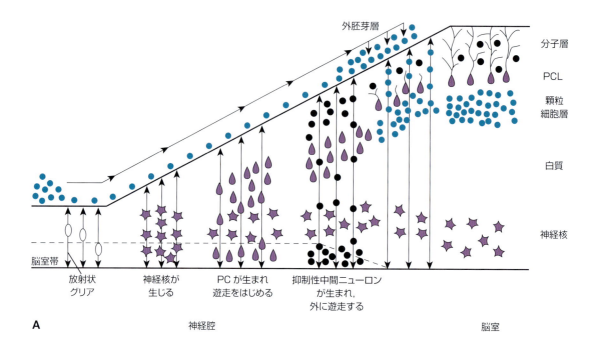

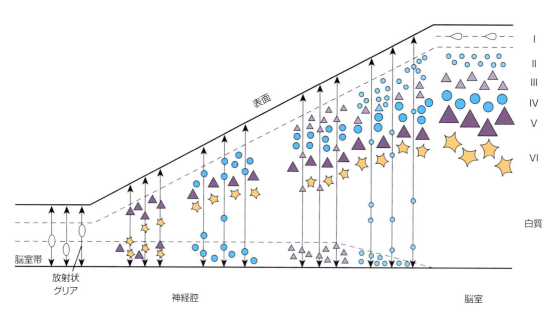

図24.4 大脳皮質と小脳皮質の層の発生
大脳皮質（**A**）と小脳皮質（**B**）の層の発生メカニズムは異なる。小脳では，はじめの脳室での神経新生の波でニューロンが生まれ，それが脳表面に向かって放射状に遊走する。続く神経新生の第2の波が外胚芽層で起こり，そこから神経前駆細胞が表面に遊走し，そこで増殖して内向きに遊走して顆粒層を形成する。大脳皮質では，すべてのニューロンは脳室帯で生まれ，表面に向かって放射状に遊走する。最も古いニューロンが皮質の深い層に局在し，より若いニューロンは順により浅い層に局在する。PC，プルキンエ細胞；PCL，プルキンエ細胞層。

が外胚葉の表面のほうにのびていく。この眼胞は間脳に眼茎でつながっていて，内腔は第三脳室の延長である。このようにのびた眼胞の先端が今度は内部に落ちこみ，最終的に神経網膜となる。眼胞の表層の外胚葉に接触した部分から水晶体原器ができ，それから眼球の内部の構造物ができてくる。また，眼茎と眼胞を覆う間葉組織から眼球を覆う構造物が生じる。網膜は神経外胚葉由来で，中枢神経系の延長であるということは重要である。網膜の神経の軸索が眼茎を通って間脳にのびて，視神経，視交叉，視索を形成する。

終脳：神経管の吻側端が終脳を形成する。神経管の外側から神経管の内腔を伴った張り出しが両側にできる。この空間が後に大脳半球の側脳室になり，モンローの室間孔を通じて第三脳室へのつながりを保っている。終脳は大脳半球と大脳核からなる。大脳核は半球に埋もれていて，白質に覆われている腹側以外は大脳半球に囲まれている。

大脳半球は層構造からなり，中から外に向かって発達する(図24.4B)。進化的に最も新しい大脳皮質の部分は皮質のほとんどの灰白質を占め，6層構造からなる新皮質となっている。未成熟なニューロンが放射状グリアに沿って表層に波のように遊走し，皮質板を形成する。早期に生まれたニューロンは皮質のより深い層を形成する(第V，VI層)。この時期には，これらのニューロンの軸索は皮質下の領域に投射する。後期に生まれたニューロンは放射状グリアに沿って順次，より表層に遊走し，皮質の浅いところにある層を形成する。大脳皮質に垂直に並んだカラム状の形態的，機能的な組織化がなされるのは，ニューロンの放射状グリアに沿った放射状の遊走の結果である。個々人を比べて比較的一定の場所に，大脳半球の葉の中の大脳皮質の皺(脳回)とそれを分ける浅い裂(脳溝)ができるのは，皮質の部位ごとのニューロンの増殖と分化の違いによる。

大脳半球の爆発的な成長により，間脳，中脳，小脳は大脳半球に覆われる。両側半球は両側をつなぐ線維で形成される交連でお互いにつながるようになる。なかでもいちばん大きな交連が脳梁である。大脳半球は他の中枢神経系の領域と軸索でつながっている。これは視床から大脳に入るものと大脳から皮質下にいくものがあり，それらが大きな内包と呼ばれる構造を形成する。

臨床との関連

中枢神経系の発生の過程は非常に長く胎生期から生後まで続くので，さまざまな代謝，栄養，感染，炎症，外傷，遺伝的変異，その他の要因が発達期の脳に悪い影響を与える。神経発生異常の中には，明らかな構造・機能異常が生後すぐにわかるものもあるし，のちに認知機能・行動異常，学習障害などとして現れるものもある。後者の中にははっきりした解剖学的原因の明らかでないものが含まれる。

ニューロン産生，神経遊走，遊走後の分化の異常はさまざまな大脳皮質の異常につながる。回の発生がうまくいかないと，皮質はしわがなく滑らかな状態，すなわち無脳回となる。異様に大きな脳回(脳回肥厚)や小さな脳回(小脳回)も皮質の発生の異常で生じる。そのほかの異常としては，遊走する皮質ニューロンが不適切な皮質の層や白質の中に位置するもの(ヘテロトピアheterotopia)などもある。

ニューロンの成熟の異常，特に樹状突起の異常は自閉症やダウン症候群，脆弱X症候群などの発達障害に関係している。樹状突起のスパインの密度が正常以下の数だったり発達の異常があることが，こういった疾患の基礎にある。前頭前野のニューロンの過剰な生存や小脳のプルキンエ細胞の細胞死などが自閉症の患者の脳で報告されている。

神経管の閉鎖の異常に関しては，神経管の前極と後極の癒合不全が最もよくみられる。無脳症は神経管の前極が閉鎖せず，異常な形をした脳が頭蓋骨の欠損した部分から頭皮と一緒に後ろに飛

(つづく)

臨床との関連（つづき）

び出した状態である。この状態は致死である。後極の閉鎖不全はさまざまな形をとる。通常，椎弓が形成されなくて両側の脊椎原器が癒合せず二分脊椎症となる。二分脊椎症ではCSFを含んだ髄膜の袋（髄膜瘤）が飛び出していたりする。**これが本章の最初の症例である。**袋が神経組織を含んでいる場合は髄膜脊髄瘤と呼ぶ。神経管閉鎖不全の多くは妊娠前や妊娠中の葉酸の摂取で防ぐことができる。

遺伝性疾患としてはダウン症候群Down syndromeや脆弱X症候群，レット症候群Rett syndromeがある。ダウン症候群は21番染色体が1本多くあるもので，最もよくみられる遺伝性疾患である。ダウン症候群の患者は生まれてその後長く生存することができ，低身長，二重まぶた，筋緊張の低下，知能低下を特徴とする。脆弱X症候群やレット症候群は比較的まれである。

小さい頃に事故によって，気管の閉塞や低酸素症をきたして酸素の不足が起こり，それがもとに

なってさまざまな発達障害が起こることがある。脳性麻痺は比較的よくみられる発達障害で，周生期のさまざまな要因で起こる。脳性麻痺は，不治の非進行性の運動障害がみられ，そのうち約3分の1の患者には二次的な認知機能の異常やてんかん発作などもみられる。脳性麻痺の運動障害は，痙性，失調性，アテトーゼ/ジスキネジアの3つに分けられる。これら単独ではなく，混在しているケースが多い。最も多いのが痙性で，妊娠中，出産時，あるいは出生後の運動系への損傷で起こる。出生時の低酸素や未熟性も脳性麻痺の重要な要因である。

胎児性アルコール症候群は，アルコール依存症の母親から生まれた子どもが低IQやその他の神経発達遅延を示すものを呼ぶ。これらのケースが最も悲惨な理由は，発達障害は妊娠中の母親のアルコール摂取をやめることで完全に防げるからである。

章末問題

24-1. 中枢神経系は，原腸胚のどの胚葉から発生するか？

24-2. 神経堤から何が分化するか？

24-3. 無脳症は，何の発生異常から生じるか？

24-4. 中枢神経系における脊索の重要性とは何か？

24-5. ニューロンの遊走の先導で重要な役割を果たす特殊なグリアとは何か？

24-6. 一般に，発生初期ではニューロンの過剰生産が起こり，続く成熟の間にアポトーシスによって削減される。過剰なニューロンの選択的細胞死の根底にある仕組みは何か？

24-7. ニューロンの遊走に関して，小脳皮質は大脳皮質とどのように異なるか？

24-8. 脳回が発生できなかった状態を何というか？

24-9. ある新生児の出産時に，腰部に発生異常がみられた。腰部を詳しく診察すると，嚢胞状の隆起に液体と何らかの組織が含まれていた。この状態の診断はどれか。

a. 無脳症

b. アルノルド・キアリ奇形

c. 二分脊椎症

d. 髄膜瘤

e. 髄膜脊髄瘤

24-10. 24-9 の発生異常は，次のどれによって予防できるか。

    a. 受胎前に遺伝カウンセリングを受ける

    b. 受胎前は毎日，受胎後は早期に，妊婦が葉酸のサプリメントを摂取する

    c. 妊娠中にビタミンBのサプリメントを増やす

    d. 妊娠中，妊婦のカルシウムのサプリメントを増やす

    e. 妊娠中に妊婦が完全に禁酒する

24-11. 出産後すぐに死亡した新生児。児の頭皮と頭蓋骨が眼窩より上で欠損していることがただちに明らかとなった。頭蓋骨の開放部には少し神経組織がみえていたが，両側とも終脳は欠損していた。この発生異常は何というか。

    a. 無脳症

    b. アルノルド・キアリ奇形

    c. 脊椎破裂

    d. 髄膜脊髄瘤

    e. 脳瘤

24-12. ある小児患者。出生時に異常はなく，しばらくは正常に発達が進んでいるようにみえた。しかし，発達の目安がみえるのが遅れ，痙攣発作が起こったために，小児科医は患者を神経科医に紹介した。MRI は脳表面が滑らかなことを示していた。脳回と脳溝の欠損により，滑脳症と診断された。この原因はどれか。

    a. 前神経孔の閉鎖不全

    b. 側脳室の発生遅延

    c. 皮質ニューロンの発生遅延

    d. 初期の皮質ニューロンの遊走異常

    e. 軸索形成の遅延

24-13. 発生中の神経管には3つの構成要素，翼板，基板，神経堤がある。翼板と基板は，中枢神経系内に局在するニューロンを産生する。一方，神経堤は，末梢神経系のニューロンを作る。次のうち，神経堤からできる神経ではない細胞はどれか。

    a. アストロサイト

    b. クロム親和性細胞

    c. メラノサイト

    d. シュワン細胞

    e. 上のすべて

第25章 神経系の老化：認知症

比較的健康だった1人暮らしの80歳の未亡人が，ここ数年で，社会的にも活発だった状態から彼女の子どもたちに依存しなければ生活できないような現在の状態になった。しばしば，非常に些細なことで混乱したり，子どもとの最近の会話の内容を思い出せなかったりという事態が起こった。最近は，どうして彼女が何かを思い出せないかを説明するために作り話をしたりするようにもなった。この12か月の間に，彼女が3か月に一度の老年科の外来受診で行うミニメンタルステート検査Mini-Mental State Examination（MMSE）のスコアはどんどん悪くなってきている。

細胞の核には生物学的時計が存在する。遺伝子の異常が増加・蓄積し，細胞分裂能が低下していく老化現象は一生を通じて起こっているが，非常に高齢にならないとそれが顕著にならないのが普通である。脳の正常な老化では，リポフスチンと呼ばれる細胞内タンパク質がリソソームで分解され，その分解産物であるリポタンパク質様の色素が蓄積していく。脳の加齢による変化は通常，行動の変化として現れる。例えば，記憶力や学習，理解力，視力，聴力，判断能力，問題解決能力などの認知機能や，随意運動や反射による運動のスピードが徐々に失われたり，異常な行動変化がみられたりする。こういったことがみられるようになる年齢，進行の速度，機能異常の程度は個人差が大きい。**老年認知症**（痴呆）senile dementiaは臨床的な症候群で米国精神医学会のDSM-IV〔訳注：現在は改訂されてDSM-5となっている〕による診断基準で規定されている。老年認知症は記憶力の低下に，言語や問題解決といった認知機能の異

常や社会性行動・職業に必要な機能の障害を伴った場合に診断される。認知症は可逆性の場合も不可逆性の場合もある。

老年認知症の種類

アルツハイマー病

最も多い，不可逆性の老年認知症は**アルツハイマー病**Alzheimer diseaseである。アルツハイマー病は60歳以上の人の約7％，80歳以上の人の約40％にみられる〔訳注：九州大学の調査によると，アルツハイマー病は65歳以上の人の約7％にみられ（年齢調整有病率），近年増加傾向にある。日本内外の調査結果もおおむね同様である〕。早期発症の認知症の家族歴のある人には若年でみられることもある。

アルツハイマー病の病因は明らかになっておらず，発症の予測に使えるリスク因子もあまりあてにはならない。脳生検以外に診断できる検査はな

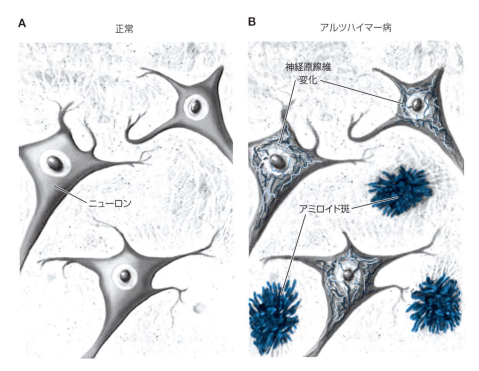

図 25.1　アルツハイマー病患者の脳の神経病理学的変化
A. 正常なニューロン。**B.** アミロイドタンパク質からなる老人斑がニューロンを取り囲む。取り囲まれたニューロンは，アミロイドの沈着の結果，最終的に変性していく。神経原線維変化がニューロンの細胞体や突起に密集して沈着する。こうしたニューロンも，これらの異常な沈着の結果，変性していく。

く，死後の剖検でアルツハイマー病特有の光学顕微鏡レベルでの病理所見がみられるかどうかでのみ確定診断が可能である。この特徴的な病理組織学的所見とは，脳の特定の領域に異常なタンパク質の沈着（図25.1）と神経変性（図25.2）の像がみられることである。ニューロン（神経細胞）の死に先立って，細胞骨格の異常がみられる。これは**神経原線維変化** neurofibrillary tangle と呼ばれ，微小管結合タンパク質のτ（タウ）の凝集が細胞質や近位樹状突起に形成されている状態である。この細胞骨格タンパク質の凝集は，初期には細胞内の代謝や軸索輸送に障害を与え，その結果シナプス機能に影響を及ぼし，最終的には細胞死に至る。細胞死が起こった後にはその細胞死の証拠を残すように，この不溶性の神経原線維変化は細胞外に残る。

細胞外のもう1つのタンパク質の沈着は**アミロイド老人斑** amyloid senile plaque と呼ばれ，神経線維網内（図25.1）や脳血管壁にできる。アミロイドタンパク質は，より大きなアミロイド前駆体タンパク質から形成される。アミロイド前駆体タンパク質はニューロンの小胞体の中で合成されて，樹状突起や軸索，細胞体の膜に送られるが，その機能ははっきりしていない。このタンパク質の細胞外ドメインが切断されて，これがアミロイド斑を形成する。老人斑は異常なニューロンやアストロサイトの突起，活性化されたミクログリアに付随してみられることが多い。アミロイドタンパク質はその周囲の構造に損傷を与えると考えられている。

神経原線維変化と老人斑は大脳皮質に均一にみられるわけではない。神経原線維変化は海馬傍回や内嗅皮質，側頭極に最もよくみられる。それに対して，一次運動野や感覚野には神経原線維変化は比較的少ない。神経原線維変化ほど領域ごとの差は顕著ではないが，老人斑は側頭葉や頭頂後頭葉に最もよくみられる。

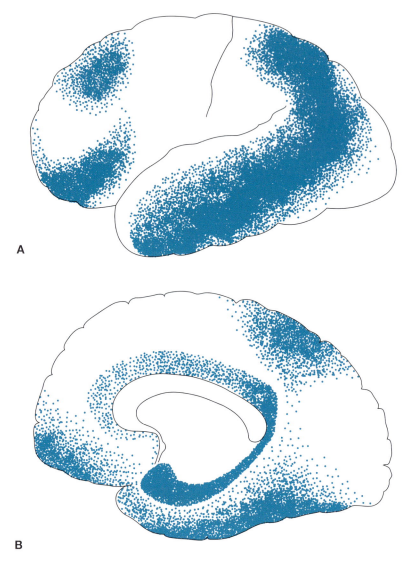

図25.2 アルツハイマー病での神経変性変化の分布
大脳半球の外側面(**A**)と内側面(**B**)の模式図で，アルツハイマー病の神経変性変化(ニューロン死，神経原線維変化，老人斑)の分布と相対密度を示す。色の濃さが神経変性疾患の進行を反映している。

ニューロンの脱落

80歳までには，脳はその重量の約15%程度が失われる。この脳の縮小は老化したニューロンのタンパク質合成の低下である程度説明できるが，この低下そのものは老化とは相関しない。脳の縮小はニューロンの樹状突起のスパインや分岐の萎縮による細胞のサイズの減少，特に皮質の錐体細胞のような比較的大きな細胞のサイズの減少によってある程度説明できるかもしれない。この樹状突起の萎縮で，15〜20%のシナプスが失われると考えられる。**本章の最初の症例のような**認知症の患者では，シナプス結合の減少が顕著である。

アルツハイマー病の脳では，ある特定の領域のある特定のニューロンが変性している。その結果，脳回の厚さがうすくなり，その反対に脳溝が広くなることが特徴である。したがって，樹状突起の萎縮とニューロンの死が組み合わさって**脳萎縮 brain atrophy**と呼ばれる形態学的変化につながる。前頭前野や頭頂後頭葉，側頭葉では錐体細胞が選択的に変性に陥ると(図25.2)，気分の変化，睡眠パターンの変化，外界の環境の理解力の

変化につながる。マイネルトの前脳基底核basal nucleus of Meynertのコリン作動性ニューロンや青斑核のノルアドレナリン作動性ニューロンの過剰な変性は，おそらく記憶や注意の障害に関係すると考えられる。扁桃体や前視床核のニューロンの変性は異常行動に関係する。現在のところ，アルツハイマー病に有効な治療法はない。

ることもある。そのほかの不可逆性の認知症として，パーキンソン病Parkinson diseaseやハンチントン病Huntington disease，遺伝性の脊髄小脳変性症の患者でみられる皮質下由来のものがある。慢性アルコール依存症による認知症も不可逆性だが，アルコール使用をやめればそれ以上進むことはない。可逆性の認知症は，例えば薬物相互作用による毒性，電解質バランスの異常，感染症，代謝や内分泌異常などにみられる。

臨床との関連

認知症患者の認知力は，ミニメンタルステート検査や，長谷川式認知症スケールなどで検査される。いずれも簡単な質問，計算，記憶テストなどの組み合わせからなり，その成績を点数化して評価する。

脳血管性認知症やそのほかの認知症

老年認知症の2番目に多いものは脳血管障害によるもので，老年認知症の10〜20％を占める。血管性の認知症は，長い期間にわたって大脳のさまざまな部位に多発性の致死性ではない脳梗塞が起こった結果として生じ，記憶の障害や行動異常がみられる。アルツハイマー病とは異なり，血管性の認知症は脳の障害部位の分布が一様ではなく，しばしば明らかな心血管系の疾患に伴って起こり，例えば片側の錐体路症状などの局所的な脳障害がみられる。高血圧が脳血管性認知症の最も大きなリスク因子である。ほかには糖尿病や喫煙，アルコール摂取，不整脈やその他の心疾患などがある。脳血管性認知症のリスク因子を明確にすれば，高血圧の管理や糖尿病のコントロールなどさまざまな治療計画を通じて予防的な治療が可能になる。

認知症患者には，大脳の変性変化と血管性病変の両方が見られる。アルツハイマー病と脳血管性認知症がさまざまな形で混じり合った状態を呈す

臨床との関連

おもに老化ラットを使った研究で，「使わなければ失われるuse it, or lose it」の原則は強く示唆されている。神経支配を失った活動の少ない骨格筋が萎縮するのと同様に，老化した中枢神経系ニューロンの構造は作業や精神的な刺激，活動性に大きく左右される。施設に入れられている老人のような，非常に簡素な環境下で飼育された老化ラットは皮質ニューロンのシナプスや樹状突起が失われる。逆に同じ老化ラットを，例えば歳をとった神経解剖学者が経験するような，非常に刺激の多い環境で飼育するとシナプスの結合が有意に増える（シナプス可塑性）。また，精神能力を保つことは食事や体重，運動とも関係することが示されている。

章末問題

25-1. アルツハイマー病の死後の脳に典型的にみられる神経病理学的変化は何か？
25-2. 老人性認知症の最も多い原因は何か？
25-3. 脳萎縮の患者では，MRIでどのような神経病理学的変化がみられるか？
25-4. 老化が進むと，大脳皮質のどこに強く神経病理学的変化が生じるか？

第26章 神経系の機能回復：可塑性と神経再生

自動車事故で大人2人が神経系の損傷を受けた。患者1は末梢神経を損傷したのに対し，患者2は中枢神経を損傷した。この2人で神経学的異常はいくらか異なるものの，両者とも右手と指の麻痺をきたした。この患者の家族が機能回復の可能性について話を伺いたいと申し出てきている。

この150年余りの間，ニューロン（神経細胞）の細胞体はそこに細胞全体の代謝を支える細胞小器官が集中しているため，細胞の栄養センターと考えられてきた。すべての軸索と樹状突起は，その栄養や生存に必須の栄養源を，細胞体から軸索や樹状突起に運ぶ細胞内の輸送メカニズムに依存している。軸索内の輸送は双方向だが，さまざまな要素がそれぞれの速度で特定の方向への移動に関与している。細胞小器官やシナプス伝達に必要な小胞は通常，速い順行性の軸索輸送によって移動する（100〜400 mm/日）。それに対し，軸索構造の恒常性の大部分が依存しているのは，細胞骨格や軸索のタンパク質，解糖系や酸化的リン酸化に必須の代謝産物の移動を行う遅い軸索輸送である（1〜2 mm/日）。逆行性の輸送（100〜200 mm/日）は，軸索終末から正常代謝の老廃物や標的構造からの栄養因子シグナルを細胞体に運ぶ。

因子シグナルに加えて，神経に悪い影響を及ぼす分子も運ばれる可能性がある。例えば，破傷風毒素などの病原タンパク質や，狂犬病やポリオのウイルスなどである。また，順行性の輸送でも水疱瘡ウイルスが中枢から末梢に運ばれ，帯状疱疹を起こすこともある。

末梢神経系のワーラー変性（順行性の軸索変性）

軸索が物理的に外傷で損傷を受けたり，毒素や炎症，代謝，ミエリンの障害（脱髄性疾患），虚血で間接的に損傷を受けて変性する。その場合，**ワーラー変性** wallerian degeneration，あるいは順行性変性と呼ばれる現象が損傷部位から末梢に向かって起こる（図26.1）。

軸索が切断され，軸索の損傷部位の近位端と遠位端が離れることによって，損傷部位よりも遠位側と損傷部位近傍の近位側にさまざまな現象が連続的に誘導される。軸索切断後数時間以内に，近位端ではカルシウム依存性のメカニズムにより，

臨床との関連

逆行性の軸索輸送では，末梢からの正常の栄養

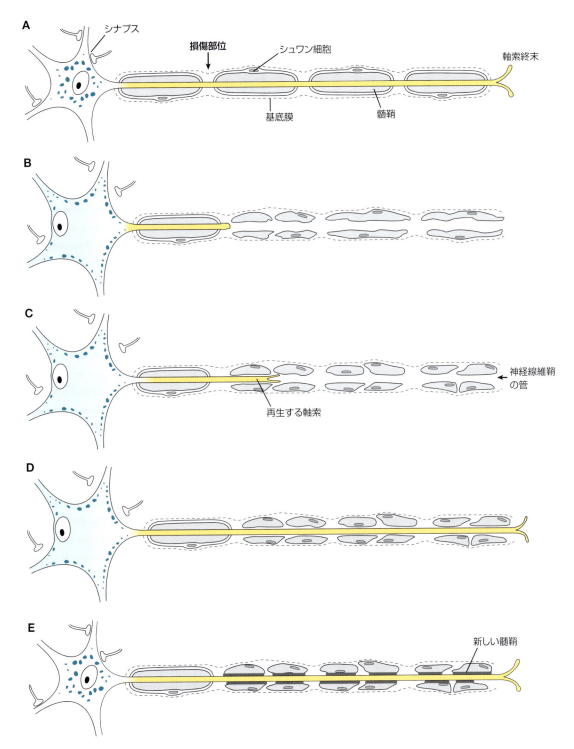

図26.1 末梢神経系の有髄線維の損傷後における形態変化の推移
A. 正常な細胞体と有髄線維。**B.** 軸索反応に特徴的な，中心性色質融解，膨潤，核の偏在，軸索と髄鞘のワーラー（順行性）変性。**C.** シュワン細胞でできた神経線維鞘の管の中に軸索再生の芽がまず伸長していく。**D.** 末梢のターゲットに向かって再生する軸索。**E.** 回復：機能的再生。

開いている軸索の膜に軸索内の小胞が融合し，その開放部がどんどん狭くなり，最終的に切断面が閉じられ，膜を挟んだイオンバランスが回復する。

一方，損傷された軸索の遠位側では，損傷後の短時間の間は軸索輸送と活動電位の伝導が継続される。しかし，遠位端ではミトコンドリアでのエネルギー産生に必要な代謝の基質が近位側から徐々に枯渇していき，膜電位の維持ができなくなる。ATP産生が減少することにより，膜の透過性が損傷部位から末梢に向けて変わっていく。イオン勾配がなくなると水が軸索の中に入ってきて，その結果軸索が膨化し，さらに悪いことにナトリウムとカルシウムが流入してくる。この細胞内のカルシウム濃度の上昇が，軸索の物理的な変性の引き金となる。軸索内のカルシウム濃度の上昇で光分解する酵素が活性化され，これにより細胞骨格タンパク質，そして軸索膜が破壊されていく。

軸索変性の開始に引き続いて軸索周囲を囲む髄鞘（ミエリン鞘）も断片化していき，小さな粒子状になっていく。損傷後数日のうちにシュワン細胞Schwann cellからの生理活性物質の放出により，マクロファージが活性化され，髄鞘をさらに破壊し，髄鞘から生じるタンパク質や脂質のゴミを貪食していく。末梢神経において損傷後の髄鞘からのゴミを素早く片づけることはその後の再生に必須で，シュワン細胞の増殖を活性化したり，軸索再生に阻害的にはたらくミエリン関連タンパク質を除くのに重要である。

軸索の変性は常にそれを囲む髄鞘の変性を伴うけれども，その逆はいつも起こるわけではない。脱髄性ニューロパチーは軸索の変性を誘導しない。むしろ，軸索は解剖学的にも機能的にももとの状態を保っており，再髄鞘化を誘導しようとする。

臨床との関連

最近行われた，ワーラー様変性がゆっくり起こるWlds変異体マウスの表現型の解析から，軸索

輸送が途絶えてミトコンドリアの機能不全につながるという概念と，軸索内カルシウムの上昇がただちに軸索の変性を損傷部位の遠位端で引き起こすという概念に疑問が呈されている。Wldsマウスの切断された軸索では，活動電位が損傷後2週間くらいまで継続して発生・伝達され，軸索の物理的な分解はやはり同様に遅延する。アストロサイトやマクロファージ，ミクログリアの活性化もWldsマウスでは遅延する。興味深いことに，Wldsタンパク質は軸索の生き残りを何らかのメカニズムでサポートするにもかかわらず，Wldsマウスでは軸索切断後のニューロンの細胞体の死を止めることはできない。しかしながら，このマウスの解析は，損傷された軸索経路や神経の治療に対する重要な発見をもたらす可能性がある。

末梢神経系の軸索損傷後の機能回復

末梢神経系の軸索は損傷後に再生できる。切断部位の近位端の球状のふくらみから数時間以内に軸索のスプラウティング（出芽）が起こるが，それ以上伸びるために必要な細胞体からのサポートが十分ではなく，短時間のうちに変性する。軸索再生が成功するには，軸索切断後にニューロンの細胞体が生き残ることが必要である。

軸索反応

軸索切断後数時間で，軸索を失ったニューロンの細胞体では超微細構造レベルの変化がみられる。数日後には特徴的な神経組織学的変化が明白となり，それをまとめて軸索反応axon reactionと呼ぶ（図26.1B）。まず，核が通常とは異なる部位である細胞膜のすぐそば，しばしば軸索小丘に面する部位に移動する。イオンポンプの性質の変化とそれによる膜の透過性の変化により，細胞体は膨化する。最も特徴的な変化として，粗面小胞体の集合体（ニッスル小体Nissl body）がバラバラになって，中心性色質融解central chromatolysisと呼ばれる現象（塩基性の染色性の消失）が起こる。また，核小体の大きさが大きくなる。さらに

は，前シナプス末端が機能不全に陥っているニューロンの細胞体や樹状突起から離れていく。

この状態から，軸索切断されたニューロンが生存するかどうかには多くの決定要因があることが知られている。損傷部位がどれくらい細胞体から近いか，軸索膜がどれくらい消失したか，どれくらいの側枝が生き残って標的からの栄養分子にアクセスできるか，患者が何歳か。患者が若いほどニューロンに対するダメージは大きい。ニューロンに生じた持続的な変性が一定の閾値を超えなければ，軸索切断されたニューロンは軸索を損傷部位から末梢側へ再生していく。

末梢での軸索の再生

持続的な軸索の再伸長は近位側の断端から起こり，再生する軸索の先端に新しい軸索の膜が付加されながら続く。発生の段階でみられるものとは少し異なるが，成長円錐が分子シグナルを探索しながらその標的に導かれていく。シュワン細胞が再生の成功に重要な役割を果たしている。損傷の3〜4日後から，損傷部位に侵入してきたマクロファージからの増殖分子によって，損傷された軸索の全長に沿ってシュワン細胞の分裂が開始される。このシュワン細胞から化学誘引物質あるいは栄養因子が分泌され，再生する軸索を末梢までのびるように誘導する。

機能再生の程度は損傷の種類に大きく依存する。最も予後のよい機能再生は，挫滅損傷あるいは虚血後の再生で起こる。この場合，神経を取り巻いている管（神経線維鞘の管）と基底膜がそのまま残っているためである。**これが本章の最初の症例の患者1で，正中神経と尺骨神経の挫滅損傷によるものである。**再生する軸索はもともと神経が入っていた管の中をのびていく。栄養因子の誘導力の強さは濃度依存性である。切断部の近位端と遠位端が物理的に離れていると，再生する軸索はその損傷部位を横断しなければならない。その場合，機能再生のチャンスは減少する。例えばカミソリや鋭いナイフで神経が切断されたような断端がきれいな損傷の場合は，近位と遠位の断端を手術で縫合して断端をよせてやることができる。理想的には，大きな神経束の断端どうしをなるべくよせてそろえられれば，再生する軸索がもともとあった神経線維鞘の管の中を伸長できる確率は高くなる。

機能再生がいちばん起こりにくいのは銃撃などでの神経損傷で，この場合比較的長い距離にわたって神経が損傷されている。こういった状況では，手術で直す方法がとられる。例えば，四肢の位置を変えて固定することにより近位端と遠位端を近づけてなるべくよせて縫い合わせる。その他にも，例えば近位端と遠位端の間のギャップに患者の他の部位の神経からとった一部を移植する，生体内で分解されうる人工的なチューブを埋めて，その中に再生する軸索を遠位端まで誘導する，といったことが行われる。どの場合も近位と遠位の神経断端を数ミリメートル以下まで近づけることが重要である。これは，遠位端のシュワン細胞から再生に十分な栄養因子が拡散して近位端に到達する濃度はその間の距離に依存するからである。

臨床との関連

神経腫が末梢神経損傷の断端にできることがある。これは再生する感覚神経の軸索がもとの神経線維鞘の管に入り込めないときに起こる。こういったところに終わる感覚神経の終末は非生理学的な刺激でも活性化され，中枢に非常に強い痛み感覚を伝える。この現象が幻肢痛の原因と考えられている。

以前は再生していく軸索は遠位側のどんな神経線維鞘の管にでものびていくと考えられていた。しかし，最近の知見では運動神経は運動神経，感覚神経は感覚神経といった同じタイプの特定の線維を誘引することが明らかになってきた。

神経再生の速度は1〜2 mm/日で，これは遅い軸索輸送の速度と同じである。神経線維鞘の管の遠位端や，運動神経の標的である筋や腺組織，あるいは感覚神経の標的である感覚受容器に到達す

ると，機能的な結合が再形成される。いったんつながれると，今度は栄養因子が細胞体に逆行性に輸送され，細胞体は時間とともに，形態学的に正常な状態に戻り，乱れていたシナプスも細胞体や樹状突起への機能的な結合を取り戻していく（図26.1E）。また，再生された軸索は再び髄鞘化される。もし再生した軸索の結合が不適当なものであるならば，例えば運動神経の軸索が感覚受容器に結合する，あるいはその逆などの場合には，細胞体に逆行性に運ばれた栄養因子によって間違いが感知され，その細胞と軸索は変性に陥る。不適当な結合をした軸索の周囲のシュワン細胞や神経線維鞘も時間とともに変性していく。

中枢神経系の軸索損傷後の機能回復

軸索損傷の後，中枢神経系の軸索でも末梢神経系で損傷した軸索と同じように順行性の軸索変性が起こる。ニューロンの細胞体でも同様に逆行性の軸索反応が起こり，その細胞が生き残るか細胞死に陥るかは損傷部位がどれくらい細胞体に近いか，分岐がどれくらい保たれているか，そして年齢に依存する。しかしながら，末梢神経系と異なり，中枢神経の軸索の損傷後には機能再生は起こらない。損傷された中枢神経系の軸索は再生する内在性の能力をもっているが，多くの外因性の要因が機能再生を阻む。これらの制約は脊髄損傷の例をとるとわかりやすい。

脊髄損傷の部位では反応性のアストロサイトが分裂しあるいは大きくなり，損傷部位の周囲に物理的に通過できないバリアやグリア瘢痕を形成し，変性や炎症反応が損傷されていない部位に広がるのを阻止し，血液脳関門を再生する。反応性のアストロサイトはプロテオグリカンを産生し，軸索再生を阻害する化学物質のバリアを形成する。脊髄損傷は，中心に空洞を形成しその周りを正常組織が取り巻くか，あるいは完全な脊髄の断裂かの2つの状態になる可能性がある。どちらのタイプでも再生する軸索にとって大きなギャップがあり，遠位の標的に到達するにはこの間を乗り越える必要がある。また，中枢神経の軸索を取り

囲む髄鞘を形成しているオリゴデンドロサイトの膜には3種類のタンパク質があり，これは再生軸索の成長円錐に存在するレセプター（Nogo受容体）に結合する。これらの髄鞘タンパク質は成長円錐の形成を乱し，神経再生を阻む。

再生する軸索がグリア瘢痕や空洞，断裂部，さらには中枢の髄鞘などの神経伸長を妨げる状況を乗り越えて伸長するように誘導されても，最後の大きな難関は適切な標的ニューロンに到達するという問題である。末梢神経では，シュワン細胞と基底膜で形成される神経線維鞘によって軸索が標的まで誘導されるし，1つのシュワン細胞は1本の軸索だけに対応している。それとは異なり，中枢神経系では神経線維鞘の管のような標的までの通路は存在せず，またオリゴデンドロサイトは何本もの軸索を髄鞘化している。

中枢神経系の機能的に意味のある軸索再生にはさまざまな障害があるが，最近の実験では外因性の栄養因子や幹細胞，シュワン細胞，遺伝子治療が中枢神経の再生を（まだ限られたものではあるが）促すことがわかってきており，今後の発展が期待される。

中枢神経系の可塑性

中枢神経系の結合が発生の段階にいったん形成されると，それは一生変わらないと長く考えられてきた。この40年の動物を使った基礎研究と，最近の脳機能イメージングを使ったヒトの研究によって，神経系は可塑性をもち変わりうるということが示されてきている。神経の形態や電気生理学的反応の**可塑性** plasticityは神経系の内部環境の正常な変化，環境の外的な変化，行動の適応，中枢神経系の損傷に伴ってみられる。機能的な可塑性は中枢神経系のさまざまな部位でみられ，例えば妊娠・授乳時における視床下部の核の変化や，練習やトレーニングで新しい運動スキルを習うときの運動系のさまざまなレベルでの変化，新しい外的な刺激に反応するときの感覚系での変化などがあげられる。結合の可塑性は，短期促通や反復刺激後増強の際に前シナプスで起こるシナプ

スの伝達効率の単純な変化や，長期増強および長期抑制のときに後シナプスで起こる同様の変化の際にみられる．形態学的な変化には，前シナプスの軸索終末や後シナプスの遠位樹状突起，スパインのリモデリングが含まれる．

損傷によって誘導される可塑性

　成人での神経新生は，例えば嗅上皮での一次感覚ニューロンの新生や海馬の顆粒細胞の新生など非常に限られており，また中枢神経系の軸索再生は起こらないため，中枢神経系の外傷や脳血管障害後の部分的な機能回復は**損傷誘導性可塑性** lesion-induced plasticityによると考えられる．この中枢神経系の可塑性は年齢と部位に依存する．

発達期の可塑性

　中枢神経系の発達期の損傷にみられる可塑性の1つに，正常では一時的にしか存在せずいずれ消失していくニューロンやその結合が持続するというのがある．最終的に成人まで残る回路が発達するまでには，その正常の回路以外に一時的に過剰な結合が形成される．この最終的に残る回路が損傷された場合に，一時的な軸索の投射が残って標的ニューロンへの入力が維持されることがある．発達の時期には成長に関係する遺伝子の発現が進行しているので，未成熟なニューロンの損傷されていない軸索が軸索終末を発達させたり，分岐をのばしたり，神経支配を失った標的に軸索の方向を変えたりする．また，損傷を受けた軸索からも，終末やその手前の枝分かれから再生の芽（スプラウト）を出す（スプラウティング）．新しいあるいは再生した軸索は数百μmものびることができる．こういった再生軸索の伸長が可能なのは，成人でみられる軸索成長阻止因子がそれほど発達していなくて，まだ軸索伸長を許さない環境にはなっていないからでもある．

成人での可塑性

　成人の軸索結合の損傷によって誘導される可塑性は，未成熟な神経系よりも部位限定的で，なおかつ時間的にも限られている．一般的に，新しいシナプス結合は**反応性のシナプス形成** reactive synaptogenesisに限られている．これは損傷によって失われたシナプスがその近傍の生き残った軸索からのスプラウトで置き換えられるというものである（図26.2）．成体の動物を使って反応性のシナプス形成を定量した結果によると，生き残った軸索終末からの新しいシナプスはその数もシナプス効率ももとのシナプスによく似ている．このスプラウティングには階層性があるらしく，同じ系からやってくる生き残った軸索が失われた入力を置き換える優先順位が最も高く，つぎが機能的に似たもの（例えば，生き残った興奮性の入力が失われた興奮性の入力を置き換える），そのつぎが機能的にもまったく異なるもの（例えば，生き残った抑制性の入力が失われた興奮性の入力を置き換える）となっている．シナプスの中にはまったく再生されないものもあり，これが**本章のはじめの症例の患者2である**．この患者は中枢神経系の外傷で外側皮質脊髄路を損傷し，手の内在筋を支配する脊髄の下位運動ニューロンに投射する経路が損傷している．この患者は部分的にある程度の近位筋の動きは回復するかもしれないが，独立した随意的な指の動きは戻らないだろう（第7章を参照のこと）．

臨床との関連

　成人の感覚系の可塑性を示す2つの例をあげる．1つは，指の切断の後，大脳皮質の切断指を支配する領域にその隣にある切断されていない指を支配する領域が広がることによって，そこからの感覚入力が置き換わり，結果として切断されていない指の皮質における感覚の感度が上昇するという例である．もう1つの例は，感覚の種類（モダリティー）を越えて感覚の可塑性が起こる例で，例えば盲目の人が点字を読むトレーニングをする場合である．盲目の人は指の先の触覚の弁別能が，目がみえる人より高いという報告がある．また，音源定位や語音弁別の能力は，盲目の人のほうが目がみえる人より高い．

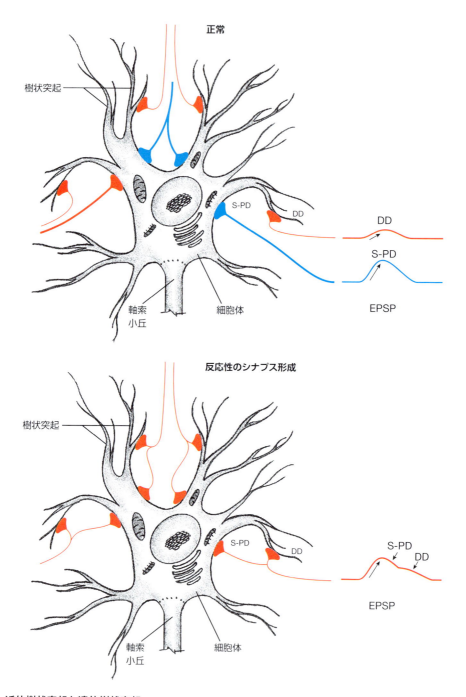

図26.2　近位樹状突起と遠位樹状突起
求心性線維が神経終末を作るところには，近位樹状突起（S-PD）と遠位樹状突起（DD）という，2つの空間的に分離された経路がある。S-PDの終末が活性化されると，DDの終末の活性化に比べて，立ち上がりが速く（矢印），振幅の大きい興奮性シナプス後電位（EPSP）が発生する。S-PDの求心性終末が変性すると，残った求心性線維のDDからスプラウティングした終末で置き換えられる。こうしたS-PDとDDのシナプスが合わさって活性化されると，それら両方の特性をもったEPSPが発生する。

章末問題

26-1. 順行性変性（ワーラー変性）の原因となる基盤は何か？

26-2. 軸索切断された細胞体に起こる特徴的な神経組織学的な変化は何か？

26-3. 軸索の損傷でニューロンが生き残るのに決定的な因子は何か？

26-4. 中枢神経系で軸索の再生を阻害する3つの要因は何か？

26-5. 傷害によって活性化されたシュワン細胞の産生する神経栄養因子の機能は何か？

26-6. 末梢神経損傷で機能的再生が最大になると予測できるのは，どういうタイプの損傷か？

26-7. 神経腫ができるのはなぜか？

26-8. 損傷誘導性可塑性は中枢神経系のどこにでも起こりうるか？

26-9. 10歳の小児が，自転車事故で手首のすぐ近位で尺骨神経を切り，救急センターに運ばれてきた。神経外科医は，神経束のゆがみが最小になるように注意して，神経の近位側と遠位側の断端を縫い合わせた。あなたは，この患者の術後管理を任された。2か月後のフォローアップ診察で観察されそうなのはどれか。
　a. 小指と薬指の完全な機能回復
　b. 小指球筋の完全な萎縮
　c. 小指から薬指にかけての軽度の運動麻痺と限定的な感覚回復を伴う，部分的な運動機能回復
　d. 軸索再生が遠位のターゲットに達するには時間が不十分なため，機能回復はまだない
　e. 外傷部がニューロンの細胞体に近く，ほとんどのニューロンが死滅したために，機能回復はない

26-10. 右吻側の延髄の背外側部で小梗塞が生じると，同側の下肢の運動失調が起こる。その他の感覚は正常。作業療法により期待される効果はどれか。
　a. 著明な機能回復と運動失調の改善
　b. 患者が若く熱心なら効果が期待される
　c. トレーニングにより中小脳脚の残った求心性感覚線維が動員されるので，

効果が期待される。
　d. 患側の下肢には機能改善はない
　e. 傷害された背側脊髄小脳路の再生により，少しずつ機能改善が起こる

26-11. 中枢神経系の機能回復につながるような軸索再生は起こらない。その理由となる因子はどれか。
　a. オリゴデンドロサイトの髄鞘中の抑制性タンパク質が再成長を抑制する
　b. アストロサイトの作る瘢痕が物理的に再成長を妨げる
　c. 再生する軸索を案内する誘導経路が存在しない
　d. 損傷部位の分子シグナルが化学的に再成長を阻害する
　e. 上のすべて

26-12. 圧迫傷害や物理的切断により末梢神経が損傷されると，損傷部位から遠位方向に変性が起こる。この順行性変性の一次的な原因はどれか。
　a. 順行性の軸索原形質流の崩壊
　b. 虚血
　c. 活動電位の途絶
　d. 中心性色質融解
　e. ターゲットからの神経栄養因子の喪失

26-13. 47歳の秘書が，数か月にわたる両手のピリピリする感覚や痛みを訴えて来院。手に持ったものを落とすこともあった。この異常な感覚は夜間に特に強く，しばしば眠れず，あるいは眠っていても目覚めてしまう。手の内在筋の萎縮と筋力低下がみられる。下肢の感覚は正常で，筋力は性別と年齢から正常範囲内。この病態の最も確からしい診断はどれか。
　a. 糖尿病による末梢神経障害
　b. 多発性硬化症
　c. 筋ジストロフィー症
　d. 手根管症候群
　e. 重症筋無力症

Part IX

病変部位はどこか？

第27章 臨床像から考える局在診断

中枢神経系の局所的な病変は，各伝導路に特有の症状や，症状がどういう分節に見られるかに注意すれば，その部位を特定できる．脳幹脊髄の伝導路で特に重要なのは，錐体路，脊髄視床路，後索-内側毛帯経路，そして三叉神経脊髄路である．大脳半球の伝導路では，錐体路，皮質延髄路，体性感覚視床放線と視覚路が重要である．

脊髄

脊髄の伝導路として主要なものは，錐体路（あるいは外側皮質脊髄路），脊髄視床路，後索系（薄束，楔状束）である．脊髄の損傷レベルは皮膚分節と筋節の機能消失で決定できるであろう．

脊髄の損傷であると同定する手がかりは，運動や感覚，またはその両方の障害が大後頭孔より下の部位，つまり脊髄神経の分布域で起こることである（例外として，ホルネル症候群と，頭と頭皮の後ろの体性感覚の消失の2つがある．前者は頸部脊髄神経あるいは上位胸部脊髄神経の損傷で起こることがあり，後者は脊髄のC2やC3の障害で起こることがある）．脊髄の切断では，切断直後から永続的にその損傷部位より下位ですべての感覚と随意運動が失われる（図27.1）．脊髄の中心部の両側性の損傷（脊髄中心症候群）では，損傷部位より下の吻側部では末梢の感覚と自発的な運動が失われるが，尾側端近くでは障害がみられない．この仙部回避の現象は伝導路内を走る上行性，下行性の線維が，体の中の位置に応じて配置されていることにより起こる．つまり，吻側の脊髄神経の情報は尾側の脊髄神経の情報よりも中心に近い線維が伝えているからである（図27.2）．脊髄の半切は外側皮質脊髄路と後索の損傷を起こ

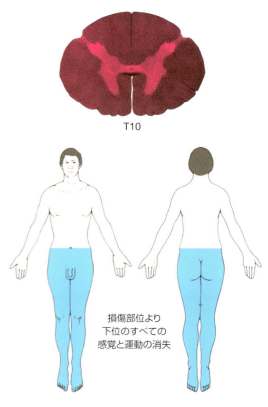

図27.1　脊髄の切断

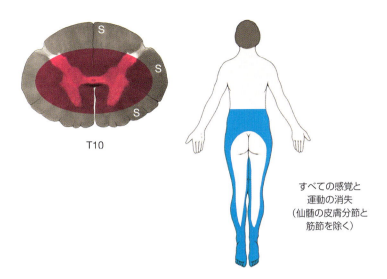

図27.2　脊髄中心症候群：仙部回避
S, 仙髄領域。

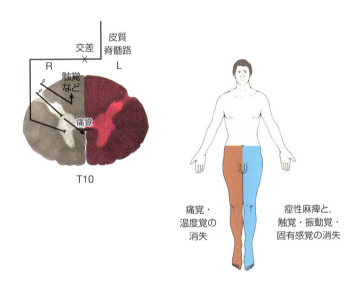

図27.3　T10での脊髄半側切断
左側（L, 同側）の痙性麻痺, 触覚・振動覚・固有感覚の消失。右側（R, 対側）の痛覚と温度覚の消失。

し, その結果, 同側の痙性麻痺, 同側の触覚, 振動覚, 固有感覚の消失が起こる。また, 脊髄視床路の損傷によって痛覚と温度覚の消失が反対側で起こる（図27.3）。腹側の白質交連の損傷では, 両側の温痛覚の障害がその損傷とほぼ同じレベルの皮膚分節で起こる。これは通常, 脊髄空洞症でみられる現象で, 交連症候群と呼ばれる（図27.4）。

脳幹

脳幹の伝導路で重要なのは, 錐体路（皮質脊髄路）, 脊髄視床路, 内側毛帯, 三叉神経脊髄路, 上小脳脚である。脳幹の損傷のレベルは, その障害に含まれる脳神経によって容易に見当がつく。延髄, 橋, 中脳を含む脳幹の局所損傷は大きく分けて, 脳幹内側部の損傷と外側部の損傷の2つに分けられる。

脳幹の外側部の病変

脳幹の外側部の病変は通常，脊髄視床路を巻き込む．延髄と橋尾側部では，脊髄視床路と三叉神経脊髄路は非常に近くを走る．そのため，病変がこの両方にまたがる場合，温痛覚が顔では同側が，体幹・四肢では反対側が障害される（図27.6）．このレベルの損傷は第Ⅶ，Ⅷ，Ⅸ，Ⅹ脳神経も巻き込むことがある．

より吻側の脳幹外側部の損傷では脊髄視床路に加えて，橋の中部では三叉神経運動核と三叉神経主知覚核を（図27.6），橋吻側部から中脳尾側部では上小脳脚を（図27.7），そして中脳吻側部では内側毛帯と三叉神経視床路を巻き込む（図27.8）．

大脳皮質

大脳皮質の伝導路が関与する局所病変では，損傷の反対側に障害が現れる．損傷が最も生じやすいのが内包である．ここには錐体路と視床からの体性感覚放線が隣り合っており，皮質延髄路もすぐそばにある（図16.5A）．ここが損傷されると，反対側の痙性片麻痺，反対側の片側感覚消失が起こる．内包の背側部が損傷された場合には，反対側の顔面下部の麻痺をきたす（図27.9）．内包の腹側部の損傷では視放線も障害され（図16.5B），反対側の同名半盲が先の3つにつけ加わる．

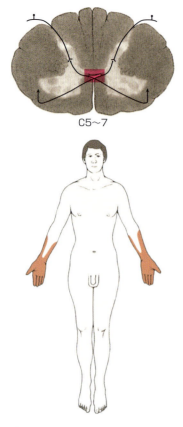

図27.4　交連症候群
前白交連が障害されると，障害された髄節の分布する皮膚分節で，両側に対称性に痛覚と温度覚が失われる．

脳幹の内側部の病変

脳幹の内側部の病変は錐体路を巻き込むため，反対側の痙性片麻痺を呈する．その障害のレベルは舌下神経，外転神経，動眼神経の症状の有無で決定できる（図27.5）．これらの脳神経は錐体路のすぐそばを走るからである．

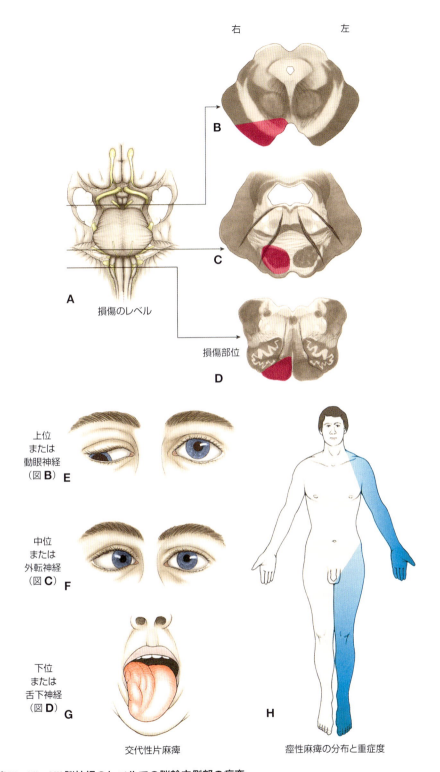

図 27.5 第 III，VI，XII 脳神経のレベルでの脳幹内側部の病変
A. 損傷レベル。**B.** 第 III 脳神経と錐体路の損傷。**C.** 第 VI 脳神経と錐体路の損傷。**D.** 第 VII 脳神経と錐体路の損傷。**E.** 動眼神経麻痺。**F.** 外転神経麻痺。**G.** 舌下神経麻痺。**H.** 痙性麻痺。上下肢で遠位ほど重症。

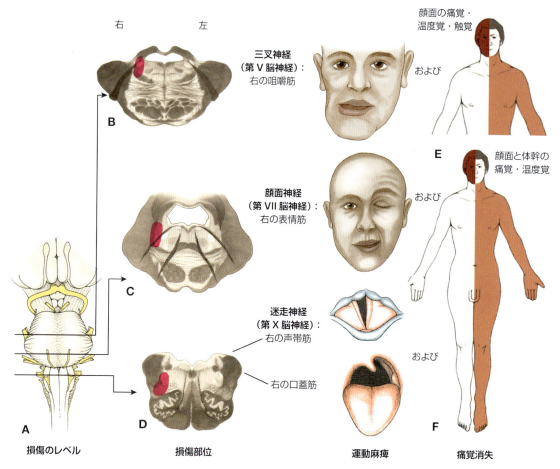

図 27.6　脳幹外側部の病変
A. 損傷のレベル：外側被蓋の病変。**B.** 橋中央部。**C.** 橋尾側部。**D.** 延髄吻側部。**E.** 同側顔面のすべての体性感覚（おもな脳神経核と三叉神経脊髄路），対側四肢・体幹・頸部の痛覚と温度覚（脊髄視床路）。**F.** 同側顔面（三叉神経脊髄路），対側四肢・体幹・頸部（脊髄視床路）の痛覚と温度覚。濃く影を入れた領域：すべての感覚。薄く影を入れた領域：痛覚と温度覚のみ。

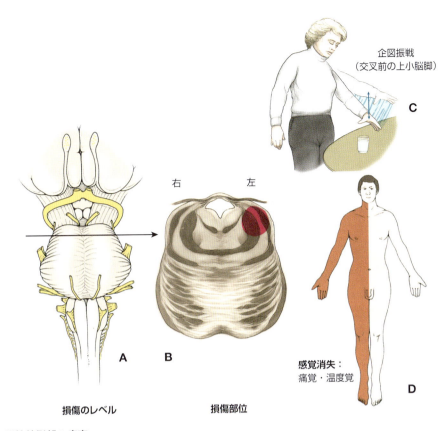

図 27.7　脳幹外側部の病変
A. 損傷のレベル：橋吻側部。**B.** 左外側被蓋の損傷。**C.** 同側（左）の企図振戦（交叉前の上小脳脚）。**D.** 反対側（右）の痛覚・温度覚消失（左脊髄視床路）。

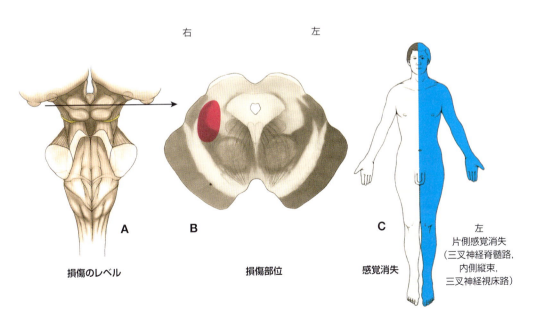

図 27.8　脳幹外側部の病変
A. 損傷のレベル：中脳吻側部。**B.** 右体性感覚路の損傷の位置。**C.** 対側（左）の片側感覚消失。

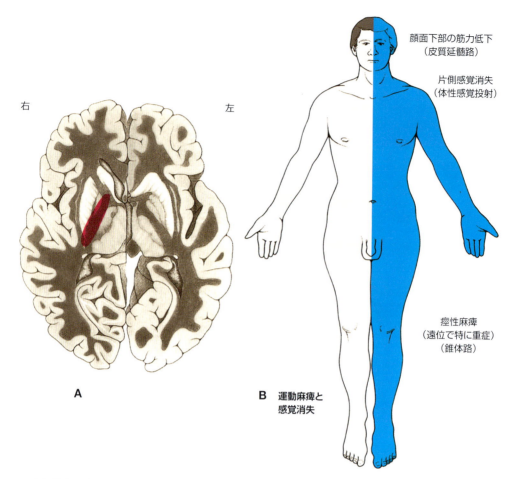

図 27.9　内包後脚の病変
A. 水平断面上の損傷の位置。**B.** 運動麻痺と感覚消失。

第27章　臨床像から考える局在診断　**341**

臨床症例

1. 11歳の女児が頸部と左肩の痛みを訴え，39～40℃の発熱があった。数日後，左の上腕，前腕，手が麻痺し，筋が弛緩していた。左上肢の腱反射はみられなかった。体のその他の部位の随意運動には異常なし。4週間後，前腕と手は随意的に少しだけ伸展させられたが，この部位のその他の随意運動はできなかった。麻痺した筋は弛緩したままで，顕著に萎縮していた。
- a.　病変の部位を推定せよ。
- b.　この臨床像の背景として考えられる病因は何か？

2. 29歳の女性患者。2年前に第4子を出産してから，経口避妊薬を使っている。突然，複視と，右の上下肢の筋力低下が生じた。神経学的診察では，右上下肢の筋力低下，受動的な伸展に対する抵抗の増加，腱反射亢進，伸展性足底反応（バビンスキー徴候）がみられた。さらに，右側の上下肢，体幹，頸部に2点識別，振動覚，固有感覚の消失があり，顔面右側にはピン刺激検査で痛覚の消失があった。右の角膜反射は，左右どちらの眼の刺激でも誘発された。顔面左側が下垂し，左眼を閉じたり，左の口角を引いたりできなかった。近いものをみると眼が寄り，眼を上下に向けられるけれども，左をみることはできず，左眼は内側に偏位していた。右をみようとすると，右眼は正常に外転したけれども，左眼は内転しなかった。
- a.　病変のレベルを推定し，障害された構造をあげ，そのそれぞれと症状とを関係づけよ。
- b.　右眼に痛覚消失があるにもかかわらず，角膜反射はある理由を説明せよ。
- c.　近距離視で右眼を内転できるにもかかわらず，左注視で右眼を内転できない理由を説明せよ。
- d.　右注視のときの左眼の内転麻痺を説明せよ。
- e.　この病態が血管の閉塞（塞栓）の結果だとすると，それは脳のどの動脈か？

3. 中年の女性患者。歩行困難と口角下垂を訴えてクリニックを訪れた。病歴を調べると，これらの症状は最近のことだが，それ以前からいろいろな症状が現れていたという。5年くらい前に何度かめまい発作があり，右の耳鳴りを訴えていた。その数年後には耳鳴りはおさまったが，右の難聴に気づいた。さらにしばらくして，右眼をしっかり閉じられないのに気づき，右の口角が垂れ下がりはじめ，笑ったときに上がらなくなった。最近になって，右の顔面がときどき痛むようになり，いまは感覚がなくなった。ここ数週間は，体が右に曲がりがちなのに気づき，歩くときにはしばしばふらついて，ときには右に倒れるようになった。このころには，ものを飲み込みにくくなり，声が枯れてきた。神経学的検査をすると，舌の右側の味覚消失が明らかになった。右眼の刺激では角膜反射が誘発されなかった。
- a.　病変部はどこか。
- b.　障害された構造をあげ，それぞれにどの症状が関係するか説明せよ。
- c.　この障害の病因を推定せよ。

4. 45歳男性の高血圧患者。突然くずれるように倒れ，すぐに入院となった。その時点では右上下肢全体に弛緩性麻痺があり，腱反射は消失していた。3週間後に検査すると，体の右側

に痙性麻痺があった。右に伸展性足底反応がみられ，右上下肢の腱反射が亢進し，受動運動への抵抗が亢進していた。顔面の右下部の筋力低下もみられた。ピン刺激検査では，鋭い痛みは感じられず，その場所もわかりにくかった。右の全身の触覚と固有感覚の消失も明らかだった。加えて，右の同名半盲もあった。

a. 損傷レベルを模式図にして各部の名称を入れ，障害された構造の名称と場所を正確に図に示し，それぞれの構造にどの症状が関連するかを説明せよ。

b. 右上下肢の最初の弛緩性麻痺を説明せよ。

c. (1)筋力低下が顔面の右下部にあり上部にはないのはなぜか，(2)右半身でピン刺激の感覚は低下だけなのに対して，触覚と固有感覚が完全に失われているのはなぜか，説明せよ。

d. この臨床像の原因としてよくあるのは何か？

e. 病態の進行過程と損傷部位を説明せよ。

5. 銃弾によってC8とT1脊髄節の右半分が損傷されて間もない患者(意識はある)。

a. 推測される神経症状を6つ，それらの場所をあげて説明せよ。

b. 受傷後3か月では，症状はどう変化するか？

6. 56歳の女性患者。35年にわたるヘビースモーカー。歩行困難と右腕の動かしにくさがあり，どちらもこの4か月間に少しずつ悪化していた。指鼻試験と踵膝試験をすると，右の上下肢で企図振戦と測定障害が明らかになった。また，継ぎ足歩行が困難で，右にそれがちだった。前腕の回外・回内を繰り返すことが，たとえ短時間でもできなかった。右上下肢の腱反射と受動運動への抵抗が少し減弱していたものの，四肢にもその他の部位にも運動麻痺や感覚消失はみられなかった。身体診察に続いて撮影された胸部X線写真で左肺に腫瘤がみられ，頭部CTでは中枢神経腫瘍が明らかになった。

a. 中枢神経腫瘍の場所を推定し，障害された構造をあげよ。

b. 患者が随意運動をしようとするときにだけ異常が現れるのはなぜか？

c. 「運動失調」を定義しなさい。

d. 可能性のある病因は何か？

7. 63歳の男性患者。手の震えと全身の硬直で困っている。症状は過去3年の間に少しずつ悪化した。診察室に入るとき，患者はゆっくりと注意深く，足を引きずるようにして歩き，肩と体幹を前屈みにし，腕を振らずに体の脇につけていた。病歴の確認と身体診察の間，顔面が仮面のようで，表情が変わることがなかった。丸薬をまるめるような安静時振戦が両手にみられ，タバコに火をつけたり鉛筆を拾うなどの随意運動をしようとするときにだけ振戦が止まった。診察をすると，全身の過緊張性と受動運動抵抗の亢進による鉛管様強剛が明らかだった。患者はほとんど動かないけれども，診察では運動麻痺や感覚消失は体のどの部分にもみられなかった。

a. 病変の位置を推定し，障害された構造をあげよ。

b. 「ジスキネジア」を定義せよ。

c. この患者にみられた陽性症状と陰性症状はどれか？

d. 確からしい診断を推定し，この病状について薬物療法と手術療法の理論的根拠を説明せ

よ。

8. 28歳の男性。スピードの出し過ぎで自動車の自損事故を起こした。意識障害はなく，その時点では頭部外傷はみられなかった。その後も頸部から左肩にかけての痛みを訴えるだけで，他に問題はなかった。5日後の朝目覚めたときに，めまい，悪心，嘔吐があり，歩くとふらつきがあった。8時間後に入院。

神経学的検査で左のホルネル症候群が明らかになった。左絞扼反射が消失していた。左腕と左脚に著明な運動失調があったが，伸展は正常だった。ピン刺激による痛覚は，左側の顔面と，右側の頸部・体幹・四肢で減弱していた。左側に倒れてしまって立つことができなかった。上下肢の反射は左右対称で，足底刺激では屈曲を示した。6日後には，左ホルネル症候群，左の上下肢の軽度の測定障害，軽度の歩行障害を残して退院となった。続く4週間の間に，こうした症状はいずれも解消された。

外傷から7週間後，嚥下障害，不安定歩行，左の眼瞼下垂が急に起こった。いずれも，軽いものを持ち上げたときに誘発され，10分ほど続いた。入院し，血管造影により血管の部分的な閉塞が明らかになった。退院時に重いものをもたないよう指導された。8か月後の検査は正常で，症状もなかった。
   a. 病変のレベルを推定し，障害された構造をあげ，そのそれぞれと症状とを関係づけよ。
   b. 部分的な閉塞のあった血管は何か？

9. 20歳の女性。心内膜炎を患ったことがある。突然失神し，数時間意識がなかった。目覚めたとき，患者は話すことができず，話せないことにイライラが募ったときに「Damn!」と繰り返すだけだった。左手でぎこちなく文字を書いて文章を作ることはできたが，右手は弛緩し麻痺していて使えなかった。数か月後も失語症は続いていた。右腕と右手には痙性麻痺がみられ，受動運動に対する抵抗が増加し，腱反射が亢進していた。右側の顔面下部の筋は麻痺していた。
   a. 損傷部位を推定し，障害された構造をあげ，そのそれぞれと症状とを関係づけよ。
   b. この患者の症状が何らかの血管障害（出血または血栓塞栓）によるとすると，障害された血管として最も確からしいのはどれか？
   c. 「失語症」を定義せよ。

10. 63歳の男性。1分間ほどの短時間の発作があると訴えた。発作の間，不快なにおいがしたり，不安や恐怖を感じたりした。こういう発作のあとすぐに，何か夢の中のような感じがして，以前に経験したものが聞こえたりみえたりした。発作の間，他の人に話しかけられたことを理解できないのを，患者は気づいていた。こうした奇妙な発作の間は，患者は何かとりつかれたようにみえ，しばしば口に髪の毛が入っているように唇や舌を動かしていた。視野欠損があったほかは，検査では異常はみつからなかった。
   a. 病変はどこか？
   b. この発作の意味するのは何か？
   c. 下のそれぞれに関係する構造は何か？
      1. 不快なにおい
      2. 不安と恐怖

3. 「既視感（デジャブ）」現象

4. 唇と舌の動き

5. 放心状態

d. どういう視野欠損があったと考えられるか？　また，それに関係する構造は何か？

11. 15歳の女児。過去数年の間に肥満し気力が低下した。以前に原因不明の高熱を発したことがあり，ここ数か月間は月経がなかった。いつも喉が渇いているために，患者はおびただしい量の水を飲み，多量に排尿していた。神経学的検査で視野欠損が明らかになった。

a. 病変はどこか？

b. 下のそれぞれに関係する構造は何か？

1. 発熱

2. 肥満

3. 気力低下

4. 無月経

5. 口渇と多尿

c. どういう視野欠損があったと考えられるか？

12. プロホッケー選手が，脚がとても疲れてほとんど歩けず，ましてホッケーなどできないと訴えて受診した。神経学的検査により，左脚と左足に顕著な筋力低下を認め，伸展性足底反応，受動運動抵抗の増大，膝蓋腱反射とアキレス腱反射の亢進がみられた。左脚の膝より遠位で，体の他の場所と比較してピン刺激の痛覚が鈍く，場所がわかりにくかった。閉眼した状態で左の脚，足，つま先を受動的に屈伸させると，それを正しく認知できなかった。また，左の脚，足，つま先で細かな触覚（触れた場所の認知や2点識別）が著しく障害されていた。

a. 損傷のレベルと場所を推定し，上の症状に関係する構造を同定せよ。

b. これが血管障害だとすると，どの動脈に異常があると考えられるか？

13. ロバート君の大学の友人たちが，彼の頭が左に傾いているのに気づいた。その後，ロバート君は，なにか動作をしようとしたり，飲み物のグラスに手をのばそうとするときに，手が震えるのに気づいた。困った彼は神経科を受診した。診察すると，右眼を内転させた状態では下に完全には向けられない。右上下肢に企図振戦，測定障害，反復拮抗運動不能がみられた。右をみるときに左眼を内転できなかった。しかし，視点を遠くから近くに移すようにしたときには，左眼を内転できた。

a. 損傷のレベルを推定し，異常のそれぞれの原因になった構造を同定せよ。

b. ロバート君の頭が左に傾いたのはなぜか？

c. 確からしい診断は何か？

14. ラケットボールで頭部を何度も打ちつけたあと，メリーさんが次のような症状で受診した。左下の同名四半盲があり，体の左側やその周りのものに気づかない。

a. 損傷のレベルと領域を推定し，障害された構造をあげ，異常のそれぞれと関係づけよ。

b. 損傷されていると考えられる血管は何か？

15. 前の晩に多量の飲酒をした男性が，朝になって市中病院に来院。転倒して頭部を打ってすぐ，左眼が使えず，左のまぶたが垂れ下がっていると訴えた。その後，左眼瞼がすっかり閉じてしまい，眼瞼を持ち上げると眼が下外側方に向いていた。右上下肢に筋力低下がみられた。診察すると，右上下肢に筋緊張と腱反射亢進が明らかになった。右のバビンスキー反射が陽性。左瞳孔は散瞳したまま動かない。右眼は左右どちらの眼に光を当てても正常に反応する。患者が笑うと，右の口角が持ち上がらなかった。

a. 損傷のレベルを推定して障害された構造を同定し，どの異常がどの構造に関係するか説明せよ。

b. 左眼が閉じて下外側を向いていた理由を説明せよ。

c. 左眼に光を当てたときに右眼だけ縮瞳したのはなぜか，説明せよ。

■ 答え

1. a. 麻痺の範囲から，病変は左側で，C5〜T1髄節を含むと考えられる。
   b. 急性脊髄前角炎（ポリオ）は感染症の1つで，おもに脊髄前角のα運動ニューロンに変性病変が生じる。

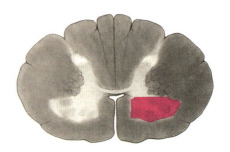

2. a. レベル：橋尾側部
      構造と症状…
         左皮質脊髄路：右上下肢の筋力低下，受動運動に対する抵抗亢進，腱反射亢進，伸展性足底反応
         左内側縦束：右側の上下肢，体幹，頸部の2点識別，振動覚，固有感覚の消失
         左三叉神経視床路：顔面左側のピン刺激による痛覚の消失
         左の顔面神経の上行神経根：左の表情筋麻痺（上部・下部）
         左外転神経と神経核：左眼の内斜視と外転麻痺
         左の傍正中橋網様体（PPRF）：左方視の麻痺
   b. 右眼の痛覚消失は，左の三叉神経視床路の障害による。角膜反射には，三叉神経脊髄路，その神経核のほか，顔面神経に刺激を伝える網様体内の中間ニューロンが関与する。三叉神経視床路は角膜反射には関係しない。
   c. 輻輳（視点を遠くから近くに移すときの眼球運動）のときに右眼が内転するが，これには水平注視中枢であるPPRFは関与しない。左のPPRFの損傷によって左方注視が麻痺しているため，左注視のときに右眼が内転しない。
   d. 右方注視のときの左眼の内転麻痺は，左の内側縦束（MLF）の損傷による。
   e. 脳底動脈

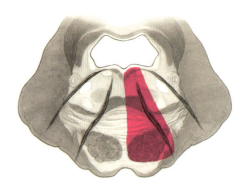

3. a. 部位：小脳橋角
   b. 構造と症状…
      1. 前庭神経：めまい
      2. 蝸牛神経：耳鳴り→難聴
      3. 顔面神経：顔面神経麻痺
      4. 三叉神経：顔面の痛みと感覚鈍麻
      5. 小脳と下小脳脚：運動失調
      6. 舌咽神経と迷走神経：嚥下障害——嗄声
      7. 顔面神経と舌咽神経：味覚障害
      8. 顔面神経と三叉神経：角膜反射消失
   c. 聴神経腫：内耳道内の前庭神経で発生——小脳橋角へ進展

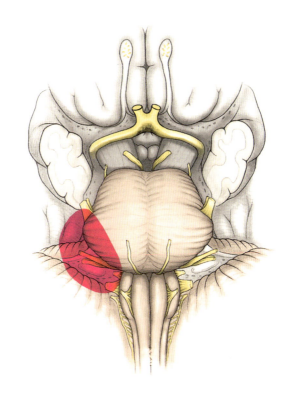

4. a. レベル：内包の後脚

   構造と症状…
   1. 左皮質脊髄路：右の痙性片麻痺
   2. 左皮質延髄路：右の顔面下部の筋力低下
   3. 左視床皮質放線：全身の右側のピン刺激の鈍麻と位置の認知の障害。触覚と固有感覚の顕著な障害
   4. 左の膝踵路：右の同名半盲

   b. 初期にみられた右上下肢の弛緩麻痺はCNSのショック現象によるもので，皮質による制御が急に失われたときに右の下位運動ニューロンで生じた。

   c. 皮質延髄路は上部の顔面神経核（顔面上部の表情筋）を両側性に支配するが，下部の顔面神経核については対側だけを片側性に支配する。ピン刺激による痛覚が鈍麻しただけなのは，脳幹と前脳内の痛覚路が散在的であることによる。つまり，視床より遠位の損傷によって，ピン刺激の位置の正確な認知，強さ，鋭さ（皮質機能）だけが失われる。

   d. 長期間にわたる高血圧による，高血圧性頭蓋内出血

   e. 小血管症，特に，貫通動脈の枝に生じた微細動脈瘤。外側線条体に最も多くみられる。

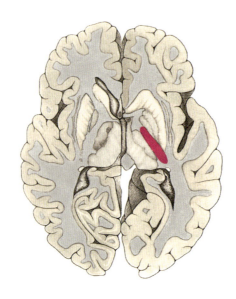

5. 症状と構造…
    a. 脊髄半側切断の直後：
        1. 右手の弛緩性麻痺──右前角
        2. 右下肢の弛緩性麻痺──右外側皮質脊髄路
        3. 2点識別，振動覚，固有感覚の消失：右側の足底から脚，体幹から腋窩，上肢の内側面──右の薄束と楔状束
        4. 右上肢の内側面の痛覚と温度覚の減弱──右のリッサウエル路
        5. 痛覚と温度覚の消失：左側の足底から脚，体幹からおよそ第2肋骨まで──右脊髄視床路
        6. 右の眼瞼下垂，右眼の内斜視，右顔面の無汗症：ホルネル症候群──右の網様脊髄中枢
    b. 3か月後：
        1. 右手の麻痺と内在筋の顕著な麻痺──下位運動ニューロン症候群
        2. 右下肢の麻痺，受動運動抵抗の亢進，腱反射亢進，クローヌス，伸展性足底反応──上位運動ニューロン症候群
        3. このまま変わらない。

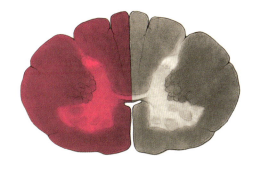

6. a. レベル：小脳
    構造：右の歯状核
  b. 随意運動が命令されたりはじまるときにだけ，小脳障害が顕著になる。
  c. 運動失調とは，筋収縮の協調性が失われた状態である。
  d. 転移性肺がん

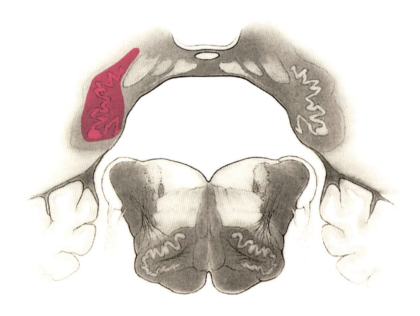

7. a. レベル：中脳
    構造：黒質（緻密部）
  b. ジスキネジアとは，不随意運動疾患の1つで，大脳基底核の障害に伴って生じることが多い。
  c. 陽性症状：安静時振戦，鉛管様強剛。陰性症状：動作の緩慢（運動緩徐），肩と体幹の前傾，腕が振れず体側にたれ下がる，仮面様顔貌
  d. 振戦麻痺（パーキンソン病）——レボドパによる薬物療法により，線条体のドパミンを補完する。手術療法：運動性視床にある淡蒼球視床線維および淡蒼球内節の凍結手術がある程度奏効する治療として施行されてきた。現在選択される治療としては，視床下核に電極を埋め込む深部脳刺激がある。

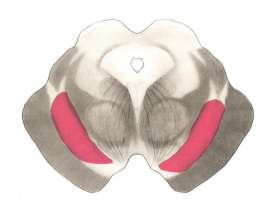

8. a. レベル：延髄吻側部
      構造と症状…
      左三叉神経脊髄路：顔面左側のピン刺激による痛覚の減弱
      左脊髄視床路：右側の頸部，体幹，四肢のピン刺激による痛覚の減弱
      左下小脳脚：左上下肢の運動失調と測定障害
      左迷走神経細根：左絞扼反射の消失
      左外側網様体にある，毛様体脊髄中枢に下行する入力を伝える線維の障害：左ホルネル症候群
   b. 椎骨動脈または後下小脳動脈（延髄外側症候群またはワレンベルク症候群）

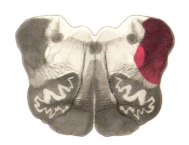

9. a. レベル：大脳皮質
      構造と症状…
      左下前頭回のブローカの言語野：失語（運動性失語症）
      左中心前回の腹側部：右手の痙性麻痺と右顔面下部の筋力低下
   b. 中大脳動脈：下前頭野と腹側中心前野への枝
   c. 失語症とは，ことばの理解（感覚性失語）や表出（運動性失語）が失われた状態。話し言葉だけでなく，文字や記号による読み書きの障害も含む。

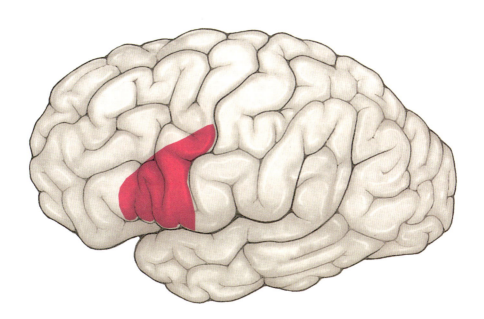

10. a. レベル：側頭葉──鉤と海馬傍回に達する腫瘍
    b. 側頭葉てんかん
    c. 構造：
        1. 不快なにおい──鉤の嗅覚中枢
        2. 不安感と恐怖──扁桃体
        3. 既視感──扁桃体と側頭葉皮質(記憶)
        4. 唇と舌の動き──扁桃体
        5. 放心状態──海馬体
    d. 対側の上同名四半盲──マイヤー係蹄

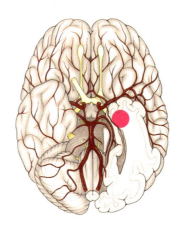

11. a. レベル：視床下部(頭蓋咽頭腫の症例)
    b. 症状と構造：
        1. 発熱──視索前野
        2. 肥満──隆起部(腹内側核)
        3. 気力低下──視床下部後部
        4. 無月経──隆起部(下垂体前葉への放出ホルモン)
        5. 口渇と多尿──視索上核と室傍核(尿崩症)
    c. 視野欠損：両耳側半盲

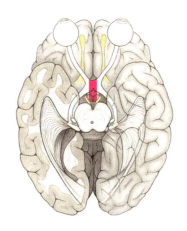

12. a. レベル：大脳皮質
       構造と症状…
          右の中心傍小葉の前部：左の脚と足の痙性麻痺など
          右の中心傍小葉の後部：左の脚と足の体性感覚消失
    b. 血管支配：右前大脳動脈

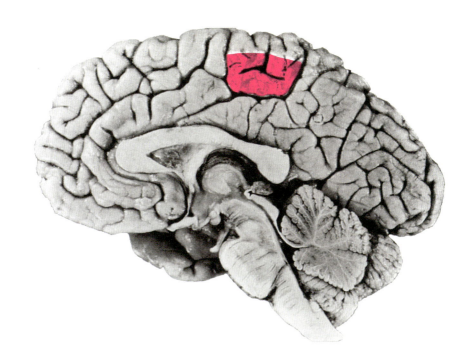

13. a. レベル：下丘（上小脳脚交叉より遠位）
       左上小脳脚：右上下肢の企図振戦，測定障害，反復拮抗運動不能
       左滑車神経核：内転した状態で右眼を下に向けにくい
       左MLF：左の核間性眼筋麻痺（右注視のときに左眼が内転しない）
    b. 滑車神経の障害があると，影響を受けた側の眼が少し外旋する。患者は頭を反対側へ下に傾けて，これを代償しようとする。
    c. 多発性硬化症などの脱髄性変化

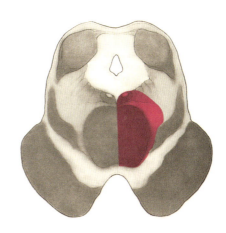

14. a. レベル：頭頂葉

構造と症状…

右視放線の背側部：左下の同名四半盲

右頭頂葉後部：体の左側と周囲の無視

b. 血管支配：中大脳動脈

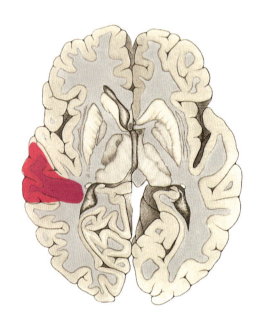

15. a. レベル：上丘

構造と症状…

左皮質脊髄路：右上下肢の筋力低下，筋緊張亢進，腱反射亢進，バビンスキー反射

左皮質延髄路：右顔面の下部の運動麻痺

左動眼神経：左の眼瞼下垂，左眼の外下方偏位，左の瞳孔散大

b. 動眼神経は，上斜筋と外直筋を除いてすべての眼筋を支配している。上斜筋は眼を下方に，外直筋は外側に向ける。上眼瞼挙筋が麻痺すると，顕著な眼瞼下垂が起こる。

c. 左動眼神経(瞳孔括約筋への線維を含む)は障害されているが，左視神経と右動眼神経は正常である。

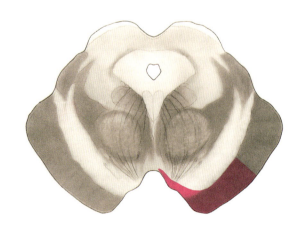

付録A：
章末問題の解答

1 神経系の基本構築と細胞

1-1. 中枢神経系を構成する主要な 2 種類の細胞は，機能単位であるニューロン（神経細胞）と，支持細胞としてはたらくグリア細胞である。

1-2. シナプスとはニューロンどうしが機能的につながっている場所で，そこを通じて活動電位が一方のニューロンから他方へ一方向に伝わる。シナプスのほとんどは軸索と樹状突起の間（軸索－樹状突起間シナプス），もしくは軸索とニューロンの細胞体の間（軸索－細胞体間シナプス）に形成される。組織学的にみると，多くのシナプスの終末には膨大部（シナプスボタン）があり，樹状突起もしくは細胞体の表面にきわめて近接している。さらに微細な構造をみると，シナプスボタンはミトコンドリアとシナプス小胞を含んでおり，その表面（シナプス前膜）と標的細胞の表面（シナプス後膜）との間にはシナプス間隙と呼ばれる空間が存在する。

1-3. 軸索には 1 m にも及ぶ長さをもつものもあり，ニューロンの代謝機能の中心である細胞体と軸索終末の間のさかんな軸索原形質輸送によって，それが維持されている。順行性軸索輸送（細胞体から軸索終末に向かう輸送）には大きく分けて 2 種類ある。（1）細胞小器官やシナプス小胞（もしくはその前駆体）を運ぶ速い輸送と，（2）細胞骨格成分を運ぶ遅い輸送である。逆行性軸索輸送では，シナプスで生じた老廃物のほか，毒素やウイルスのような外来性の物質が軸索の遠位側から細胞体に向かって運ばれる。

1-4. アストロサイトとオリゴデンドロサイトのおもな違いは以下のとおり。アストロサイトは多数の突起をもっている。突起は代謝的に非常に活発で，その末端はグリア膜と呼ばれる被覆を形成して中枢神経系を保護している。中枢神経系が障害されるとアストロサイトはグリア瘢痕を形成する。オリゴデンドロサイトは突起が少なく，中枢神経系の髄鞘の形成と維持が主要な機能である。

1-5. **(1)** 硬膜下血腫：硬膜とくも膜の間（硬膜下腔）
(2) 脳脊髄液：くも膜と軟膜の間（くも膜下腔）
(3) 硬膜外血腫：頭蓋冠の骨性壁と硬膜の間（硬膜外腔）

1-6. **(b)** 髄鞘の形成と維持は，中枢神経系ではオリゴデンドロサイト，末梢神経系では

シュワン細胞が担っている。オリゴデンドログリオーマはおもに成人に発生し，脳腫瘍のおよそ10%を占める。初期症状は患者の80%近くで前頭部の頭痛や痙攣発作である。

1-7. **(d)** 逆行性軸索輸送は軸索の遠位側から細胞体に向かう物質の輸送を担う。ポリオウイルスや狂犬病ウイルスなどの病原性ウイルスは末梢の軸索終末に感染し，逆行性軸索輸送によって中枢神経系に到達する。狂犬病はおもにイヌによる咬傷から発症する。狂犬病ウイルスが中枢神経系に達すると，患者はすぐに急性脳炎を起こして死に至る。急性灰白髄炎（ポリオ）は中枢神経系疾患の1つで，ポリオウイルスが末梢や腸管から軸索内を逆行性に輸送されて発症すると考えられている。ただし，ウイルスが血液脳関門を通過して脳内に侵入する，あるいはウイルスに感染した単球やマクロファージが脳内に侵入するという説もある。

1-8. **(a)** 成人でも小児でも，中枢神経系の腫瘍として最も多いのはアストロサイトーマである。アストロサイトーマはその進行速度によって高悪性度のものと低悪性度のものに分けられる。高悪性度のアストロサイトーマは急速に増殖し，ほとんどが成人に発生する。低悪性度のものは比較的限局性で増殖が遅く，小児のアストロサイトーマの多くを占める。

1-9. **(e)** 脳の表面の動脈は分岐して脳の実質に入るまでは，くも膜下腔に存在する。したがってそれが破綻すると，くも膜下出血をきたす。患者は激烈な頭痛を訴え，嘔吐や意識障害を伴う。くも膜下出血は生命にかかわる救急疾患であり，すみやかに脳神経外科的な介入を行う必要がある。

1-10. **(d)** 進行性の筋力低下や易疲労性は重症筋無力症の特徴的な症候である。多発性硬化症，シャルコー・マリー・トゥース病，ギラン・バレー症候群は脱髄疾患である。ランバート・イートン症候群は，近位筋の筋力低下や易疲労性が特徴的だが，筋の興奮性は正常であり，シナプス前膜からのアセチルコリン放出の減少が原因である。

1-11. **(c)** 重症筋無力症の病因は，アセチルコリン受容体に対する自己抗体によって，アセチルコリンに対する筋形質膜の反応が進行性に低下することである。軸索終末からのアセチルコリン放出量は正常である。エドロホニウム塩化物（商品名：テンシロン）の筋注で一時的に筋力が回復すれば，重症筋無力症の診断の裏づけになる。エドロホニウム塩化物は神経筋接合部のアセチルコリンエステラーゼを阻害することによりアセチルコリンの分解を抑制し，その神経伝達作用を持続させる。

2 脊髄：局所解剖と横断解剖

2-1. 脊髄の硬膜外腔には粗な結合組織，脂肪組織，そして血管が存在する。このうち医学

的に最も重要なのは内椎骨静脈叢である。この静脈叢には弁がなく，骨盤腔，腹腔，胸腔，頭蓋内の静脈と自由に交通している。そのため，感染やがんなどが内臓から脳へ広がる経路となることがある。

2-2. 硬膜嚢内のくも膜下腔は拡張しており，そこには終糸，馬尾を形成する腰仙骨神経根，脳脊髄液が存在する。

2-3. 椎間関節の脱臼が起こりやすいのは，頻度の高い順に，第5頸椎と第6頸椎の間，第12胸椎と第1腰椎の間，第1頸椎と第2頸椎の間である。それぞれ第6または第7頸髄，第1～第3仙髄，第2頸髄に関係している。

2-4. 成人では脊髄の尾側端は第1腰椎のレベルにあることが多いが，第11胸椎の中央から第3腰椎の中央までの範囲で個人差がある。したがって，第3腰椎より下の椎間を穿刺すれば脊髄を傷つけるおそれはないと考えられる。

2-5. 脊髄のこの4つの領域は，横断面の灰白質の大きさと形で下表のように区別できる。

	後角	前角
仙髄	非常に大きい	非常に大きく，外側にのびている
腰髄	非常に大きい	非常に大きく，内側にのびている
胸髄	小さい	小さい
頸髄	小さい	大きく，外側にのびている

2-6. **(d)** 第1～第7頸神経は，それぞれ番号が対応する頸椎の上から出る。第8頸神経は第7頸椎と第1胸椎の間から出る。第1胸神経以下の脊髄神経は，それぞれ名前と番号が対応する椎骨の下から出る。

2-7. **(e)** 馬尾は腰仙骨神経の前根および後根と脊髄の終糸からなり，硬膜嚢内のくも膜下腔にある。終糸に神経線維は含まれない。

2-8. **(a)** 脊柱管は脊髄よりも長い。これは発生過程での伸長速度の差のためである。このことは検査のために腰椎穿刺で脳脊髄液を採取するときに臨床的に重要になる。くも膜下腔に刺入した針が馬尾を損傷するおそれはほとんどないが，穿刺のレベルが高すぎると脊髄を損傷することがある。

2-9. **(d)** 脊髄の外側縁にある歯状靱帯は，痛覚上行路を外科的に切断するときの目印になる（第11章）。痛覚路はこの靱帯のすぐ前方で脊髄白質を上行している。

2-10. **(c)** 脊髄の挫傷や脊髄空洞症（頸髄に徐々に空洞ができる疾患）は，その結果として軸索の伝導路を内部から外周に向かって損傷していく。白質は体部位再現的に構築されていて，頸部が最内部に，仙部が最外周に配列している。そのため仙骨レ

358 付録A 章末問題の解答

ベルの上行路や下行路が最後に損傷されることになる。これが仙部回避である。

3 脳幹：局所解剖と横断解剖

3-1. 腹側面で特徴的な構造は以下のとおり。

(1) 延髄：錐体

(2) 橋：脳底部を横に走る溝

(3) 中脳：大脳脚と脚間窩

3-2. 背側面で特徴的な構造は以下のとおり。

(1) 延髄の閉鎖部：薄束結節と楔状束結節

(2) 延髄の開放部：舌下神経三角と迷走神経三角

(3) 橋：内側隆起と顔面神経丘

(4) 中脳：上丘と下丘

3-3. 脳幹網様体は神経核と神経線維が入り混じった構造物をいい，脳幹の中心にある。

3-4. **(1)** 舌下神経三角：延髄開放部の尾側部

(2) 三叉神経運動核：橋中部

(3) 上丘：中脳吻側部

(4) 滑車神経交叉：橋吻側部

(5) 聴結節：延髄開放部の吻側部

(6) 薄束結節：延髄の閉鎖部

(7) 顔面神経丘：橋尾側部

(8) 下丘：中脳尾側部

3-5. **(c)** 脳幹は小脳とともに後頭蓋窩にある。脳幹の前面は斜台に接する。斜台は後頭蓋窩の基底面をなし，鞍背から大後頭孔に向かって下り勾配を作っている。

3-6. **(b)** 上窩と下窩は，胎生期の境界溝の遺残物である。舌下神経核・迷走神経核・外転神経核など運動系の構造は上窩・下窩の内側に，前庭神経核・蝸牛神経核など感覚系の構造はそれらの外側にある。

3-7. **(e)** 中脳は，背側の視蓋と腹側の広義の大脳脚からなる。広義の大脳脚は前から順に狭義の大脳脚，黒質，被蓋からなる。

3-8. **(b)** 滑車神経は対側の上斜筋を支配する。神経核を出た滑車神経根は，橋の最吻側の背側の白質内で交叉する。この交叉よりも近位側で滑車神経が障害されると，対側の眼球運動に異常が出る。交叉よりも遠位側で障害された場合は，同側の眼球運動に障害が出る。

付録A　章末問題の解答　**359**

3-9. **(c)** 下方に向かう下小脳脚は外側口の前壁を作る。外側口の下壁は下小脳脚と聴結節が作る。

4　前脳：局所解剖と横断解剖

4-1. 12 対の脳神経は脳から出て頭蓋内を通過する。これに対して，脊髄神経は脊髄から出て脊柱管内を通る。また，脳神経には後根・前根というものがなく機能的に多様で，純粋な運動性のもの，純粋な感覚性のもの，混合性のものがある。

4-2. 第 I, II 脳神経は前脳から，第 III 脳神経は中脳から，それ以外は後脳から出る。ただし，第 IV 脳神経は橋の上 髄帆から出るが，その神経核は中脳にある。

4-3. 側脳室は前脳にあり，左右の大脳半球にそれぞれの側脳室がある。第三脳室は間脳にある。後脳には第四脳室があり，中脳にある中脳水道が第三脳室と第四脳室を連絡している。

4-4. 前脳を除いて，中枢神経系のすべての部分で「前」あるいは「腹側」が前方を，「後」あるいは「背側」が後方を意味する同義語になる。前脳の軸は中枢神経系の他の部分とほぼ直角に曲がっているので，前脳では「腹側」が頭蓋底方向を意味する「下」と同義になり，「背側」は頭頂方向を意味する「上」と同義になる。

4-5. **(b)** 内側髄板は，視床を前部，内側部，外側部に分けている。この区画の中では，前核群，内側核群，腹側核群，外側核群が内側髄板に面し，視床後部核，正中中心核，網様体核は内側髄板には接しない。

4-6. **(e)** 視床下部は前方から後方に向かって，視交叉部，漏斗部，隆起部，乳頭体部に分かれる。

4-7. **(e)** 外側溝（シルヴィウス裂）は，大脳半球の外側面では最も深く，常に存在し，めだつ目印である。その背側には前頭葉と，頭頂葉の前部がある。その腹側にあるのは側頭葉である。

4-8. **(b)** 中心傍小葉は，中心溝の最背側にあることから名づけられていて，中心前回と中心後回から大脳半球の内側面に続く部分を含む。したがって，これは前頭葉と頭頂葉を含むことになる。

4-9. **(d)** 第三脳室の外側壁にある視床下溝は，視床を視床下部から分けている。

4-10. **(e)** 間脳の分画のうち，脳の表面からみえるのは視床下部と視床上部の 2 つである。視床腹部は間脳に埋没しているし，視床の内側面と背側面は脳の正中断面でしか

360 付録A 章末問題の解答

みることはできない。

5 下位運動ニューロン：弛緩性麻痺

5-1. 運動単位はα運動ニューロン，その軸索，それが支配するすべての筋線維からなる。粗な運動をつかさどる運動単位は 2,000 本もの筋線維を含む。一方，細かな運動にかかわる運動単位には筋線維が 10 数本しかないこともある。

5-2. 下位運動ニューロンの障害では，麻痺（中枢神経系からの指令が錘外筋線維に達しないため），筋緊張低下（下位運動ニューロンの麻痺のため），運動反射の消失（反射弓のうち下位運動ニューロンの作る遠心脚が遮断されたため），著明な筋萎縮（神経の脱落による筋線維の変性のため）が生じる。下位運動ニューロン症候群の特徴は弛緩性麻痺と顕著な筋萎縮である。

5-3. 持続的な筋収縮に必要なのはI型筋線維である。

5-4. II型筋線維はI型筋線維よりも速く強く収縮する。

5-5. 個々の運動単位は単一のタイプの筋線維からなる。

5-6. 小さい運動ニューロンは，その細胞膜の特性のために，大きい運動ニューロンよりも興奮しやすい。したがって，小さい運動ニューロンが先にはたらき，大きい運動ニューロンは最後にはたらく。

5-7. 筋萎縮性側索硬化症（ルー ゲーリッグ病）は下位運動ニューロン疾患で，筋力低下，筋萎縮，線維束性収縮が特徴である。

5-8. 下位運動ニューロンの側枝はレンショウ細胞を興奮させ，それが周囲の下位運動ニューロンを抑制する。

5-9. 相互抑制によって，拮抗筋を支配する下位運動ニューロンが抑制され，主動筋による運動が可能になる。

5-10. **(a)** 動眼神経核やその神経根または神経が障害されると，上眼瞼挙筋の麻痺（眼瞼下垂），瞳孔括約筋麻痺による瞳孔散大（散瞳），外転（外側直筋）と下制（上斜筋）を除くすべての眼運動の麻痺が起こる。

5-11. **(d)** 最終共通路とはチャールズ シェリントン卿 Sir Charles Sherrington が考案した用語である。中枢神経系と随意骨格筋の間の単一の結合をいい，下位運動ニューロンとその軸索が含まれる。

5-12. **(b)** 肋間筋を除く身体のすべての筋は複数の（2つないし3つ）の隣接する脊髄分節に支配されており，そのうちの1つが優勢的な支配を担っている（表5.1）。上腕三頭筋と深指屈筋はどちらも第7頸髄とその近傍の分節からの軸索を受けるが，深指屈筋はおもに第8頸髄，上腕三頭筋はおもに第7頸髄に支配されている。したがって第7頸髄の障害による筋力低下は，深指屈筋よりも上腕三頭筋に顕著にみられる。

5-13. **(b)** 滑車神経麻痺では障害された側の眼球が外旋し，外転させた眼球を下に向ける動作ができなくなる。頭部を障害された側とは逆側に少し傾けると，眼球の外旋が打ち消されて像が網膜の向きと合うようになる。

5-14. **(d)** 嚥下困難は茎突喉頭筋の片側の麻痺によって起こる。この麻痺は同側の舌咽神経または疑核吻側部の障害で生じる。

5-15. **(A)** 疑核：障害された側の声帯筋麻痺によって声が枯れて小さくなる。障害された側の口蓋弓が下がり，口蓋垂が障害された側とは逆側に偏位する。このレベルは疑核の迷走神経部にあたり，その障害によってこれらの症状が現れる。
(B) 動眼神経核：障害された側の眼瞼下垂，眼球の外下方への偏位を伴う外眼筋麻痺，瞳孔括約筋麻痺による散瞳。
(C) 顔面神経核：障害された側の表情筋麻痺。目を強く閉じられなくなり，口角を引きあげられなくなる。
(D) 三叉神経運動核：障害された側の咀嚼筋の麻痺と萎縮。口を開くと下顎が障害された側に偏位する。

6 錐体路系：痙性麻痺

6-1. 錐体路が障害を受けやすいのは，それが大脳皮質から脊髄の尾側端までずっと続いているからである。外傷，脳血管障害，腫瘍などにより，脳から脊髄までのどこに損傷が起きても錐体路障害が起こりうる。

6-2. 顔面筋の下位運動ニューロン障害は，顔面神経核または顔面神経の損傷で起こり，同側のすべての顔面筋の麻痺が生じる。一方，顔面筋の上位運動ニューロン障害は，皮質延髄路のニューロンまたはその軸索の損傷で起こり，対側の顔面下部のみに麻痺が生じる。顔面上部の筋は両側の皮質延髄路から支配されている。したがって，顔面上部の筋は片側の皮質延髄路の損傷では影響されない。

6-3. **(A)** 1.皮質脊髄路：対側の痙性片麻痺（腱反射亢進，受動的な伸展に対する抵抗の増加，伸展性足底反応を伴う）
2.皮質延髄路：対側の顔面下部の麻痺

(B) 1. 皮質脊髄路：（A1 参照）

2. 舌下神経：麻痺と萎縮，舌を突き出すと同側に傾く

(C) 1. 皮質脊髄路：（A1 参照）

2. 外転神経：同側の内斜視と外転筋麻痺

(D) 1. 皮質脊髄路：（A1 参照）

2. 皮質延髄路：（A2 参照）

3. 動眼神経：同側の眼瞼下垂と眼筋麻痺，眼球が外下方に偏位（内臓運動性線維の障害による散瞳も起こりうる）

6-4. **(e)** 一次運動野の上位運動ニューロンは，運動前野，一次ならびに二次体性感覚野，視床運動核によって活性化される。

6-5. 一次運動野の上位運動ニューロンの活動に先立って，補足運動野の神経活動がはじまる。

6-6. 重度の痙縮の治療には，脊髄後根切断術またはバクロフェンのくも膜下腔への長期投与が行われる。

6-7. すばやく細かな指の動きは，1 つのシナプスを介して接続する一次運動野の上位運動ニューロンに制御されている。

6-8. **(d)** 皮質延髄路は脳幹の下位運動ニューロンに両側性に投射しているが，顔面神経核のうち眼よりも下の筋を支配する部分だけが例外である。これらの投射は完全に交差してから末梢に達する。したがって，病変とは対側の笑筋と頬筋が麻痺し，口角を引きあげられなくなる。

6-9. **(d)** 臍は第 10 胸髄あるいはそれより下位の感覚性・運動性支配の目安である（図 11.2 参照）。

6-10. **(d)** 中心傍小葉の前部は対側の下肢の一次運動野である。この領域が限局的に損傷されると，対側の下肢に上位運動ニューロン障害の徴候が生じる。そのうちの 1 つが伸展性足底反応（バビンスキー徴候）である。

6-11. **(c)** 右外転神経が損傷されると同側の外側直筋の麻痺が起こる。

6-12. **(d)** 右錐体路が損傷されると対側の痙性片麻痺が起こる。

6-13. **(c)** 外転神経根は橋尾側部で錐体路のすぐ外側を通る。

6-14. **(b)** 上位運動ニューロンと下位運動ニューロンの両方の徴候が単一の病変で生じたと考えられるとき，どの下位運動ニューロンまたはその軸索が損傷されたかによっ

付録A　章末問題の解答　**363**

て，その病変のレベル（位置）を同定できる。この症例では外転神経に障害がみられることから，病変は橋尾側部に局在し，中交代性片麻痺と呼ばれる。

7 脊髄運動系の構成と脳幹の上脊髄性経路：内包障害後の機能回復と除脳姿勢

7-1. 脊髄の下位運動ニューロンは，前角の中で内側から外側に向かって配列している。最内側のニューロンが最も近位の筋を支配し，最外側のニューロンは最も遠位の筋を支配する。脳幹の上脊髄性経路は，それに最も近い下位運動ニューロンに最も強く影響する。腹内側経路，すなわち内側前庭脊髄路と内側網様体脊髄路は，前索中でより内側の下位運動ニューロンの近傍を下行し，体軸筋に最も強く影響する。外側上脊髄性経路，すなわち外側前庭脊髄路・外側網様体脊髄路・赤核脊髄路は，側索内を下行し，近位と遠位の四肢筋に最も強く影響する。

7-2. 内包出血のほとんどの症例で，錐体路障害による対側の上下肢の片麻痺は，頸と体幹の運動によって初期から少しずつ改善していき，しまいにはほぼ完全に回復する。体軸の運動は腹内側下行路からの強い入力を受けていて，錐体路からの影響は少ないからである。四肢運動への腹内側下行路からの入力は，体肢の近位ほど強く，遠位ほど弱くなる。そのため，体肢の近位から遠位になるにしたがって，運動の回復はより遅くかつ不完全になる。すなわち，内包出血後の機能回復は，脳幹の腹内側・外側上脊髄性経路のはたらきによって起こると考えられる。最遠位の熟練を要する細かな動作は，錐体路の下位運動ニューロンの単シナプス性結合によってだけ制御されている。したがって，すばやく独立した個々の指の動きは恒久的に失われる。

7-3. 前庭神経核は橋–延髄境界に，赤核は上丘のレベルの中脳吻側部にある。

7-4. **(c)** 赤核がおもに影響するのは，上肢の屈筋を支配する運動ニューロンである。内包出血のための錐体路系の障害によって，対側の前腕は屈曲位をとる（図6.5）。赤核より吻側の損傷による昏睡では，患者は上肢が屈曲し下肢が伸展した除皮質姿勢をとる。

7-5. **(b)** 大脳皮質を覚醒させている脳幹のモノアミン作動性経路とコリン作動性経路は，中脳吻側部の傍正中領域にある。これらの経路が両側とも障害されると，大脳皮質の覚醒が減退する。これが昏睡の基礎になる。

7-6. **(a)** 脳幹の上脊髄性運動中枢が損傷を免れたことによる除皮質姿勢。赤核による上肢の屈曲位と前庭神経核による下肢の伸展位。

7-7. **(a)** 脊髄の腹内側下行路は，その多くが長脊髄固有ニューロンを介して，前角内側の運動ニューロンに接続する。

364　付録A　章末問題の解答

7-8. **(d)** 上下肢の最も遠位の筋を支配する下位運動ニューロンは，錐体路由来の上脊髄性下行路だけから支配される。したがって，錐体路が障害されると熟練を要する遠位の動作は完全かつ恒久的に失われる。

7-9. **(e)** 難治性の痛みの外科的治療として，脊髄の前外側白質にある上行性痛覚路の切離が行われる。これらの痛覚路は，脳幹運動中枢からの下行路と混在している。文献によると，これらの上脊髄性下行路と上行性痛覚路が切断された場合でも，外側皮質脊髄路が傷つけられなければ，随意運動は正常だという。

8 大脳基底核：ジスキネジア

8-1. 形態的には線条体は尾状核とレンズ核からなり，レンズ核はさらに被殻と淡蒼球，淡蒼球は外節と内節に分けられる。機能的には線条体は尾状核と被殻を合わせた（生理学的）線条体と，淡蒼球自体である（生理学的）淡蒼球に分けられる。

8-2. 中型有棘ニューロンは線条体の主要なニューロンで，ドパミン D_1 受容体または D_2 受容体を発現している。これらの受容体を介して，ドパミンは線条体ニューロンに対して選択的に興奮性または抑制性にはたらく。

8-3. 大脳基底核への主要な入力は線条体に向かっていて，その多くが新皮質全体からの大量の投射で，その局在は体部位再現的に高度に組織化されている。被殻は四肢の運動に密接に関係しており，運動野，運動前野，体性感覚野からの投射を受けている。

8-4. 直接路の活性化は抑制の減少，すなわち脱抑制を起こし，視床の前腹側核ニューロンが発火できるようになり，意図した運動が可能になる。

8-5. 間接路の活性化は，競合する意図しない運動に関係する視床の前腹側核ニューロンの抑制をおもに担っている。

8-6. 視床の前腹側核から運動前野や補足運動野への投射が，間接的に一次運動野の上位運動ニューロンを調節している。

8-7. **(a)** 鉛管様強剛の特徴は主動筋と拮抗筋が同時に収縮することで，それによって受動運動に対する抵抗が屈伸両方向に増加する。痙縮の場合とは異なり，この筋緊張亢進は運動の速度には依存しない。

8-8. 大脳基底核障害のおもな症状は，運動と筋緊張の異常である。運動の異常，すなわちジスキネジアは，振戦，舞踏運動，アテトーシス，またはバリズムの形をとる。これらは患者が「休息」しているとき，すなわち何か動作をしようとはしていないときに，より顕著になる。ジスキネジアは，はじまるのを止めることも途中で止めることもで

きない。大脳基底核障害でみられる筋緊張の異常は，普通，筋緊張亢進の形をとる。

8-9. 大脳基底核は，おもに錐体路を介して随意運動を調節している。

8-10. **(A)** 構造：両側の黒質緻密部
　　　　異常：パーキンソン病（仮面様顔貌，丸薬まるめ振戦，運動緩慢，鉛管様強剛，
　　　　　　　姿勢調節の異常）
　　　　(B) 構造：両側の線条体（尾状核と被殻）
　　　　異常：ハンチントン病（頭部の引きつるような動き，唇や舌をゆがめるような動
　　　　　　　き，四肢遠位の踊るような動き）
　　　　(C) 構造：視床下核
　　　　異常：対側の片側バリズム（上下肢を激しく投げだすような動作）

8-11. **(d)** ハンチントン病の典型的な症例であり，その病因は線条体ニューロンの遺伝的な
　　　　変性である。

8-12. **(d)** 視床下核の損傷により，淡蒼球内節への興奮性グルタミン酸作動性投射の減少と，
　　　　それに伴う GABA 作動性の抑制性淡蒼球視床投射の減少が起こる。結果として
　　　　視床の前腹側核で視床皮質投射の脱抑制が起こり，それによって同側の錐体路
　　　　ニューロンに発火の異常な増加が生じる。このニューロンは対側の近位四肢筋を
　　　　支配する下位運動ニューロンに投射している。

8-13. **(c)** 異常な不随意運動は，淡蒼球内節からの投射による視床前腹側核ニューロンの抑
　　　　制が解除されることで生じる。間接路による意図しない運動の抑制が失われてい
　　　　る。

8-14. **(e)** 受動的に伸展させようとすると，とたんに主動筋と拮抗筋の両方で抵抗が増加し，
　　　　続いて急に抵抗がなくなり，さらにまた抵抗が強くなる。これを歯車様運動とい
　　　　う。

8-15. **(a)** ハンチントン病のような遺伝性神経変性疾患の特徴は，両側性の症状が徐々に現
　　　　れ，長期間かけてその重症度が増していくことである。

9　小脳：運動失調

9-1. 下小脳脚は延髄から起こり，外側の部分を索状体，内側の部分を傍索状体と呼ぶ。索
　　　　状体はおもにオリーブ小脳路，後脊髄小脳路，楔状束小脳路を含み，傍索状体は上行
　　　　性の前庭小脳路と下行性の小脳前庭路からなる。中小脳脚は最も大きな小脳脚で，橋
　　　　小脳投射からなる。上小脳脚は，おもに小脳から視床への出力からなるが，赤核への
　　　　出力も一部含む。

366 付録A 章末問題の解答

9-2. 登上線維が活性化されると，プルキンエ細胞には非常に強力な興奮性の複雑スパイクが誘発される。

9-3. **(e)** 顆粒細胞は小脳皮質で唯一の興奮性ニューロンである。

9-4. 長期抑圧とは平行線維に対するプルキンエ細胞の応答性が低下する現象をいう。新しい運動課題を学習しようとすると，プルキンエ細胞の複雑スパイクと平行線維の興奮が同時発生的に起こることがあり，そのようなときにこの現象が生じる。

9-5. 小脳核は内側から外側に向かって，室頂核（内側核），中位核（球状核〔後中位核〕と栓状核〔前中位核〕からなる），歯状核（外側核）からなる。興奮性入力を苔状線維と登上線維の側枝から，抑制性入力をプルキンエ細胞から受けている。

9-6. 小脳を矢状面で分けると，内側から外側に向かって虫部，傍虫部（中間部），外側部となる。虫部のプルキンエ細胞は室頂核に投射し，傍虫部のものは中位核に，外側部のものは歯状核に投射する。

9-7. 小脳後葉症候群の特徴的な症状は，全身性運動失調（企図振戦，測定障害，反復拮抗運動不能，両側性の場合は爆発性発語）である。小脳前葉症候群は歩行運動失調，片葉小節葉症候群は体幹運動失調が特徴である。

9-8. **(a)** 小脳半球外側部と歯状核は随意運動の計画に関係している。したがって，一次運動野の活動に先立って，これらの構造の活動がまとまって増加する。

9-9. 誤示試験が陽性の患者の筋電図で特徴的なのは，主動筋がはじめた運動を減速させる拮抗筋の活動に遅れがみられることである。

9-10. 小脳前葉の皮質は，意図した運動に関する情報と，実際に起きた運動に関する情報とを比較している。前者は橋小脳投射を介して皮質脊髄路の側副路から伝えられ，後者は脊髄小脳路から伝えられる。

9-11. 正中線上に髄芽腫のある患者では体幹運動失調が生じる。ベッドに寝かせるなどして患者の体幹を支えておけば，四肢遠位部の運動は比較的正常である。

9-12. 下小脳脚の病変では後脊髄小脳路と楔状束小脳路が障害され，同側の上下肢の運動失調が生じる。赤核の病変では上小脳脚の交差線維が障害され，対側の小脳後葉症候群が生じる。

9-13. **(A)** 構造：小脳前葉（下肢領域）
　　　　異常：歩行運動失調
　　　　(B) 構造：上小脳脚（交叉より前）

異常：小脳後葉症候群（同側の企図振戦，測定障害，反復拮抗運動不能など）
(C) 構造：片葉小節葉
異常：体幹運動失調

9-14. **(b)** 複数の関節がかかわる四肢の複雑な運動が，基本要素（右の肩，上腕，前腕，手）に分解されている。これは同側（右）の歯状核の障害が原因である。小脳外側部（皮質，歯状核）の後頭蓋窩病変の症状は同側に現れる。

9-15. **(b)** 左下肢の運動失調は左後脊髄小脳路の損傷で起こる。右痙性片麻痺は左錐体路の損傷で起こる。これら2つの経路は，延髄閉鎖部の吻側部または後索核のレベルで最も近接している。

9-16. **(e)** 病変は左赤核にあり，交叉より後の歯状核視床線維を障害して右の企図振戦を起こし，上眼瞼挙筋を支配する動眼神経根を障害して左の眼瞼下垂を生じさせる。外側直筋と上斜筋はそれぞれ外転神経と滑車神経に支配されているため，左眼球は外下方に偏位する。

9-17. **(e)** 運動失調は末梢の求心性一次ニューロン，後脊髄小脳路の上行性線維，下小脳脚，または小脳前葉のプルキンエ細胞の損傷で起こる。

9-18. **(d)** 小脳は発語運動を協調させている。この協調が失われると運動失調性構音障害が生じる。爆発性発語という構音障害の1つで，小脳後葉，歯状核，または上小脳脚の両側性の障害が原因である。

10 眼球運動系：眼球運動異常

10-1. **(b)** 外転神経核のレベルより上で内側縦束が損傷されると，対側を注視するときに同側の眼を内転できなくなる。

10-2. **(c)** 松果体腫瘍が成長して視蓋前域を圧迫するようになると，垂直注視中枢が障害されて垂直注視が損なわれる。

10-3. **(d)** 左右の水平注視中枢はそれぞれ同側への注視のときに眼球運動を協調させている。

10-4. **(a)** 前頭眼野は眼を対側に向ける随意運動を指令している。中前頭回の後部にあるこの領域が傷つくと，一般に一過性の障害が生じる。

10-5. **(c)** 水平複視は外転神経の障害による外側直筋麻痺のときに生じる。内斜視は正常な内側直筋が眼球を内側に引くことによって起こる。

11 体性感覚系：感覚消失と鎮痛

11-1. 触覚受容器には，マイスネル小体，メルケル触盤，毛包受容器の3種類がある（表11.1）。このうち，メルケル触盤の受容野が最も小さく，反応する皮膚の圧入の程度も最も小さい。すなわち，触覚受容器のうち最も感度が高い。

11-2. 皮膚刺激の強度は受容器によって活動電位の数と頻度に変換され，求心性線維を介して中枢神経系に伝えられる。

11-3. 受容野とは刺激が受容器の興奮につながるような皮膚の領域のことをいう。受容野の大きさは受容器の種類や体の部位（体幹か指先かなど）によって異なる。

11-4. 感覚神経の軸索の遠位端は，それぞれ特異的な結合組織細胞で被包され，合わせて機械受容器を形成する。受容器の機械的な変形によって軸索終末の伸張活性化イオンチャネルが開き，ナトリウムイオン（Na^+）が流入して膜は脱分極を起こす（受容器電位の発生）。受容器電位が閾値に達すると活動電位が発生し，中枢に伝わる。

11-5. 順応は一定の感覚刺激が長く続いたときに起こり，受容器電位がしだいに減衰して，ついには活動電位発生の閾値を下回るようになる。

11-6. 周辺抑制は，隣接する受容野への同時刺激で活性化されたニューロンからの感覚伝達を阻害することにより，体性感覚伝達の解像度を高めるはたらきがある。

11-7. 速い痛みの伝導路は視床外側核にシナプスを作り，そこから一次体性感覚野に投射し，そこで針刺激の正確な局在，鋭さ，強さが認知される。遅い痛みの伝導路は視床内側核にシナプスを作り，そこから大脳皮質の辺縁系に投射し，そこで情動的な感情が認知される。

11-8. TENSは次のような現象にもとづいている。皮膚からの触覚の信号を伝える太い線維を選択的に刺激すると，脊髄の介在ニューロンが活性化され，それが遅い痛みを伝える二次ニューロンを抑制する。これによって慢性痛が緩和される。

11-9. **(1)** 第5腰髄の皮膚分節（第1～4趾と足背）での触覚と痛覚
(2) 左側の臍より下の触覚，振動覚，固有感覚と，右側の鼠径靱帯より下の痛覚と温度覚
(3) 乳頭のレベルでの両側の痛覚と温度覚
(4) 左側の顔面の痛覚と，右側の後頭部，頸，体幹，上下肢の針刺激に対する痛覚と温度覚
(5) 左側の後頭部，頸，体幹，上下肢の触覚と固有感覚と，左側の顔面の針刺激に対する痛覚と温度覚

付録A　章末問題の解答　**369**

(6) 右側全体の触覚，固有感覚，針刺激に対する痛覚，温度覚

(7) 左下肢全体にわたる，触覚，固有感覚の消失と，針刺激に対する痛覚，温度覚，それらの局在認知の減弱（局在認知と細かな触覚識別だけが一次体性感覚野に依存している）

11-10. **(b)** 橋内の三叉神経脊髄路の病変は，同側の角膜から橋網様体の介在ニューロンへの三叉神経一次求心性線維を遮断する。橋網様体の介在ニューロンは顔面神経の下位運動ニューロンに接続しており，角膜反射の求心路が途切れることになる。

11-11. **(d)** 脱髄疾患では速い痛みを伝える Aδ 有髄線維は障害されるが，遅い痛みを伝える無髄線維は影響を受けずに残る。

11-12. **(c)** 後外側腹側核は体性感覚（触覚，固有感覚，速い痛み）を体の対側から伝える。対側の顔面からの感覚は後内側腹側核を介して伝えられ，対側の遅い痛みは視床内側核と髄板内核を介して伝えられる。

11-13. **(d)** 顔面からの触覚と痛覚は脳幹で交差し，対側の視床の後内側腹側核を介して一次体性感覚野に伝わる。

11-14. **(a)** 脊髄前側索切断術によって痛覚の二次上行路が遮断される。この経路は脳幹と視床の三次ニューロンに連絡する。中心後回は，この外科手技では遮断されない視床皮質投射を受ける。

12 聴覚系：聴覚障害

12-1. 前庭階の方向に不動毛が曲がると，カリウムイオン（K⁺）が蝸牛管の内リンパから細胞内に流入し，有毛細胞の脱分極が起こり，求心性の一次聴覚ニューロンを活性化させる。

12-2. 音の高さと大きさは内有毛細胞で神経信号に変換される。

12-3. 聴覚系で両側性に音が認知されるのは，両側性の接続が以下にみられるからである。（1）上オリーブ核と台形核，（2）外側毛帯核，（3）下丘。したがって，上オリーブ核から大脳皮質の間のどこで片側性に聴覚路が障害されても，どちらの耳も聴覚はほとんど失われない。

12-4. 片側性の完全難聴は，同側のコルチ器，らせん神経節，蝸牛神経，あるいは背側や腹側の蝸牛神経核の障害によって起こりうる。

12-5. 前庭神経の聴神経鞘腫が拡大すると次の神経が障害される。

(1) 内耳道の蝸牛神経, 前庭神経, 顔面神経

(2) 小脳橋角部またはその近くにある, 三叉神経, 舌咽神経, さらにおそらく迷走神経と外転神経

12-6. 伝音性難聴は, 外耳または中耳の疾患や障害のために, 音波の伝導あるいは鼓膜や耳小骨の振動が妨げられて起こる。音は頭蓋骨からも伝わるので, 伝音性難聴が完全難聴となることはない。感音性難聴は, コルチ器または蝸牛神経の疾患や障害で生じる。コルチ器または蝸牛神経が完全に破壊された場合, その結果として起こる感音性難聴では聴覚が完全に失われる。

12-7. **(a)** 伝音性難聴は 3 つの耳小骨 (ツチ骨, キヌタ骨, アブミ骨) のどれかの障害によると考えられる。コルチ器, らせん神経節, あるいは蝸牛神経核が障害されると感音性難聴になる。聴覚路の両側性のため, 外側毛帯が障害されても難聴は生じない。

12-8. **(b)** 聴覚路ので両側から神経信号を受け取る最初の神経核は上オリーブ核である。そこから一次聴覚野への上行性の投射が音のくる方向の認知を可能にしている。

12-9. **(c)** 音叉を額に当てたときに音が左右違って聞こえたことから (ウェーバーの音叉検査), 右に難聴があると考えられる。音叉を耳に近づけたときに音が聞こえず, 乳様突起に音叉を当てると音が聞こえたことから (リンネの音叉検査), 伝音性難聴と推定できる。

13 前庭系:めまいと眼振

13-1. 卵形嚢と球形嚢の平衡斑からの神経信号は, 前庭神経節と前庭神経を経て前庭神経核に至る。左前庭神経外側核から神経信号が左前庭脊髄路を経て下行し, 左脚の伸展筋を支配する下位運動ニューロンに至る。

13-2. **(1)** 頭部が傾いたり直線加速度を受けたりすると, 卵形嚢と球形嚢の平衡斑にある耳石膜が偏位し, それが平衡にかかわる前庭脊髄反射を引き起こす。

(2) 頭部を回旋させると, 半規管の膨大部稜の膨大部頂 (クプラ) が偏位し, それが前庭眼反射を引き起こし, 視線が固定される。つまり, 頭部が動いても視線が目標をとらえたままになる。

13-3. 回旋性眼振と温度眼振の緩徐相の解剖学的基盤は前庭眼反射である。

13-4. **(1)** 意識があり前庭眼反射の正常な患者では, 右外耳道に冷水を入れると左向きの眼振がみられる。すなわち急速相は冷水を入れた側とは反対側に向く。

(2) 昏睡状態で前庭眼反射の正常な患者では, 右外耳道に冷水を入れると, 入れてい

る間，両眼が同側に偏位しつづける。この現象は前庭眼反射で誘導される眼振の緩徐相と同じである。昏睡状態では急速相は生じない。

13-5. 前庭眼反射は，脳幹中心部の前庭系のレベルから動眼神経核のレベルまでのどこかの病変で遮断される。

13-6. **(c)** 頭部が動くような感覚は，視覚系，頸の求心性線維，前庭系の半規管から生じる。異常感覚は頭部を動かさず閉眼した状態で生じているので，異常な神経信号は半規管で生じているはずである。

13-7. **(c)** 3つのおもな徴候（激しいめまいと嘔吐，耳鳴，変動する耳閉塞感）が突発的であること，頭部を動かさず閉眼した状態でも発作が起こることは，メニエール病の特徴である。鑑別診断としては第3期梅毒があげられる。

13-8. **(e)** 落下し頭部を打ちつけたために，内耳の耳石が脱落したと考えられる。遊離した耳石が感覚毛を刺激し，めまいの異常感覚を生じさせている。この病態は一般に良性発作性頭位めまい症と呼ばれる。遊離した耳石をエプリー法 Epley maneuver によって耳石膜に戻し，めまいの寛解を図る（遊離耳石置換法）。この方法は90〜95%の症例に有効との報告がある。

13-9. **(d)** 開放骨折のある外傷患者には予防的に抗菌薬が投与される。ゲンタマイシンはアミノグリコシド系抗菌薬の1つで，前庭有毛細胞と聴覚有毛細胞の両者に対する細胞毒性がある。そのため平衡障害と難聴が単独で，あるいは合併して生じる。

13-10. **(b)** 体の平衡は，視覚系，固有感覚系，前庭系の3つの系統で維持されている。このうち2つが正常であれば，平衡は正常に保たれる。末梢神経障害を伴う進行した糖尿病では，下肢からの固有感覚系の入力が障害されるが，正常な視覚系と前庭系がそれを補償することができる。暗い部屋で患者の動作がぎこちなくなるのは，姿勢と動作を調整するための視覚からの手がかりが失われるからである。

14 視覚系：視覚障害

14-1. 緑内障は眼圧亢進によって起こり，網膜と視神経の損傷による視覚障害が生じる。白内障は水晶体が混濁する病態であり，水晶体を通る光線が妨げられるために視覚障害が生じる。

14-2. 網膜剥離は網膜色素上皮層（第1層）と視細胞層（第2層）の間で起こる。桿体細胞と錐体細胞は網膜色素上皮細胞に代謝的に依存しているため，剥離した部分は機能を失う。

14-3. 網膜の第4，6，8層に共通しているのは，細胞体を含むことである。それぞれ視細胞（桿体細胞と錐体細胞），双極ニューロン，網膜神経節細胞の細胞体がある。

14-4. 夜盲症はビタミンAの欠乏で起こる。ビタミンAは桿体細胞の光色素ロドプシンの再生に必須である。

14-5. 色覚異常は錐体細胞に含まれる赤，緑，青に感受性のある光色素のどれかの欠損によって起こる。

14-6. 中心窩は網膜で分解能が最も高い部分である。中心窩では網膜の内腔側の層の大部分が押しやられているため，光線はほとんど邪魔されずに錐体細胞に届く。中心窩にみられるのは第1，2，3，4，10層だけである。視神経乳頭は，網膜神経節細胞の軸索が集まって視神経として眼球から出ていく部分である。ここには第9，10層だけがあり，視細胞が存在しないので盲点となっている。

14-7. 末梢神経系として視神経は特異的で，組織学的にはむしろ中枢神経系に類似している。もともと間脳からの突出として発生したものなので，網膜とその脳への接続部，すなわち視神経は，中枢神経系の形態的特徴を有している。組織学的には，視神経は脊髄や脳幹の伝導路に似ており，軸索はグリア細胞に支持され，神経線維鞘細胞を欠くので視神経の軸索は障害されると再生しない。さらに，脳や脊髄と同様に視神経は髄膜に包まれている。この構成は，頭蓋内圧亢進のときに医学的に重要になる。頭蓋内圧は視神経周囲のくも膜下腔の脳脊髄液を介して視神経を圧迫する。すなわち頭蓋内圧亢進によって，視神経乳頭の浮腫状の膨隆，つまり乳頭浮腫が起こる。

14-8. 網膜に当たった光子は，光色素であるロドプシンやイオドプシンの化学変化の引き金となる。それに対して，体性感覚系では機械的刺激が受容器の細胞膜のイオン透過性を変化させ，その結果，膜電位が変化する。

14-9. （1）左眼の失明，（2）両耳側半盲，（3）左同名半盲，（4）右上同名四半盲，（5）左同名半盲。

14-10. 網膜神経節細胞と外側膝状体細胞は光スポット刺激に対してオン中心型またはオフ中心型のパターンで反応する。一次視覚野のニューロンは，この入力を特定の方位を向いた線状のパターンに変換する。

14-11. 形，動き，色の意識的な認知は，一次視覚野から離れた皮質領域でなされる。物体の動きの認知は後頭頂葉の皮質領域で起こり，形と色の認知は下側頭葉の皮質領域で起こる。

14-12. 直接対光反射には同側の視神経と動眼神経が関係し，共感性対光反射には同側の視神経と対側の動眼神経が関係している。視蓋前域の対光反射中枢からの軸索は，同側と

対側のエディンガー・ウェストファル核に接続する。すなわち，これらの対光反射が起きるためには中脳吻側部が正常である必要がある。

14-13. 障害されると瞳孔散大路が遮断される中枢神経系や末梢神経系の部位は以下のとおり。

中枢神経系　延髄の外側網様体
　　　　　　頚髄の側索
　　　　　　第8頚髄と第1胸髄の毛様体脊髄中枢
　　　　　　第1胸髄と第2胸髄の前根の髄内神経細根

末梢神経系　第1胸髄と第2胸髄の前根
　　　　　　第1胸神経と第2胸神経
　　　　　　第1胸髄と第2胸髄の白交通枝
　　　　　　頚部交感神経幹
　　　　　　上頚神経節
　　　　　　内頚動脈神経叢

14-14. 遠近調節反射は遠くから近くに視線を移したときに，網膜上の像の焦点が合った状態を保つ仕組みである。これは次の3つの要素からなる。(1) 毛様体筋の収縮による水晶体の厚みの増加，(2) 眼球の輻輳（距離に応じて眼を寄せること），(3) 瞳孔の収縮。遠近調節中枢は視蓋前域と上丘の領域にあると考えられている。その入力は視覚野からきて，出力はエディンガー・ウェストファル核と動眼神経核に向かう。このどちらも動眼神経に線維を送る。エディンガー・ウェストファル核からの副交感神経節前線維は毛様体神経節でシナプスを作り，そこからの節後線維が短毛様体神経を経て毛様体筋と瞳孔括約筋に達する。動眼神経核からの線維は直接，同側の内側直筋を支配する。

14-15. **(c)** 対光反射消失を伴う視野欠損が起こるのは，網膜と外側膝状体の間の視覚路，すなわち視神経，視交叉，視索に障害があるときだけである。視索よりも近位側の視覚路，例えば外側膝状体などの障害では対光反射は保たれる。これは対光反射の線維が外側膝状体を経ずに上丘腕を通るからである。

14-16. **(c)** 舌状回に向かう視放線は外側膝状体から前方に向かい，アーチを描くように側頭葉の側脳室をまわって後方に向きを変え，鳥距溝の下壁に向かう。

14-17. **(a)** 問題14-16の経路は視野の対側上四分円からの情報を伝えている。

14-18. **(d)** 対側の体幹と頭部からの体性感覚を伝える視床皮質投射，同側の錐体路に向かう皮質脊髄路，視野の対側半分からの視覚を伝える視放線は，内包後脚の後部ならびにレンズ核後部で収束している。

374 付録A 章末問題の解答

14-19. **(a)** 右頭頂葉の脳卒中では，舌状回に向かう視放線のうち視野の対側下半分に相当する部分が障害される。

14-20. **(b)** 網膜の鼻側半分からの網膜外側膝状体経路は，視野の耳側半分からの入力を伝え，視交叉で交差して対側に向かう。

15 味覚系と嗅覚系：味覚消失と嗅覚消失

15-1. 味覚線維を含む脳神経は3つあり，顔面神経（第VII脳神経），舌咽神経（第IX脳神経），迷走神経（第X脳神経）である。顔面神経の味覚線維は舌の前3分の2を支配し，その細胞体は膝神経節にある。舌咽神経の味覚線維は舌の後ろ3分の1に分布し，その細胞体は舌咽神経の下神経節（錐体神経節）にある。迷走神経の味覚線維は喉頭蓋と口蓋の領域に分布し，その細胞体は迷走神経の下神経節（節状神経節）にある。これらの一次味覚ニューロンの求心性線維はすべて孤束に入り，おもに孤束核の吻側部（味覚核と呼ばれることがある）に分布する。

15-2. 一次味覚野は前頭頭頂弁蓋とその近傍の島の一部にある。

15-3. 嗅粘膜は上鼻甲介と鼻中隔にある$2.5\,\mathrm{cm}^2$ほどの上皮であり，そこに嗅覚の双極ニューロンが存在する。双極ニューロンの末梢側の突起（樹状突起）は嗅粘膜の表面までのび，そこから生える化学受容線毛が粘液の中に浸かっている。これら一次嗅覚ニューロンの求心性線維が嗅神経の軸索をなす。

15-4. 一次嗅覚野は鉤とその近傍の梨状葉皮質や嗅内皮質にある。他の感覚野と異なり，同側からの嗅覚信号だけを受け取る。

15-5. **(b)** 舌の後ろ3分の1の味覚は同側の舌咽神経で伝えられる。前3分の2は顔面神経が支配している。喉頭蓋と口蓋に存在する味蕾は迷走神経に支配されている。孤束または孤束核が障害されると患側の味覚が完全に失われる。

15-6. **(b)** 頭蓋底の外傷は篩骨の篩板を通って前頭蓋窩に入る一次嗅覚求心路を損傷することがある。内側嗅条は対側の嗅球に嗅覚信号を伝える。嗅覚信号は外側嗅条を通り，鉤と梨状葉皮質にある一次嗅覚野で意識化される。一次嗅覚野から眼窩回の外側部と後部に線維が投射され，そこで味覚と合わさって「風味」として認識される。鉤が障害されると幻嗅が生じる。

15-7. **(d)** 鼻閉によってにおい物質が嗅覚受容器に達するのを妨げられることはあるが，比較的長期にわたって進む嗅覚消失は，緩徐に増大する前頭葉底部の腫瘍を疑わせる。服薬によって嗅覚が減弱することがある。透明な鼻汁は脳脊髄液漏を示唆するが，頭部外傷がないことから頭蓋底骨折は除外される。

16 大脳皮質：失語症，失認症，失行症

16-1. 新皮質は6層からなる。内顆粒層（第Ⅳ層）には顆粒細胞が多く，おもにこの層が入力を受ける。顆粒下層（第Ⅴ，Ⅵ層）は出力層で，遠心性の大きな投射線維を作る。遠心性投射線維は，内錐体細胞層（第Ⅴ層）の大きな錐体細胞から起こるものが多く，それよりは少ないが多形細胞層（第Ⅵ層）の紡錘状ニューロンからも起こる。顆粒上層（第Ⅰ～Ⅲ層）は連合線維からなる。外顆粒層（第Ⅱ層）には顆粒細胞が多く，皮質の他の領域からの入力を受ける。外錐体細胞層（第Ⅲ層）には多数の錐体細胞があり，分子層（第Ⅰ層）は近傍の皮質を連合する。

16-2. 複雑な運動の計画は，上前頭回の内側面にある補足運動野でなされる。補足運動野に限局した病変では運動失行が生じ，指示のとおりに複雑な運動をすることができなくなるが，麻痺はみられない。

16-3. **(1)** 右中心傍小葉
(2) 左前頭眼運動野（おもに中前頭回の後部）
(3) 右一次視覚野（鳥距溝周囲の楔状回と舌状回の一部）
(4) 左一次運動野の背側部（中心前回）
(5) ウェルニッケ野（左上側頭回の後部）
(6) 右角回と近傍の側頭葉皮質

16-4. 脳血管障害によって左半球の下前頭回・中心前回とその下の白質が損傷されると，失語（ブローカ失語），顔の右下領域の筋力低下（中心前回腹側部の皮質延髄路ニューロン），右手の筋力低下（中心前回中間部の皮質脊髄路ニューロン）が突然起こる。

16-5. 左痙性片麻痺，顔面下部の筋力低下，片側感覚消失，同名半盲を引き起こしうる病変で最小のものは，右内包後脚の損傷である。ここには錐体路，皮質延髄路，視床皮質感覚性投射，視放線が通っている。

16-6. **(e)** 視覚をさえぎり触覚だけで物体を特定するには，一次感覚野への体性感覚路に加え，物体の感触（重さ，手触りなど）の「記憶」が正常であることが必要である。体性感覚が正常である場合，立体認知障害は優位半球の頭頂連合野，特に上頭頂小葉の病変で生じる。

16-7. **(b)** 韻律（プロソディー）とは発話のリズムと抑揚をいい，劣位半球に支配されている。それ以外の言語機能は優位半球に支配されている。

16-8. **(e)** 伝導性失語が起こるのは，優位半球の下頭頂小葉（縁上回）とその近くの上側頭回の病変である。

376 付録A 章末問題の解答

17 辺縁系：前向性健忘と社会行動の異常

17-1. 辺縁葉は脳梁と脳幹吻側部に境を接し，帯状回とその前方の中隔野，そして海馬傍回から構成される。辺縁系は，辺縁葉と，それに関連して投射するさまざまな構造からなり，記憶の固定，行動，情動に関係する。

17-2. 辺縁系の機能を担う2つの重要な中枢は海馬と扁桃体であり，いずれも側頭葉の内側部にある。海馬は海馬傍回の後方領域から連続し，その深部に位置している。扁桃体は鉤に連続し，その深部に位置している。

17-3. ペイプズ回路は海馬にはじまり，脳弓を経て乳頭体に達し，そこから乳頭体視床路として視床前核に至る。続いてこの神経核から歯状回に信号が送られ，そこから帯状束を経て海馬傍回の嗅内野に投射される。ここから海馬に接続して回路が完成する。ペイプズ回路は当初，情動に関係していると推測されていたが，現在は記憶と学習にかかわっていると考えられている。

17-4. 海馬（または海馬傍回の後部）が両側性に障害されると，最近の出来事を思い出す力が顕著に障害され，新しい記憶を作れなくなる。扁桃体が両側性に障害されると，感情鈍麻または従順，恐怖の感情の欠落といった行動変容が生じる。

17-5. **(1)** 海馬または嗅内野（近時記憶），マイネルト基底核のコリン作動性ニューロン（見当識障害，長期記憶の喪失）
(2) 扁桃体
(3) 乳頭体，視床背内側核の内側部，または視床前核

17-6. 大脳基底核の辺縁系ループの構成は次のようになる。腹側線条体または側坐核，そこから投射する腹側淡蒼球，そこから信号が送られる視床背内側核，それが前頭前野につながり，続いてそこから腹側線条体に投射してループが完成する。辺縁系ループは行動に関係し，側坐核は報酬や快感に関連する。

17-7. **(d)** 扁桃体は恐怖に強く関係している。

18 視床下部：自律神経系と内分泌系の調節障害

18-1. 視床下部は前方から後方に向かって，前部（視交叉部），中間部（隆起部），後部（乳頭部）に分かれる。

18-2. 視床下部からの神経性出力は，おもに視床の前核と背内側核，脳幹と脊髄の運動中枢および自律神経中枢に向かう。

18-3. 下垂体門脈系とは，視床下部の中間部（隆起部）と下垂体前葉を結ぶ血流路である。視床下部ホルモン，すなわち興奮性および抑制性の放出ホルモンは，おもに弓状核と室傍核で産生され，視床下部の毛細血管内に分泌され，この門脈系を通って下垂体前葉の分泌細胞に達する。これによって視床下部が内分泌系の活動に広範な影響を及ぼすことができる。

18-4. **(1)** 前部と視索前野の熱放散中枢と，後部の熱産生中枢
(2) 前部と視索前野
(3) 後部
(4) 中間部
(5) 前部
(6) 前部
(7) 中間部と後部

19 自律神経系：臓性調節の異常

19-1. 体性神経系の遠心路は随意的に制御されており，骨格筋を直接支配するα運動ニューロンとその軸索から構成される。自律神経系の遠心路は不随意であり，2つの遠心性ニューロンからなる。1つは脳幹または脊髄にある節前ニューロンである。その軸索が自律神経節内でシナプスを作るのが，もう1つの節後ニューロンである。その軸索は平滑筋，心筋，腺組織を神経支配する。

19-2. 脳幹の副交感神経系は次のとおり。
(1) エディンガー・ウェストファル核にある節前ニューロン。その軸索は動眼神経を通る。
(2) 上唾液核にある節前ニューロン。その軸索は顔面神経を通る。
(3) 下唾液核にある節前ニューロン。その軸索は舌咽神経を通る。
(4) 迷走神経背側核内と疑核の近傍にある節前ニューロン。その軸索は迷走神経を通る。

19-3. 仙髄の副交感神経節前線維は，第2，第3，第4仙髄の中間外側核内またはその近傍のニューロンから起こる。

19-4. 交感神経節前線維はすべて交感神経核から起こる。交感神経核は第7頸髄ないし第8頸髄から第2腰髄ないし第3腰髄にかけて分布している。この神経核は，脊髄灰白質側角の中間外側核，中間質（第VII層）の内側部の中間内側核，両者の間に位置する介在核，そして側角近くの側索に散在するニューロンからなる。

19-5. 自律神経系求心性線維は，舌咽神経と迷走神経にきわめて多く含まれる。舌咽神経は，おもに口腔，咽頭，頸動脈小体と頸動脈洞に，それらの線維を送る。自律神経系求心

性線維は迷走神経を通って胸腹部の内臓に分布する。舌咽神経と迷走神経を通る自律神経系求心性線維は、孤束核でシナプスを形成し、内臓性ならびに体性の神経核に分布し、心血管系、呼吸器系、消化器系の反射に寄与している。

19-6. 原則的に、胸部、腹部、骨盤部の内臓からの痛覚線維は、交感神経と交感神経幹、さらに第1胸神経から第2腰神経ならびにその後根を経由して脊髄に達する。ただし、S状結腸、直腸、膀胱頸部、前立腺、子宮頸部は例外で、これらからの痛覚線維は、骨盤内臓神経と第2、第3、第4仙骨神経ならびにその後根を経由して脊髄に至る。

19-7. 関連痛とは、その原因になったところとは離れた部位に痛みが感じられる現象をいう。関連痛の原理は、内臓性痛覚の信号が脊髄内で体性ニューロンに収斂することである。そのため、内臓性痛覚も脊髄視床路を活性化させ、大脳皮質はそれを体表に由来するものと誤って解釈してしまう。したがって関連痛が局在するのは、内臓性と体性の入力が共通して入る脊髄分節によって支配される体表の領域ということになる。

19-8. 心臓の痛覚線維は心臓神経を通って交感神経幹に向かう。そこを下行して白交通枝を経て脊髄神経に入り、後根を通って脊髄に達する(細胞体は後根神経節にある)。中枢への接続はおもに第2胸髄から第4胸髄で起こる。すなわち、心臓痛は胸骨後に局在する。痛みが増悪していくと、第1胸髄から第2胸髄も巻き込まれ、痛みが左上腕内側に放散するようになる。

19-9. 副交感神経系の刺激により、心拍数の減少(徐脈)、膀胱の収縮、陰核または陰茎の勃起が起こる。交感神経系の刺激により、心拍数の増加(頻脈)、膀胱の弛緩と内尿道括約筋の収縮、腟の収縮または射精が起こる。

19-10. **(a)** 仙髄より上位で自律神経系の下行路が損傷されると、自動性神経因性膀胱となる。脊髄分節反射があるので排尿は起こる。しかし、橋の排尿中枢からの下行路が途切れているため、膀胱を完全に空にすることはできない。

19-11. **(d)** 仙髄の下位運動ニューロンが障害されると、非反射性神経因性膀胱(弛緩性膀胱)となり、著しい尿の貯留のため膀胱が顕著に拡張する。非反射性神経因性膀胱は馬尾の損傷でも起こりうる。しかし、この患者は腰髄の機能は正常であるから、損傷は仙髄にあるに違いない。もし馬尾に損傷があるとすると、腰髄の後根神経線維の障害のために感覚障害が生じるはずだからである。

19-12. **(c)** この3徴候はホルネル症候群と考えられる。この症例では末梢神経系での交感神経系の活性が失われたことがその原因である。第1胸神経からの交感神経節前線維は、脊髄神経、白交通枝、頸部交感神経幹を経由して上頸神経節に至り、そこで節後ニューロンにシナプスを作る。節後線維は内頸動脈周囲で神経叢を形成する。顔面の汗腺への交感神経支配が失われたことによって無汗症が、ミュラー筋(上瞼板筋)を支配する神経の脱落により軽度の眼瞼下垂が、瞳孔散大筋を支配

付録A　章末問題の解答　**379**

する神経の脱落により縮瞳が生じた。患者の病歴と身体診察にもとづけば，長年にわたる喫煙によって右肺の肺尖部に小細胞がんが生じ，頸部交感神経幹に影響したと考えられる。中枢神経系の障害でもホルネル症候群は生じうるが，中枢性の病変であれば他の体性感覚障害や運動障害を伴うはずである。

19-13. **(c)** 迷走神経の活動が亢進すると，胃の蠕動や分泌が増加する。

19-14. **(a)** 顔面神経が圧迫によって障害されると，同側の体性および内臓性の運動障害が生じる。鼓索神経を通る副交感神経線維の損傷により，節前ニューロンからの顎下神経節への入力が途絶え，唾液分泌の減少と口渇が起こる。

20 網様体：調節と賦活化

20-1. 脳神経から網様体へのおもな入力は，三叉神経と前庭蝸牛神経（内耳神経）である。三叉神経からの入力はおもに痛覚，前庭蝸牛神経からの入力は平衡覚と聴覚である。脊髄からの入力は脊髄視床路からのもので，その上行路はおもに侵害受容に関係する。前脳からの入力は，おもに視床下部と大脳皮質からくる。

20-2. 網様体は，眼球運動，咀嚼，顔面の表情，涙分泌，唾液分泌，嚥下，発声，舌運動に関係する脳神経の出力を統合している。その脊髄への投射は痛覚を調節し，さらに随意筋，交感神経系，仙髄副交感神経系の活性にも影響している。その前脳への上行性の投射は，視床，視床下部，辺縁系の中枢，大脳皮質に影響を与えている。

20-3. 大脳基底核，特にマイネルト基底核のコリン作動性ニューロンの変性は，アルツハイマー病の認知機能障害に関係している。

20-4. 側座核は幸福と報酬の感情に関係していて，中脳の腹側被蓋野からドパミン作動性の強い投射を受けている。覚醒剤は側坐核のドパミン活性を増加させる。

20-5. 呼吸中枢は両側の網様体の腹外側部にあり，吸気を調節する。そこから横隔膜を支配する横隔神経核，肋間筋を支配する肋間神経核に下行線維を投射している。閂またはそれより少し吻側で延髄が両側性に損傷されると，呼吸中枢が障害される。閂と頸髄のC3までの間で両側性に損傷されると，呼吸路を妨害するため呼吸停止に至る。

20-6. 視床下部の前核と視索前野のニューロンは睡眠中枢をなすと考えられていて，障害されると不眠症を発症する。視床下部後核は覚醒に関係していて，損傷されると過眠症になる。

20-7. 青斑の近くの橋網様体背外側部に両側性に局在するニューロンは，レム睡眠に関係している。これらのニューロンが両側とも損傷されるとレム睡眠が消失する。

380 付録A 章末問題の解答

20-8. 意識障害のある頭部外傷患者に動眼神経障害を伴う場合，上行性網様体賦活系の通る傍正中中脳網様体の損傷が疑われる。上行性網様体賦活系が修復不能までに損傷されると，昏睡は回復不能になる。

20-9. **(a)** チェーン・ストークス呼吸は，間脳の損傷を示唆する。

20-10. **(e)** 左頭蓋冠の外傷によって，側頭葉の鉤回がテント切痕を通って下方に逸脱し，中脳と第 III 脳神経を圧迫して，患側の一側性障害を生じさせたと考えられる。中心性ヘルニアは，間脳と側頭葉の一部が両側性にテント切痕を通って下方に押し下げられたものである。帯状回ヘルニア（大脳鎌下ヘルニア）は，大脳鎌の下方で帯状回が下方に逸脱したもので，第 III 脳神経に影響するには位置が高すぎる。経頭蓋冠ヘルニアは，頭蓋冠の欠損部から大脳半球が外に逸脱したものである。小脳扁桃ヘルニアは，小脳扁桃が大孔内に下方に逸脱したもので，延髄尾側部と脊髄上部を圧迫し，切迫性呼吸困難を起こして死に至るものである。

20-11. **(d)** 右眼の縮瞳が起こらないのは，エディンガー・ウェストファル核からの副交感神経節前線維が圧迫されたことによる。この神経核は第 III 脳神経の末梢部に沿って位置していて，その節前線維は眼窩内の毛様体神経節に向かい，節後ニューロンにシナプスする。節後線維は短毛様体神経を通って網様体筋と瞳孔括約筋を支配する。

20-12. **(e)** 錐体路系が両側性に障害されると，脳幹の赤核，網様体，前庭神経核といった上脊髄性運動中枢が大脳皮質による調整から解放される。患者が四肢の過伸展を伴う除脳硬直姿勢をとっていることから，損傷部は赤核かその尾側にあるはずである。赤核が損傷を免れているとすれば，患者は除皮質硬直肢位をとり，前腕の屈曲を示す。

20-13. **(c)** 上行性感覚路と皮質に散在する覚醒系は，水道周囲灰白質に隣接する傍正中網様体を通る。この領域が両側性に障害されると昏睡状態になる。

20-14. **(a)** 中脳の中核部の損傷とそれによる昏睡状態は，過呼吸を伴うのが特徴である（図20.7 参照）。

21 脳神経のまとめ

21-1. **(1)** 迷走神経は，声帯と軟口蓋の筋を支配する。左迷走神経麻痺では，声が弱く嗄れるようになり，左軟口蓋が下垂する。

(2) 滑車神経は上斜筋を支配する。右滑車神経麻痺では，眼を内転させた状態で下に向けるのが困難になる。この異常が神経核の病変による場合，滑車神経は交差するため，症状は左に現れる。

(3) 舌下神経は内舌筋を支配する。左舌下神経麻痺では左のオトガイ舌筋が麻痺するため，舌を突き出したとき，正常な右のオトガイ舌筋によって舌が患側（左）に偏位させられる。

(4) 右の三叉神経は，眼神経，上顎神経，下顎神経の分枝を通して顔面の右側の感覚を伝える（下顎角を除く）。その麻痺によって右の顔面の片側感覚消失が起こる。

(5) 左前庭神経は，前庭眼反射（VOR）の求心脚をなしている。左外耳道に冷水や温水を注ぐと，外側半規管に対流が生じ，膨大部稜のクプラが動かされ，この反射が誘導される。左前庭神経が障害されると，VORの求心脚が途絶され，眼振の急速相と緩徐相のいずれも失われる。急速相の有無にかかわらず，VORは緩徐相に関係している。

(6) 右外転神経は，右外直筋を支配する。それが麻痺すると，右眼の外転ができず，正常な内直筋に牽引されて内斜視が生じる。

(7) 左舌咽神経は，左側の舌の後ろ3分の1の味蕾からの味覚のインパルスを伝える。その麻痺によって，同部の味覚消失が起こる。

21-2. **(1)** 角膜反射：

求心脚 — 三叉神経

中間ニューロン — 脊髄三叉神経路核

遠心脚 — 顔面神経

(2) 対光反射：

求心脚 — 視神経

中間ニューロン — 被蓋前核

遠心脚 — 動眼神経（毛様体神経節へ）

(3) 絞扼反射（咽頭反射）：

求心脚 — 舌咽神経

中間ニューロン — 孤束核

遠心脚 — 迷走神経

(4) 眼球心臓反射：

求心脚 — 三叉神経

中間ニューロン — 脊髄三叉神経路核

遠心脚 — 迷走神経

(5) 流涙・流涎反射：

求心脚 — 三叉神経

中間ニューロン — 脊髄三叉神経路核

遠心脚 — 顔面神経（翼口蓋神経節，顎下神経節へ）

(6) 下顎反射：

求心脚 — 三叉神経中脳路核からの三叉神経

中間ニューロン — なし。単シナプス性の伸展反射

遠心脚 — 三叉神経

(7) 嘔吐反射

求心脚 — 迷走神経

中間ニューロン — 孤束核

遠心脚 — 迷走神経（横隔膜と腹壁の筋を支配する脊髄神経も）

22 中枢神経系の血管支配：脳血管障害

22-1. 脳の動脈のおもな形態学的特徴は次の通り：内膜が薄く，弾性線維が豊富で内弾性膜がめだつ。中膜が薄く，しばしば血管分岐部ではそれを欠く。外膜が薄く，外弾性膜を欠く。このため，頭蓋外の動脈と比較して，脳の動脈はきわめて薄く，動脈瘤ができやすい構造になっている。

22-2. 血液脳関門の解剖学的基盤は，無窓の毛細血管内皮とそのタイトジャンクションである。

22-3. ウィリス動脈輪は，脳の前部と後部を栄養する動脈の吻合で，脳の腹側面にあって視床下部と脚間窩を囲んでいる。左右の内頸動脈がその外側部を，脳底動脈とその左右の大脳への枝が後部を構成する。内頸動脈から分岐する後交通動脈が後大脳動脈と吻合して，輪の後外側を閉じる。内頸動脈から分岐する前大脳動脈が輪の前外側部をつなぎ，左右の前大脳動脈を橋渡しする前交通動脈が輪の前部を閉じる。動脈輪が左右対称なことはまれで，ほとんどの場合，交通動脈のいずれかまたは後大脳動脈が萎縮している。機能的には，この動脈輪は潜在的な側副路になっている。

22-4. 脊髄は，1本の太い前脊髄動脈と1対（左右2本）の後脊髄動脈で栄養される。脊髄の全長にわたってこれらを補足しているのが，椎骨動脈，上行頸動脈，肋間動脈，腰動脈から分岐する根動脈である。

22-5. **(1)** 中大脳動脈
(2) 前大脳静脈
(3) 後大脳動脈
(4) 背側部は中大脳動脈の線条体枝，腹側部は前脈絡叢動脈
(5) 椎骨動脈または後下小脳動脈
(6) 前脊髄動脈

22-6. **(b)** 大脳の動脈の灌流域の境界には分水界があり，これらの終末枝の間には吻合が少ないため，虚血性発作の影響を受けやすい。

22-7. **(c)** レンズ核線条体動脈は，高血圧性出血を最も起こしやすい動脈である。

22-8. **(e)** 左鳥距動脈の閉塞により右同名半盲が起こる。

22-9. **(c)** 脳が正常に機能するには，50 mL/100 g/分の血流量が必要である。

付録A　章末問題の解答　**383**

22-10. **(e)** 脳血管障害の最大のリスク因子は高血圧症である。血圧を 10 mmHg 下げると，脳血管障害のリスクが約 40% 低下する。

23 脳脊髄液系：水頭症

23-1. CSF の機能は次の通り：脳と脊髄を圧迫や急な動きから保護する。脳の血管や神経を保護する。ニューロンの内的環境を維持する。

23-2. 側脳室の各部と位置は次の通り：(1) 前角（前頭角），室間孔より前方；(2) 中心部，脳梁の幹部の下方；(3) 後角（後頭角），大きさは個人差が大きい；(4) 下角（側頭角），側頭極の約 3 cm 下方に終わる。側脳室で最も大きいのは房で，中心部，後角，下角が合わさる三角形の領域である。これは脳梁膨大部の下方に位置し，その中に脈絡糸球と呼ばれる大きな房状の脈絡叢がある。

23-3. 側脳室，第三脳室，第四脳室の脈絡叢が CSF を分泌する。CSF は側脳室から両側の室間孔（モンロー孔）を通って第三脳室に流れ，第三脳室から中脳水道を通って第四脳室に流れる。続いて，第四脳室の 3 つの出口，正中孔（マジャンディ孔）と両側の外側孔（ルシュカ孔）を通って脳室系を出る。そこでくも膜下腔に入り，脳幹の腹側面と背側面をまわり，小脳を越える。最後に大脳半球の凸面（外側面から上面にかけて）に沿って上矢状静脈洞に向かい，くも膜顆粒で吸収される。この吸収は圧力依存性で，一方向弁の作用がある。

23-4. 閉塞性水頭症は，CSF の循環が脳室系のどこかでせき止められた状態をいう。脳室間や，脳室からくも膜下腔への CSF の流れが妨げられる。交通性水頭症は，CSF の流れがくも膜下腔やくも膜下槽，あるいはくも膜顆粒を通過するところで妨げられた状態である。

23-5. **(c)** 脈絡糸球とは，脈絡叢の拡張した部分で，側脳室の中心部，後角，下角が合わさる領域にみられる。しばしば石灰化がみられ，頭部 CT で高吸収のスポットとして写る。成人の脳でこれがみられるのは正常である（図 23.4）。

23-6. **(d)** 側脳室の後角の内側面には，鳥距溝が外側にのびた部分が隆起を作っていて，鳥距と呼ばれる。

23-7. **(b)** 中脳水道が閉塞されると，CSF が第三脳室から第四脳室に流れるところでせき止められる。側脳室と第三脳室で CSF の産生は続くので，中脳より吻側にあるこれらの脳室が拡張させられる。

23-8. **(c)** ハンチントン病は線条体ニューロンの遺伝性変性疾患で，尾状核の著明な萎縮がみられ，それによって側脳室前角が異常に拡張する。

384 付録A 章末問題の解答

23-9. **(d)** 正常な状態では，CSF の産生と吸収の速度は，450〜600 mL/日である。

24 神経系の発生：先天異常

24-1. CNS は原腸胚の正中に沿った，特異化された体表外胚葉，すなわち神経外胚葉から生じる。

24-2. 神経堤からできるのは，（1）脳神経の感覚神経節，脊髄神経節，自律神経節，（2）神経節と末梢神経の支持細胞，（3）脳と脊髄を包む髄膜，などである。

24-3. 無脳症の原因は前神経孔の閉鎖不全で，その結果，脳の吻側の形成異常と露出が起こる。この状態は常に致死である。

24-4. 脊索は，拡散性の栄養性シグナル（ソニックヘッジホッグタンパク質）を分泌し，神経板，神経ひだ，神経管を誘導する。

24-5. 放射状グリアは，脳室腔から初期の脳の表面に向かって遊走し，ニューロンをその目標地点まで先導する。

24-6. ニューロンは，その目標地点で栄養性シグナルが限られている中，競争に勝ち残ることで，発生中のアポトーシスを免れる。

24-7. 発生中の小脳皮質では，プルキンエ細胞，バスケット細胞，星状細胞，ゴルジ細胞がまず外向きに遊走し，続いて顆粒細胞が皮質表面から内向きに遊走する。大脳皮質では，脳室胚上皮から細胞が外向きに遊走する。大脳皮質のニューロンは，その誕生からの時間にもとづいて層構造を作る。すなわち，早期に生まれたニューロンは皮質深部の層を形成し，あとで生まれたニューロンは順に皮質の浅い層を作る。

24-8. 滑脳症は異常な神経新生またはニューロンの遊走のために脳回が作られなかったために起こる。

24-9. **(e)** 下位椎骨の椎弓が発生しないと，脊椎の後面が開放したままの状態，二分脊椎症になる。開放部を通ってその下の髄膜が飛び出てて，液体（CSF）で満たされた嚢胞になると，髄膜瘤になる。脊髄組織がその嚢胞内に飛び出ると，髄膜脊髄瘤になる。この発生異常は，尾側の神経孔が正常に閉鎖しなかったことで起こる。母体 α-フェトプロテインのスクリーニング検査と胎児の超音波画像診断によって，こうした異常を出生前に発見できる。

24-10. **(b)** 後神経孔は受精後 28 日で閉鎖する。この神経管発生異常（二分脊椎症，髄膜瘤，髄膜脊髄瘤）は比較的よくみられるが（1：500），母親が葉酸を妊娠前から妊娠

初期にかけて、つまり神経管の閉鎖前までに摂取することで、予防することができる。

24-11. **(a)** 無脳症あるいは全前脳胞症は、前神経孔の閉鎖不全で起こる。この発生異常は常に致死で、大脳半球を欠損しているが、脳幹は奇形を免れる。出生後も短時間生きていられれば、異状のない脳幹のはたらきで胎児は呼吸できる。しかし、視覚と聴覚は欠損し、痛覚刺激に反応しない。無脳症の病因について広く認められたものはない。アルノルド・キアリ奇形は、小脳組織が大孔に逸脱した先天性ヘルニアである。脊椎破裂は、後神経孔の閉鎖異常で、二分脊椎を生じる。髄膜脊髄瘤は、脊髄の神経管閉鎖異常である（上の 24〜9 を参照）。脳瘤または二分頭蓋は、前神経管の閉鎖異常で、後頭蓋の欠損部から嚢胞状の突出物がある。脳組織が含まれる場合には、脳髄膜瘤と呼ばれる。

24-12. **(c)** 滑脳症は、ニューロンが脳室帯から発生中の大脳皮質への遊走が不全なために起こると考えられている。

24-13. **(e)** 神経堤は、体のいろいろな種類の細胞を作る。後根神経節と脳神経節のニューロン、自律神経節のニューロン、神経のような特徴をもったニューロン以外の細胞（クロム親和性細胞）を作るほか、神経堤は末梢神経系のニューロンの支持細胞（シュワン細胞）、神経節ニューロンの支持細胞（衛星細胞）、体性結合組織の一部、メラノサイト、虹彩の色素細胞も作る。

25 神経系の老化：認知症

25-1. 神経原線維変化とアミロイド斑が、アルツハイマー病患者の脳に典型的な病理変化である。

25-2. 老人性認知症の病因で最も多いのはアルツハイマー病である。

25-3. ニューロン変性と樹状突起変性の結果、脳萎縮の MRI では、大脳皮質の脳溝の拡張と脳回の萎縮がみられる。

25-4. 老化した脳で神経病理学的変化が最もよくみられるのは、前頭前野と後頭頂葉、側頭葉である。

26 神経系の機能回復：可塑性と神経再生

26-1. 順行性軸索原形質流動の阻害は傷害部位より遠位側に起こるワーラー変性の基盤である。

386 付録A 章末問題の解答

26-2. 軸索を断裂されたニューロンでは，中心性色質融解，核の偏在，細胞体の膨隆，核小体の拡大が起こる。

26-3. 軸索障害で失われた軸索原形質の相対量は，軸索障害をニューロンが生き残るかどうかの決定的な因子である。傷害部位の近位側に側枝を多くもつニューロンの場合や，障害が細胞体から遠いところで起きた場合，軸索切断されたニューロンの生存率が高くなる。

26-4. 傷害部位でのアストロサイトの作る瘢痕，オリゴデンドロサイトの髄鞘の Nogo 受容体のリガンドタンパク質，傷害部位で生じた死腔が，合わせて CNS での軸索再生を阻害する。

26-5. 神経栄養因子は，PNS の再生する軸索の走化性因子としてはたらく。走化性因子の効果は濃度依存性で，その分子が神経の遠位端から損傷部位までどれだけ遠く拡散できるかで決まる。

26-6. 挫滅のタイプの外傷は，シュワン細胞の神経鞘の管と基底膜を損傷せず，断端が離断されるような神経の物理的切断よりも機能回復がよい。

26-7. 神経腫は，再生する末梢軸索が損傷部位より遠位に向かって伸長するのをブロックされたときに生じる。これによって，異常な神経終末が形成され，機械的な変形など非生理的な刺激でも活性化されるようになる。

26-8. 損傷誘導性可塑性は，年齢と系統に依存する。例えば，網膜から視覚野に至る視覚路に障害が起こると，終生盲目になる。

26-9. **(c)** 末梢神経の軸索損傷からの機能回復は，神経の受けた障害のタイプに依存する。圧迫傷害からの回復が最もよい。神経鞘の管が損傷されず，再生する軸索のもとのターゲットへの誘導路になるからである。最も直りにくいのは，軸索が大きく失われるような損傷である。遠位側と近位側の断端の距離，神経鞘の管の偏位，神経栄養因子の欠乏が，大きく機能回復を阻害する。切り口のきれいな外傷では，軸索は切断されるけれども，遠位端と近位端とを空間的にそろえ直すことで，回復を期待できる。軸索は 1 mm/日の速さで再生するので，受傷後 2 か月間なら，再生する軸索がターゲットに届くのに十分な期間である。軸索損傷の位置や患者の年齢は，おそらくは機能回復に決定的な因子ではない。

26-10. **(d)** この脳梗塞は，背側脊髄小脳路の軸索を障害し，外受容性感覚と固有感覚とを阻害して，遷延性の同側の下肢の運動失調をもたらした。CNS では機能的な再生は起こらない。中小脳脚から小脳への求心性入力は，おもに大脳皮質からの入力を伝えていて，脊髄からではない。

付録 A 章末問題の解答　**387**

26-11. **(e)** 単独でも組み合わさっても，これらの因子は損傷された CNS の軸索の再生を阻害する。研究によると，損傷された CNS の軸索は，末梢神経で橋渡しするなど環境を整えると，かなりの再生能を示す。

26-12. **(a)** 軸索の構造と機能の維持には，順行性軸索輸送によって必要な代謝物をニューロンの細胞体から供給されることが，絶対に必要である。この輸送を止めるような障害なら何であれ，傷害部位から遠位方向に進行する軸索変性を起こす。同様に，軸索の再生は，細胞体からのこの軸索輸送があるときにだけ起こりうる。

26-13. **(d)** 圧迫を伴うような運動が手首で起こると，手と指への神経をしめつけることになる。感覚消失，ピリピリした感覚，筋力低下は糖尿病の結果でも起こりうる。しかしその場合には，感覚異常は一般に上肢よりも下肢に早期に起こり，四肢の遠位側に限局されるということもない。

付録B：
用語解説

・用語は接頭辞，欧文，和文の順に掲載した。語頭が数字，ギリシャ文字，アルファベットの用語はすべて欧文に含めた。
・㊀はギリシャ語，㊂はラテン語，㊨はフランス語の語源を示す。

■ 接頭辞

dys ● dys
病変，困難，悪，痛みなどを示す接頭語。

高 ● hyper（㊀高い）
上方，上，過剰を示す接頭辞。

古代の ● paleo（㊀古い）
古いことを示す接頭辞。

周 ● peri（㊀）
周囲。

低 ● hypo（㊀低い）
下方，した，過少を示す接頭辞。

半 ● hemi（㊀）
半分。

傍 ● juxta（㊂）
近く。

■ 欧文

Ia 神経線維 ● Ia nerve fiber
後根神経節の軸索の一種。筋紡錘の興奮を受け，α運動ニューロンを興奮させる。筋伸展反射の求心脚をなす。

Ib 神経線維 ● Ib nerve fiber
後根神経節の軸索の一種。ゴルジ腱器官の興奮を伝え，脊髄の介在ニューロンを介してα運動ニューロンを抑制する。対立筋伸展反射や折りたたみナイフ現象の求心脚をなす。

2 色覚 ● dichromatic vision
三原色のうち2色しか受容できない色覚異常。

3 色覚 ● trichromatic vision
3原色を認知できる正常な色覚。

α 運動ニューロン ● alpha motor neuron
脊髄前角や一部の脳幹神経核にあるニューロン。その軸索は随意性の錘外線維を直接支配する。同意語，下位運動ニューロン。

γ 運動ニューロン ● gamma motor neuron
このニューロンはα運動ニューロンと同じ場所にあるが，錘内線維を支配する。筋紡錘の感度を維持する。

γ ループ ● gamma loop
3つのニューロンからなる反射弓。錘内筋を支配するγ運動ニューロンとその軸索，Ia遠心性線維と後根神経節細胞，錘外線維を支配するα運動ニューロンとその運動終板からなる。α運動ニューロンによる運動と筋緊張を調節している。

GABA ● γ-aminobutyric acid
γ-アミノ酪酸。抑制性神経伝達物質。

Nogo 受容体 ● Nogo receptor
中枢神経系のミエリンにある3つのタンパク質を認識し，再生する軸索の伸張を抑制する。

■ あ

アーガイル ロバートソン瞳孔 ● Argyll Robertson pupil
小さな瞳孔で，光には反応しないが，輻輳時には縮瞳する。

アキネジア，無動症 ● akinesia
随意運動を開始したり実施する能力を失った状態。

アクソン ● axon
→軸索

アストロサイト ● astrocyte（㊙astron＝星）
星形のグリア細胞。その突起先端部が血管を囲み，脳や脊髄の表面を覆う。

アテトーシス ● athetosis（㊙athetos＝位置または場所がない）
四肢，特に手指のゆっくりとしたもだえるような動きを示す疾患。大脳基底核病変に伴う。

アマクリン細胞 ● amacrine cell
網膜の顆粒層にある局所回路ニューロンで，双極細胞と神経節細胞との間のシグナル伝達に影響している。

アミロイド前駆体タンパク質 ● amyloid precursor protein
ニューロンの細胞膜の膜タンパク質。細胞外の部分が切断されると，アルツハイマー病の老人斑を形成する。

アミロイド老人斑 ● amyloid senile plaque
ニューロンの細胞内外に蓄積する病的タンパク質。

アルツハイマー病 ● Alzheimer disease
初老性認知症（痴呆）の1つ。多数の神経原線維変化と老人斑（神経突起斑）が大脳皮質に生じる。海馬と海馬傍回の神経変性を伴う。皮質のコリンアセチルトランスフェラーゼ活性低下があり，そのためマイネルト基底核や対角帯核といった前頭葉基部の神経核のニューロン変性が起こる。

鞍隔膜 ● diaphragma sellae
下垂体を包む硬膜のヒダ。トルコ鞍に広がる。

暗所視 ● scotopic vision（㊙skotos＝暗い＋opsis＝視覚）
暗順応したときの視覚。

イオドプシン ● iodopsin
錐体の光色素。

石原式色覚異常検査表 ● Ishihara test
色覚異常の有無を調べるための検査の1つ。単色の点で作られた数字を，いろいろな色の点を背景に配置し，被験者に何の数字がみえるかを問う。

一過性脳虚血発作 ● transient ischemic episode/attack（TIA）
一過性の局所的な大脳機能異常。24時間以内に改善する。内頸動脈または椎骨動脈の虚血で起こる。

異名半盲 ● heteronymous anopsia
（㊙heteronymous＝違う名前の）
半盲の側が左右で異なること。

陰性症状 ● negative sign
損傷による機能的な欠失。

ウィリス動脈輪 ● circle of Willis
脳底部にある動脈の環状構造。内頸動脈と脳底動脈の枝でできる。脳の前部と後部の循環を連絡する。同意語，大脳動脈輪。

ウィルヒョー・ロバン腔 ● Virchow-Robin space
中枢神経系内の小動脈の周囲にある間隙。

ウェーバー症候群 ● Weber syndrome
対側の痙性麻痺と同側の眼筋麻痺（下外側偏位，眼瞼下垂，散瞳）で特徴づけられる疾患群。中脳の大脳脚と動眼神経の片側性障害で起こる。日本で難病指定されているスタージ・ウェーバー症候群とは異なるもの。

ウェーバーの音叉検査 ● Weber tuning fork test
前額の正中に振動している音叉をあて，どちら側かの耳で音がよく聞こえるかをたずね，左右差があるかどうかを調べる。片側に伝音性難聴があれば，その側で音がよく聞こえる。感音性難聴なら反対側でよく聞こえる。リンネの音叉検査とともに行う。

ウェルニッケ帯 ● Wernicke zone
内包のレンズ核後方の三角形の領域。外側膝状体の外側にあり，視放線を含む。

ウェルニッケ野 ● Wernicke area
優位半球の上側頭回の後部にある領域。感覚性言語中枢としてはたらく。損傷されると流暢性（感覚性）失語を生じる。

うま味 ● umami
グルタミン酸などのアミノ酸，イノシン酸などの核酸，コハク酸などの有機酸によって感じられる味の種類。

運動感覚 ● kinesthesia（㋑kinesis＝動作＋aisthesis
＝感覚）
身体の姿勢や動きの感覚。

運動緩徐 ● bradykinesia（㋑brady＝遅い＋kinesis
＝運動）
随意運動がきわめて遅い状態。しばしば大脳基底核
病変に伴う。

運動失調 ● ataxia（㋑a＋taxis＝順序）
筋収縮の協調が失われた状態。

運動終板 ● motor endplate
α運動ニューロンの錘外線維に終わるアセチルコリ
ン作動性シナプス。同意語，神経筋接合部。

運動性失語 ● dysphasia，motor aphasia（㋑dys＋
phasis＝会話）
失語症の一種。話すときにことばが適切な順になら
ず，たどたどしいのが特徴。同意語，ブローカ失語，
非流暢性失語。

運動前野 ● premotor cortex
中心前回の前方にある領域。感覚情報に応じて習熟
した動作のための姿勢制御を企画する。

運動単位 ● motor unit
α運動ニューロン，その軸索，それが支配する錘外
線維。

運動麻痺 ● palsy
筋力低下または筋の麻痺。

栄養 ● trophic（㋑trophe＝栄養）
栄養に関すること。細胞の代謝を維持する物質，ま
たはその生存を促進する代謝経路。

栄養因子 ● trophic factor
発生中のニューロンと軸索の遊走を誘導し，障害さ
れた軸索の再生を促す物質。

エディンガー・ウェストファル核 ● Edinger-Westphal
nucleus
動眼神経核群のうちの内臓性運動性神経核。動眼神
経の副交感神経節前線維を出す。縮瞳と遠近調節の
ときにはたらく。

鉛管様強剛 ● lead-pipe rigidity
一つの関節を動かすすべての筋に過緊張性があるこ
とによって起こる，両方向性の筋緊張亢進。大脳基
底核病変で生じる。

遠近調節中枢 ● accommodation center
中脳吻側部にあるニューロン群。後頭皮質からの入
力を直接受け取り，毛様体筋，虹彩筋，内直筋の活
動を統合して，近くや遠くをみるときに網膜上の像
の焦点が合った状態を維持する。

嚥下 ● deglutition
ものを飲み込む動作。

嚥下障害 ● dysphagia（㋑dys＋phagein＝食べる
こと）
ものを飲み込むのが困難なこと。

遠心性 ● efferent
活動電位が中枢から遠くに運ばれること。

延髄 ● medulla oblongata（㋷medulla＝髄＋
oblongus＝長方形の）
脊髄に続く脳幹の一部。同意語，髄脳。

延髄外側症候群 ● lateral medullary syndrome
以下のような症状を示す症候群。同側の顔面と対側
の体の痛覚・温度覚消失，悪心・めまい，同側の運
動失調，同側の軟口蓋・咽頭・声帯の運動麻痺，ホ
ルネル症候群。椎骨動脈または後下小脳動脈の血管
障害で生じる。同意語，ワレンベルク症候群。

黄斑 ● macula lutea（㋷macula＝斑点＋luteus＝
サフランの黄色）
網膜上の黄色がかった領域で，視神経乳頭の外側で
やや下方にあり，網膜の後極に相当する。

オキシトシン ● oxytocin
視床下部の視索上核と室傍核の巨大ニューロンから
分泌されるホルモン。妊娠子宮の平滑筋細胞や乳腺
の導管周囲の収縮性細胞を収縮させる。

遅い痛み ● slow pain
鈍く焼けるような痛み。局所的というより拡散的。
組織損傷の結果生じる。

オフ中心型ニューロン ● off-center neuron
網膜のニューロン（とそれに対応する外側膝状体の
ニューロン）のうち，その周りに光の点が当たると
活性化され，その中心に当たると抑制されるもの。

オリゴデンドロサイト ● oligodendrocyte
（㋑oligos＝少ない＋dendron＝樹木＋glia＝糊）
高電子密度の楕円形の小さな核と少ない細胞質をも
つグリア細胞。中枢神経系の髄鞘を作る。同意語，
希突起グリア細胞。

折りたたみナイフ現象 ● clasp-knife phenomenon
肢を受動的に動かしたとき，はじめは抵抗性が大きいが，突然それが弛緩あるいは減少する現象。ゴルジ腱組織(Ib)活性が関係し，錐体路障害でみられる。

オン中心型ニューロン ● on-center neuron
網膜のニューロン(とそれに対応する外側膝状体のニューロン)のうち，その中心に光の点が当たると活性化され，その周辺に当たると抑制されるもの。

■ **か**

窩 ● fovea(ラくぼみ)
杯状のくぼみ，へこみ。

回 ● gyrus(複数形，giri)(ラgyros＝輪)
大脳半球の表面にある溝と溝の間の隆起部。

下位運動ニューロン ● lower motor neuron
脳幹または脊髄のα運動ニューロン。その軸索は錘外線維にインパルスを伝える。同意語，最終共通路。

下位運動ニューロン症候群 ● lower motor neuron syndrome
弛緩性麻痺，反射の減弱または消失，顕著な筋萎縮が特徴的な疾患群。最終共通路，すなわち骨格筋を支配する下位運動ニューロンまたはその軸索の消失によって起こる。

開口部 ● aperture(ラapertura＝開く)
閉じた腔所が外の空間に通じる孔。

介在の ● intercalated，internuncial
(ラintercalare＝挿入する)
中間の，介在する。

概日リズム ● circadian rhythm
およそ24時間周期で起こる生物活動(睡眠など)。視床下部の視交叉上核にその「時計」がある。

咳嗽反射 ● cough reflex
_{がいそう}
喉頭や気管気管支樹の刺激によって咳が誘発される現象。迷走神経の求心性線維が正常であることが必要。

外側孔 ● lateral aperture
第四脳室の外側にあるくも膜下腔に交通する孔。同意語，ルシュカ孔。

外側溝 ● lateral fissure
大脳半球の外側面にある最もめだつ溝。前方から後方に向かっていて，前頭葉と頭頂葉を側頭葉から分

けている。同意語，シルヴィウス裂。

外側毛帯 ● lateral lemniscus
橋と中脳の被蓋外側部にある伝導路。橋−延髄境界から下丘に至る。聴覚線維からなるが，脊髄視床路まで含まれる場合もある。

外套細胞 ● capsular cell
後根神経節と自律神経節の細胞体を包む支持細胞。同意語，衛星細胞。

外套層 ● mantle layer
発生中の神経管の中心管に面した胚芽層と境界層との間の層。細胞分裂後のニューロンを含む。同意語，蓋層。

海馬 ● hippocampus(ギタツノオトシゴ)
脈絡裂と海馬傍回の間にあるカーブした帯状の古皮質。歯状回，固有海馬，海馬台からなる。学習と記憶，新規の情報の処理に関係すると考えられている。同意語，海馬体。

外胚葉 ● ectoderm
原腸胚の3つの胚葉の1つ。

灰白髄炎 ● poliomyelitis
下位運動ニューロンを標的とするウイルス感染症。麻痺を生じる。同意語，ポリオ。

灰白隆起 ● tuber cinereum(ラtuber＝腫れる＋cinis＝灰色の)
乳頭体と視交叉の間にある，視床下部腹側面の領域。

海馬采 ● fimbria(ラ縞)
海馬白板から縦走する線維束で，脳弓に連続する。

蓋板 ● roof plate
発生過程の神経管の背側部。ニューロン新生には関与しないが，翼板でのニューロンの遊走と分化に大きく影響する。

蝸牛 ● cochlea(ラカタツムリの殻)
内耳の渦巻状の部分で，聴覚に関係する。側頭骨岩様部のなかの迷路の前部に存在する。

蝸牛孔 ● helicotrema(ギhelix＝コイル＋trema＝孔)
蝸牛の頂部にあり，そこで前庭階と鼓室階が交通する。

蝸牛軸 ● modiolus(ラ車軸)
蝸牛の骨性の軸。

下丘腕 ● brachium of inferior colliculus
中脳吻側部の外側面にある太い神経束。下丘から内側膝状体核に向かう。難治性疼痛の治療で脊髄視床路を脳外科的に切断するときに目印になる。

核黄疸 ● kernicterus
黄疸の病態の1つ。一部の大脳基底核や辺縁系核に黄疸色素が沈着する。

核下性障害 ● infranuclear lesion
下位運動ニューロン障害。末梢神経の軸索に障害が起こる。

核間性眼筋麻痺 ● internuclear ophthalmoplegia（医 ophthalmos＝眼＋plege＝卒中）
外転神経核と動眼神経核との間の内側縦束の損傷で起こる眼球運動障害。輻輳運動のときに，患側の眼が内転しない。

核上性障害 ● supranuclear lesion
上位運動ニューロンの障害。

核性障害 ● nuclear lesion
神経核にある細胞体が損傷されたことによる下位運動ニューロン障害。

角膜 ● cornea
眼の外壁の前方にある透明な層。

角膜反射 ● corneal reflex
角膜を刺激するとまぶたが閉じられる現象。三叉神経の分枝の眼神経にある求心性線維，三叉神経脊髄路，顔面神経核と顔面神経の遠心性線維のいずれもが正常であることが必要。

下行性皮質投射線維 ● corticofugal fiber
大脳皮質から遠位にインパルスを送る軸索。

かご細胞 ● basket cell
小脳皮質顆粒層の深部にみられる抑制性ニューロン。その軸索がプルキンエ細胞の細胞体を囲んでかごのように分岐している。

下小脳脚 ● inferior cerebellar peduncle
小脳と延髄を結ぶ線維束。

下垂体門脈系 ● hypophysial portal system
正中隆起やその近くの漏斗茎と下垂体前葉との血管の連絡で，そこを視床下部の放出ホルモンが運ばれる。

下前頭後頭束 ● inferior fronto-occipital fasciculus
前頭葉，側頭葉，後頭葉を互いに接続する交連線維束。

可塑性 ● plasticity
正常または病的な刺激に応じて，脳の構造や機能が変化しうること。

滑脳症 ● lissencephaly
脳回の発達不全により大脳皮質が平滑になった先天異常。

寡動性疾患 ● hypokinetic disorder（医 hypo＝低い＋kinesis＝動作）
動作の開始や遂行のスピードが減退または過少になった状態。

鎌状 ● falx（ラ）
鎌のような形。

顆粒細胞 ● granule cell
（1）小脳皮質の顆粒層にあるニューロン。その軸索が分子層に入り水平線維を作る。小脳皮質の唯一の興奮性ニューロン。（2）新皮質の第II層と第IV層におもにみられるニューロン。（3）海馬の歯状回の顆粒細胞層にある興奮性ニューロンの一種。

感覚性失語 ● sensory aphasia, receptive aphasia
→流暢性失語

眼球頭位反射 ● oculocephalic reflex
眼球が頭部の回転とは逆向きに回転する現象。昏睡患者で前庭眼反射が正常であることを示す。同意語，人形の目現象。

眼筋麻痺 ● ophthalmoplegia（医 ophthalmos＝眼＋plege＝卒中）
外眼筋の運動麻痺。

眼瞼下垂 ● ptosis（医 落下）
上眼瞼が垂れ下がった状態。

鉗子 ● forceps（ラ formus＝暖かい＋capere＝取る）
ほそいペンチのような医療器具。

眼振 ● nystagmus（医 nystagmus＝うなずき）
眼球の急速な不随意運動。急速相と緩徐相からなる。急速相の向きで眼振の向きを記載する。

桿体 ● rod
網膜の光受容細胞。光に対する感度に関係する。

門 ● obex（ラ障壁）
延髄背側面の正中にあり，第四脳室の尾側端を示す。

間脳 ● diencephalon（ギdia＝通って＋enkephalos＝脳）
前脳胞の一部。視床，腹側視床，視床下部，背側視床からなる。

間脳（胞） ● metencephalon
発生中の脳のうち橋と小脳に相当する分。

眼房水 ● aqueous humor
前眼房と後眼房を満たす液体。毛様体から分泌され虹彩角膜角（隅角）の線維柱帯で吸収される。これが増大すると緑内障になる。

関連痛 ● referred pain
その原因部位とは異なる部位から感じられる痛みの感覚。

機械受容器 ● mechanoreceptor
自身の変形によって活性化される感覚受容器。接触，圧力，筋や腱の伸張などを受容する。

基底板 ● basilar membrane
コルチ器の支持膜。骨らせん板とらせん靱帯との間に張る。同意語，らせん膜。

企図振戦 ● intention tremor
随意運動のときに生じる，いったりきたりするような震え。小脳後葉の機能障害が関連する。

基板 ● basal plate
神経管の分界溝より腹側の部分。運動系の構造ができる。

脚間窩 ● interpeduncular fossa
大脳脚の間にある中脳腹側面の深い陥凹部。

逆転伸張反射 ● inverse myotatic reflex
筋収縮により腱にかかる張力が増し，それがゴルジ腱器官の活動を引き起こす。この情報はIb線維を伝わり，拮抗筋を興奮させ，共動筋を抑制する。

逆行性軸索輸送 ● retrograde axonal transport
細胞の代謝産物が遠位の神経終末から細胞体に運ばれること。

嗅覚消失 ● anosmia（ギan＋osmesis＝嗅覚）
嗅覚を失った状態。

嗅覚不全の ● microsmatic（ギmikros＋osmasthia＝嗅ぐ）
嗅覚が減弱した状態。

球形嚢 ● saccule（ラsacculus＝小さな袋）
骨迷路の前庭にある膜迷路の一部。卵形嚢の前方にある。

球形嚢斑 ● macula of saccule
球形嚢の壁の前内側部にある感覚神経上皮。

球状核 ● globose nucleus
室頂核の外側にある小脳核。傍虫部や小脳半球の傍正中部のプルキンエ細胞からの軸索を受ける。挿入核の一部。

弓状線維 ● arcuate fiber
中心溝の近傍の皮質の直下にある短い交連線維で，近くの脳回を連絡する。同意語，Uファイバー（MRI画像診断で用いられる）。

弓状束 ● arcuate fasciculus
下前頭回・中前頭回と上前頭回とを結ぶ交連線維束。上縦束も含まれるとされることもある。

旧小脳 ● paleocerebellum
脊髄と強い連絡をもつ小脳の前葉。同意語，脊髄小脳。

求心性 ● afferent
中枢神経系に向かうインパルスをいう。

急性交感神経ショック症候群 ● acute sympathetic shock syndrome
徐脈，高血圧，両側性ホルネル症候群で特徴づけられる。両側性頸髄損傷の急性期に起こる。交感神経核への下行性インパルスの途絶により生じる。

旧脊髄視床系 ● paleospinothalamic system
進化的に古い脊髄視床路。遅い痛覚を網様体や視床髄板内核と前核など広範に伝える。すなわち，新脊髄視床路よりも局在性が低い。末梢の神経線維はC型。脊髄後角のおもに第Ⅳ，Ⅴ，Ⅵ層のニューロンから起こる。

嗅内野 ● entorhinal area
海馬傍回の一部で，海馬に隣接する。海馬への唯一の入力を提供する。

橋 ● pons（ラ橋）
延髄と中脳との間の脳幹の一部。

共感性対光反射 ● consensual light reflex
片眼の網膜を光刺激したときに他方の眼で縮瞳が起こる現象。光刺激した側の視神経と対側の動眼神経が正常であることが必要。

共同性眼球運動 ● conjugate eye movement
両眼がそろって動くこと。

強膜 ● sclera（匤skleros＝硬い）
眼球の表層の線維層。前方で角膜に連続する。白目を作る。

強膜静脈洞 ● sinus venosus sclerae
眼房水を排出する管。角膜強膜境界で角膜を囲む。同意語，シュレム管。

鋸状縁 ● ora serrata（ラora＝縁＋serratus＝刻み目のある）
網膜の光受容域の鋸状の前縁で，毛様体の後方にある。網膜を神経性領域と非神経性領域に分ける。

ギラン・バレー症候群 ● Guillain-Barré syndrome
後天性末梢神経障害で，免疫を介した髄鞘変性によって生じる。治療には血漿交換療法や免疫グロブリン療法がある。

筋萎縮性側索硬化症 ● amyotrophic lateral sclerosis
脳幹と脊髄の下位運動ニューロンと皮質延髄路が同時に変性する疾患。同意語，ルーゲーリッグ病。

筋緊張亢進 ● hypertonia, hypertonicity（匤hyper＋tonos＝張力）
骨格筋の緊張が過剰になった状態。その結果，受動運動抵抗が亢進する。

筋緊張低下 ● hypotonia, hypotonicity（匤hypo＋tonos＝張力）
筋緊張の減少または消失。その結果，受動運動抵抗が低下する。

近見反射 ● near reflex
視線が遠くから近くに向かったときに，眼の輻輳，瞳孔の収縮，ピント調節のために水晶体が厚くなることの3つが合わせて起こること。同意語，近見トライアド（triad）。

筋ジストロフィー ● muscular dystrophy
骨格筋変性を起こす筋疾患。筋力低下は遠位より近位に顕著に現れる。遺伝による場合と変異の場合がある。

筋節 ● myotome
1つの髄節に支配される骨格筋。

筋反射 ● myotatic reflex（匤myo＝筋＋tasis＝伸ばすこと）
伸展に反応して起こる筋収縮。同意語，伸展反射，深部反射，腱反射。

筋紡錘 ● muscle spindle
骨格筋の機械受容器。

屈筋反射 ● flexion withdrawal reflex
同側の痛み刺激を避けようとする自動的な反射運動。

くも膜 ● arachnoid（匤蜘蛛）
中枢神経系を包む3層の膜のうちの中間の層。

くも膜下腔 ● subarachnoid space
くも膜の下の空間。脳脊髄液が満たす。

くも膜顆粒 ● arachnoid granulation
くも膜絨毛の集合体。上矢状静脈洞の内腔に多くみられる。ここを通って脳脊髄液が静脈系に吸収される。

グリア芽細胞 ● glioblast
中枢神経系のグリア細胞のもとになる細胞。

グリア細胞 ● glia, neuroglia（匤glia＝糊）
中枢神経の間質をなす支持細胞。数にしてニューロンの10倍存在する。アストロサイト，オリゴデンドロサイト，ミクログリア，上衣細胞の4種類ある。同意語，グリア，神経膠細胞。

クリューヴァー・ビューシー症候群 ● Klüver-Bucy syndrome
恐怖感の欠如，従順，口唇傾向，性行動亢進で特徴づけられる病態。両側の扁桃体の切除によって起こる。

グルタミン酸 ● glutamate
興奮性神経伝達物質。

クローヌス ● clonus
肢の受動的な伸展をきっかけに屈筋と伸筋が交互に連続して収縮する現象。錐体路障害でみられる。

群発呼吸（ビオー呼吸）● cluster breathing
数回続く速く深い呼吸と無呼吸とが交互に繰り返されるのが特徴的。橋中部のレベルの障害で生じる。

ニューロン。

コルサコフ症候群 ● Korsakoff syndrome
記憶障害，混沌，しばしば作話を伴う疾患。多くの場合に第三脳室壁に損傷がみられ，乳頭体，視床背内側核，または視床前核が障害されている。

ゴルジ腱器官 ● Golgi tendon organ
骨格筋の腱にみられる固有感覚受容器。腱にかかる張力の増大を受容する。

ゴルジニューロン（小脳の） ● Golgi neuron（of cerebellum）
小脳皮質の顆粒層のニューロンで，分子層内でその樹状突起が顆粒細胞の軸索によって興奮させられ，その軸索は顆粒細胞を抑制する。

コルチ器 ● organ of Corti
内耳の蝸牛にある聴覚の受容体。同意語，らせん器。

■ さ

最後野 ● area postrema
第四脳室近くの対性の器官で，第四脳室の底で閂の近くにある。嘔吐中枢を担うと考えられている。

最終共通路 ● final common pathway
α運動ニューロンについての用語。複数の場所からのすべてのインパルスがα運動ニューロンに収束し，骨格筋に至る。中枢神経系と錘外線維との間の唯一の連絡。

細胞体 ● soma，cyton
ニューロンの細胞体。

索 ● funiculus（ℓ細いひも）
脊髄白質の3つの区画。

索状体 ● restiform body（ℓrestis＝ひも＋forma＝形）
小脳と延髄を連絡する線維束。下小脳脚の外側部の太い部分。

三角 ● trigone
三角形に似た構造をいう。

三叉 ● trigeminal（ℓtrigeminus＝三重の）
一度に3つ生まれること。

三叉神経痛 ● trigeminal neuralgia, tic douloureux（ℓ痛い痙攣）
三叉神経の経路や分布域に広がる，強いズキズキする，または刺すような痛み。

散瞳 ● mydriasis
瞳孔の散大した状態。

枝 ● ramus（ℓ枝）
神経の分岐。

視運動性眼振 ● optokinetic nystagmus
動く物体をみるときに現れる眼振。同意語，鉄路眼振。

視蓋 ● tectum（ℓtectus＝屋根）
中脳を屋根のように覆う構造。四丘体からなる。

弛緩性麻痺 ● flaccid paralysis
筋緊張低下を伴う筋麻痺。下位運動ニューロン障害の最重要の症状。

糸球 ● glomus（ℓ球体）
側脳室の房（三角部）にある脈絡叢。脳脊髄液の産生能が最も高いと考えられる。同意語，脈絡叢膨大部。

四丘体 ● corpora quadrigemina（ℓcorpora＝体＋quadri＝4つ＋geminus＝双子）
2つの上丘と2つの下丘。

軸索 ● axon
細胞体から遠方へ信号を伝える神経突起。同意語，アクソン。

軸索小丘 ● axon hillock
神経の軸索起始部にあるニューロンの細胞体の一部。ニッスル小体を欠く。

軸索切断術 ● axotomy
軸索を遠位部と近位部に機能的または物理的に分断すること。

軸索反応 ● axon reaction
軸索切断に対するニューロンの反応。細胞体の膨隆，核の偏位，中心性色質融解，核小体の拡大，シナプス前神経終末の離脱がみられる。

四肢麻痺 ● quadriplegia（quadri＋ℊplege＝卒中）
四肢すべての麻痺。

視床 ● thalamus（ℊthalamos＝部屋）
間脳の一部。尾状核尾部・体部と内包の内側にあり，第三脳室外側壁の背側部を作る。同意語，背側視床。

歯状回 ● dentate gyrus
海馬の内側に歯列状に並んだ灰白質領域。分子層，顆粒細胞層，多形細胞層からなる。

視床下核 ● subthalamic nucleus
視床腹部にある神経核。大脳基底核の1つ。その機能異常はバリズムに関係する。

歯状核 ● dentate nucleus
小脳核のうち最外側にある神経核。小脳半球外側部からのプルキンエ細胞の軸索を受ける。

視床下部 ● hypothalamus
間脳の一部で，第三脳室の腹側の壁をなす。辺縁系の主要なエフェクターであり，自律神経系の最上位の中枢である。

視床下部下垂体路 ● hypothalamohypophysial tract
視床下部の視索前核と室傍核から下垂体後葉に至る無髄線維。

視床下部症候群 ● hypothalamic syndrome
尿崩症，内分泌異常，温度調節異常，睡眠パターンの異常，行動異常を示す疾患。視床下部の損傷で生じる。

視床下部調節ホルモン ● hypothalamic regulatory hormone
視床下部ニューロンで産生される物質で，下垂体に運ばれてそのホルモンの放出を制御する。

視床間橋 ● interthalamic adhesion
第三脳室を横切って両側の視床核を連絡する線維。同意語，中間質。

耳小骨 ● auditory ossicle
中耳にある小さな骨である。ツチ骨，キヌタ骨，アブミ骨のこと。これらが関節でつながり，鼓膜から卵円窓まで音の振動を伝導する。

視床上部 ● epithalamus
間脳にある小さな領域。視床の後部の背側にある。松果体，手綱三角，手綱交叉からなる。

歯状靱帯 ● denticulate ligament
脊髄軟膜の外側面，前根と後根との間に付着する線維鞘。その外側部に21か所ある鋸状の突起が，脊髄を硬膜につなぎ止める。

視床束 ● thalamic fasciculus
小脳核（おもに歯状核）と大脳基底核（おもに淡蒼球）からの軸索からなる線維束。赤核前野で収束し，視床外側腹側核と前腹側核に向かう。同意語，フォレル野H1。

視床枕 ● pulvinar（ラ pulvinus＝枕）
視床の後部で中脳に重なる部分。

視神経交叉 ● chiasm（ギ chiasma＝2本の交差する線）
視神経線維の交差で，視床下部の前部の下方に位置する。

視神経乳頭，視神経円板 ● optic disk, optic papilla
網膜から視神経が出る部位。

ジスキネジア ● dyskinesia（ギ dys＋kinesis＝動作）
随意運動の障害の1つ。しばしば大脳基底核病変に伴う。

耳石 ● otolith（ギ otos＝耳＋lithos＝石）, otoconia（ギ otos＝耳＋konis＝埃）
炭酸カルシウムの小さな結晶の粒。卵形嚢と球形嚢の平衡斑にあるゼラチン質の耳石膜に付着している。同意語，平衡砂。

耳石膜 ● otolithic membrane
卵形嚢と球形嚢の平衡斑を覆うゼラチン質の膜で，有毛細胞の線毛が埋まる。炭酸カルシウム結晶である耳石を載せる。

持続性吸息呼吸 ● apneustic breathing
延長した吸気と延長した呼気が交互に続く。橋吻側部の被蓋背外側部の損傷による。

膝 ● genu（ラ）
膝に似た形をした構造。

室間孔 ● interventricular foramen
第三脳室と側脳室との間の孔。

失行 ● apraxia（ギ a＋pratto＝する）
運動麻痺，感覚消失，運動失調を伴わないのに，随意運動を行えない状態。

失語症 ● aphasia（ギ a＋phasis＝言葉）
会話，筆記，記号を理解したり伝えることができない状態。

失書症 ● agraphia
文字を書く能力を失った状態。

室頂核 ● fastigial nucleus
小脳核のうち最内側にある。虫部のプルキンエ細胞からの軸索を受ける。

失調性呼吸 ● ataxic breathing
不規則で深さの不揃いな呼吸。橋尾部または延髄吻

側部の背内側毛様体の障害で起こる。

失調性歩行 ● gait ataxia
下肢筋に及ぶ運動失調。

失読症 ● alexia, dyslexia（国dys＋lexis＝言葉，会話）
失語症の一種。中枢性病変のために書かれた言葉を理解する能力を失った状態。

失認 ● agnosia
感覚刺激を認知できないこと。

失明 ● anopsia（国an＋opsis＝視覚）
視力または視野の一部を失った状態。

失名詞症 ● anomia（国a＋onoma＝名前）
物や人の名称を思い出せないこと。

自動性神経因性膀胱 ● automatic reflex bladder
少ない尿貯留でも急に尿意を催し尿失禁になる。仙髄より上位の脊髄損傷で起こる。

シナプス ● synapse（国syn＝ともに＋pathos＝苦しむ）
ニューロン間の機能的な結合。ここで1つのニューロンから次のニューロンに活動が伝わる。

シナプス形成 ● synaptogenesis
シナプスが新たにできること。

斜視 ● strabismus
外眼筋または神経の傷害による眼の偏位。

シャルコー・マリー・トゥース病 ● Charcot-Marie-Tooth disease
末梢神経系の遺伝性神経疾患では最も多くみられるものの1つ。運動神経と感覚神経の両方が障害される。最初は下肢の末梢に，続いて上肢末梢に症状が現れる。運動神経異常には，筋力低下と筋萎縮がある。

重症筋無力症 ● myasthenia gravis（国mys＝筋＋asthenia＝弱いこと）
神経筋結合部のアセチルコリン受容体に対する自己免疫によって起こる自己免疫疾患。おもに口腔顔面部ではじまる筋力低下を示す。

終動脈 ● end artery
特定の領域の大部分を栄養する動脈。

終脳胞 ● telencephalon
前脳胞からできる二次脳胞。大脳半球ができる。

周波数依存的 ● tonotopic
聴覚の伝導経路内で音声の特定の種類が局在すること。

柔膜 ● leptomeninx（複数形，leptomeninges）（国leptos＝細いまたは繊細な＋meninx＝膜）
脳と脊髄を包む薄い2層の膜，すなわちくも膜と軟膜をいう。

縮瞳 ● miosis（国meiosis＝減らすこと）
瞳孔が小さくなること。

樹状突起 ● dendrite（国dendron＝樹木）
ニューロンの原形質の突起。活動電位を細胞体に伝える。

シュレム管 ● canal of Schlemm
眼房水を排出する管。角膜強膜境界で角膜を囲む。同意語，強膜静脈洞。

シュワン細胞 ● Schwann cell
外胚葉由来の細胞で，末梢神経の神経周膜を形成し，有髄線維では髄鞘を作る。

シュワン鞘 ● sheath of Schwann
→神経線維鞘

順行性軸索輸送 ● anterograde axonal transport
細胞体から遠位に向かう輸送。速度の異なる2つの輸送がある。(1)速い輸送：400 mm/日，微小管が必要，膜細胞小器官，シナプス小胞とその前駆体が運ばれる。(2)遅い輸送：1〜2 mm/日，細胞骨格のすべてと膜に包まれない分子が運ばれる。

条 ● stria（ラ溝）
中枢神経系内の長軸方向の神経線維束。

上衣 ● ependyma（国epi＝上に＋endyma＝衣服）
脊髄の中心管と脳室の内腔を覆う上皮。

上位運動ニューロン症候群 ● upper motor neuron syndrome
痙性麻痺，筋伸展反射の亢進，伸展性足底反応（バビンスキー反射）で特徴づけられる疾患群。錐体路系の障害で起こる。

小窩 ● foveola
中心窩のさらに中心部にあるくぼみ。

障害誘導性可塑性 ● lesion-induced plasticity
中枢神経系の損傷に反応して，残存する軸索結合が変化すること。

松果体 ● pineal gland
視床上部の脳室周囲器官で，メラニン分泌と睡眠に関係する。

小鉗子 ● forceps minor
脳梁膝の線維で，前頭葉に広がる。

小丘 ● colliculus（ラ）
小さな隆起部をいう。

上丘 ● superior colliculus
中脳の背側面の吻側にある丸い1対の隆起。その入力はおもに，網膜，視覚連合野，前頭眼野，脳幹の上行性感覚路からくる。その出力は，脳幹と脊髄（視蓋延髄路と視蓋脊髄路），視覚連合野に向かう。視覚運動統合中枢としてはたらく。

上丘腕 ● brachium of superior colliculus
おもに視索から起こる神経束。内側膝状体核と視床枕の間を通り，上丘と視蓋前野に達する。

症候群 ● syndrome（ギ症状の同時発生）
何らかの病的な状態に関連して，一定の症候や症状が合わせて現れること。

上行性皮質投射線維 ● corticopetal fiber
大脳皮質にインパルスを送る軸索。

上行性網様体賦活系 ● ascending reticular activating system（ARAS）
脳幹網様体の構成要素の1つ。視床の一部と視床下部に投射し，大脳皮質の活性に影響する。中脳で分断されると昏睡になる。睡眠・覚醒サイクルに関係する。橋，延髄，視床下部の睡眠中枢がARASに投射していて，ARASを止めて睡眠を誘導する。同意語，網様体活性系。

硝子体 ● vitreous body（ラvitreus＝ガラスのような）
眼球の水晶体より後ろの部分を満たすゼラチン質の物質。

上縦束 ● superior longitudinal fasciculus
前頭葉，頭頂葉，後頭葉の外側面の皮質を連絡する大きな連合線維束。弓状束の背側部として記載されることもある。

上小脳脚 ● superior cerebellar peduncle
小脳と中脳を連絡する線維束。同意語，結合腕。

上髄帆 ● superior medullary velum
上小脳脚の間の白質からなる薄板。小脳小舌の下方で，橋の第四脳室の正中部の天井を作る。同意語，前髄帆。

小節 ● nodulus（ラ小さな結び目）
小脳虫部の最後部（最尾部）。

衝動性眼球運動，サッケード ● saccade
注視点を動かすときの小さく速い眼球運動。

小脳（橋）角 ● cerebellar angle
脳幹の腹外側面にある領域。小脳，橋，延髄がここで接する。第VII，VIII，IX脳神経がここにつく。

小脳回 ● folium（ラ葉）
小脳表面にみられるひだ。

小脳回症 ● microgyria
大脳の脳回が異常に小さい先天異常。同意語，多小脳回。

小脳鎌 ● falx cerebelli
小脳半球の間にある硬膜ひだ。

小脳脚 ● cerebellar peduncle
小脳と脳幹とを連絡する線維束。

小脳後葉症候群 ● posterior lobe syndrome
運動失調，筋緊張低下，企図振戦，測定障害，反復拮抗運動不能，（両側性の場合）爆発性言語で特徴づけられる疾患群。小脳後葉，歯状核，または歯状核視床路の障害によって生じる。同意語，新小脳症候群。

小脳谷 ● vallecula（ラvallis＝谷）
小脳下面の，両半球の間にある深いくぼみ。

小脳前葉症候群 ● anterior lobe syndrome
初期の下肢の運動失調が特徴的な小脳疾患。慢性的な栄養失調によるプルキンエ細胞の変性の結果起こる。アルコール依存症が関係することが多い。

小脳虫部 ● vermis（ラ子宮）
小脳の正中部。おもに室頂核と連絡し，前庭核群に影響して平衡と眼球運動に関与する。

書画感覚，筆跡覚 ● graphesthesia
皮膚に描かれた文字や形を認識する能力。

除脳姿勢 ● decerebrate posturing
前庭核と赤核との間，すなわち中脳または橋吻側部で脳が障害された患者にみられる異常姿勢。特徴的な上下肢の伸展を示す。

除皮質姿勢 ● decorticate posturing
赤核より上位，すなわち前脳で脳が障害された患者にみられる異常姿勢。下肢の伸展と上肢の屈曲が特徴的。

徐脈 ● bradycardia
心拍数が低下した状態。一般に60回/分未満と定義される。

自律神経叢神経節 ● autonomic plexus ganglion
腹部大動脈とその枝の周りの神経叢にある交感神経ニューロンの集合体。同意語，椎前神経節。

シルヴィウス裂 ● fissure of Sylvius，sylvian fissure
→外側溝

侵害受容器 ● nociceptor（🄻noceo＝傷つける，hurt＋capio＝受け取る）
組織が実際に損傷されたり，損傷を起こすような刺激によって活性化される受容器。痛覚の受容器。

神経因性膀胱 ● neurogenic bladder
中枢神経系または末梢神経系の障害による膀胱の機能異常。

神経芽細胞 ● neuroblast
ニューロンの前駆細胞。

神経管 ● neural tube
中枢神経系の発生の基盤になる構造。神経ひだが癒合してできる。

神経原線維変化 ● neurofibrillary tangle
細胞内に不溶性線維が異常に蓄積し，ニューロンの機能が障害され細胞死に至る。アルツハイマー病では細胞外に老人斑を生じる。

神経腫 ● neuroma
末梢神経系の再生軸索に由来する腫瘍。刺激を受けると異常な痛覚を生じさせる。

神経鞘腫 ● neurinoma
シュワン細胞由来の良性腫瘍。

神経上皮 ● neuroepithelium
聴覚，平衡覚，嗅覚，味覚の感覚器で特殊感覚受容器としてはたらく上皮。同意語，感覚上皮。

神経節 ● ganglion（🄖膨らみ，結び目）
末梢神経系におけるニューロンの細胞体の集合。

神経線維鞘 ● neurolemma，neurolemmal tube
末梢神経線維を包むシュワン細胞の細胞質でできた鞘。軸索が再生するときに機能的な導管としてはたらく。

神経束 ● fasciculus（🄻fascis＝束）
中枢神経系内にある神経線維の束。

神経堤 ● neural crest
神経板と体表外胚葉との境界にみられる外胚葉由来の細胞の帯。後根神経節細胞や自律ニューロン，髄膜，その他になる。

神経伝達物質 ● neurotransmitter（🄻neuro＋transmitto＝送り届ける）
シナプス前細胞の興奮によって放出される化学物質。シナプス間隙を拡散しシナプス後細胞を刺激または抑制する。

神経難聴 ● nerve deafness
内耳の感覚細胞または蝸牛神経の損傷による感覚性難聴。難聴の程度は損傷の量による。

神経板 ● neural plate
外胚葉の正中線に沿った神経系に特異化された領域。ここから中枢神経系と末梢神経系ができる。

神経ひだ ● neural fold
神経板の辺縁部にできる肥厚で，左右が癒合して神経管になる。

神経網，ニューロピル ● neuropil（🄖pilos＝フェルト）
灰白質の一部で，軸索，樹状突起，グリア細胞からなり，そこにニューロンの細胞体が埋まっている。

新小脳 ● neocerebellum（🄖neos＝新しい）
小脳の進化的に最も新しい部位で，大脳と最も強く連絡している。同意語，小脳後葉，大脳小脳。

新脊髄視床路 ● neospinothalamic system
進化的に新しい脊髄視床路。視床後外側腹側核に速い痛みを伝える。その末梢の線維はAδ型で，おもに脊髄灰白質後角の辺縁ニューロンから起こる。

振戦 ● tremor（🄻tremere＝振る）
不随意の震え。

振戦麻痺 ● paralysis agitans
→パーキンソン病

伸展性足底反応 ● extensor plantar response
足底の外側縁を擦ったときに母趾が伸展（背屈）する

異常反射。一般に錐体路系の異常を示唆する。同意語，バビンスキー反射。

振動覚 ● vibration sense
深部触覚と圧覚の感覚。256 Hzの音叉でテストする。

錘外筋線維 ● extrafusal muscle fiber
骨格筋の太い線維で，筋収縮を生む。α運動ニューロンに支配される。筋紡錘内の錘内線維と区別のこと（γ運動ニューロン支配）。

髄芽腫 ● medulloblastoma
第四脳室の天井の神経上皮に由来するグリオーマ（神経膠腫）。

錐体 ● cone
網膜の光受容細胞の1つ。色彩の受容や精細な視覚に関係する。

錐体細胞 ● pyramidal cell
大脳皮質にある大きな三角形のニューロン。三角形の頂部から樹状突起が軟膜に向かい，基部からは樹状突起が水平にのびる。軸索は細胞体の基部から出て白質に入り，連合線維，交連線維，または投射線維になる。

垂直注視中枢 ● vertical gaze center
中脳の内側縦束の吻側端にある動眼神経副核。眼の垂直運動を制御する。上向きの運動はその背側部が，下向きは腹側部がつかさどる。

水頭症 ● hydrocephalus（㊢hydro＝水＋kephale＝頭）
脳脊髄液の過剰な貯留。脳脊髄液の流れの阻害，排出阻害，あるいは産生過多によって起こる。

錘内筋線維 ● intrafusal muscle fiber
筋紡錘内の筋線維で，γ運動ニューロンに支配される。

髄脳 ● myelencephalon（㊢myelos＝髄＋enkephalos＝脳）
延髄。

水平細胞 ● horizontal cell
網膜の内顆粒層の局所回路を作るニューロン。光受容細胞と双極ニューロンとの間のシナプス伝達に影響を与える。

水平注視中枢 ● horizontal gaze center, lateral gaze center
橋の傍正中網様体核のニューロン群。同側の眼の水平運動を起こす。旧称，外転神経副核。同意語，側方注視中枢。

髄膜 ● meninx（複数形，meninges）（㊥meninx＝膜）
中枢神経系を覆う硬膜，くも膜，軟膜。

髄膜腫 ● meningioma（㊥meninges＝髄膜＋oma＝腫瘍）
くも膜に由来する良性腫瘍。上矢状静脈洞，蝶形骨隆起，視神経交叉の近くに生じることが多い。

髄膜脊髄瘤 ● meningomyelocele
髄膜嚢の皮下の突出で，脳脊髄液に加えて神経組織も含む。

髄膜瘤 ● meningocele
髄膜嚢の皮下の突出で，脳脊髄液を含む。

スパイン ● dendritic spine, gemmule（㊥gemma＝芽）
樹状突起表面にみられる細胞質の小突起。シナプス結合を受ける。

正円窓 ● round window
鼓室と蝸牛の鼓室階との間の交通部。

正中孔 ● median aperture
第四脳室後部とくも膜下腔とを連絡する正中の開口部。同意語，マジャンディ孔。

正中隆起 ● median eminence
脳室周囲器官の1つで，しばしば灰白隆起が延伸した部分と考えられている。漏斗茎と漏斗突起（神経葉）とともに神経下垂体をなす。

青斑 ● locus ceruleus（㊥locus＝場所＋ceruleus＝海や空の濃い青）
第四脳室底の吻側の外側部にある青みがかった神経核。カテコールアミンを含むニューロンからなる。

脊索 ● notochord
胚の正中にできる中胚葉性の突起で，神経板を誘導する。成人では椎間板の中央にある髄核として残る。

脊髄空洞症 ● syringomyelia（㊥syrinx＝管＋myelos＝髄）
脊髄に異常な空洞が生じる疾患。

脊髄小脳 ● spinocerebellum
小脳前葉。脊髄と強い連絡をもつ。同意語，旧小脳。

脊髄ショック ● spinal shock
皮質からの入力が突然途絶えたことにより脊髄の反射が消失した状態。

脊髄前側索 ● anterolateral quadrant
脊髄白質のうち，歯状靱帯と前根の出口との間の部分。脊髄視床路がここを通る。

脊髄前側索切断術 ● anterolateral cordotomy
脊髄の前側索を切断する手術。遷延する痛みの軽減を目的として施行される。

脊髄癆 ● tabes dorsalis（㋷tabes＝痩せる，衰える）
梅毒または悪性貧血で生じる脊髄後根と後索の変性。痛みと知覚異常，固有感覚と振動覚の減退，運動失調，腱反射低下がみられる。

前交連 ● anterior commissure
第三脳室終板で正中面を横断する複雑な線維系。中・下側頭回と嗅球を接続する。

全失語症 ● global aphasia
最も重篤な失語症で，ブローカ失語，ウェルニッケ失語，伝導性失語の症状をあわせもつ。

前障 ● claustrum（㋷関門）
島の深部，外包と最外包との間にある灰白質の薄い層。新皮質と相互に接続している。

栓状核 ● emboliform nucleus（㋖embolos＝くさび）
歯状核の内側にある小脳核。小脳半球の傍中部や中間部にあるプルキンエ細胞の軸索を受ける。挿入核の1つ。

線条体 ● corpus striatum，striatum
尾状核と被殻。大脳基底核への主要な入力。同意語，新線条体。

前庭 ● vestibule（㋷vestibulum＝前庭）
骨迷路の中間部。球形嚢と卵形嚢を含み，後方では半規管と，前方では蝸牛と交通する。

前庭階 ● scala vestibuli（㋷scala＝階段＋vestibulum＝前庭）
蝸牛の外リンパを含む腔。らせん板と基底板の前方に位置する。

前庭眼反射 ● vestibulo-ocular reflex
頭部の回転と反対向きに眼球を回転させる反射。つぎの3つのニューロンからなる。(1)前庭神経節，(2)前庭神経核，(3)第Ⅲ，Ⅳ，Ⅵ脳神経核。

前庭膜 ● vestibular membrane
蝸牛の中にあって前庭階と蝸牛管を分ける膜。同意語，ライスナー膜。

前頭眼野 ● frontal eye field
大脳皮質の中前頭回の後部にある領域で，サッケードと呼ばれる眼の速い随意運動に関係する。

前脳胞 ● prosencephalon，forebrain
最も吻側にできる一次脳胞。間脳と終脳になる。同意語，前脳。

仙部回避 ● sacral sparing
より吻側の脊髄損傷のあとでも，仙髄の運動と感覚機能が正常であること。脊髄中心症候群が関連する。この場合，仙髄のインパルスを伝える白質表層部が残存する。

前有孔質 ● anterior perforated substance
前頭葉の眼窩面と内側・外側嗅条の後方にある領域。多数の小動脈がここを通って深部の構造を栄養する。

相互抑制 ● reciprocal inhibition
膝蓋腱反射などの反射弓の活動中に起こる現象。共動筋は単シナプス経路で活性化され，拮抗筋は2シナプス経路で抑制される。

相貌失認 ● prosopagnosia
見慣れた顔を認識しにくい状態。

足，脚 ● peduncle（㋷pediculus＝小さな足）
足に似た構造。

側坐核 ● accumbens nucleus
線条体の腹側，内側，背側への広がり。ここで尾状核の頭部が被殻と接する。前頭葉基部と中隔野のレベルで，透明中隔の基部の近くにある。同意語，腹側線条体。

測定障害 ● dysmetria（㋖dys＋metron＝測定）
小脳性障害の1つ。動作の幅や強さの調節が困難なことが特徴。同意語，測定異常，推尺異常，ディスメトリア。

側頭眼野 ● temporal eye field
側頭葉の外側面の後部にある領域。滑動性追従眼球運動と視運動性眼球運動に関係する。

■ た

体幹運動失調 ● truncal ataxia
体幹の筋に影響する運動失調。前庭小脳の正中部

（小葉）の損傷で起こることが多い。

大鉗子 ● forceps major
脳梁膨大部の線維で，後頭葉に広がる。

台形体 ● trapezoid body（ラtrapezodes＝台形の）
おもに腹側聴条からくる神経線維。橋の尾側半の被蓋の腹側で正中線を越える。

対光反射 ● light reflex
網膜に達する光の増加によって起こる瞳孔の収縮。

苔状線維 ● mossy fiber
小脳前核に由来する上行性線維。白質と顆粒層で繰り返し分岐し，顆粒細胞と小脳核に興奮性線維を送る。

帯状束 ● cingulum（ラ帯）
歯状回の白質を矢状方向に走る大きな交連線維束。前頭葉，頭頂葉，後頭葉を海馬傍回と近傍の側頭皮質に連絡する。

体性感覚系 ● somatosensory system
一般体性感覚に属する神経系。体性の痛覚，温度覚，触覚，振動覚，固有感覚。

体性感覚の ● somesthetic（soma＋aisthesis＝感覚の）
一般体性感覚（痛覚，温度覚，触覚，圧覚，固有感覚，振動覚）に関連すること。

体性の ● somatic（ギsomatikos＝体の）
内臓ではなく体壁に属すること。

対側 ● contralateral（ラcontra＝反対の＋lotus＝側）
病変や着目点とは反対側にあること。

大脳鎌 ● falx cerebri
大脳半球の間にある硬膜ひだ。

大脳基底核 ● basal ganglion
大脳半球，間脳，中脳にある神経核。随意運動に影響を与える。線条体，視床下核，黒質が含まれる。

大脳脚（狭義）● cerebral crus
中脳の大脳脚（広義）腹側部。その中央部に皮質脊髄路と皮質延髄路の線維，内側部と外側部に皮質橋路の線維を含む。

大脳脚（広義）● cerebral peduncle
中脳の腹側部。前脳胞と後脳胞を連絡する。大脳脚（狭義），黒質，被蓋からなる。

大脳小脳 ● cerebrocerebellum
小脳の後葉。大脳と密接に連絡している。同意語，新小脳。

大脳動脈輪 ● cerebral arterial circle
→ウィリス動脈輪

体部位再現性の ● somatotopic
体の特定の部位に関係すること。伝導路上で体の部位が並んで局在することをいう。

ダウン症候群 ● Down syndrome
21トリソミー症候群。多様な異常を伴う知的障害。体のすべてまたは一部の細胞で，21番染色体が（少なくとも重要な部分が）3つあること（正常は2つ）によって起こる。

手綱 ● habenula
第三脳室の背側から後部の縁にあり，松果体の近くにみられる細胞集団。視床上部の一部。

手綱脚間路 ● habenulointerpeduncular tract
手綱から起こる緻密な線維束で，腹側に向かって中脳の脚間核とその近くの網様体に達する。同意語，反屈束。

多動性障害 ● hyperkinetic disorder
動作の開始や遂行のスピードが亢進または過剰になった状態。

多発性筋炎 ● polymyositis
骨格筋線維の炎症性疾患。

多発性硬化症 ● multiple sclerosis
中枢神経系の髄鞘が進行性に障害される自己免疫性炎症性疾患。白質の脱髄斑は脳MRIで可視化される。

淡蒼球 ● pallidum，globus pallidus（ラglobus＝球体＋pallidus＝青白い）
大脳基底核の1つ。レンズ核の内側部で，被殻と内包との間にある。線条体からの線維の多くを受ける。内節と外節に分かれる。

単麻痺 ● monoplegia（ギmono＋plege＝卒中）
単一の肢の完全または不全麻痺。

チェーン・ストークス呼吸 ● Cheyne-Stokes respiration
過呼吸と無呼吸が交互に現れるのが特徴。大脳半球または間脳の深部が両側性に障害されたときに現れる。

中隔野，中隔領域 ● septal area，septal region
辺縁系のうち終板より前方で外側の領域。中隔野と中隔核群を含む。褒賞や喜びの感情に関係する。

中小脳脚 ● middle cerebellar peduncle
小脳と橋を連絡する線維束。同意語，橋腕。

中心窩 ● fovea centralis
網膜の黄斑の中心部のへこみで，網膜の内腔側の層が周辺へ転移している。ここには錐体だけがあり，最も視力がよい。

中心性色質融解 ● chromatolysis（囲chroma＝色＋lysis＝融解）
ニューロンやその軸索の障害に反応して起こるニッスル小体の変性。

中枢神経性過呼吸 ● central neurogenic hyperventilation
持続的で速く深い過呼吸。中脳または峡部（中脳後脳境界）の深部にある水道周囲灰白質と傍正中網様体の障害で起こる。

中大脳動脈燭台 ● middle cerebral candelabra
中大脳動脈の本幹とその枝を脳血管造影法でみた姿を表現したもの。

中脳，中脳胞 ● midbrain，mesencephalon
脳の中間部。

中脳水道 ● cerebral aqueduct
中脳にある第三脳室と第四脳室との連絡路。同意語，シルヴィウス水道。

聴覚過敏 ● hyperacusis（囲hyper＋akousis＝聞くこと）
音が過大に聞こえる症状。

鳥距 ● calcar avis（囲鶏などの蹴爪（けづめ））
側脳室後角の内側壁の一部で，鳥距溝の深部に位置する。

聴神経鞘腫 ● acoustic neurinoma
第Ⅷ脳神経のシュワン細胞から生じる良性腫瘍。内耳道で腫瘍が大きくなると，蝸牛神経，前庭神経，顔面神経に影響するようになる。さらに拡大すると，小脳橋角に浸潤し，小脳，さらには第Ⅴ，Ⅸ，Ⅹ，Ⅺ脳神経まで影響が及ぶ。同意語，聴神経腫，シュワン細胞腫，小脳橋角腫瘍。

超皮質性運動性失語 ● transcortical motor aphasia
失語症の一種で，流暢性に障害があるものの，復唱，

呼称，読みは正常。左半球の補足運動野，または前頭前野の障害で起こる。

聴放線 ● auditory radiation
聴覚のインパルスを内側膝状体核から内包のレンズ核下部を経てヘッシェル回（横側頭回）に伝える。

跳躍伝導 ● saltatory conduction（囲salto＝跳ねる）
有髄線維のランヴィエの絞輪にだけ電流が流れるため，活動電位の伝導速度が飛躍的に高まる。

直接対光反射 ● direct light reflex
一方の眼に光を当てると同側の眼の瞳孔が小さくなる現象。同側の視神経と動眼神経が正常であることが必要。

チン小帯 ● zonule of Zinn，ciliary zonule，suspensory ligament of the lens
毛様体と水晶体被膜をつなぐ線維。水晶体を固定し，ピント調節の際に機能する。同意語，水晶体小帯，毛様体小帯。

鎮痛 ● analgesia（囲感じないこと）
意識状態に影響せずに痛覚を抑制すること。

対麻痺 ● paraplegia（囲para＝並んだ＋plege＝卒中）
両下肢の麻痺。

低酸素症 ● hypoxia
組織レベルで酸素が欠乏した状態。

低炭酸ガス血症 ● hypocarbia
組織レベルで二酸化炭素が減少した状態。

底板 ● floor plate
発生中の神経管の腹側部。神経新生には関係しないが，基盤内のニューロンの遊走と分化，軸索誘導に影響を与える。

デシベル ● decibel
音などの強さを基準量との比の常用対数で相対的に示す単位。一般に，音圧では，2×10^{-12} W/m^2 を基準として絶対量として扱う。

伝音性難聴 ● conduction deafness
不完全な難聴で，外耳からの音波の伝導，または中耳を通る振動の伝播が障害されて起こる。

伝導失語症 ● conduction aphasia
統合性失語症。失語症の一種で，患者はある程度話したり書いたりできるが，単語を飛ばしたり繰り返

したり，いい間違えたりする。縁上回の障害に関係する。

頭屈 ● cephalic flexure
発生中の神経管の前脳胞が中脳胞のすぐ吻側で腹側に屈曲してできる湾曲。同意語，中脳屈。

投射線維 ● projection fiber
大脳皮質と皮質下のニューロンとを連絡する軸索。

同側の ● ipsilateral（ラ ipse＝同じ＋latus＝側）
同じ側の。例えば，病変と同じ側に症状が現れるときに使う。

頭頂眼野 ● parietal eye field
頭頂葉上部の領域で，衝動性眼球運動（サッケード）に関係する。同意語，外側頭頂間野 lateral intraparietal area（LIP）。

島皮質 ● insula（ラ 島）
大脳外側溝の深部にある葉。同意語，ライル島。

動脈瘤 ● aneurysm
動脈壁が局所的に円筒状，紡錘状，袋状に拡張した部分。

透明中隔 ● septum pellucidum（ラ septum＝壁＋pellucidum＝透明な）
脳梁と脳弓との間に張る薄い組織の膜。側脳室前角の最内側の壁を作る。

同名半盲 ● homonymous anopsia
（ギ homonymous＝同じ名前の）
両眼で視野障害が同じ側（耳側または鼻側）にある状態をいう。

動毛 ● kinocilium（ギ kineo＝動く＋cilium＝線毛）
膨大部稜の有毛細胞の線毛のうち最も長いもの。不動毛が動毛に近づく・離れる向きに曲がると，前庭神経線維にそれぞれ興奮・抑制が起こる。

登上線維 ● climbing fiber
対側の下オリーブ核から起こる軸索で，小脳皮質のプルキンエ細胞に興奮性インパルスを送る。側副路も小脳核を興奮させる。

■ な

内弓状線維 ● internal arcuate fiber
後索核の二次ニューロンからの触覚・振動覚・固有感覚線維。延髄尾側半の中心灰白質を囲んで弓状に走る。

内頸動脈サイフォン ● carotid siphon
頸動脈管と海綿静脈洞を通るところで内頸動脈が作るヘアピンカーブの部分。

内斜視 ● esotropia（ギ eso＝中に＋trope＝曲がる）
眼が内側に偏位すること。しばしば外転神経の障害で生じる。

内側縦束 ● medial longitudinal fasciculus
中脳から脊髄までのびる線維束。被蓋背側部の正中線近傍に位置し，その近くには外眼筋を支配する神経核がある。橋と中脳にある部分では，その大半が外眼筋を支配する神経核に上行する線維からなる。延髄にある部分をなす線維は，脊柱周囲の筋を支配する脊髄の運動ニューロンに至る。

内側前脳束 ● medial forebrain bundle
視床下部外側部に散在する線維群。吻側の中隔野と鼻側の中脳網様体を相互に接続する。

内側毛帯 ● medial lemniscus
延髄の内側部，橋被蓋の腹側部，中脳被蓋の背外側部に局在する伝導路。触覚・圧覚・固有感覚のインパルスを対側の薄束核・楔状束核から視床後外側腹側核に伝える。

内側隆起 ● medial eminence
第四脳室の底の正中線の両側にある隆起部。

内包 ● internal capsule
内側の尾状核と間脳，外側のレンズ核で囲まれた白質。吻側は放線冠に，尾側は大脳脚に続く。

内包後脚 ● posterior limb of internal capsule
内包の一部。視床とレンズ核との間の部分。

内包膝部 ● genu of internal capsule
内包の屈曲した部分。その内側を尾状核頭の後部と視床前部が，外側をレンズ核で挟まれる。

内包前脚 ● anterior limb of internal capsule
内包の一部。尾状核頭部の外側，レンズ核の内側に位置する部分。

内リンパ ● endolymph
内耳の膜迷路を満たす液体。

軟膜 ● pia mater
髄膜の最内層。

ニッスル小体 ● Nissl body
ニューロンの核周囲部や樹状突起の細胞質にみられる粗面小胞体の層板や遊離リボソーム。

二点識別覚 ● two-point sense
皮膚を同時に刺激する2つの離れた点を識別できる能力。

二分脊椎症 ● spina bifida
椎弓の閉鎖不全で特徴づけられる先天異常。閉鎖不全部から脊髄や髄膜が突出することもある。

乳頭体 ● mamillary body（⊡mamilla＝小さな乳房）
視床下部の腹側面にある突出部で，乳頭体核を含む。

乳頭浮腫 ● papilledema，disk edema
視神経乳頭の浮腫。頭蓋内圧の亢進を反映することがある。同意語，うっ血乳頭。

ニューロパチー，神経障害 ● neuropathy
末梢神経の疾患。

尿崩症 ● diabetes insipidus
抗利尿ホルモン（ADH）の分泌低下のために生じる状態。口渇と多尿が特徴。

人形の目現象 ● doll's eye phenomenon
頭部の回転と反対の方向に眼球が回転すること。昏睡患者で前庭眼反射が正常なことを示す。同意語，眼球頭位反射。

認知症（痴呆）● dementia
高位精神機能と記憶が経時的進行的に障害されること。原因となる病因によって，認知症は不可逆的なことも可逆的なこともある。

熱放散中枢 ● heat loss center
視床下部の視索前核と前核にあるニューロン群。発汗と皮膚の血管拡張を起こす。

脳 ● encephalon（⊡enkephalos＝脳）
中枢神経系のうち，頭蓋内の部分。

脳萎縮 ● brain atrophy
ニューロン死と樹状突起の喪失による脳回の萎縮のために生じる。脳溝の拡大を伴う。

脳回肥厚症 ● pachygyria
脳回が異常に大きくなる疾患。

脳弓 ● fornix（⊡アーチ）
海馬采から続く線維束で，海馬の主要な入力をなす。透明中隔の自由縁を走り，前交連で分岐して細い交連前束（固有海馬から）と太い交連後束（鈎状回から）になり，それぞれ中隔部と乳頭体に終わる。

脳弓下器官 ● subfornical organ
脳弓柱の間の脳室周囲器官。

脳虚血 ● cerebral ischemia
脳への血液供給が欠乏した状態。

脳血管性認知症 ● vascular dementia
認知症の2番目に多い原因。大脳皮質に生じた多数の亜致死性発作によって起こる。

脳溝 ● sulcus（⊡溝）
脳の表面にある溝。

脳室周囲器官 ● circumventricular organ
有窓性の毛細血管が分布し，きわめて血流豊富な領域。おもに間脳にみられ，血液脳関門を欠く。

脳室帯 ● ventricular layer
発生過程の神経管の最内層。ここで細胞分裂が起こり，ミクログリアを除いて，中枢神経系のすべての種類の細胞が生まれる。

脳性麻痺 ● cerebral palsy
神経疾患の1つ。一般に新生児から3歳児までに診断される。筋収縮と協調運動が障害される。動作は一般に失調性で，筋緊張亢進（痙性）と腱反射亢進がみられる。共通した原因はない。胎内低酸素症，出産時仮死，出生後の感染症，頭部外傷などが脳性麻痺の原因になる。治療法はない。

脳脊髄液 ● cerebrospinal fluid（CSF）
透明，無色の液体で，脈絡叢から分泌され，脳室系とくも膜下腔を満たしている。総量は約150 mL。産生量は約500 mL/日。

脳浮腫 ● cerebral edema
神経線維網と白質に水分の取り込みが増加したことによる脳の腫大。

脳梁 ● corpus callosum
大脳半球を連絡する主要な交連。

脳梁膨大 ● splenium（⊡splenion＝包帯）
脳梁の後部。

ノンレム睡眠 ● NREM sleep
急速眼球運動（REM）を伴わない睡眠。視床下部と延髄のニューロン群によって生じる。

■ は

パーキンソン病 ● Parkinson disease
安静時振戦，筋硬直，動作緩慢，姿勢の不安定性が

特徴的な神経疾患で，黒質の傷害に起因する。同意語，振戦麻痺。

排尿筋 ● detrusor muscle
膀胱壁の平滑筋。

白内障 ● cataract
眼の水晶体またはその皮膜の透明性が失われた状態。

歯車様強剛（硬直）● cogwheel rigidity
硬直の一種で，受動的に動かすと間欠的に抵抗があり，歯車がまわるようにみえる。硬直に振戦が重なった状態で，パーキンソニズムでしばしばみられる。

バソプレシン ● vasopressin
→抗利尿ホルモン（ADH）

パチニ小体 ● pacinian corpuscle
皮下組織にあって多層の被包をもつ圧力受容性神経終末。振動覚に関係する。

発熱中枢 ● heat gain center
視床下部後部のニューロン群。皮膚の血管収縮，立毛，震えを起こす。

馬尾 ● cauda equina（ラcauda＝尾＋equus＝馬）
脊髄より尾側の脊柱管内を走る腰神経と仙骨神経の神経根。それぞれ相当する椎間孔または仙骨孔を出る。

バビンスキー反射 ● Babinski response
→伸展性足底反応

速い痛み ● fast pain
鋭く，刺されるような痛みで，痛みの場所がはっきりとしている。ピン刺激検査で調べる。

バリズム ● ballismus（ギballismos＝跳び回ること）
四肢近位部，肩，下肢帯の急激な，または投げつけるような激しい異常運動。視床下核の病変による。

帆 ● velum（ラベール，覆い）
ベールまたはカーテンのような，薄い組織層。

板，膜，層 ● lamina（ラ板）
薄い層状，膜状の構造。

半規管 ● semicircular canal
骨迷路の外リンパで満たされた骨迷路の管。膜迷路の半規管とその膨大部を含む。

反屈束 ● fasciculus retroflexus
→手綱脚間路

反射 ● reflex
刺激に対する不随意の反応。

反射性神経因性膀胱 ● reflex neurogenic bladder
上位運動ニューロン型の膀胱障害。仙髄より上位の脊髄損傷で生じる。

ハンチントン病 ● Huntington disease
遺伝性神経疾患の1つで，舞踏病性運動と認知症症状の漸増で特徴づけられる。優性遺伝。線条体と大脳皮質にあるアセチルコリン作動性ニューロンおよびGABA作動性ニューロンの変性が起こる。

反応性シナプス形成 ● reactive synaptogenesis
中枢神経系の損傷に反応して新しいシナプスができること。

反復拮抗運動不能，ディスディアドコキネジア ●
dysdiadochokinesia（ギdys＋diadochos＝続いて起こる＋kinesis＝動作）
小脳性障害の1つ。反対方向の運動（例えば回内・回外）を交互に素速く繰り返す動作ができない。

半盲 ● hemianopsia
一方または両方の眼で視野の半分が失われた状態。

被蓋 ● tegmentum（ラtegmen＝覆い）
大脳脚と橋の背側部。

被殻 ● putamen（ラ殻をむく）
レンズ核のうち外側の大きな部分。

光情報伝達 ● phototransduction
光刺激が生化学的カスケードに変換され，活動電位を伝播させて，刺激の情報が伝わること。

皮質カラム，皮質柱 ● cortical column
大脳皮質の6つの層に対して垂直に配列したニューロンの柱状の構造。皮質の垂直方向の機能単位を作っている。

尾側 ● caudal
尾に近い，または（立位で）下方の位置。

非反射性神経因性膀胱 ● nonreflex neurogenic bladder
尿失禁と過剰な蓄尿。仙髄または馬尾の障害による下位運動ニューロン型の膀胱障害。

皮膚筋炎 ● dermatomyositis
進行性の筋力低下とそれに伴う赤紫色の皮疹が特徴。

皮膚書字覚障害 ● agraphesthesia
皮膚に描いた絵や文字を認知できないこと。

皮膚分節 ● dermatome（图 derma＝皮膚＋tome＝切ること）
1分節の脊髄神経とその神経節で支配される皮膚の領域。

表出性失語症 ● expressive aphasia
→非流暢性失語

非抑制性反射性膀胱 ● uninhibited reflex bladder
失禁があり，尿貯留がない。前頭葉が両側性に傷害されたときに起こる。

非流暢性失語 ● nonfluent aphasia
言葉を構成することが困難になる言語障害。ブローカの言語野の障害が関係する。同意語，運動性失語，表現性失語。

頻脈 ● tachycardia
脈が速くなった状態。通常，心拍が100回/分を超えた状態をいう。

不確帯 ● zona incerta
腹側視床の背外側部にある，小さな比較的明瞭な神経核。視床網様核に連続する。

副交感神経系 ● parasympathetic system
生体の維持に関係する自律神経系の一部。その節前線維は中枢神経系の脳と仙髄から起こる。

複視 ● diplopia
ものが二重に重なってみえること。

輻輳・離開 ● vergence
視点が近く・遠くに向けられたときに，両眼が同時にそれぞれ内側・外側に回転すること。

腹側視床 ● subthalamus
間脳の一部。その背側に視床，腹側に大脳脚，内側に視床下部がある。視床下核，不確帯，赤核前野からなる。同意語，視床腹部，視床下域。

不全麻痺 ● paresis（图 放す，弱まる，弛緩）
部分的な麻痺または筋力低下。

舞踏病，コリア ● chorea（图 ダンス）
四肢や顔面のギクシャクし痙攣するような不随意運動。尾状核と被殻の障害が関係する。

ぶどう膜 ● uvea（图 uva＝ブドウ）
眼球壁の血管に富んだ中層。脈絡膜，毛様体，虹彩からなる。

不動毛 ● stereocilia
神経上皮細胞からのびる長く細い動かない微絨毛。

ブラウン-セカール症候群 ● Brown-Séquard syndrome
脊髄の一側の切断による症状。同側の痙性麻痺と触覚・振動覚・固有感覚の消失，反対側の障害部より尾側で痛覚と温度覚の消失。

プルキンエ細胞 ● Purkinje neuron
小脳皮質にある巨大な遠心性ニューロン。その大規模な樹状突起が分子層を小脳回の長軸と垂直方向に広がる。その軸索はおもに小脳核のニューロンを抑制する。

ブローカ野 ● Broca area
優位半球の下前頭回の弁蓋部と三角部。構語のための運動の組み立てに関与する。非流暢性失語（運動性失語）はこの領域の障害で生じる。

ブロードマンの脳地図 ● Brodmann numerical area
大脳皮質を区域に分けて番号づけした地図。もともとは細胞の組織構築にもとづいて区域が決められたが，現在は機能に関係づけられている。

分界溝 ● sulcus limitans
発生中の神経管の側壁にある長軸方向の溝。基板と翼板を分ける。

分水界，分水嶺 ● watershed area
大脳皮質および脊髄の動脈の最も末梢の部分で栄養される領域。動脈の吻合や側副路はあるものの，虚血性障害の影響を受けやすい。同意語，境界領域。

吻側の ● rostral（图 rostrum＝くちばし）
より上方または高位。同意語，頭側。

分離脳 ● split brain
脳梁（ときに前交連と海馬交連も）を正中面で外科的に切断された脳。

平行線維 ● parallel fiber
小脳皮質の分子層を走る顆粒細胞の軸索。小脳回の長軸と平行に走る。プルキンエ細胞，星状細胞，かご細胞，ゴルジ細胞に対して興奮性にはたらく。

閉塞性水頭症 ● obstructive hydrocephalus
脳室系で脳脊髄液の流れがせき止められた状態。同意語，非交通性水頭症。

ペイプズ回路 ● Papez circuit
記憶の定着と学習に関係する神経回路で，記憶の残響が起こると考えられている。海馬，脳弓，乳頭体，乳頭体視床路，視床前核，歯状回，帯状回，海馬傍回の嗅内野が含まれる。

壁板 ● tapetum（ラ tapete＝絨毯）
脳梁の線維のうち，外側に向かって側脳室後角の天井を作り，下方に進んで後角と下角の外側壁を作る線維束をいう。

ベル麻痺 ● Bell palsy
原因不明の一側性末梢性顔面神経麻痺。顔面上部・下部の筋力低下，眼瞼を完全には閉じられない。単純ヘルペスウイルスが主原因と考えられている。帯状疱疹ウイルスの顔面神経感染によるものをハント症候群（耳性帯状疱疹）といい，急性顔面神経麻痺に加えて，外耳孔・舌・硬口蓋の痛みのある発疹，口渇を伴う。

辺縁系 ● limbic system（ラ limbus＝境界）
大脳皮質と皮質下の構造で，視床下部を通じて行動と自律的反応に影響する。辺縁葉，扁桃体，海馬，中隔野，視床下部が含まれる。視床前核，中脳被蓋の内側部，眼窩前頭皮質，前歯状回を含むこともある。

辺縁層 ● marginal layer
発生中の神経管の最外層で，おもにその深部の細胞の突起を含む。

辺縁葉 ● limbic lobe（ラ limbus＝境界）
大脳半球の内側面にあり，脳梁と脳幹吻側部を境する構造。おもに歯状回と海馬傍回が含まれる。

変温性 ● poikilothermy（ギ poikilos＝いろいろな＋therme＝熱）
環境によって体温が変化する状態。視床下部後部の障害によって生じる。

弁蓋 ● operculum（ラ 覆い，または蓋）
大脳の島皮質を覆う部分で，外側溝の縁をなす。

片側不全麻痺 ● hemiparesis
体の一側で筋力低下または不全麻痺がある状態。

扁桃 ● tonsil（ラ tonsilla＝杭）
小脳半球の下面にある丸い小葉。

扁桃体 ● amygdala（ギ アーモンド）
側頭葉海馬鉤の深部にある神経核群。辺縁系の行動や情動の重要な中枢を担う。同義語，扁桃体核。

片麻痺 ● hemiplegia
体の一側で麻痺がある状態。

片葉小節葉症候群 ● flocculonodular lobe syndrome
体幹の揺動性（体幹失調）が特徴的な疾患。前庭小脳の正中部に近い腫瘍によって起こることが多い。同意語，前庭小脳症候群，偽性前庭症候群。

傍索状体 ● juxtarestiform body
下小脳脚の内側部にある線維束で，一次前庭神経線維を運ぶ。

放射状グリア ● radial glia
遊走するニューロンを目的地まで導くグリア細胞。

縫線 ● raphe（ギ 縫い目）
橋と延髄の正中線。

縫線核 ● raphe nucleus
脳幹の正中線に集団を作るセロトニン作動性の神経核。

放線冠 ● corona radiata（ラ corona＝王冠）
内包から大脳皮質に扇状に広がる線維。

膨大部 ● ampulla（ラ 水差し）
半規管の一端にある肥厚部で，膨大部稜を含む。

膨大部稜 ● ampullary crest（ラ crista＝嶺＋ampulla＝水差し）
角加速度を半規管膨大部の偏位として感じる感覚受容器。

膨大部稜クプラ ● cupula of ampullary crest（ラ 丸い形のカップ；cupa＝杯）
膨大部稜の有毛細胞に重なっているゼラチン様物質。

傍虫部 ● paravermis
虫部の外側で半球の内側にある小脳の一部。その出力はおもに介在核に向かい，それを介しておもに赤核に影響する。

補足運動野 ● supplementary motor cortex
上前頭回にある領域。自発的な運動を企画し，それを一次運動野に引き継ぐ。

ホルネル症候群 ● Horner syndrome
眼瞼下垂，縮瞳，無汗症で特徴づけられる症候群。顔面と眼への交感神経刺激が中枢または末梢で妨げられたことによって起こる。

■ ま

マイスネル小体 ● Meissner corpuscle
皮膚の真皮乳頭にある被包された触覚受容体。

マイネルト基底核 ● basal nucleus（of Meynert）
前有孔質の無名質に広範に存在するニューロン群。新皮質へのコリン性投射のおもな投射元であり，アルツハイマー病に関係すると考えられている。

マイヤー係蹄 ● loop of Meyer
視放線の一部。外側膝状体核の外側部を出たあと側頭葉に入り，側脳室下角の前部をまたいで，後方に向きを変えて後頭葉に至る。

膜迷路 ● membranous labyrinth
内リンパを含む管や袋がつながってできた内耳の構造。卵形嚢，球形嚢，半規管，蝸牛管，それらをつなぐ管からなる。

マジャンディ孔 ● foramen of Magendie
→正中孔

麻酔 ● anesthesia
神経機能を薬物で抑制することにより感覚を失わせること。

ミエリン ● myelin
リポタンパク質が規則的に互い違いに重なった層構造。一部のニューロンの軸索を包む。

味覚核 ● gustatory nucleus
孤束核の吻側部にあり，味覚の線維を受ける。

味覚の ● gustatory（ラ gusto＝味わう）
味覚に関連すること。

ミニメンタルステート検査 ● Mini-Mental State Examination
認知症患者の認知力（計算力，記憶力，見当識など）を調べるための米国で標準的な質問セット。日本では「長谷川式認知症スケール」もよく用いられる。

耳鳴り ● tinnitus（ラ チリンチリンと鳴ること）
外界に音がないのに雑音が聞こえる症状。

脈絡叢 ● choroid plexus
側脳室，第三脳室，第四脳室にある，上皮と血管でできた構造。脳脊髄液を分泌する。

脈絡膜 ● choroid（ギ 皮のような）
眼の強膜と網膜との間にある血管性の被膜。

ミュラー細胞 ● Müller cell
網膜の双極細胞層にあるグリア様細胞。その突起が外・内境界膜を作る。

無汗症 ● anhidrosis（ギ an＝無い＋hidros＝汗）
発汗がないこと。

無言症，緘黙 ● mutism
話すことができない状態。

無視症候群 ● neglect syndrome
認知障害の1つ。対側の身体やその周囲を認識できない。

無脳症 ● anencephaly
先天的に脳を欠失した状態。発生時に神経管の前神経孔が閉鎖しなかったことによって生じる。常に致死的。

無名質 ● substantia innominata
前有孔質の灰白質。マイネルト基底核を含む。

明所視 ● photopic vision
眼が明順応したときの視覚。

迷路 ● labyrinth
内耳にあり，液体で満たされた，互いに交通する空間。

迷路破壊術 ● labyrinthectomy
メニエール病の臨床症状の緩和のために前庭の膜迷路を破壊する治療手技。

メニエール病 ● Ménière disease
前庭蝸牛器官の進行性疾患。繰り返して起こる難聴，耳鳴り，めまい，強い悪心が特徴。症状は発作性で，次第に悪化していくことが多い。

めまい ● vertigo（ラ めまい）
自分自身が（自覚的めまい），または周りのものが（他覚的めまい）揺らぐような，またはまわるような感覚。

メラニン ● melanin
いくつかの神経核（黒質，青斑など）のニューロンの細胞体にみられる暗褐色または黒色の色素。

メルケル触盤 ● Merkel disc
表皮にある触覚神経終末。

毛帯 ● lemniscus（㊉lemniskos＝リボン）
脳幹から視床に上行する二次感覚ニューロンの伝導路。

盲点 ● blind spot
網膜で視神経（第II脳神経）が起こる場所。光受容細胞が存在しない。

網膜 ● retina（㊤dim of rete＝網の指小形）
眼球壁の最内層で，視覚の受容体を含み，視神経を作る。

網膜色素変性（症）● retinitis pigmentosa
光受容細胞の残骸がそれら細胞と色素細胞層との間に蓄積する。

毛様体 ● ciliary body
眼のぶどう膜が厚くなった部分。水晶体をつる。中の平滑筋が遠近調節のために水晶体を前方に引く。眼房水を分泌する。

網様体 ● reticular formation（㊤reticulum＝網）
中脳と橋の被蓋と延髄に混在するニューロン群とその線維。

毛様体脊髄中枢 ● ciliospinal center
上位1〜2胸髄節にあるニューロン群。交感神経系節前線維を作り，上頸神経節にインパルスを送る。そこから出る節後線維が瞳孔を散大させる。

毛様体脊髄反射 ● ciliospinal reflex
痛覚に反応して起こる瞳孔の散大。普通，頭部や頸部の側面を擦って誘発させる。以下のいずれの経路も正常であることが必要：中枢の自律神経系の下行路，毛様体脊髄中枢，その交感神経節前線維，それが上行する頸部交感神経幹，上頸神経節細胞とその節後線維，その支配する瞳孔散大筋。

毛様の ● ciliary（㊤）
瞼や睫毛に似たものの意。

モンロー孔 ● foramen of Monro
→室間孔

■ や

優位半球 ● dominant hemisphere
言語機能を担っている大脳半球で，通常は左側。

陽性症状 ● positive sign
病変によって生じた自発的で制御できない運動。

腰椎穿刺 ● lumbar puncture
硬膜嚢に注射針を刺入する手技。成人ではL3〜L4間またはL4〜L5間，新生児では常にL4より下で刺す。

翼板 ● alar plate
神経管のうち分界溝よりも背側部。ここから感覚系の構造ができる。

■ ら

ライスナー膜 ● Reissner membrane
→前庭膜

らせん器 ● spiral organ
→コルチ器

らせん形終末伸張受容器 ● annulospiral stretch receptor
筋紡錘の中央部に分布する求心性神経終末。筋の伸展に反応する。

ラトケ嚢 ● Rathke pouch
口腔の口陥から上方にとび出た袋状の構造。第三脳室から下方にのびた部分である漏斗と接して下垂体前葉になる。

ランヴィエ絞輪 ● node of Ranvier
神経線維の髄鞘の不連続部。末梢神経系では1つのシュワン細胞，中枢神経系では1つのオリゴデンドロサイトが，そこで次の髄鞘を作る細胞と接する。

卵円窓 ● oval window
中耳と蝸牛の前庭階との間の孔。同意語，前庭窓。

卵形嚢 ● utricle（㊤小さな子宮）
骨迷路の前庭に位置する膜迷路の一部。

卵形嚢斑 ● macula of utricle
卵形嚢の壁の前外側部にある感覚神経上皮。

リッサウエル路 ● Lissauer tract
脊髄の後外側面にある伝導路で，後根や膠様質ニューロンからの痛覚・温度覚線維を短距離（2髄節またはそれ以下）運ぶ。同意語，後外側束。

立体認知 ● stereognosis（㊉stereos＝立体＋gnosis＝知識）
触れるだけで物体を判別する能力。

立体認知不能 ● astereognosis（ギ a ＋ stereos ＝立体＋ gnosis ＝知識）
物体を触って同定できない状態。同意語，触覚健忘症。

流暢性失語症 ● fluent aphasia
言語障害の1つ。言葉は素速く発せられるが，意味をなさない。話し言葉や書き言葉を理解する能力を失っているため。ウェルニッケ野の障害による。同意語，感覚性失語症，受容失語症。

両耳側半盲 ● bitemporal hemianopsia
両側の尾側（外側）の視野で視力が失われること。視神経交叉の正中が障害されて起こる。

菱脳峡 ● isthmus rhombencephali
小脳より吻側にある橋の一部で，中脳との境界をなす。

菱脳唇 ● rhombic lip
後に小脳になる，発生過程の後脳の一部。

菱脳胞 ● rhombencephalon（ギ rhombos ＝菱形の＋ enkephalos ＝脳）
菱形をした後脳胞と髄脳胞をいい，橋，小脳，延髄になる。同意語，後脳。

緑内障 ● glaucoma
眼内圧の亢進による眼の疾患。眼房水の吸収の障害または過大な産生によって起こる。

リンネの音叉検査 ● Rinne tuning fork test
音叉の音が耳介に近づけたときよりも頭蓋（普通は乳様突起）にあてたときのほうが長く大きく聞こえるかを試す。そうでなければ，音を伝える機構の障害（伝導性難聴）を示唆する。

ルシュカ孔 ● foramen of Luschka
→外側孔

ルフィニ終末 ● Ruffini ending
皮下の機械受容器。皮膚の伸展や物体の形に関する情報を発する。

裂 ● fissure
深い溝，裂け目，割れ目。

レム睡眠 ● REM sleep
急速眼球運動（REM）を伴う睡眠。橋背外側網様体

の中枢で生じる。

レンショウ細胞 ● Renshaw cell
脊髄の抑制性介在ニューロン。α運動ニューロンの側枝によって活性化され，逆にもとのα運動ニューロンを抑制する。

レンズ核束 ● lenticular fasciculus
淡蒼球内節から出る線維束。内包の後脚を貫き，視床腹部に入ってその中を内側に向かい，赤核前野に達し，そこで視床束に合流する。同意語，フォレル野 H2。

レンズ核わな ● ansa lenticularis
淡蒼球内節の出力路。内包後脚の前方でループを作り赤核前野に入る。

老人性認知症 ● senile dementia
老年期に起こる高位皮質機能と記憶の障害。

漏斗 ● infundibulum（ラ 漏斗）
神経下垂体の正中隆起と漏斗茎。同意語，下垂体茎。

濾過隅角 ● filtration angle
→虹彩角膜角

ロドプシン ● rhodopsin
桿体にある光受容色素。

ロンベルク徴候 ● Romberg sign
患者に閉眼させると立位が不安定になる症状。小脳性運動失調よりも脊髄後索性運動失調がより示唆される。

■ わ

わな ● ansa（ラ ループ，ハンドル）
ループ状または弓状の構造。

ワーラー変性 ● wallerian degeneration
軸索の損傷部より遠位で，または細胞体の破壊後に起こる軸索変性。同意語，順行性変性，二次変性。

ワレンベルク症候群 ● Wallenberg syndrome
→延髄外側症候群

腕 ● brachium（ラ 腕）
構造どうしをつなぐ太い神経束。

付録C：
参考図書

Apuzzo MLJ. *Surgery of the Third Ventricle*, 2nd ed. Baltimore, MD: Williams & Wilkins, 1998.

Augustine JR. *Human Neuroanatomy*. London: Academic Press, 2008.

Bear MF, Connors BW, Paradiso MA. *Neuroscience Exploring the Brain*, 3rd ed. Baltimore, MD: Lippincott Williams & Wilkins, 2006.〔和訳：加藤宏司，後藤薫，藤井聡，山崎良彦 監訳『カラー版 神経科学 —脳の探求—』，西村書店，2007〕

Blumenfeld H. *Neuroanatomy Through Clinical Cases*. Sunderland, MA: Sinauer Associates, Inc., 2002.〔原書第2版の和訳：安原治 訳『ブルーメンフェルト カラー神経解剖学：臨床例と画像鑑別診断』，西村書店，2016〕

Brazis PW, Masdeu JC, Biller J. *Localization in Clinical Neurology*, 5th ed. Philadelphia, PA: Lippincott Williams & Wilkins, 2006.

Brodal A. *Neurological Anatomy in Relation to Clinical Medicine*, 3rd ed. New York: Oxford University Press, 1981.

Brodal P. *The Central Nervous System: Structure and Function*. New York: Oxford University Press, 2003.

Burt AM. *Textbook of Neuroanatomy*. Philadelphia, PA: WB Saunders, 1993.

Crosby EC, Humphrey T, Lauer EW. *Correlative Anatomy of the Nervous System*. New York: Macmillan, 1962.

Haines DE. *Fundamental Neuroscience for Basic and Clinical Applications*, 3rd ed. Philadelphia, PA: Churchill Livingstone Elsevier, 2005.

Heimer L. *The Human Brain and Spinal Cord. Functional Neuroanatomy and Dissection Guide*. New York: Springer-Verlag, 1994.

Kandel ER, Schwartz JH, Jessell TM et al. *Principles of Neural Science*, 5th ed. New York: McGraw-Hill Medical, 2013.〔和訳：金澤一郎，宮下保司 日本語版監修『カンデル神経科学』，メディカル・サイエンス・インターナショナル，2014〕

Kiernan JA. *Barr's The Human Nervous System: An Anatomical Viewpoint*, 8th ed. Baltimore, MD: Lippincott Williams & Wilkins, 2004.

Kingsley, RE. *Concise Text of Neuroscience*. Baltimore, MD: Williams & Wilkins, 1996.

Martin JH. *Neuroanatomy Text and Atlas*. New York: Elsevier, 2003.〔原書第4版の和訳：野村嶬，金子武嗣 監訳『マーティン カラー神経解剖学 第4版』，西村書店，2015〕

Nauta WJH, Feirtag M. *Fundamental Neuroanatomy*. New York: WH Freeman, 1986.

Noback CR, Strominger NL, Demarest RJ. *The Human Nervous System: Introduction and Review*, 4th ed. Philadelphia, PA: Lea & Febiger, 1991.

Nolte J. The Human Brain: *An Introduction to its Functional Anatomy*, 4th ed. St. Louis, MO: Mosby-Year Book, 2002.

Parent A. *Carpenter's Human Neuroanatomy*, 9th ed. Baltimore, MD: Williams & Wilkins, 1996.

Westmoreland BF, Benarroch EE, Daube JR, Reagan TJ, Sandok BA. *Medical Neurosciences*, 3rd ed. Boston, MA: Little Brown & Co, Inc., 1994.

Willis WD Jr, Grossman RG. *Medical Neurobiology. Neuroanatomical and Neurophysiological Principles Basic to Clinical Neuroscience*, 3rd ed. St. Louis, MO: Mosby-Year Book, 1981.

Yasargil MG. *Microneurosurgery, Vol. 1. Anatomy*. Stuttgart, Germany: Georg Thieme, 1984.

付録D：
ミエリン染色切片アトラス

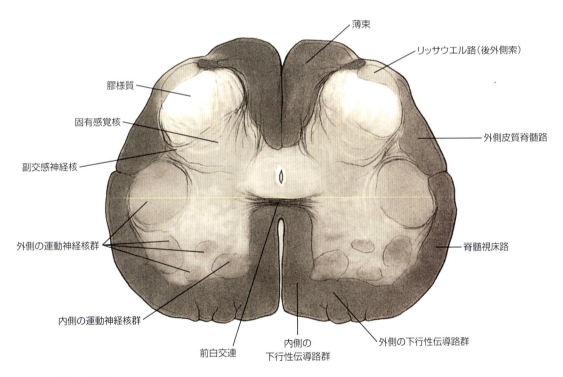

図D.1 仙髄の横断面

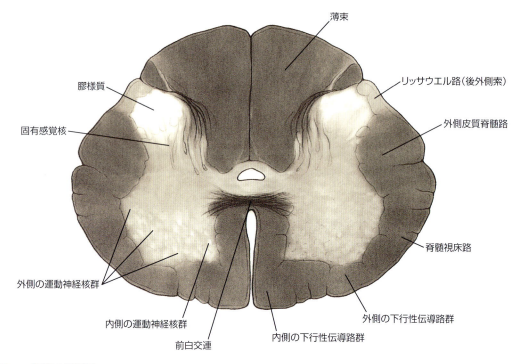

図D.2　腰髄の横断面

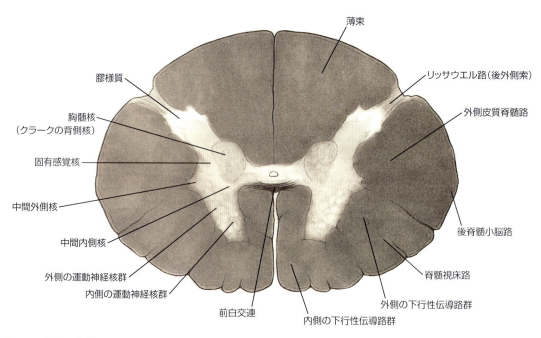

図D.3　胸髄の横断面

付録D　ミエリン染色切片アトラス　417

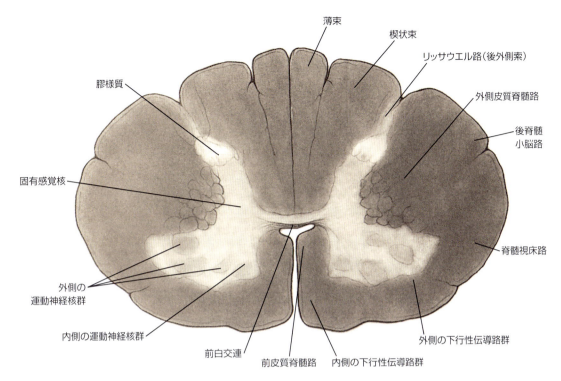

図D.4　頸膨大の横断面

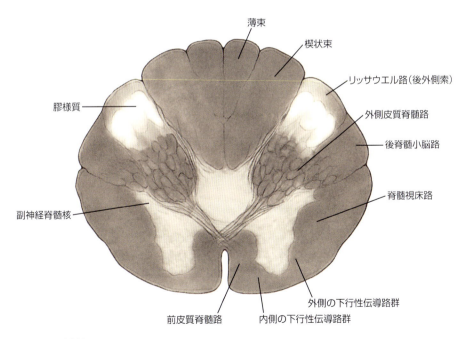

図D.5　脊髄節C1の横断面

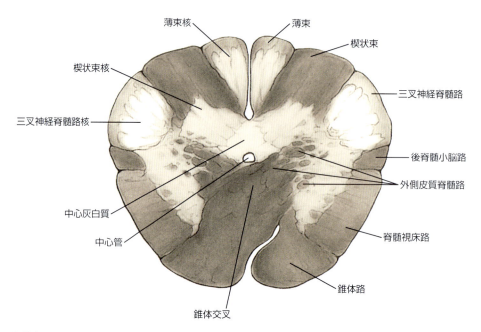

図D.6　錐体交叉を通る延髄の横断面

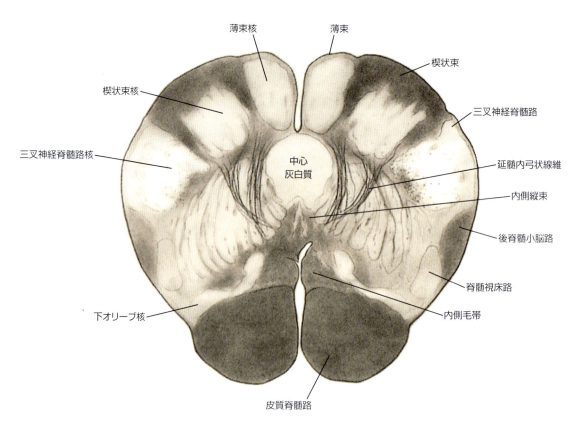

図D.7　後索核を通る延髄の横断面

付録D　ミエリン染色切片アトラス　**419**

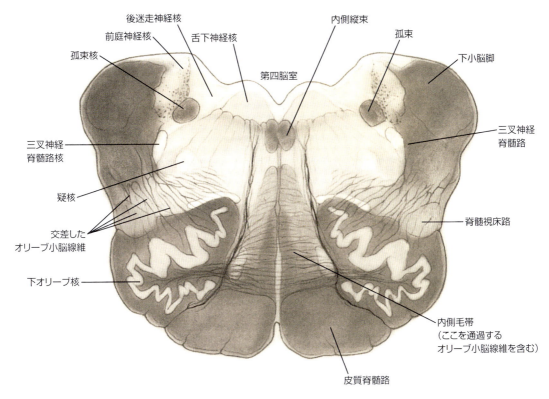

図D.8　舌下神経核と迷走神経核を通る延髄の横断面

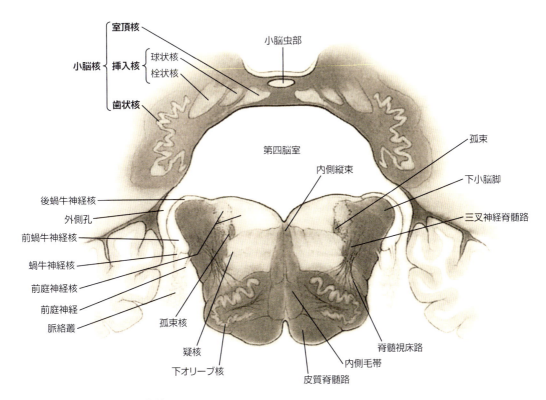

図D.9　外側孔を通る延髄の横断面

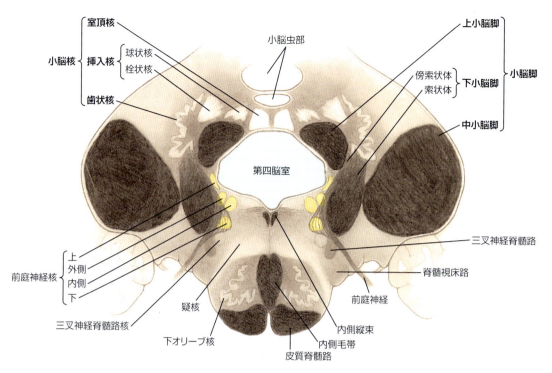

図 D.10 橋−延髄境界と小脳核を通る横断面

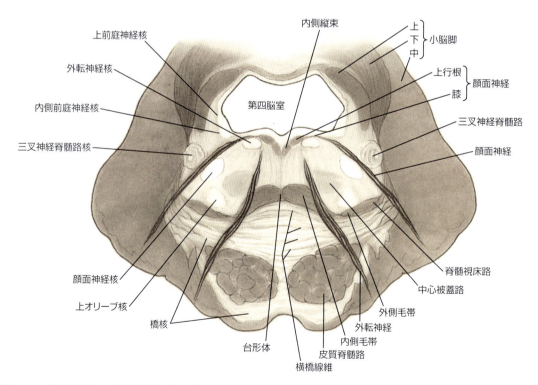

図 D.11 外転神経核と顔面神経核を通る橋尾部の横断面

付録D　ミエリン染色切片アトラス　421

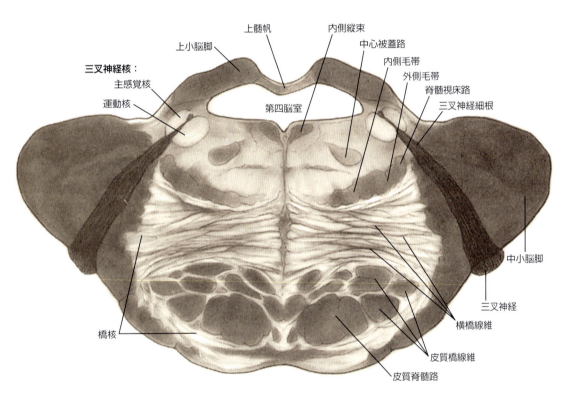

図D.12　三叉神経運動核と主核を通る橋中部の横断面

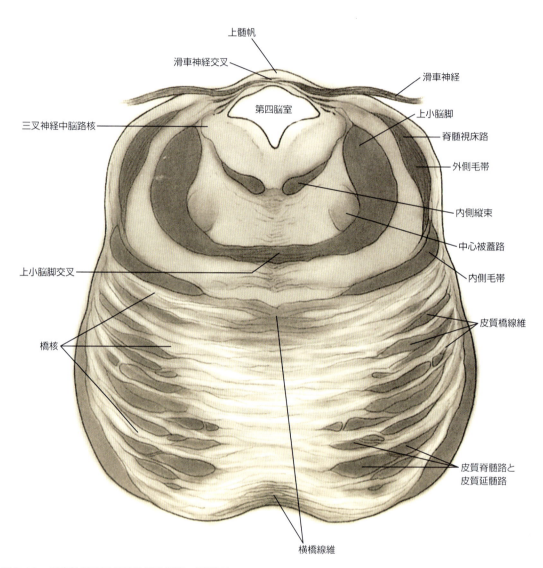

図 D.13　滑車神経交叉を通る橋吻側部の横断面

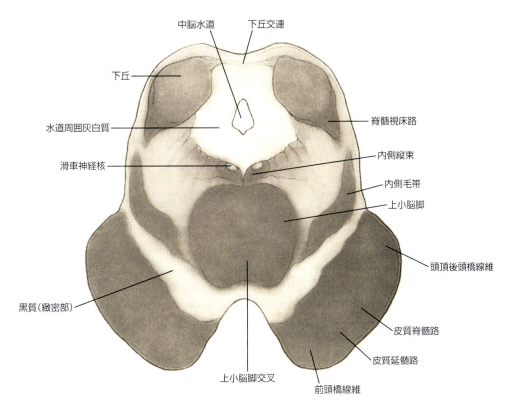

図D.14 下丘を通る中脳の横断面

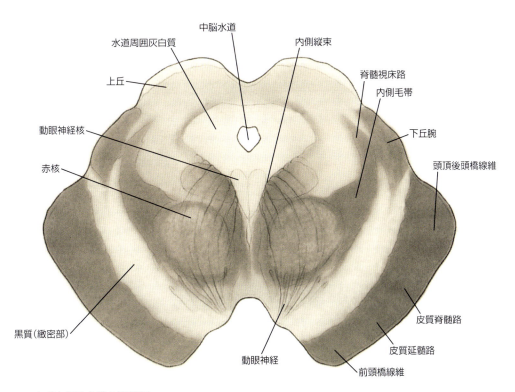

図D.15 上丘を通る中脳の横断面

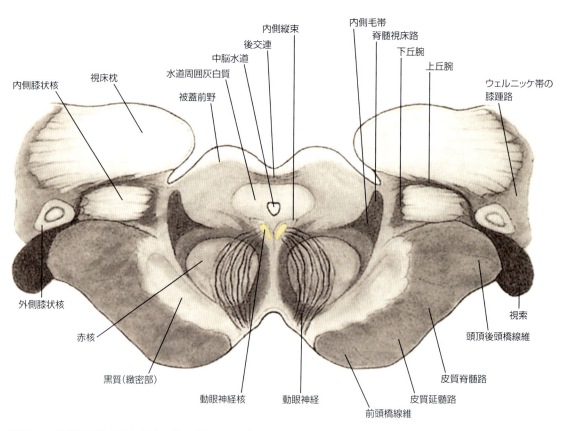

図 D.16 被蓋前野とそれに重なる視床後部を通る中脳の横断面

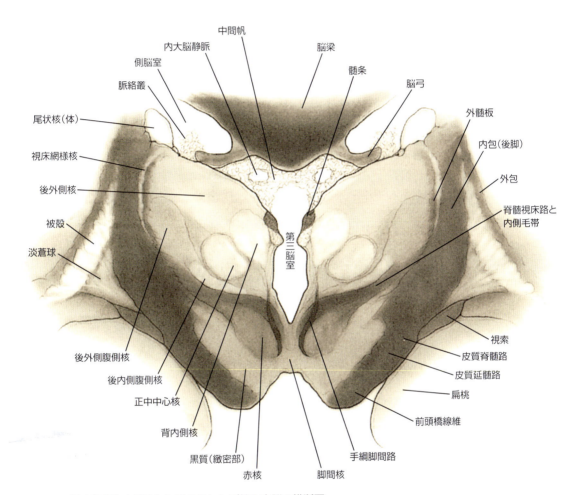

図 D.17 視床後部およびそれに重なるレンズ核と中脳の横断面

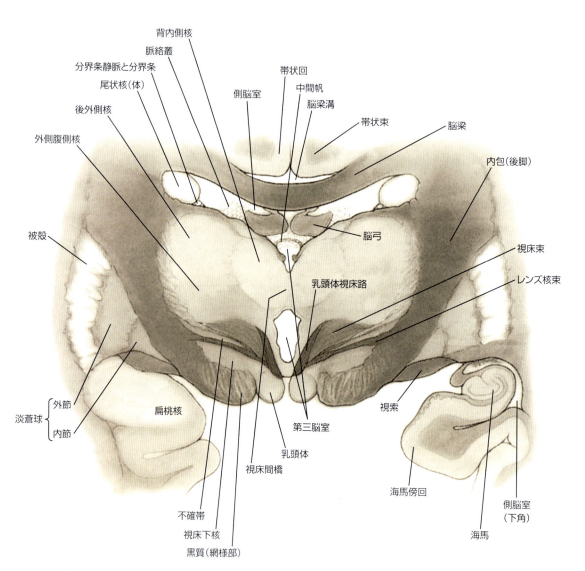

図D.18 乳頭体のレベルの前頭葉深部の横断面

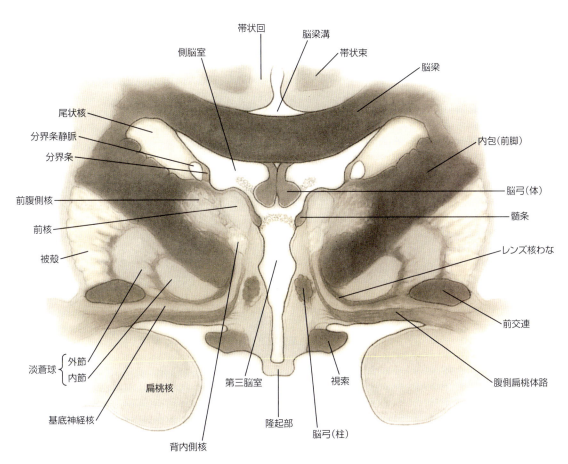

図D.19 視床下部隆起部を通る前頭葉深部の冠状断面

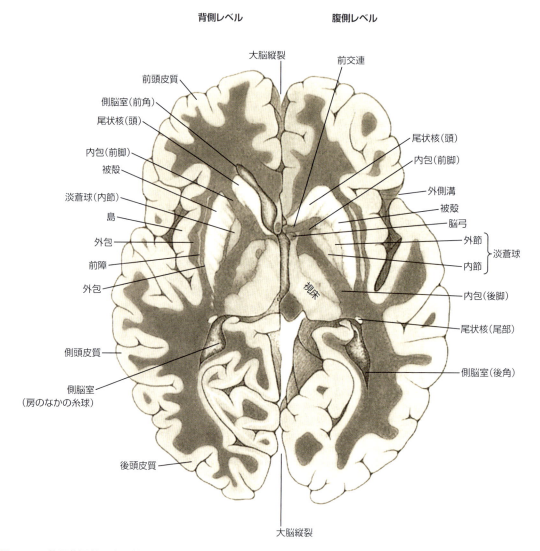

図 D.20　前頭葉深部の水平断面
図の右側が腹側レベル，左側が背側レベル。

索引

- 欧文（数字, ギリシャ文字, アルファベット）, 和文の順に収載。
- 語頭が欧文の用語は, すべて欧文索引に含めた。
- f は図, t は表, 太字は用語解説を表す。

【欧文索引】

■ 数字

Ia afferent fiber　60
Ia 神経線維　**388**
Ib afferent fiber　61
Ib 神経線維　**388**
I 型筋線維　58
II 型筋線維　58
2 色覚　186, **388**
3 色覚　186, **388**

■ ギリシャ文字

α 運動ニューロン　48, 50f, 79, **388**
γ-アミノ酪酸（GABA）　94, **388**
γ-アミノ酪酸受容体作動薬　75
γ 運動ニューロン　49, **388**
γ ループ　62f, **388**
τ タンパク質　321

■ A

Aδ 線維　133
accommodation center　190, **390**
accumbens nucleus　**403**
acoustic neurinoma　162, **405**
action potential　11
acute sympathetic shock syndrome
　251, **393**
adaptation　132
ADH（antidiuretic hormone）　235, **396**
afferent　3, **393**
agnosia　**399**
agraphesthesia　**409**
agraphia　**398**
akinesia　96, **389**
alar plate　311, **412**
alexia　**399**
alpha motor neuron　48, **388**
alternating hemiplegia　75, **395**
Alzheimer disease　224, 320, **389**
amacrine cell　178, **389**
ampulla　**410**
ampullary crest　170, **410**

amygdala　220, **410**
amyloid precursor protein　**389**
amyloid senile plaque　321, **389**
amyotrophic lateral sclerosis　**394**
analgesia　154, **405**
anencephaly　**411**
anesthesia　**411**
aneurysm　182, **406**
anhidrosis　189, **411**
annulospiral stretch receptor　60, **412**
anomia　**399**
anomic aphasia　218
anopsia　**399**
anosmia　197, **393**
ansa　**413**
ansa lenticularis　93, **413**
anterior cerebral artery　285
anterior choroidal artery　285
anterior commissure　197, **403**
anterior inferior cerebellar artery　289
anterior limb of internal capsule　86,
　406
anterior lobe　102
anterior lobe syndrome　115, **400**
anterior perforated substance　197, **403**
anterograde axonal transport　10, **399**
anterolateral cordotomy　143, **403**
anterolateral quadrant　**403**
antidiuretic hormone（ADH）　**396**
aperture　**391**
aphasia　**398**
apneustic breathing　259, **398**
apoptosis　314
apraxia　**398**
aqueduct of Sylvius　300
aqueous humor　176, **393**
arachnoid　3, **394**
arachnoid granulation　304, **394**
ARAS（ascending reticular activating
　system）　262, **400**
archicerebellum　102, **396**
arcuate fasciculus　204, **393**
arcuate fiber　**393**
area postrema　235, **397**
Argyll Robertson pupil　190, **389**
artery of Adamkiewicz　293

ascending reticular activating system
　（ARAS）　262, **400**
astereognosis　**413**
astrocyte　6, **389**
ataxia　98, **390**
ataxic breathing　259, **398**
athetosis　96, **389**
auditory ossicle　157, **398**
auditory radiation　162, **405**
autism spectrum disorder　228
automatic neurogenic bladder　250
automatic reflex bladder　**399**
autonomic nervous system　238
autonomic plexus ganglion　**401**
axon　2, 8, **397**
axon hillock　**397**
axon reaction　326, **397**
axotomy　**397**

■ B

Babinski response　**408**
Babinski sign　72
ballismus　96, **408**
Barr body　8
basal ganglion　**404**
basal nucleus of Meynert　224, 323, **411**
basal plate　311, **393**
basilar artery　289
basilar membrane　158, **393**
basket cell　104, **392**
Batson internal vertebral venous plexus
　294
Bell palsy　55, **410**
bitemporal hemianopsia　185, **413**
blind spot　180, **412**
blood-brain barrier　6, 279, **395**
body of fornix　222
bone conduction　157, **396**
bony labyrinth　157, **396**
brachium　**413**
brachium of inferior colliculus　162,
　392
brachium of superior colliculus　**400**
bradycardia　246, **401**
bradykinesia　96, **390**

brain atrophy   322, **407**
brainstem   27
brainstem reticular formation   31
Broca area   217, **409**
Brodmann area   209
Brodmann numerical area   **409**
Brown–Séquard syndrome   144, **409**

■ C

calcar avis   **405**
canal of Schlemm   176, **399**
capsular cell   6, **391**
capsular stroke   72
carotid plexus   **395**
carotid siphon   281, **406**
cataract   177, **408**
cauda equina   21, **408**
caudal   **408**
central chromatolysis   326
central neurogenic
   hyperventilation   259, **405**
cephalic flexure   **406**
cerebellar angle   **400**
cerebellar cortex   104
cerebellar nucleus   107
cerebellar peduncle   27, 104, **400**
cerebellopontine angle   55, 168
cerebellopontine cistern   302
cerebral aqueduct   29, 300, **405**
cerebral arterial circle   290, **404**
cerebral blood flow(CBF)   278
cerebral crus   36, **404**
cerebral edema   280, **407**
cerebral hemisphere   41
cerebral ischemia   **407**
cerebral palsy   **407**
cerebral peduncle   **404**
cerebral stratum   176
cerebrocerebellum   102, **404**
cerebrospinal fluid(CSF)   5, 298, **407**
Charcot-Marie-Tooth disease   15, **399**
Cheyne-Stokes respiration   259, **404**
chiasm   **398**
chorea   96, **409**
choroid   175, **411**
choroid enlargement   299
choroid plexus   285, 304, **411**
choroid proper   175
chromatolysis   **405**
ciliary   **412**
ciliary body   175, **412**
ciliary zonule   **405**
ciliospinal center   189, **412**
ciliospinal reflex   **412**
cingulum   204, **404**

circadian rhythm   236, **391**
circle of Willis   290, **389**
circumventricular organ   234, **407**
Clarke column   115
clasp-knife phenomenon   72, **391**
claustrum   **403**
climbing fiber   106, **406**
clonus   72, **394**
cluster breathing   259, **394**
cochlea   158, **391**
cogwheel rigidity   96, **408**
colliculus   **400**
color vision   186
column of fornix   222
commissural fiber   205
commissural syndrome   141, **396**
commissure   **396**
communicating hydrocephalus   307,
   395
compact part   87
complex spike   106
conduction aphasia   218, **405**
conduction deafness   164, **405**
cone   **402**
conjugate eye movement   **394**
consensual light reflex   187, **394**
contralateral   **404**
cornea   175, **392**
corneal reflex   149, **392**
corona radiata   65, **410**
corpora quadrigemina   397
corpus callosum   **407**
corpus striatum   86, **403**
cortical column   150, 204, **408**
corticobulbar tract   69
corticofugal fiber   205, **392**
corticopetal fiber   205, **400**
cough reflex   **391**
cranial nerve   265
crossed extension reflex   **395**
crus of fornix   222
CSF(cerebrospinal fluid)   298, **407**
cuneus   **395**
cupula   170
cupula of ampullary crest   **410**
cyton   **397**

■ D

dB(デシベル)   160, **405**
decerebrate posturing   83, **400**
decorticate posturing   83, **401**
decussation   **395**
deglutition   **390**
Deiters nucleus   168

dementia   **407**
dendrite   8, **399**
dendritic spine   **402**
dentate gyrus   **397**
dentate nucleus   **398**
denticulate ligament   20, **398**
dermatome   134, **409**
dermatomyositis   **409**
detrusor muscle   **408**
diabetes insipidus   235, **407**
diaphragma sellae   3, **389**
dichromatic vision   **388**
diencephalon   38, **393**
diffuse modulating system   255, **396**
dilator muscle of pupil   176
diplopia   **409**
direct light reflex   187, **405**
disk edema   **407**
doll's eye phenomenon   173, **407**
dominant hemisphere   217, **412**
dorsal nucleus of Clarke   113
dorsal rhizotomy   139, **395**
dorsal root entry zone(DREZ)   139,
   395
dorsal root ganglion   **395**
dorsolateral fasciculus   139, **395**
Down syndrome   202, 318, **404**
dura mater   3, **396**
dural sac   20, **396**
dural sinus   20, **396**
dysdiadochokinesia   111, **408**
dyskinesia   96, **398**
dyslexia   **399**
dysmetria   111, **403**
dysphagia   55, **390**
dysphasia   **390**

■ E

ear   157
ectoderm   310, **391**
Edinger-Westphal nucleus   187, **390**
efferent   3, **390**
emboliform nucleus   **403**
encephalon   **407**
end artery   **399**
endolymph   158, **406**
entorhinal area   220, **393**
ependyma   **399**
epidural space   5, **396**
epithalamus   41, **398**
EPSP(excitatory postsynaptic potential)
   14
equilibrium   166
esotropia   53, **406**

索引 E〜J 431

excitatory postsynaptic potential（EPSP） 14
expressive aphasia 217, 409
extensor plantar response 72, 401
extrafusal muscle fiber 48, 402

F

falx 392
falx cerebelli 3, 400
falx cerebri 3, 404
fasciculus 401
fasciculus retroflexus 227, 408
fast pain 131, 408
fastigial nucleus 398
feeding center 236
fibrous layer 175
filtration angle 413
fimbria 222, 391
final common pathway 48, 397
fissure 413
fissure of Rolando 41
fissure of Sylvius 41, 401
fixation point 184, 396
flaccid paralysis 57, 397
flexion withdrawal reflex 394
flocculonodular lobe 102
flocculonodular lobe syndrome 410
floor plate 405
fluent aphasia 218, 413
folium 104, 400
foramen of Luschka 300, 413
foramen of Magendie 300, 411
foramen of Monro 38, 298, 412
forceps 392
forceps major 205, 404
forceps minor 205, 400
forebrain 403
fornix 407
fourth ventricle 300
fovea 391
fovea centralis 180, 405
foveola 180, 399
Friedreich ataxia 113
frontal eye field 122, 403
funiculus 397

G

GABA（γ-aminobutyric acid） 94, 388
gag reflex 396
Gage, Phineas 215
gait ataxia 399
gamma loop 388
gamma loop reflex 60
gamma motor neuron 49, 388

ganglion 401
gemmule 399
genu 69, 398
genu of corpus callosum 205
genu of internal capsule 406
Gerstmann syndrome 216, 395
glaucoma 177, 413
glia 394
glioblast 311, 394
global aphasia 218, 403
globose nucleus 393
globus pallidus 404
glomerulus 106
glomus 299, 397
glutamate 93, 394
Golgi cell 104
Golgi neuron（of cerebellum） 397
Golgi tendon organ 61, 397
granular layer 104
granule cell 104, 202, 392
graphesthesia 130, 400
great vein of Galen 294
grey matter 22
Guillain-Barré syndrome 14, 394
gustatory 411
gustatory nucleus 194, 411
gustatory receptor 193
gyrus 391
gyrus of Heschl 162

H

habenula 41, 404
habenulointerpeduncular tract 404
hair follicle receptor 132
heat gain center 408
heat loss center 236, 407
heat producing center 236
helicotrema 391
hemianopsia 408
hemiparesis 410
hemiplegia 410
heteronymous anopsia 185, 389
heterotopia 317
hindbrain 396
hippocampal commissure 222
hippocampus 202, 220, 391
homonymous anopsia 185, 406
horizontal cell 178, 402
horizontal gaze center 121, 402
Horner syndrome 189, 411
Huntington disease 86, 408
hydrocephalus 307, 402
hyperacusis 55, 405
hypercarbia 279, 395
hyperkinesia 99

hyperkinetic disorder 404
hyperthermia 236, 395
hypertonia 72, 394
hypertonicity 394
hypocarbia 279, 405
hypokinesia 99
hypokinetic disorder 392
hypophysial portal system 235, 392
hypothalamic hormone 235
hypothalamic regulatory hormone 398
hypothalamic syndrome 235, 398
hypothalamohypophysial tract 398
hypothalamus 39, 232, 398
hypotonia 394
hypotonicity 394
hypoxia 278, 405

I

inferior cerebellar peduncle 31, 104, 392
inferior fronto-occipital fasciculus 204, 392
infranuclear lesion 71, 392
infundibulum 39, 413
inhibitory postsynaptic potential（IPSP） 14
insula 194, 406
intention tremor 111, 393
intercalated 391
intermediate layer 311
internal arcuate fiber 135, 406
internal capsule 44, 406
internal carotid artery 281
internal carotid plexus 189
internal elastic membrane 279
internuclear ophthalmoplegia 121, 392
internuncial 391
interpeduncular fossa 29, 393
interthalamic adhesion 398
interventricular foramen 38, 398
intracranial pressure 307
intrafusal muscle fiber 61, 402
inverse myotatic reflex 60, 393
iodopsin 178, 389
ipsilateral 406
IPSP（inhibitory postsynaptic potential） 14
iridocorneal angle 395
iris 175, 395
Ishihara test 389
isthmus rhombencephali 413

J

juxtarestiform body 410

K

kernicterus 280, **392**
kinesthesia **390**
kinocilium 170, **406**
Klüver-Bucy syndrome 226, **394**
Korsakoff syndrome 224, **397**

L

labyrinth **411**
labyrinthectomy **411**
Lambert-Eaton syndrome 14
lamina **408**
lateral aperture **391**
lateral fissure **391**
lateral gaze center **402**
lateral lemniscus 162, **391**
lateral medullary syndrome 287, **390**
lateral olfactory stria 197
lateral ventricle 298
lead-pipe rigidity 96, **390**
lemniscus **412**
lens 176
lenticular fasciculus 93, **413**
leptomeninx 3, **399**
lesion-induced plasticity 329, **399**
light reflex **404**
light touch 130
limbic lobe 220, **410**
limbic system **410**
line of Gennari 183
Lissauer tract **412**
lissencephaly **392**
locus ceruleus 257, **402**
long-term depression 107
loop of Meyer 183, **411**
Lou Gehrig disease 60
lower motor neuron **391**
lower motor neuron syndrome 57, **391**
lumbar puncture 21, **412**

M

macula 167
macula lutea 180, **390**
macula of saccule **393**
macula of utricle **412**
magnocellular pathway 183
mamillary body **407**
mantle layer 311, **391**
Marcus Gunn pupil 188
marginal layer 311, **410**
meatus **395**
mechanical nociceptor 132
mechanoreceptor 112, 132, **393**

medial eminence **406**
medial forebrain bundle 227, **406**
medial lemniscus 135, **406**
medial longitudinal fasciculus 80, **406**
medial olfactory stria 197
median aperture **402**
median eminence 235, **402**
medulla oblongata 27, **390**
medulloblastoma 116, **402**
Meissner corpuscle 132, **411**
melanin 87, **411**
membrane of Liliequist 302
membranous labyrinth 158, **411**
Ménière disease 170, **411**
meningioma **402**
meningocele **402**
meningomyelocele **402**
meninx 3, **402**
Merkel disc 132, **412**
mesencephalon **405**
metencephalon **393**
microgyria **400**
microsmatic 194, **393**
midbrain 29, **405**
middle cerebellar peduncle 31, 104, **405**
middle cerebral artery 285
middle cerebral candelabra 286, **405**
Mini-Mental State Examination(MMSE) 320, **411**
miosis **399**
MMSE(Mini-Mental State Examination) 320, **411**
modiolus **391**
molecular layer 104
monoplegia **404**
mossy fiber 106, **404**
motor aphasia 217, **390**
motor apraxia 209
motor endplate 48, **390**
motor unit 49, **390**
Müller cell 179, **411**
multiple sclerosis 15, **404**
muscle spindle 49, **394**
muscular dystrophy **394**
mutism 219, **411**
myasthenia gravis 14, **399**
mydriasis 52, **397**
myelencephalon **402**
myelin **411**
myotatic reflex 60, **394**
myotome 57, **394**
M経路 183

N

near reaction 124
near reflex 190, **394**
negative sign 96, **389**
neglect syndrome **411**
neocerebellum 102, **401**
neospinothalamic system 139, **401**
nerve deafness **401**
neural canal 310
neural crest 310, **401**
neural fold 310, **401**
neural plate 310, **401**
neural tube 310, **401**
neurinoma **401**
neuroblast 311, **401**
neuroepithelium **401**
neurofibrillary tangle 321, **401**
neurogenic bladder 250, **401**
neurogenic shock 251
neuroglia **394**
neurolemma 7, **401**
neurolemmal tube **401**
neuroma **401**
neuron 2, 8
neuropathy **407**
neuropil **401**
neurotransmitter 10, **401**
night blindness 178
Nissl body 8, 326, **406**
nociceptive sensation 131
nociceptor 132, **401**
node of Ranvier 7, **412**
nodulus **400**
Nogo受容体 328, **388**
noncommunicating hydrocephalus 307
nonfluent aphasia 217, **409**
non-rapid eye movement sleep 261
nonreflex neurogenic bladder 250, **408**
notochord **402**
NREM sleep 261, **407**
nuclear lesion 71, **392**
nystagmus 170, **392**

O

obex **393**
obstructive hydrocephalus 300, 307, **410**
occipital eye field 122, **396**
oculocephalic reflex 173, **392**
off-center neuron **390**
oligodendrocyte 6, **390**
on-center neuron **391**
Onuf nucleus 56
operculum 194, **410**

索引 O〜S **433**

ophthalmic artery　281
ophthalmoplegia　**392**
optic disk　180, **398**
optic papilla　**398**
optokinetic eye movement　120
optokinetic nystagmus　124, **397**
ora serrata　**394**
organ of Corti　158, **397**
osseous labyrinth　**396**
otoconia　**398**
otoconium　167
otolith　167, **398**
otolithic membrane　167, **398**
oval window　158, **412**
oxytocin　235, **390**

■ P

pachygyria　**407**
pacinian corpuscle　132, **408**
pain sensation　131
paleocerebellum　102, **393**
paleospinothalamic system　139, **393**
pallidum　**404**
palsy　**390**
Papez circuit　222, **410**
papilledema　180, **407**
parallel fiber　**409**
paralysis agitans　97, **401**
paraplegia　76, **405**
parasympathetic system　**409**
paravermis　**410**
paresis　**409**
parietal eye field　122, **406**
Parkinson disease　86, **407**
parvicellular pathway　183
peduncle　**403**
perception of pressure　131
perilymph　157
photopic vision　178, **411**
phototransduction　**408**
pia mater　3, **406**
pigmented stratum　176
pineal gland　235, **400**
plasticity　328, **392**
pneumotaxic center　259, **396**
poikilothermia　236
poikilothermy　**410**
poliomyelitis　**391**
polymodal nociceptor　133
polymyositis　**404**
pons　29, **393**
positive sign　96, **412**
posterior cerebral artery　289
posterior communicating artery　281
posterior inferior cerebellar artery　287

posterior limb of internal capsule　**406**
posterior lobe　102
posterior lobe syndrome　111, **400**
premotor cortex　**390**
presbyopia　177
primary olfactory cortex　197
programmed cell death　314
projection fiber　205, **406**
proprioception　**396**
propriospinal neuron　**396**
propriospinal system of neurons　79
prosencephalon　**403**
prosopagnosia　**403**
ptosis　52, **392**
pulvinar　**398**
pupil　176
Purkinje cell　104
Purkinje cell layer　104
Purkinje neuron　**409**
putamen　**408**
pyramidal cell　202, **402**
pyramidal tract　65
P経路　183

■ Q

quadriplegia　76, **397**

■ R

radial glia　312, **410**
ramus　**397**
raphe　**410**
raphe nucleus　257, **410**
rapid eye movement sleep　261
Rathke pouch　315, **412**
reactive synaptogenesis　329, **408**
rebound phenomenon　112
receptive aphasia　218
reciprocal inhibition　**403**
recurrent artery of Heubner　292
red nucleus　81
referred pain　245, **393**
reflex　59, **408**
reflex neurogenic bladder　250, **408**
refractive apparatus　176
Reissner membrane　158, **412**
REM sleep　261, **413**
Renshaw cell　62, **413**
respiratory arrest　261
respiratory center　**396**
restiform body　**397**
resting membrane potential　11
reticular formation　254, **412**
reticular nucleus　81
reticular part　87

retina　178, **412**
retinal detachment　178
retinal layer　176
retinitis pigmentosa　178, **412**
retrograde axonal transport　10, **393**
Rett syndrome　318
Rexed laminae　23
rhodopsin　178, **413**
rhombencephalon　**413**
rhombic lip　**413**
rigidity　96, **395**
Rinne tuning fork test　164, **413**
rod　392
Romberg sign　131, 166, **413**
roof plate　**391**
rosette　106
rostral　**409**
rostrum of corpus callosum　205
round window　158, **402**
Ruffini ending　132, **413**

■ S

saccade　123, **400**
saccadic pursuit eye movement　120
saccule　167, **393**
sacral sparing　76, **403**
saltatory conduction　13, **405**
satiety center　236
scala tympani　**396**
scala vestibuli　**403**
Schwann cell　6, **399**
sclera　175, **394**
scotopic vision　178, **389**
semicircular canal　**408**
semicircular duct　167
senile dementia　320, **413**
sensorimotor circuit　88
sensorineural deafness　164
sensory aphasia　218
septal area　220, **405**
septal region　**405**
septum pellucidum　**406**
sheath of Schwann　7, **399**
simple spike　106
sinus venosus sclerae　**394**
skeletal muscle　58
slow pain　131, **390**
smooth pursuit eye movement　120
soma　**397**
somatic　**404**
somatic sensation　130
somatosensory system　**404**
somatotopic　**404**
somesthetic　**404**
space of Fontana　176

spasticity 395
sphincter muscle of pupil 176
spina bifida 407
spinal cord 17
spinal shock 76, 403
spinocerebellum 102, 402
spinoreticulothalamic system 139
spiral organ 158, 412
splenium 407
splenium of corpus callosum 205
split brain 205, 409
stellate cell 104
stereocilia 167, 409
stereognosis 130, 412
strabismus 399
stria 399
stria medullaris of thalamus 227
striatum 403
subarachnoid space 5, 301, 394
subarachnoidal cistern 301
subcommissural organ 235, 396
subdural space 5, 396
subfornical organ 235, 407
sublenticular part 162
substantia gelatinosa 396
substantia innominata 224, 411
substantia nigra 87, 396
subthalamic nucleus 87, 398
subthalamus 41, 409
sulcus 407
sulcus limitans 311, 409
superior cerebellar artery 289
superior cerebellar peduncle 31, 104, 400
superior colliculus 400
superior hypophysial artery 281
superior longitudinal fasciculus 204, 400
superior medullary velum 36, 400
superior tarsal muscle of Müller 189
supplementary motor cortex 410
supranuclear lesion 71, 392
suspensory ligament of the lens 405
sylvian cistern 302
sylvian fissure 286, 401
sympathetic system 395
synapse 11, 399
synaptogenesis 399
syndrome 400
syringomyelia 141, 402

■ T

tabes dorsalis 144, 403
tachycardia 248, 409
tactile sense 130

tapetum 205, 410
taste 193
taste receptor 193
tectum 397
tegmentum 408
telencephalon 399
temperature sensation 131
temporal eye field 122, 403
TENS(transcutaneous electric nerve stimulation) 134, 395
thalamic fasciculus 93, 398
thalamus 40, 397
thermal nociceptor 133
thermoreceptor 132
third ventricle 299
tic 96
tic douloureux 149, 397
Tinel sign 15
tinnitus 411
tonotopic 399
tonsil 410
tract of Lissauer 139
transcortical motor aphasia 218, 405
transcortical sensory aphasia 218
transcutaneous electric nerve stimulation (TENS) 134, 395
transient ischemic episode/attack(TIA) 389
transverse temporal gyrus 162
trapezoid body 162, 404
tremor 401
triangular zone of Wernicke 182
trichromatic vision 388
trigeminal 397
trigeminal neuralgia 149, 397
trigone 397
trophic 390
trophic factor 390
truncal ataxia 116, 403
trunk of corpus callosum 205
tuber cinereum 391
tubercle 395
two-point discrimination 130
two-point sense 407

■ U

umami 193, 389
uncinate fasciculus 204, 395
uncinate fit 396
uncus 194, 395
uninhibited neurogenic bladder 250
uninhibited reflex bladder 409
upper motor neuron syndrome 71, 399
utricle 167, 412
uvea 175, 409

■ V

vallecula 300, 400
vascular dementia 407
vascular layer 175
vascular organ of lamina terminalis 235
vasopressin 235, 408
vein of Labbé 294
vein of Rosenthal 294
vein of Trolard 293
velum 408
ventral tegmental nucleus 257
ventricular layer 311, 407
vergence 409
vermis 102, 400
vertebral artery 287
vertical gaze center 121, 402
vertigo 166, 411
vestibular membrane 158, 403
vestibular nuclear complex 80
vestibule 403
vestibulocerebellum 102
vestibulo-ocular eye movement 120
vestibulo-ocular reflex 169, 403
vibration sense 131, 402
Virchow-Robin space 279, 389
vitamin A 178
vitreous body 400
vitreous humor 176

■ W

Wallenberg syndrome 287, 413
wallerian degeneration 324, 413
watershed area 292, 409
Weber syndrome 75, 389
Weber tuning fork test 164, 389
Wernicke area 217, 389
Wernicke zone 389
white matter 22
*Wlds*変異体マウス 326

■ Z

zona incerta 409
zonule of Zinn 176, 405

【和文索引】

■ あ

アーガイル ロバートソン瞳孔　190, 389
アキネジア　96, 389
アクソン　→軸索
足　403
アストロサイト　6, 7f, 389
アセチルコリン　14, 242, 257
アセチルコリン受容体　14
アダムキーヴィッツの動脈　293
圧覚　131
圧受容器反射　62
アテトーシス　96, 97, 389
アブミ骨　157, 159
アブミ骨筋　157
アポトーシス　314
アマクリン細胞　178, 389
アミロイド前駆体タンパク質　389
アミロイドタンパク質　321f
アミロイド老人斑　321, 389
アルツハイマー病　224, 320, 389
　　　神経変性変化の分布　322f
鞍隔膜　3, 389
暗所視　178, 389
アンパッサンシナプス　14

■ い

イオドプシン　178, 389
石原式色覚異常検査表　187, 389
痛み　→速い痛み，遅い痛み
　　　調節　154
位置覚　131
一次運動野　70, 209
一次嗅覚野　197
一次視覚野　216
一次体性感覚野　215
一次聴覚野　217
一過性脳虚血発作　389
異名半盲　389
異名盲　185
陰性症状　389
陰性徴候　96

■ う

ウィリス動脈輪　284f, 290, 389
ウィルヒョー・ロバン腔　279, 389
ウェーバー症候群　75, 389
ウェーバーの音叉検査　164, 389
ウェルニッケ失語　218
ウェルニッケ帯　389
ウェルニッケの三角域　182
ウェルニッケ野　217, 218, 389

迂回槽　302
うま味　193, 389
運動，脊髄での伝導路　143f
運動過多症　99
運動感覚　390
運動緩徐　390
運動緩慢　96
運動系，相互接続　49f
運動減少症　99
運動失行　209
運動失調　98, 390
運動終板　48, 390
運動性失語　217, 390
運動前野　209, 390
運動単位　49, 50f, 390
　　　生理学　59
　　　病態生理　60
運動麻痺　390

■ え

衛星細胞　6, 8
栄養　390
栄養因子　327, 390
エディンガー・ウェストファル核　187, 390
遠位樹状突起　330f
鉛管様強剛　96, 390
遠近調節中枢　190, 390
遠近調節反射　190
嚥下　390
嚥下障害　55, 390
遠心性　3, 390
遠心路，自律神経系の　238
延髄　27, 390
　　　横断面　418f, 419f
　　　外側の損傷　152f
延髄外側症候群　287, 390
延髄開放部
　　　尾側部　33f
　　　吻側部　34f
延髄閉鎖部　32f

■ お

横隔神経，――の神経核　56
横側頭回　162
黄斑　180, 390
オキシトシン　235, 390
遅い痛み　131, 390
　　　中枢経路　150
　　　調節経路の模式図　155f
　　　痛覚路のまとめ　154t
　　　伝導路の模式図　153f
オヌフ核　56
オフ中心型　181f

オフ中心型ニューロン　390
オリゴデンドロサイト　6, 7f, 390
折りたたみナイフ現象　72, 73f, 391
オリーブ　29, 33
オリーブ小脳変性症　107
オン中心型　181f
オン中心型ニューロン　391
温度覚　131
　　　経路　139
　　　伝導路の位置関係　142f, 148f
　　　伝導路の模式図　141f
　　　頭部の――　149
温度眼振　170
温度受容器　132
温度侵害受容器　133

■ か

窩　391
回　391
下位運動ニューロン　48, 50f, 391
　　　脊髄の――　56
　　　腰膨大の――　58f
下位運動ニューロン症候群　57, 391
　　　上位運動ニューロン症候群との比較　71t
外顆粒層（第II層）　178, 203
外眼筋　49, 120, 121f
外境界膜　180
外頸動脈　281
開口部　391
　　　介在の　391
外耳　157, 158f
概日リズム　236, 391
外錐体細胞層（第III層）　203
咳嗽反射　391
外側嗅条　197
外側孔　391
外側溝　41, 391
外側膝状体（LG）　40, 182, 185
外側小脳延髄槽　302
外側線条体動脈　292
外側直筋　120
外側皮質脊髄路　334
外側腹側核（VL）　40
外側毛帯　162, 391
外側毛帯核　164
外側翼突筋　52
ガイダンス　313
外転神経（第VI脳神経）　29, 33, 53, 54f, 124f, 268t, 336, 337f
外転神経核　53, 54f
外套細胞　6, 8, 391
外套層　311, 391
海馬　202, 220, 391

―――，脳弓，帯状束の位置関係
222f
局在 221f
線維連絡 223f
外胚葉 310, 391
灰白質 22
灰白髄炎 391
灰白隆起 44, 45f, 391
海馬交連 222
海馬鈎 →鈎
海馬采 222, 391
蓋板 391
解剖学的な方向 39f
外網状層 180
外有毛細胞 158
外リンパ 157
下オリーブ核 107
下角(側脳室) 299
化学反発因子 313
化学誘導因子 313
過換気 279
下丘 31
蝸牛 158, 391
蝸牛管 158
蝸牛孔 391
蝸牛軸 391
蝸牛神経 162, 266t
蝸牛神経核 162
下丘腕 162, 392
核黄疸 280, 392
核下性障害 71, 392
核間性眼筋麻痺 121, 392
核上性障害 71, 392
覚醒 262
核性障害 71, 392
角膜 175, 392
角膜反射 149, 392
下交叉性片麻痺 75
下行性皮質投射線維 392
かご細胞 104, 392
下斜筋 49, 120
下小脳脚 31, 104, 392
下垂体茎 39
下垂体門脈系 235, 392
下前頭後頭束 204, 392
可塑性 392
中枢神経系の―― 328
下直筋 49, 120
滑車神経(第IV脳神経) 29, 31, 36, 52,
53f, 268t
滑車神経核 52, 53f
滑動性追従眼球運動 120
滑動性追従眼球運動路，模式図 125f
活動電位 11, 13f
滑脳症 392
カーテン徴候 55

寡動性疾患 392
鎌状 392
仮面様顔貌 97f
硝子体 400
硝子体液 176
カラム構造 22
顆粒細胞 104, 202, 392
顆粒層 104
ガレン大静脈 294
感音性難聴 164
感覚運動回路 88
感覚性失語 218, →流暢性失語
眼窩前頭皮質 197
眼球
前部の構造 177f
断面図 176f
眼球運動 120
――を支配する脳神経 268f, 268t
眼球運動核 120
眼球血管膜 175
眼球線維膜 175
眼球頭位反射 392
眼球壁 175
眼筋麻痺 52, 392
眼瞼下垂 52, 189, 392
鉗子 392
緩徐相 170
眼振 170, 392
間接路 94
桿体 392
間代 →クローヌス
桿体細胞 178
貫通動脈 284f
眼動脈 281
閂(かんぬき) 30, 393
間脳 38, 310, 393
構造 40f
正中断面 233f
間脳(胞) 393
発生 315
眼房水 393
顔面神経(第VII脳神経) 29, 33, 55f,
162, 270f, 270t
顔面神経運動根 53
顔面神経核 53, 55f
緘黙(かんもく) 411
丸薬まるめ振戦 97f
関連痛 245, 393
解剖学的機序 247f
――がみられる体表部位 246f

■ き

記憶 222
機械受容器 112, 132, 393
機械侵害受容器 132

疑核 55
利き手 217
拮抗筋 59
基底静脈 294
基底板 158, 393
さまざまな周波数に対する振動
160f
企図振戦 111, 111f, 393
キヌタ骨 157, 159
気脳図 300f
基板 311, 393
脚 403
脚間窩 29, 393
脚間槽 302
脚槽 302
逆転伸張反射 61, 61f, 393
逆行性軸索輸送 10, 324, 393
嗅覚 194
嗅覚受容器 195
組織学的構造 197f
嗅覚消失 197, 393
嗅覚不全の 393
嗅覚路 196, 198f
嗅球 196
組織学的構造 197f
球形嚢 167, 393
球形嚢斑 393
嗅索 197
嗅三角 197
球状核 393
弓状線維 393
弓状束 204, 393
旧小脳 102, 112, 393
嗅神経(第I脳神経) 266t
組織学的構造 197f
求心性 3, 393
求心路，自律神経系の 242
急性灰白髄炎 60
急性交感神経ショック症候群 251, 393
旧脊髄視床系 393
旧脊髄視床路 139, 150
嗅線毛 195
急速相 170
嗅内野 220, 393
嗅粘膜 195
橋 29, 393
中部 35f, 421f
尾側部 34f, 420f
吻側部 35f, 422f
吻側部の病変 339f
橋-延髄境界，横断面 81f, 420f
橋延髄槽 302
境界溝 311
共感性対光反射 187, 394
狂犬病 324
強剛(固縮) 96, 395

胸神経　18f
胸髄（T）　17
　　　　横断面　24f, 416f
胸髄核　113
胸椎　17
共同性眼球運動　120, 394
強膜　175, 394
強膜静脈洞　394
橋腕　31
鋸状縁　394
ギラン・バレー症候群　14, 394
筋萎縮性側索硬化症　60, 394
近位樹状突起　330f
筋緊張亢進　72, 394
筋緊張低下　394
近見反射　190, 394
近見反応　124
筋ジストロフィー　394
筋伸張反射　60, 60f, 61f
筋節（ミオトーム）　57, 394
筋電図. 小脳後葉症候群患者の――
　　112f
筋反射　394
筋紡錘　49, 394

■ く

屈曲性足底反応　72, 74f
屈曲引っ込め反射　62
屈筋反射　394
屈折器官　176
クプラ　170
くも膜　3, 5, 19, 394
くも膜下腔　5, 279, 301, 394
くも膜下出血　6
くも膜下槽　301, 305f
くも膜顆粒　304, 394
クラーク柱　115
クラークの背側核　113
グリア芽細胞　311, 394
グリア細胞　7f, 394
クリューヴァー・ビューシー症候群
　　226, 394
グルタミン酸　93, 394
クローヌス　72, 74f, 394
クロルプロマジン　98
群発呼吸　259, 260f, 394

■ け

痙縮　73
頸神経　18f
頸髄（C）　17
　　　　横断面　25f
痙性　395
痙性片麻痺　72

痙性膀胱　250, 251f
頸椎　17
頸動脈叢　395
経皮的末梢神経電気刺激（TENS）　134, 395
頸膨大　80f
　　　　横断面　417f
　　　　――の下位運動ニューロン　58f
ゲージ, フィネアス　215
血液脳関門　6, 279, 395
血管
　　　脊髄の――　292
　　　大脳の――　280
楔状束　22, 334
楔状束結節　33
結節　395
楔前部　42
楔部　395
血流. 大脳皮質の血流の調節　294
ゲルストマン症候群　216, 395
幻嗅　198
言語野　217
幻肢痛　327
原始脳胞　312f
ゲンタマイシン　170
健忘失語　218

■ こ

孔　395
鉤　194, 225
鉤回　395
後外側核（LP）　40
後外側索　395
後外側束　139
後外側腹側核（VPL）　40, 42
鉤回発作　198
後角（灰白質）　22
後角（側脳室）　299
後下小脳動脈　287
交感神経系　240, 395
　　　おもな神経路　241f
　　　内臓の神経支配　242t
　　　副交感神経系との比較　239f, 239t
交感神経切除術　245
咬筋　52
後交通動脈　281
後根神経節　395
後根進入部　139, 395
後根切断術　139, 395
交叉　395
虹彩　175, 395
虹彩角膜角　395
後索　22
　　　脊髄の　144t
後索-内側毛帯路. 立体模式図　136f

交叉性伸展反射　62, 395
鉤状束　204, 395
後正中溝　22
後脊髄動脈　293
高体温症　236, 395
交代性外転神経片麻痺　75
交代性舌下神経片麻痺　75
交代性動眼神経片麻痺　75
交代性片麻痺　75, 337f, 395
後大脳動脈　289
高炭酸ガス血症　279, 395
硬直　395
交通性水頭症　307, 395
後頭眼野　122, 124
後頭極　42
後頭葉　42, 214t, 216
後頭葉視覚野　396
後内側腹側核（VPM）　40, 42
後脳　310, 396
後脳胞　310
広範調節系　255, 396
後腹側核（VP）　40
後吻合静脈洞　294
興奮性シナプス後電位（EPSP）　12f, 14
鉤ヘルニア　263
鉤発作　396
硬膜　3, 396
　　　脊髄――　20
　　　ひだ　4f
硬膜外腔　5, 396
硬膜外血腫　5f
硬膜下腔　5, 396
硬膜下血腫　5f
硬膜上腔　396, →硬膜外腔
硬膜静脈洞　20
硬膜洞　396
硬膜嚢　20, 20f, 396
肛門括約筋　58t
絞扼性ニューロパチー　15
絞扼反射　396
後葉　102
膠様質　396
抗利尿ホルモン（ADH）　235, 396
交連　396
交連下器官　235, 396
交連症候群　141, 152f, 336f, 396
交連線維　205, 206f
呼吸　257
呼吸中枢　396
呼吸調節中枢　259, 396
呼吸停止　260f, 261
呼吸パターン. 昏睡患者の障害レベルご
　　との――　260f
黒質　36, 42, 87, 396
鼓室階　158, 396
固視点　184, 396

索引 こ～し

固縮 →強剛
古小脳 102, 115, 396
骨格筋 58
骨間筋 58t
骨伝導 157, 164, 396
骨迷路 157, 158, 396
鼓膜 157
鼓膜張筋 157
固有感覚 131, 396
　　　経路 134
　　　──の触覚 146
固有脊髄ニューロン 396
固有脈絡膜 175
コリア 409
コリン作動性軸索 259f
コルサコフ症候群 224, 397
ゴルジ腱器官 61, 397
ゴルジ細胞 104
ゴルジニューロン（小脳の） 397
コルチ器 158, 161f, 397

■ さ

細菌性髄膜炎 6
最後野 235, 397
最終共通路 48, 397
再生
　　　神経── 324
　　　末梢での軸索の── 327
細胞体 397
索 397
索状体 31, 397
サッケード →衝動性眼球運動
サブトラクション血管造影法 282f, 288f
三角 397
三角筋 58t
三叉 397
三叉神経（第Ⅴ脳神経） 29, 33, 269f, 269t
三叉神経運動核 52, 54f
三叉神経運動根 52, 54f
三叉神経痛 149, 397
散瞳 52, 397

■ し

枝 397
視運動性眼球運動 120
視運動性眼振 124, 397
ジェンナリ線 183
視蓋 397
視覚反射 187
視覚連合野 216
視覚路 181
　　　視野の再現 184f

立体模式図 182f
弛緩性膀胱 250, 251f
弛緩性麻痺 57, 397
色覚 186
色覚異常 186
色素層 176
糸球 397
四丘体 31, 397
糸球体 106
四丘体槽 302
軸索 2, 8, 397
　　　樹状突起との比較 10t
　　　出芽 326
軸索小丘 7f, 397
軸索切断術 397
軸索反応 326, 397
軸索輸送 324
視交叉 181
視交叉槽 302
自己免疫性脱髄疾患 15
支持細胞 6
四肢麻痺 76, 397
視床 40, 42, 397
　　　横断面 183f
　　　神経核 41f
歯状回 397
視床下核 41, 87, 398
　　　障害 98
歯状核 107, 398
視床下部 39, 232, 398
　　　横断面 427f
　　　冠状断面 233f
　　　機能と神経核 235t
　　　矢状断面の立体模式図 234f
視床下部下垂体路 398
視床下部症候群 235, 398
視床下部調節ホルモン 398
視床下部ホルモン 235, 236
視床間橋 398
視床貫通動脈 292
視床後部 42, 43f
　　　横断面 425f
耳小骨 157, 398
視床膝状体動脈 292
視床上部 41, 398
歯状靱帯 19, 19f, 398
視床髄条 227
視床前核 235
視床束 93, 398
視床枕 398
視床枕核（P） 40
視床背内側核 235
視床腹部 41
　　　冠状断面 90f
視神経（第Ⅱ脳神経） 266t
視神経円板 398

視神経交叉 398
視神経乳頭 180, 398
ジスキネジア 96, 398
ジスジアドコキネジア 111
ジストニア 96
姿勢調節の異常 96
耳石 167, 398
耳石膜 167, 398
持続性吸息呼吸 259, 260f, 398
膝 69, 398
膝蓋腱反射亢進 73f
室間孔 38, 299, 398
失行 398
失語症 217, 398
失書症 398
室頂核 107, 398
失調性呼吸 259, 260f, 398
失調性歩行 399
失読症 219, 399
失認 399
失明 399
失名辞失語 218
失名詞症 399
自動性神経因性膀胱 250, 399
シナプス 11, 399
シナプス形成 313, 399
シナプス伝達 14
自原性抑制反射 61
自閉症 228
自閉症スペクトラム障害 228
視放線 182
視野 184
　　　視覚路における視野の再現 184f
視野欠損, 種類と障害のおもな原因 186f
斜視 399
斜台 27
シャルコー・マリー・トゥース病 15, 399
重症筋無力症 14, 399
自由神経終末 132
終動脈 399
終脳 310
　　　発生 317
終脳胞 399
周波数 160
　　　さまざまな周波数に対する基底膜の振動 160f
周波数依存的 399
終板血管器官 235
終板槽 302
周辺抑制 150
柔膜 3, 399
縮瞳 399
手根管症候群 15
樹状突起 8, 399

軸索との比較 10t
樹状突起棘 →スパイン
主動筋 59
受容性失語 218
受容野, 網膜神経節細胞と外側膝状体細胞の—— 181f
シュレム管 176, 399
シュワン細胞 6, 7, 8f, 9f, 399
シュワン鞘 7, →神経線維鞘
順行性軸索変性 324
順行性軸索輸送 10, 324, 399
順応 132
条 399
上衣 399
上位運動ニューロン症候群 71, 399
　下位運動ニューロン症候群との比較 71t
上衣細胞 6
上オリーブ核 164
小窩 399
障害誘導性可塑性 399
松果体 235, 400
上眼瞼挙筋 49
小鉗子 205, 206f, 400
小丘 400
上丘 31, 125, 400
　おもな線維連絡 125
上丘腕 400
上下垂体動脈 281
症候群 400
上交叉性片麻痺 75
上行性皮質投射線維 400
上行性網様体賦活系 262, 262f, 400
小細胞経路 183
小指球筋 58t
上斜筋 120
上縦束 204, 400
上小脳脚 31, 104, 400
上小脳動脈 289
上髄帆（じょうずいはん） 33, 400
上脊髄性運動中枢 80
小節 400
正中核群（M） 40
正中孔 402
上中大脳静脈 293
正中中心核（CM） 41, 42
上直筋 49, 120
衝動性眼球運動 123, 400
衝動性追従眼球運動 120
衝動性追従眼球運動路, 模式図 125f
小脳 102, 103f
　発生 315
小脳回 104, 400
　横断面と縦断面 105f
小脳回症 400
小脳（橋）角 400

小脳核 107
　横断面 420f
　小脳皮質からの入力 108f
小脳鎌 3, 4f, 400
小脳脚 27, 31, 104, 104f, 105f, 400
小脳橋角 55
小脳橋角部 168
小脳橋槽 302
小脳後葉 108
　横断面での伝導路の位置関係 110f
　回路網の模式図 109f
小脳後葉症候群 111, 111f, 400
　筋電図 112f
小脳性認知情動症候群 116
小脳前葉 112
　回路網の模式図 113f
小脳前葉症候群 115, 116f, 400
小脳虫部 102, 400
小脳テント 4f
小脳皮質 104
　小脳核への入力 108f
　層の発生 316f
小脳扁桃ヘルニア 21
小脳谷 300, 400
静脈, 脳と脊髄の—— 293
上腕三頭筋 58t
上腕二頭筋 58t
書画感覚 400
触覚 130
　経路 134
　頭部の—— 146
触覚系伝導路
　横断面での位置関係 138f
　脳幹の横断面 147f
　模式図 137f
触覚受容器 132
除脳姿勢 83, 84f, 400
除皮質姿勢 83, 84f, 401
徐脈 246, 401
自律神経系 238
　遠心路の概略図 240f
　おもな中枢とその出力 247t
　体性神経系の遠心路との比較 239f
　調節中枢 245
自律神経系求心路, 中枢内要素 245f
自律神経叢神経節 401
シルヴィウス水道 300
シルヴィウス槽 302
シルヴィウス裂 41, 286, →外側溝
白内障 177, 408
侵害受容感覚 131
侵害受容器 132, 401
神経因性膀胱 250, 401
神経核 40, 41f
神経芽細胞 311, 401
神経管 310, 401

神経管閉鎖不全 318
神経腔 310
神経原性ショック 251
神経原線維変化 321, 321f, 401
神経根動脈 292
神経再生 324
神経細胞 →ニューロン
神経腫 327, 401
神経障害 407
神経鞘腫 401
神経上皮 401
神経上皮有毛細胞 158
神経節 401
神経節細胞層 179
神経線維鞘 7, 8f, 327, 401
神経線維層 179
神経層 176
神経束 401
神経堤 310, 401
神経伝達物質 10, 401
神経難聴 401
神経梅毒 190
神経板 310, 401
神経ひだ 310, 401
神経網 401
人工内耳 165
深指屈筋 58t
新小脳 102, 108, 401
新小脳症候群 111
新脊髄視床路 139, 401
振戦 96, 401
振戦麻痺 97, →パーキンソン病
心臓
　神経調節機構 248f
　調節 246
伸展性足底反応 72, 74f, 401
振動覚 131, 402
　経路 134
振幅 160
深部脳刺激 97
深部脳刺激療法 228

■ す

錘外筋線維 48, 402
髄芽腫 116, 402
髄鞘 8f
水晶体 176
錐体 29, 33, 65, 402
錐体細胞 178, 202, 402
錐体路 65, 334
　脳幹と脊髄における局在 68f
　模式図 67f
錐体路系, 立体模式図 66f
垂直注視障害 121
垂直注視中枢 121, 402

水頭症　307, 402
錘内筋線維　61, 402
髄脳　310, 402
水平細胞　178, 402
水平注視
　　異常を呈する障害　124f
　　随意運動の経路の模式図　122f
水平注視中枢　121, 124f, 402
水疱瘡ウイルス　324
髄膜　3, 402
　　頭蓋の冠状断面　4f
髄膜炎　6
髄膜腔　5, 5f
髄膜腫　402
髄膜脊髄瘤　318, 402
髄膜瘤　318, 402
睡眠　236, 261
　　関係する中枢と神経核　261f
スパイク，単純スパイクと複雑──
　　106f
スパイン　202, 402
スプラウティング　326

■ せ

正円窓　158, 402
静止膜電位　11
脆弱X症候群　318
星状膠細胞　→アストロサイト
星状細胞　104
生殖器官，調節　250
成人，中枢神経系の可塑性　329
正中隆起　235, 402
成長円錐　327
青斑　402
青斑核　257, 257f
赤核　81
脊索　402
脊髄　17, 18f
　　運動ニューロン　79
　　横断面　21f
　　下位運動ニューロン　56
　　血管支配　292
　　──の伝導路　334
　　損傷による影響部位　334f
　　発生　313f
脊髄運動ニューロン，反射　60
脊髄円錐　18f
脊髄空洞症　141, 402
脊髄硬膜　20
脊髄固有ニューロン　79
脊髄視床路　334
　　立体模式図　140f
脊髄小脳　102, 112, 402
脊髄ショック　76, 403
脊髄神経　18f, 21

脊髄節C1，横断面　417f
脊髄前側索　403
脊髄前側索切断術　143, 152, 403
脊髄損傷　23
脊髄中心症候群　334, 335f
脊髄半側切断　144, 152f, 335f
脊髄膜　19f
脊髄網様体視床路　139, 150
脊髄瘻　144, 403
脊柱　18f
脊柱管　17
舌咽神経（第IX脳神経）　29, 55, 271f,
　　271t
舌下神経（第XII脳神経）　29, 56, 57f,
　　273f, 273t, 336, 337f
舌下神経核　56, 57f
舌下神経三角　30
摂食中枢　236
節前線維　187
セロトニン　257
線維連絡　206f, 207f
　　海馬の──　223f
　　皮質の──　204
前外側四半部，脊髄の　144t
前角（灰白質）　22
前角（側脳室）　298
前核群（A）　40
前下小脳動脈　289
前向性健忘　222
前交通動脈　285
前交連　197, 403
仙骨神経　18f
前索　22
全失語　218, 287
全失語症　403
前障　403
栓状核　403
線条体　86, 88f, 403
　　横断面　89f
　　局在と位置関係　87f
　　内包との位置関係　90f
仙髄（S）　17
　　横断面　23f, 415f
　　仙髄のオヌフ核　56
前正中裂　22
前脊髄動脈　293
前大脳動脈　285
仙椎　17
穿通中心枝　292
穿通動脈　292
前庭　403
前庭階　158, 403
前庭眼球運動　120
前庭眼反射　169, 173, 403
前庭眼反射経路
　　横断面での位置関係　171f

脳幹背面の模式図　172f
　　模式図　169f
前庭系　166
前庭小脳　102, 115
前庭神経　162, 168, 266t
　　──と前庭神経核の位置関係　168f
前庭神経核　168, 169f
前庭神経核複合体　80
前庭性眼振　170
前庭脊髄反射　168
前庭脊髄路　168
　　模式図　167f
前庭膜　158, 403
前頭眼野　122, 123, 124f, 215, 403
前頭前野　215
前頭葉　41, 209, 214t
　　──深部，水平断面　428f
前脳　38
前脳胞　310, 403
仙部回避　76, 334, 335f, 403
前腹側核（VA）　40
前脈絡叢動脈　285
前有孔質　197, 224, 403
前葉　102
前葉経路，横断面での位置関係　114f

■ そ

層　408
双極ニューロン　10f
総頚動脈　280, 282f
相互抑制　403
総脳血流量　278
僧帽筋　58t
相貌失認　403
側角　22
側坐核　227, 403
　　おもな経路　227f
側索　22
測定障害　111, 403
足底反応　74f
側頭眼野　122, 123, 403
側頭極　41
側頭筋　52
側頭葉　41, 214t, 217
側脳室　44, 298
側副血行路　291, 292
咀嚼筋　52
速筋　58
損傷誘導性可塑性　329

■ た

第I層（分子層）　203
第I脳神経　38
第II層（外顆粒層）　203

第II脳神経　38
第III層(外錐体細胞層)　203
第III脳神経　29, 36, 49, 52f
第IV層(内顆粒層)　203
第IV脳神経　29, 36, 52, 53f
第V層(内錐体細胞層)　203
第V脳神経　29, 33
第VI層(多形細胞層)　203
第VI脳神経　29, 33, 53, 54f
第VII脳神経　29, 33, 55f
第VIII脳神経　29, 168
第IX脳神経　29, 55
第X脳神経　29, 55
第XI脳神経　29
第XII脳神経　29, 56, 57f
体幹運動失調　116, 403
大鉗子　205, 206f, 404
台形体　162, 404
台形体核　164
対光反射　187, 188f, 404
大細胞経路　183
第三脳室　38, 39, 299
帯状溝　42
苔状線維　106, 404
帯状束　204, 404
　　海馬, 脳弓, 帯状束の位置関係
　　222f
帯状疱疹　324
体性感覚　130
　　生理学　150
　　脊髄での伝導路　143f
　　頭部の――　144
体性感覚系　404
体性感覚受容器　131
　　分類　132t
　　模式図　133f
体性感覚線維, 分類　134t
体性感覚の　404
体性感覚路
　　概要　151f
　　――と臨床症候群の概要図　152f
　　脳神経からの体性感覚路の模式図
　　145f, 146f
体性の　404
大槽　301
対側　404
対側同名半盲　185
大腿四頭筋　58t
大大脳静脈　294
ダイテルス核　168
タイトジャンクション　279
大脳鎌　3, 4f, 404
大脳基底核　86, 404
　　出力の模式図　93f
　　主要な回路と神経伝達物質　94f
　　主要な線維連絡　92f

障害の症状　95
直接路と間接路　95f
大脳脚　29, 36, 42, 404
大脳小脳　102, 108, 404
大脳動脈輪　290, →ウィリス動脈輪
大脳半球　41
　　内側からみた――　43f, 212f
　　機能局在と損傷時の症状　211f,
　　213f
　　高次精神機能の局在　218f
　　左右機能分化　217
　　側面　210f
　　外側からみた――　42f
大脳皮質　202
　　機能局在と損傷時の症状　214t
　　機能組織学　204f
　　層と細胞　203f
　　層の発生　316f
体部位再現(性の)　58f, 404
大吻合静脈　293
第四脳室　27, 30, 300
ダウン症候群　202, 318, 404
多極ニューロン　10f
多形細胞層(第VI層)　203
手綱　41, 404
手綱脚間路　404
多動性障害　404
多発性筋炎　404
多発性硬化症　15, 113, 190, 404
単極ニューロン　10f
単純スパイク　106, 106f
短脊髄固有ニューロン　80
淡蒼球　44, 86, 404
単麻痺　404

■ ち

チェーン・ストークス呼吸　259, 260f,
　　404
遅筋　58
チック　96
遅発性ジスキネジア　98
痴呆　→認知症
緻密部　87
中位核　107
中隔核　227
　　おもな経路　228f
中隔野　220, 405
中隔領域　405
中間質　22
中間層　311
中継回路　3f
中交叉性片麻痺　75
中耳　157, 158f
注視中枢　121, 123f
中小脳脚　29, 31, 104, 405

中心窩　180, 405
中心溝　41
中心後回　41
中心小窩　180
中心性色質融解　326, 405
中心部(側脳室)　298
中枢神経系
　　軸索損傷後の機能回復　328
　　発生　311f, 314
中枢神経性過呼吸　259, 260f, 405
中脊髄固有ニューロン　80
中大脳動脈　285, 287
中大脳動脈燭台　286, 405
中脳　29, 405
　　横断面　423f, 424f, 425f
　　尾部　36f
　　吻側部　37f
　　吻側部の横断面　91f
　　吻側部の病変　339f
中脳水道　29, 300, 405
中脳胞　310, 405
聴覚, 調節　164
聴覚過敏　55, 157, 405
聴覚器, おもな要素　158f
聴覚受容器　158
聴覚路　162
　　横断面での局在と位置関係　163f
　　模式図　161f
　　立体模式図　159f
鳥距　405
長期抑圧　107
聴条　162
聴神経鞘腫　162, 405
長脊髄固有ニューロン　79
長・短母趾伸筋　58t
超皮質性運動性失語　218, 405
超皮質性感覚性失語　218
聴放線　162, 405
跳躍伝導　13, 405
長連合線維束　204
直静脈洞　296f
直接対光反射　187, 405
直接路　94
チン小帯　176, 190, 405
鎮痛　154, 405

■ つ

椎骨動脈　287
対麻痺　76, 405
痛覚　131
　　経路　139
　　頭部の――　149
痛覚路, まとめ　154t
ツチ骨　157, 159

■ て

低酸素症　278, 405
ディスディアドコキネジア　408
低炭酸ガス血症　279, 405
低度嗅覚性　194
ティネル徴候　15
底板　405
デシベル(dB)　160, 405
デルマトーム　→皮膚分節
伝音性難聴　164, 405
伝導失語症　405
伝導性失語　218
伝導路
　　脊髄の──　334
　　脳幹の──　335
テント切痕　187

■ と

島　194
頭位変換眼球反射　173
頭蓋内圧　307
動眼神経(第Ⅲ脳神経)　29, 36, 49, 52f,
　268t, 336, 337f
動眼神経核　49, 52f
頭屈　406
瞳孔　176
瞳孔括約筋　176, 187
瞳孔散大筋　176
瞳孔散大反射　189, 189f
投射線維　205, 406
登上線維　106, 406
同側の　406
頭頂眼野　122, 123, 406
頭頂後頭溝　42
頭頂葉　41, 214t, 215
頭頂連合野　216
島皮質　406
動脈, 脳底部のおもな──　280f
動脈支配域
　　延髄尾側部の──　289f
　　延髄吻側部の──　289f
　　間脳と大脳半球の──　293f
　　橋中央部の──　290f
　　脊髄の──　294f
　　大脳半球外側表面でのおもな──
　　287f
　　大脳半球内側面でのおもな──
　　286f
　　中脳尾側部の──　291f
　　中脳吻側部の──　291f
動脈瘤　182, 406
透明中隔　406
同名半盲　290, 406
同名盲　185

動毛　170, 406
特殊感覚. ──を伝える脳神経　266t,
　267f
ドパミン　93, 257
ドパミン作動性軸索　258f
トリパンブルー　279
トロラール静脈　293

■ な

内顆粒層(第Ⅳ層)　178, 203
内弓状線維　135, 406
内境界膜　180
内頸動脈　281
内頸動脈サイフォン　281, 406
内頸動脈神経叢　189
内耳　157, 158f
内耳神経(第Ⅷ脳神経)　29, 168, 266t
内斜視　53, 406
内錐体細胞層(第Ⅴ層)　203
内臓. 神経支配　242t
内臓感覚　243
内臓性求心性線維　244f
内側嗅条　197
内側膝状体(MG)　40
内側縦束　80, 124f, 406
内側線条体動脈　292
内側前脳束　227, 406
内側直筋　49, 120
内側毛帯　135, 406
内側毛帯交叉　137f
内側翼突筋　52
内側隆起　406
内大脳静脈　295f, 296f
内弾性膜　279
内椎骨静脈叢　20
内分泌異常症　236
内包　44, 406
　　構成　208f
　　線条体との位置関係　90f
内包後脚　340f, 406
内包膝部　406
内包出血　72, 207
内包前脚　86, 406
内網状層　180
内有毛細胞　158
内リンパ　158, 406
ナルコレプシー　262
軟膜　3, 5, 19, 406

■ に

二次体性感覚野　215
二次脳胞　312f
ニッスル小体　8, 9f, 326, 406
二点識別覚　130, 407

二分脊椎症　318, 407
乳頭体　42, 44f, 222, 407
　　横断面　426f
　　冠状断面　90f
乳頭浮腫　180, 407
ニューロパチー　407
　　絞扼性──　15
　　末梢脱髄性──　14
ニューロピル　401
ニューロン　2, 7f, 8
　　活動電位の発生　12f
　　形態による分類　10f
尿崩症　235, 407
人形の目現象　173, 407
認知症　224, 407

■ ね

熱産生中枢　236
熱放散中枢　236, 407

■ の

脳　407
　　正中面　28f
脳萎縮　322, 407
脳炎　190
脳回　41
　　おもな脳回と脳溝　210f, 212f
脳回肥厚症　407
脳幹　27
　　運動覚の支配域　51f
　　外側部の病変　336, 338f, 339f
　　後面　31f
　　正中断面　83f, 233f
　　前面　30f
　　内側部の病変　336
　　──の伝導路　335
脳幹網様体　31, 32f
脳弓　44, 407
　　海馬, 脳弓, 帯状束の位置関係
　　222f
脳弓下器官　235, 407
脳弓脚　222
脳弓体　222
脳弓柱　222
脳虚血　407
脳血管障害　295
脳血管性認知症　323, 407
脳溝　41, 407
　　おもな脳回と──　210f, 212f
脳室
　　下角のレベルの横断面　303f
　　気脳図　300f
　　正中矢状面　303f

側脳室中心部の底部を通る横断面 302f
　第四脳室を通る横断面 304f
　脳内の位置 299f
　モンロー孔を通るレベルの横断面 301f
脳室周囲器官 234, 407
脳室周囲層 311
脳室帯 407
脳神経 265, 266f
　機能と分布 265t
　成分と分布 274t
脳性麻痺 98, 407
脳脊髄液 5, 298, 407
　循環 304, 306f
脳脊髄液穿刺 306
脳底動脈 288f, 289
脳浮腫 280, 407
脳胞. 原始脳胞と二次── 312f
脳葉 209
脳梁 407
脳梁縁動脈 285
脳梁幹 205
脳梁溝 42
脳梁膝 205, 206f
脳梁周囲動脈 285
脳梁吻 205
脳梁膨大 205, 206f, 407
脳梁離断術 205
ノルアドレナリン 242, 257
ノンレム睡眠 261, 407

■ は

パイオニアニューロン 313
背外側核(LD) 40
背側脊髄小脳路 113
背内側核(MD) 40
排尿筋 408
排尿中枢 250
ハイパーキネジア 99
ハイポキネジア 99
パーキンソン病 86, 96, 407
　患者の姿勢 97f
白質 22
薄束 22, 334
薄束結節 32
爆発性発語 112
歯車様強剛(硬直) 96, 408
バクロフェン 75
バー小体 8, 9f
破傷風毒素 324
バソプレシン 235, 408
パチニ小体 132, 408
発生
　神経系の── 310

脊髄の── 313f
中枢神経系の── 314
発達期. 中枢神経系の可塑性 329
発熱中枢 408
バトソンの椎骨内静脈叢 294
馬尾 18f, 20f, 21, 408
バビンスキー徴候 72, 74f
バビンスキー反射 →伸展性足底反応
パペッツ回路 →ペイプズ回路
速い痛み 131, 408
　痛覚路のまとめ 154t
　伝導路の位置関係 142f, 148f
　伝導路の模式図 141f, 153f
バリズム 96, 408
帆(はん) 408
板 408
半規管 408
反屈束 227, →手綱脚間路
反射 59, 408
　脊髄運動ニューロンの── 60
反射回路 3f
反射性神経因性膀胱 250, 251f, 408
反跳現象 112
ハンチントン病 86, 97, 408
　患者の姿勢 98f
反応性シナプス形成 329, 408
反復拮抗運動不能 111, 408
半盲 408
半卵円中心 41

■ ひ

ビオー呼吸 394
被蓋 29, 36, 42, 408
　外側被蓋の病変 338f
被殻 44, 86, 408
光シグナル伝達 180
光情報伝達 408
光スポット刺激 181
非交通性水頭症 →閉塞性水頭症
尾骨神経 18f
皮質遠心性線維 205
皮質延髄路 69, 70f
皮質核路 69
皮質カラム 150, 204, 408
皮質求心性線維 205
皮質球路 69
皮質脊髄路 65
皮質柱 →皮質カラム
皮質内線維 204
尾状核 41, 44, 86
尾髄(Co) 17
尾側 408
ビタミンA 178
ビタミンB₁欠乏 224
筆跡覚 400

非反射性神経因性膀胱 250, 251f, 408
皮膚筋炎 409
腓腹筋 58t
皮膚書字覚 130
皮膚書字覚障害 409
皮膚分節 134, 135f, 409
表出性失語 217, →非流暢性失語
非抑制性反射性膀胱 409
非流暢性失語 217, 409
ビリルビン 280
頻脈 248, 409

■ ふ

フォンタナ腔 176
不確帯 409
副交感神経系 238, 409
　交感神経系との比較 239f, 239t
　内臓の神経支配 242t
複雑スパイク 106, 106f
複視 409
副神経(第XI脳神経) 29, 273f, 273t
　──の脊髄核 56
副神経運動根 55
輻輳 190, 409
輻輳開散運動 120
輻輳中枢 122, 124
腹側視床 409
腹側被蓋核 257
不全麻痺 409
腹筋 58t
舞踏運動 96
舞踏病 409
ぶどう膜 175, 409
不動毛 158, 167, 409
ブラウン-セカール症候群 144, 409
ブラディキネジア 96
フリードライヒ運動失調症 113
プルキンエ細胞 104, 409
プルキンエ細胞層 104
ブローカ失語 217
ブローカ野 217, 409
プログラム細胞死 314
ブロードマンの脳地図 409
ブロードマン野 209, 210f, 212f
分界溝 409
分子層(第I層) 104, 203
分水界 292, 409
分水嶺 →分水界
分節化遺伝子 311
分節性神経支配 58t
吻側の 409
分離脳 205, 409

■ へ

平衡　166
平衡砂　167
平行線維　409
平衡斑　167
　　　構造　167f
閉塞性水頭症　300, 307, 410
ペイプズ回路　222, 223f, 410
壁板　205, 410
ヘシュル回　162
ヘテロトピア　317
ベル麻痺　55, 410
辺縁系　220, 410
辺縁系症候群，関連する部位　224f
辺縁層　311, 410
辺縁葉　220, 410
　　　局在　221f
辺縁葉皮質領域　228
変温症　236
変温性　410
弁蓋　194, 410
片側バリズム　98
片側不全麻痺　410
扁桃　410
扁桃核　→扁桃体
扁桃体　88f, 220, 410
　　　おもな経路　225f
　　　機能　226
　　　局在　221f
　　　視床下部および視床との線維連絡
　　　226f
片麻痺　410
片葉小節葉　102, 115
　　　回路網の模式図　117f
片葉小節葉症候群　116, 118f, 410

■ ほ

ホイブナーの反回動脈　285, 292
房（側脳室）　299
方位選択性カラム　185
膀胱
　　　神経支配の模式図　249f
　　　調節　248
膀胱反射　250
方向用語，脳の――　38
傍索状体　104, 410
放射状グリア　312, 410
房水　176, 177
縫線　410
縫線核　257, 258f, 410
放線冠　65, 410
膨大部　410
膨大部頂　170
膨大部稜　169f, 170, 410

膨大部稜クプラ　410
傍虫部　410
乏突起膠細胞　→オリゴデンドロサイト
母指球筋　58t
補足運動野　209, 410
ポリオ　324
ポリモーダル侵害受容器　133
ホルネル症候群　189, 251, 287, 411

■ ま

マイスネル小体　132, 411
マイネルト基底核　224, 257, 411
マイネルトの前脳基底核　323
マイヤー係蹄　183, 411
マーカス ガン瞳孔　188
膜　408
膜半規管　167
膜迷路　158, 411
マクログリア　6
マジャンディ孔　300, →正中孔
麻酔　411
末梢神経系
　　　損傷後における形態変化の推移
　　　325f
　　　有髄線維　8f
末梢脱髄性ニューロパチー　14
マンガン　98
満腹中枢　236

■ み

ミエリン　411
ミエリン鞘　→髄鞘
ミオトーム　→筋節
味覚　193, 411
味覚核　194, 411
味覚受容器　193
味覚路　193
　　　脳幹の横断面にみる位置関係　196f
　　　模式図　194f
　　　立体模式図　195f
ミクログリア　6
味細胞　193
ミニメンタルステート検査　320, 323,
　411
耳　157
耳鳴り　411
脈絡糸球　299
脈絡叢　285, 304, 411
脈絡叢膨大部　299
脈絡膜　175, 411
ミュラー細胞　179, 411
ミュラーの上瞼板筋　189
味蕾　193, 194f

■ む

無汗症　189, 411
無言症　219, 411
無視症候群　216, 287, 411
無窓毛細血管　279
無動症　96, 389
無脳回　317
無脳症　317, 411
無名質　224, 411
無抑制性神経因性膀胱　250

■ め

眼　175
明所視　178, 411
迷走神経（第X脳神経）　29, 55, 272f,
　272t
迷走神経三角　30
迷路　411
迷路破壊術　411
メニエール病　170, 411
めまい　166, 411
メラニン　87, 257, 411
メラノプシン　187
メルケル触盤　132, 412

■ も

毛細血管　7f
毛帯　412
盲点　180, 412
毛包受容器　132
網膜　178, 412
　　　生理学　180
　　　層と細胞　179f
網膜色素上皮層　178
網膜色素変性（症）　178, 412
網膜神経節細胞，受容野　181f
網膜層　176
網膜剥離　178
毛様体　175, 412
網様体　254, 412
　　　入力と出力の模式図　256f
　　　脳幹の横断面での局在　255f
網様体核（R）　41, 80
毛様体脊髄中枢　189, 412
毛様体脊髄反射　412
毛様の　412
網様部　87
モンロー孔　38, 299, 301f, →室間孔

■ や

夜盲症　178

■ ゆ

優位半球　217, **412**
有髄線維　8f, 9f
　　損傷後における形態変化の推移
　　　325f
有線領　185
有線領外皮質　185
有窓毛細血管　280
有毛細胞　158

■ よ

腰神経　18f
腰髄（L）　17
　　横断面　24f, 416f
陽性症状　**412**
陽性徴候　96
腰椎　17
腰椎穿刺　21, 27, 306, **412**
腰椎穿刺針　20f
腰膨大．――の下位運動ニューロン
　58f
抑制性シナプス後電位　14
翼板　311, **412**

■ ら

ライスナー膜　158, →前庭膜
らせん器　→コルチ器
らせん形終末伸張受容器　60, **412**
ラトケ嚢　315, **412**
ラベー静脈　294
ラミナ　23
ランヴィエ絞輪　7, 8f, 9f, **412**

卵円窓　158, **412**
卵形嚢　167, **412**
卵形嚢斑　**412**
ランバート・イートン症候群　14

■ り

離開　**409**
リッサウエル路　139, **412**
立体認知　130, **412**
立体認知不能　**413**
流暢性失語（症）　218, **413**
両耳側半盲　185, **413**
両側性．聴覚路の――　162
菱脳峡　**413**
菱脳唇　**413**
菱脳胞　310, **413**
緑内障　177, **413**
リリクイストの膜　302
リンネの音叉検査　164, **413**

■ る

ルー ゲーリッグ病　60
ルシュカ孔　33, 300, →外側孔
ルフィニ終末　132, **413**

■ れ

レクセドの層　23
レチナール　178
裂　**413**
レット症候群　318
レム睡眠　261, **413**
連合線維　204

連合線維束．立体模式図　205f
連合野．頭頂――　216
レンショウ細胞　62, **413**
レンズ核　41, 44, 86
　　横断面　425f
レンズ核下部　162
レンズ核線条体動脈　286
レンズ核束　93, **413**
レンズ核わな　93, **413**

■ ろ

老化．神経系の――　320
老眼　177
老視　177
老人性認知症　**413**
老人斑　321f
漏斗　39, **413**
老年認知症　224, 320
濾過隅角　395, →虹彩角膜角
ロゼット　106
ローゼンタール静脈　294
ロドプシン　178, **413**
ローランド裂　41
ロンベルク徴候　131, 166, **413**

■ わ

わな　**413**
ワーラー変性　324, 325f, **413**
ワレンベルク症候群　287, →延髄外側
　症候群
腕　**413**

臨床のための
脳と神経の解剖学　　　　　　　　定価：本体6,800円＋税

2019年 4 月25日発行　第1版第1刷Ⓒ
2021年12月 1 日発行　第1版第2刷

著　者　ポール A. ヤング
　　　　ポール H. ヤング
　　　　ダニエル L. トルバート

監訳者　村上　徹
　　　　櫻井　武

発行者　株式会社　メディカル・サイエンス・インターナショナル
　　　　代表取締役　金子 浩平
　　　　東京都文京区本郷1-28-36
　　　　郵便番号 113-0033　電話(03)5804-6050

印刷：日本制作センター／表紙装丁：岩崎邦好デザイン事務所

ISBN 978-4-8157-0161-1　　C 3047

本書の複製権・翻訳権・上映権・譲渡権・貸与権・公衆送信権(送信可能化権
を含む)は(株)メディカル・サイエンス・インターナショナルが保有します。
本書を無断で複製する行為(複写，スキャン，デジタルデータ化など)は，「私
的使用のための複製」など著作権法上の限られた例外を除き禁じられていま
す。大学，病院，診療所，企業などにおいて，業務上使用する目的(診療，研
究活動を含む)で上記の行為を行うことは，その使用範囲が内部的であっても，
私的使用には該当せず，違法です。また私的使用に該当する場合であっても，
代行業者等の第三者に依頼して上記の行為を行うことは違法となります。

JCOPY〈出版者著作権管理機構 委託出版物〉
本書の無断複製は著作権法上での例外を除き禁じられています。
複製される場合は，そのつど事前に，出版者著作権管理機構(電
話 03-5244-5088，FAX 03-5244-5089，info@jcopy.or.jp)の許諾
を得てください。